医用高等数学

主编：郭晓君　张晖　李大治

东南大学出版社
SOUTHEAST UNIVERSITY PRESS
·南京·

内 容 提 要

本书包括一元函数和多元函数的微积分学、微分方程、概率论、数理统计、模糊数学和线性代数初步。

本书注重数学和医学的结合,具有"医用"高等数学的特色。

本书可作为医学院校本科各专业、研究生和进修生的教材,也可作为医学科研人员的参考书。同时,本书叙述清晰、语言流畅,便于读者自学。

图书在版编目(CIP)数据

医用高等数学 / 郭晓君,张晖,李大治主编. — 南京 :东南大学出版社,2023.8(2024.8 重印)

ISBN 978 - 7 - 5766 - 0800 - 7

Ⅰ.①医… Ⅱ.①郭… ②张… ③李… Ⅲ.①医用数学 Ⅳ.①R311

中国国家版本馆 CIP 数据核字(2023)第 122285 号

责任编辑:张 慧 责任校对:韩小亮 封面设计:余武莉 责任印制:周荣虎

医用高等数学 YiYong GaoDeng ShuXue

主 编:郭晓君 张 晖 李大治
出版发行:东南大学出版社
出 版 人:白云飞
社 址:南京四牌楼 2 号 邮 编:210096 电 话:025 - 83793330
网 址:http://www.seupress.com
电子邮件:press@seupress.com
经 销:全国各地新华书店
印 刷:南京京新印刷有限公司
开 本:700 mm×1000 mm 1/16
印 张:28
字 数:502 千字
版 次:2023 年 8 月第 1 版
印 次:2024 年 8 月第 2 次印刷
书 号:ISBN 978 - 7 - 5766 - 0800 - 7
定 价:58.00 元

前　言

  《医用高等数学》由南通大学理学院的数学教学同仁联合撰写。全书内容包括一元函数和多元函数的微积分学、微分方程、概率论、线性代数初步和模糊数学。本书的编写在注重数学严谨性的同时，也注重数学和医学的结合，力求具有"医用"高等数学的特色。希望读者通过本书掌握一定的高等数学知识的同时，也能学到一些利用数学工具解决医学问题的方法。

  本书每章都配备了适量的习题，书末给出了详细的解题步骤和参考答案，有助于学生课后检验学习效果和自学。

  本书可作为医学院校本科各专业、研究生和进修生的教材。教学中，可根据各专业的需要，对内容作适当的取舍。本书也可作为医学院校的教师和医务工作者的参考书。

  在本书的撰写过程中，还得到孙文娴等老师的大力支持和协助，在此一并表示衷心的感谢。限于我们的水平，书中的缺点甚至错误在所难免，敬请读者不吝赐教。

编　者

2023 年 8 月

目　　录

第一章　函数、极限与连续

函数是微积分学最主要的研究对象. 极限是人们从有限中了解无限,从近似中得到精确,从量变中认识质变的一种数学理论和方法,它深化了人们对客观世界的认识. 极限方法是微积分学的基本研究方法. 本章将介绍函数、极限和函数的连续性等基本概念以及有关极限运算的一些方法.

§1.1　函　　数

一、函数的概念

现实世界中各种不同的变化着的事物不是孤立的,而是相互联系、相互制约的,因此我们不但要研究事物的量的变化,更重要的是要研究各个变量之间的相互依赖关系,这种关系反映了事物的内在联系和内部规律. 函数概念正是这种变量间依赖关系的抽象和概括. 先考察医药生物学中的几个例子.

例 1.1.1　外界环境温度对人体代谢率的影响可表达如表 1-1 所示.

表 1-1

环境温度/℃	…	4	10	20	30	38	…
代谢率/(kcal/(h·m²))	…	60	44	40	40.5	54	…

其中每一对数值可以在直角坐标系中找到相应的点,于是便得到 A,B,C,D,E 5 点,见图 1-1. 医学中常用折线把它们连起来,这时环境温度和代谢率这两个变量之间的相互影响关系从图中便一目了然了.

例 1.1.2　设某种细菌的繁殖个数 N 与时间 t 呈指数生长规律

$$N = N_0 \mathrm{e}^{\frac{t}{T_c}},$$

其中 N_0 为繁殖开始时细菌数,T_c 为生长周期,均为正的常数.

上面两个例子中的每个问题都包含着两

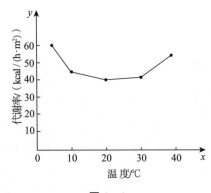

图 1-1

个变量和一个确定的对应关系,尽管这个对应关系的表达方式各有不同(如例 1.1.1 中用表格或图像表示,例 1.1.2 中用公式表示),但都指明了两个变量间相互对应的具体内容.这种两个变量间的对应关系就是函数概念的实质.

定义 1.1　设 x 与 y 是某个变化过程中的两个变量,如果对于变量 x 的每一个允许取的值,变量 y 依照一定的对应关系,有唯一确定的值与之对应,那么称变量 y 为变量 x 的函数,记作

$$y = f(x),$$

其中 x 称为自变量,y 称为因变量.自变量所有允许取的值的集合称为函数的定义域.与自变量的值相对应的因变量的值称为函数值,函数值的全体称为函数的值域.

关于函数定义的几点说明:

(1)确定函数的要素有两条:一是对应规律;二是函数的定义域.要确定两个函数相同,必须保证这两个要素相同.例如 $y=1$ 与 $y=\sin^2 x + \cos^2 x, x \in (-\infty, +\infty)$ 是相同的函数.又如 $y=x+1$ 与 $y=\dfrac{x^2-1}{x-1}$,虽然对应规律相同,但定义域不同,因此两个函数是不相同的.

(2)关于函数的表示.在函数定义中,对函数的表示方法未加任何限制,它可以用解析式表达,也可以用表格、图示或其他方式表达.

(3)函数定义域的确定.当 x 取 x_0 时,函数有确定的对应值 $f(x_0)$,那么就称函数 $f(x)$ 在 x_0 处有定义.因此,函数的定义域就是使函数有定义的自变量取值的全体.

例 1.1.3　求函数 $y = \dfrac{\sqrt{x+1}}{\sin \pi x}$ 的定义域.

解　使该函数有定义的 x 值须满足

$$\begin{cases} x+1 \geqslant 0, \\ \sin \pi x \neq 0, \end{cases}$$

即　　　　　　　　$x \geqslant -1$ 且 $x \neq n (n=0, \pm 1, \pm 2, \cdots)$,

或用区间表示为 $(n, n+1)(n=-1, 0, 1, 2, \cdots)$.

例 1.1.4　有人在一项研究中测得了血液中胰岛素浓度 $C(t)$(单位:ml)随时间 t(min)的变化数据,并根据这些数据建立如下经验公式:

$$C(t) = \begin{cases} t(10-t), & 0 \leqslant t \leqslant 5, \\ 25e^{-k(t-5)}, & t > 5, \end{cases}$$

其中 k 为常数.

这里,函数 $C(t)$ 的表达式与我们通常遇到的函数表达式有所不同,其函数关系是用两个解析式表示的. 有时,还会遇到用两个以上解析式表示的函数,这种在函数定义域的不同部分用不同的解析式表示的是一个函数,它称为分段函数. 在求分段函数的函数值时,必须将自变量的值代入它所对应的解析式计算. 例 1.1.4 中,函数的定义域为 $[0,+\infty)$,当 $t=2$ 时,对应的浓度 $C(2)=2\times(10-2)=16$;当 $t=10$ 时,对应的浓度 $C(10)=25\mathrm{e}^{-k(10-5)}=25\mathrm{e}^{-5k}$.

二、复合函数

定义 1.2　设 $y=f(u),u=\varphi(x)$,若当 x 在函数 $\varphi(x)$ 的定义域或其一部分上取值时,函数 $y=f(u)$ 是有定义的,则称 y 是 x 的复合函数,记作

$$y=f[\varphi(x)],$$

其中 u 称为中间变量.

例如,$y=\sin u,u=\sqrt{x}$,经复合可以得到 y 关于 x 的复合函数 $y=\sin\sqrt{x}$.

以上是两个函数的"嵌套"关系构成的复合函数,不难将其推广到有限个函数的层层"嵌套"关系构成的复合函数. 例如,$y=\lg u,u=1+\sqrt{v},v=1+x^2$,可以复合成 y 关于 x 的复合函数 $y=\lg(1+\sqrt{1+x^2})$.

但必须注意,不是任意两个函数都可以复合的,例如,$y=\sqrt{1-u^2},u=x^2+2$ 就不能复合成 $y=\sqrt{1-(x^2+2)^2}$,因为 $u=x^2+2$ 的值域为 $[2,+\infty)$ 与 $y=\sqrt{1-u^2}$ 的定义域 $[-1,1]$ 的交集是空集,所以不能复合.

将若干个简单函数"复合"只是一种层层"代入"的运算. 我们还应掌握把一个复杂的复合函数分解为若干个简单的函数. 例如,$y=(\arctan\mathrm{e}^x)^2$ 是由 $y=u^2,u=\arctan v,v=\mathrm{e}^x$ 复合而成的. 这种从外到里层层分解,以后的微分运算中经常用到.

三、初等函数

中学里学过的幂函数、指数函数、对数函数、三角函数和反三角函数,统称为基本初等函数.

定义 1.3　由常数和基本初等函数经过有限次四则运算和有限次的复合所构成的由一个解析式表示的函数,称为初等函数.

例如,多项式函数 $y=a_0x^n+a_1x^{n-1}+a_2x^{n-2}+\cdots+a_n$,有理分式函数 $y=\dfrac{a_0x^m+a_1x^{m-1}+\cdots+a_m}{b_0x^n+b_1x^{n-1}+\cdots+b_n}$,以及 $y=\sqrt{\cot 3x}+\mathrm{e}^{1+x}$ 等都是初等函数. 但必须注意:

分段函数不是初等函数.

§1.2 极　　限

极限是在自变量的某个变化过程中,对应的函数值的变化趋势.

一、数列极限

因为数列是以自然数为自变量的一种特殊函数,它的自变量 n 是离散取值的, $n=1,2,\cdots$,所以对数列 $\{u_n\}$,只需讨论当自变量 n 无限增大时,因变量 u_n 的变化趋势.

例 1.2.1　观察如下三个数列:

(1) $2,\dfrac{3}{2},\dfrac{4}{3},\dfrac{5}{4},\dfrac{6}{5},\cdots,1+\dfrac{1}{n},\cdots$

(2) $0,\dfrac{1}{2},\dfrac{2}{3},\dfrac{3}{4},\dfrac{4}{5},\cdots,1-\dfrac{1}{n},\cdots$

(3) $0,\dfrac{3}{2},\dfrac{2}{3},\dfrac{5}{4},\dfrac{4}{5},\cdots,1+\dfrac{(-1)^n}{n},\cdots$

在平面直角坐标系中可以直观地看到,当 n 无限增大时,第(1)小题中的 u_n 从 1 的上方无限趋近于 1,第(2)小题中的 u_n 从 1 的下方无限趋近于 1,而第(3)小题中的 u_n 从 1 的上、下方跳跃着无限趋近于 1.三个数列都以 1 为极限,即随着 n 的无限增大, $|u_n-1|$ 趋近于 0.

定义 1.4　对于数列 $\{u_n\}$,如果存在一个常数 A,当 n 无限增大时,数列 $\{u_n\}$ 中的项 u_n 无限趋近于 A,那么把常数 A 称为数列 $\{u_n\}$ 的极限,记为

$$\lim_{n\to+\infty}u_n=A \text{ 或 } u_n\to A(n\to+\infty).$$

观察当 $n\to+\infty$ 时, 数列 $2,4,6,\cdots,2n,\cdots$, 无极限; 数列 $0,1,0,1,\cdots$, $\dfrac{1+(-1)^n}{2},\cdots$,不断地取 0 与 1 两个值,不趋近于某一常数 A,因此无极限.

二、函数的极限

对于函数 $y=f(x)$,其自变量 x 是连续变化的, x 的变化趋势通常有两种情况:一种是 $|x|\to+\infty$;另一种是 $x\to x_0(x_0$ 是常数).下面就这两种情况给出函数极限的定义.

定义 1.5　如果自变量 x 的绝对值无限增大时,函数 $f(x)$ 无限趋近于一个常数 A,那么称 A 为当 $x\to\infty$ 时 $f(x)$ 的极限,记为

$$\lim_{x\to\infty} f(x) = A \text{ 或 } f(x) \to A \quad (x \to \infty),$$

这里 $x \to \infty$,表示 $|x|$ 无限增大,它包含 x 总取正值无限增大,即 $x \to +\infty$ 和 x 总取负值 $|x|$ 无限增大,即 $x \to -\infty$ 的情况.

从几何上看,极限 $\lim_{x\to\infty} f(x) = A$,表示只要 $|x|$ 无限地增大,曲线 $y = f(x)$ 上的对应点与直线 $y = A$ 的距离 $|f(x) - A|$ 便可以任意地小,即 $|f(x) - A| \to 0$,如图 1-2 所示.

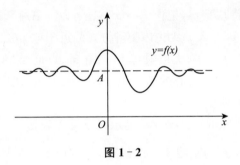

图 1-2

如果仅考虑 $x \to +\infty$ 或 $x \to -\infty$,那么类似地有 $\lim_{x\to+\infty} f(x) = A$ 或 $\lim_{x\to-\infty} f(x) = A$ 的定义.

结合几何图形观察下面几个函数的极限.

例 1.2.2 (1) $\lim_{x\to\infty} e^{-x^2} = 0$;

(2) $\lim_{x\to-\infty} 2^x = 0$;

(3) $\lim_{x\to+\infty} \arctan x = \dfrac{\pi}{2}$.

如图 1-3,图 1-4,图 1-5 所示.

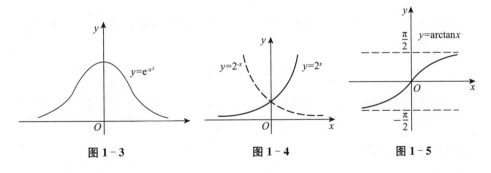

图 1-3　　　　　　　图 1-4　　　　　　　图 1-5

例 1.2.3 设 $y = \sin x$,当 $x \to \infty$ 时,$\sin x$ 的取值在 $+1$ 与 -1 之间摆动,不趋近于任意常数,故 $\lim_{x\to\infty} \sin x$ 不存在.

定义 1.6 设函数 $y=f(x)$ 在 x_0 点附近有定义(在 x_0 点可以无定义),如果当 x 无论以怎样的方式趋近于 x_0 时($x \neq x_0$),函数 $f(x)$ 都趋近于常数 A,那么称 A 为当 $x \to x_0$ 时 $f(x)$ 的极限,记为

$$\lim_{x \to x_0} f(x) = A \text{ 或 } f(x) \to A \quad (x \to x_0).$$

对定义 1.6 的两点说明:

(1) $x \to x_0$ 的方式是任意的,即 x 可以从 x_0 的左侧趋近于 x_0,记作 $x \to x_0^-$;也可以从 x_0 的右侧趋近于 x_0,记作 $x \to x_0^+$;还可以左右跳跃趋近于 x_0. 如果 $x \to x_0$ 时,$f(x)$ 有极限 A,那么 x 无论以哪种方式趋近于 x_0,$f(x)$ 都无限趋近于 A.

(2) 当 $x \to x_0$ 时,$f(x)$ 有无极限与 $f(x)$ 在 x_0 点是否有定义,以及 x_0 点的函数值 $f(x_0)$ 无关. 因为我们关心的是函数 $f(x)$ 在点 x_0 附近的变化趋势,而不是 $f(x)$ 在 x_0 点取值的情况.

从几何上看,极限 $\lim\limits_{x \to x_0} f(x) = A$,表示只要 x 无限接近于 x_0(但 $x \neq x_0$),曲线 $y = f(x)$ 上的对应点与直线 $y = A$ 的距离 $|f(x) - A|$ 便可以任意地小,即 $|f(x) - A| \to 0$,如图 1-6 所示.

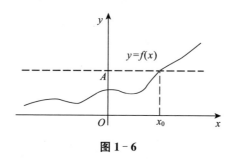

图 1-6

容易看出,常数 C 的极限就是自身,即 $\lim\limits_{x \to x_0} C = C$.

例 1.2.4 考察函数 $f(x) = x+1$,当 $x \to 1$ 时的极限. 因为 $|(x+1)-2| = |x-1| \to 0 (x \to 1)$,所以

$$\lim_{x \to 1} (x+1) = 2.$$

这里,当 $x \to 1$ 时,$f(x)$ 的极限值恰好等于函数 $f(x)$ 在 $x=1$ 时的函数值,即 $\lim\limits_{x \to 1} f(x) = f(1)$.

例 1.2.5 考察函数

$$f(x) = \begin{cases} x+1, & x \neq 1, \\ 1, & x = 1, \end{cases}$$

当 $x \to 1$ 时的极限.

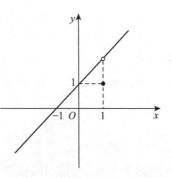

解 因为 $x \neq 1$ 时, $f(x) = x + 1$, 所以

$$\lim_{x \to 1} f(x) = \lim_{x \to 1}(x + 1) = 2.$$

这里, 极限 $\lim_{x \to 1} f(x)$ 存在, 但不等于在 $x = 1$ 处的函数值 $f(1) = 1$, 如图 $1-7$ 所示.

例 1.2.6 考察函数 $f(x) = \dfrac{x^2 - 1}{x - 1}$, 当 $x \to 1$ 时的极限.

图 $1-7$

解 虽然在 $x = 1$ 处函数无定义, 但当 $x \to 1(x \neq 1)$ 时, 可以约去不为零的因子 $x - 1$. 因此, 在 $x = 1$ 处函数虽然没有定义, 但当 $x \to 1$ 时极限却存在:

$$\lim_{x \to 1} \frac{x^2 - 1}{x - 1} = \lim_{x \to 1}(x + 1) = 2.$$

例 1.2.7 考察函数 $f(x) = \sin \dfrac{1}{x}$, 当 $x \to 0$ 时的极限.

解 当 x 越来越接近于零时, 对应的函数值 $\sin \dfrac{1}{x}$ 越来越频繁地在 -1 与 1 之间振动, 但并不无限地接近于一个确定的数, 所以 $\lim_{x \to 0} \sin \dfrac{1}{x}$ 不存在 (如图 $1-8$).

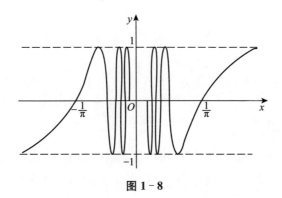

图 $1-8$

如果只考虑 x 从 x_0 的一侧趋近于 x_0 时函数 $f(x)$ 的极限, 那么称为单侧极限.

当 x 从 x_0 的左侧 ($x < x_0$) 趋近于 x_0 时, 函数 $f(x)$ 无限趋近于常数 A, 则称 A 为函数 $f(x)$ 当 $x \to x_0$ 时的左极限, 记为

$$\lim_{x \to x_0^-} f(x) = A \quad 或 \quad f(x_0 - 0) = A.$$

类似地, 有

$$\lim_{x \to x_0^+} f(x) = A \quad 或 \quad f(x_0 + 0) = A,$$

称为当 $x \to x_0$ 时 $f(x)$ 的右极限.

可以证明，$\lim\limits_{x \to x_0} f(x)$ 存在的充分必要条件是当 $x \to x_0$ 时，左、右极限都存在且相等，即

$$f(x_0 - 0) = f(x_0 + 0) = A.$$

例 1.2.8 讨论分段函数

$$f(x) = \begin{cases} 0, & x < 0, \\ x, & x \geqslant 0, \end{cases}$$

当 $x \to 0$ 时的极限.

解 因为 $\lim\limits_{x \to 0^-} f(x) = \lim\limits_{x \to 0^-} 0 = 0, \lim\limits_{x \to 0^+} f(x) = \lim\limits_{x \to 0^+} x = 0,$
左、右极限都存在且相等，所以 $\lim\limits_{x \to 0} f(x) = 0.$

例 1.2.9 讨论函数 $f(x) = \dfrac{|x|}{x}$，当 $x \to 0$ 时的极限.

解 因为

$$\lim_{x \to 0^-} f(x) = \lim_{x \to 0^-} \frac{|x|}{x} = \lim_{x \to 0^-} \frac{-x}{x} = -1,$$

$$\lim_{x \to 0^+} f(x) = \lim_{x \to 0^+} \frac{|x|}{x} = \lim_{x \to 0^+} \frac{x}{x} = 1,$$

左、右极限虽然存在但不相等，所以 $f(x) = \dfrac{|x|}{x}$ 当 $x \to 0$ 时极限不存在.

三、极限的四则运算法则

为了求比较复杂的函数的极限，需要掌握极限的四则运算法则.

定理 1.1 设函数 $f(x)$ 和 $g(x)$ 在自变量 x 的同一变化过程中极限分别为 A 和 B，即

$$\lim f(x) = A, \qquad \lim g(x) = B,$$

则

(1) $\lim[f(x) \pm g(x)] = \lim f(x) \pm \lim g(x) = A \pm B;$

(2) $\lim[f(x) \cdot g(x)] = \lim f(x) \cdot \lim g(x) = A \cdot B;$

　　$\lim[k \cdot f(x)] = k \lim f(x) = kA (k$ 为常数$);$

(3) $\lim \dfrac{f(x)}{g(x)} = \dfrac{\lim f(x)}{\lim g(x)} = \dfrac{A}{B}$ $(B \neq 0)$.

应注意,定理 1.1 中的"同一变化过程"是指 $x \to x_0$ 或 $x \to \infty$,此外结论(1),(2)可以推广到有限个具有极限的函数的情况.

例 1.2.10 求 $\lim\limits_{x \to 2} \dfrac{x(x-2)}{x^2-1}$.

解 $\lim\limits_{x \to 2} \dfrac{x(x-2)}{x^2-1} = \dfrac{\lim\limits_{x \to 2} x \cdot \lim\limits_{x \to 2}(x-2)}{\lim\limits_{x \to 2}(x^2-1)} = \dfrac{2 \times 0}{4-1} = 0$.

例 1.2.11 求 $\lim\limits_{x \to 1} \dfrac{x^2+3x-4}{x^2-5x+4}$.

解 因为分母的极限是零,所以不能直接应用定理 1.1 中的结论(3).注意到分子、分母有公因式 $(x-1)$,而 $x \to 1$ 时 $x \neq 1$,故分式可以约去不为零的因式 $(x-1)$,于是

$$\lim_{x \to 1} \frac{x^2+3x-4}{x^2-5x+4} = \lim_{x \to 1} \frac{x+4}{x-4} = \frac{\lim\limits_{x \to 1}(x+4)}{\lim\limits_{x \to 1}(x-4)} = -\frac{5}{3}.$$

例 1.2.12 设 $R(x) = \dfrac{a_0 x^n + a_1 x^{n-1} + \cdots + a_n}{b_0 x^m + b_1 x^{m-1} + \cdots + b_m}$ $(a_0 \neq 0, b_0 \neq 0)$,试证:

$$\lim_{x \to \infty} R(x) = \begin{cases} \infty, & n > m, \\ \dfrac{a_0}{b_0}, & n = m, \\ 0, & n < m. \end{cases}$$

证明 分子、分母同除以 x^m,得

$$R(x) = \frac{a_0 x^{n-m} + a_1 x^{n-m-1} + \cdots + a_n x^{-m}}{b_0 + b_1 x^{-1} + \cdots + b_m x^{-m}}.$$

当 $n > m$ 时,分子趋于 ∞,分母趋于 b_0,故 $\lim\limits_{x \to \infty} R(x) = \infty$.

当 $n = m$ 时,分子趋于 a_0,分母趋于 b_0,故 $\lim\limits_{x \to \infty} R(x) = \dfrac{a_0}{b_0}$.

当 $n < m$ 时,分子趋于 0,分母趋于 b_0,故 $\lim\limits_{x \to \infty} R(x) = 0$.

上面的结果,在具体计算时可直接使用.

例 1.2.13 求 $\lim\limits_{x \to +\infty}(\sqrt{x^2+x} - x)$.

解 由于当 $x \to +\infty$ 时,$\sqrt{x^2+x}$ 和 x 的极限都不存在,因此不能应用定理

1.1 中的结论(1). 可先变形,再取极限:

$$\lim_{x \to +\infty}(\sqrt{x^2+x}-x)=\lim_{x \to +\infty}\frac{x^2+x-x^2}{\sqrt{x^2+x}+x}$$

$$=\lim_{x \to +\infty}\frac{x}{\sqrt{x^2+x}+x}$$

$$=\lim_{x \to +\infty}\frac{1}{\sqrt{1+\frac{1}{x}}+1}=\frac{1}{2}.$$

四、两个重要极限

在函数极限的计算中,下面两个极限有着重要的作用(我们从表 1-2,表 1-3 中直观地观察它们的变化趋势,证明从略).

(1) $\lim\limits_{x \to 0}\dfrac{\sin x}{x}=1$;

表 1-2

x	10^{-1}	10^{-2}	10^{-3}	10^{-4}	...
$\dfrac{\sin x}{x}$	0.998 334 17	0.999 983 33	0.999 999 83	0.999 999 99	...

(2) $\lim\limits_{x \to \infty}\left(1+\dfrac{1}{x}\right)^x=e$ 或 $\lim\limits_{u \to 0}(1+u)^{\frac{1}{u}}=e.$

其中 e 是一个无理数,$e \approx 2.718\ 28$. 以 e 为底的对数记为 $\ln x$,称为自然对数. 无论是在理论上还是在实际中都会经常遇到这个无理数 e.

表 1-3

x	1	5	10	10^2	10^3	10^5	10^7	...
$\left(1+\dfrac{1}{x}\right)^x$	2	2.488 32	2.593 74	2.704 81	2.716 92	2.718 27	2.718 28	...

例 1.2.14 求 $\lim\limits_{x \to 0}\dfrac{\tan \alpha x}{x}(\alpha \neq 0)$.

解 $\lim\limits_{x \to 0}\dfrac{\tan \alpha x}{x}=\lim\limits_{x \to 0}\left(\dfrac{\sin \alpha x}{\alpha x} \cdot \dfrac{\alpha}{\cos \alpha x}\right)$

$$=\lim_{x \to 0}\frac{\sin \alpha x}{\alpha x} \cdot \alpha \cdot \lim_{x \to 0}\frac{1}{\cos \alpha x}$$

$$=1 \cdot \alpha =\alpha.$$

例 1.2.15 求 $\lim\limits_{\alpha \to 0^+} \dfrac{\alpha}{\sqrt{1-\cos\alpha}}$.

解
$$\lim_{\alpha \to 0^+} \frac{\alpha}{\sqrt{1-\cos\alpha}} = \lim_{\alpha \to 0^+} \frac{\alpha}{\sqrt{2\sin^2 \dfrac{\alpha}{2}}}$$

$$= \lim_{\alpha \to 0^+} \frac{\alpha}{\sqrt{2} \cdot \sin \dfrac{\alpha}{2}}$$

$$= \lim_{\alpha \to 0^+} \sqrt{2} \cdot \frac{\dfrac{\alpha}{2}}{\sin \dfrac{\alpha}{2}} = \sqrt{2}.$$

例 1.2.16 求 $\lim\limits_{x \to \infty}\left(1+\dfrac{2}{x}\right)^{x+1}$.

解
$$\lim_{x \to \infty}\left(1+\frac{2}{x}\right)^{x+1} = \lim_{x \to \infty}\left[\left(1+\frac{2}{x}\right)^{\frac{x}{2}}\right]^2 \cdot \left(1+\frac{2}{x}\right)$$

$$= \lim_{x \to \infty}\left[\left(1+\frac{2}{x}\right)^{\frac{x}{2}}\right]^2 \cdot \lim_{x \to \infty}\left(1+\frac{2}{x}\right)$$

$$= e^2 \cdot 1 = e^2.$$

例 1.2.17 求 $\lim\limits_{x \to 0}\sqrt[x]{1-2x}$.

解 $\lim\limits_{x \to 0}\sqrt[x]{1-2x} = \lim\limits_{x \to 0}[(1-2x)^{-\frac{1}{2x}}]^{-2}$,

令 $u = -2x$, 当 $x \to 0$ 时, $u \to 0$, 于是

$$\lim_{x \to 0}\sqrt[x]{1-2x} = \lim_{u \to 0}[(1+u)^{\frac{1}{u}}]^{-2} = e^{-2}.$$

§1.3 无穷小量与无穷大量

一、无穷小量

定义 1.7 极限为零的变量称为无穷小量,简称无穷小.

显然,无穷小量不是任何一个很小的数,它是一个以零为极限的变量. 但零的极限为零,故零是可以作为无穷小量的唯一常数. 例如: $\lim\limits_{x \to 0}\sin x = 0, \lim\limits_{x \to 1}(1-x) = 0, \lim\limits_{x \to -\infty}e^x = 0$, 故 $\sin x, 1-x, e^x$ 在各自相应的自变量变化趋势下为无穷小量.

无穷小量与极限的概念有着密切的联系: 函数 $f(x)$ 以常数 A 为极限的充要

条件是 $f(x)=A+\alpha(x)$，其中 $\alpha(x)$ 为无穷小量.

函数 $f(x)$ 以 A 为极限等价于 $[f(x)-A]$ 的极限为零，即 $f(x)-A$ 为无穷小. 令 $\alpha(x)=f(x)-A$，则有 $f(x)=A+\alpha(x)$；反之，如果 $\lim[f(x)-A]=0$，那么 $\lim[f(x)-A+A]=\lim\{[f(x)-A]+A\}=A$，即 $\lim f(x)=A$.

无穷小量的性质：

性质 1.1 有限个无穷小量的和、差、积以及常数与无穷小量的乘积仍为无穷小量.

根据极限运算法则及无穷小量的定义，容易证得.

性质 1.2 有界变量与无穷小量的乘积仍为无穷小量.

证明 设 $f(x)$ 为无穷小，即 $\lim f(x)=0$，$g(x)$ 为有界变量，即 $|g(x)|\leqslant M$（M 为某个正的常数），因为

$$|f(x)\cdot g(x)-0|=|f(x)|\cdot|g(x)|\leqslant M|f(x)|\to 0,$$

所以 $f(x)\cdot g(x)$ 为无穷小量.

例如：$\lim\limits_{x\to 0}x\cdot\sin\dfrac{1}{x}=0$，因为 $|\sin\dfrac{1}{x}|\leqslant 1$，$x$ 当 $x\to 0$ 时是无穷小量.

二、无穷小量的阶

两个无穷小之比不一定是无穷小，例如 $x\to 0$ 时，x，$\sin x$ 及 x^2 都是无穷小，但 $\lim\limits_{x\to 0}\dfrac{\sin x}{x}=1$，$\lim\limits_{x\to 0}\dfrac{x^2}{x}=0$，这表明 $\dfrac{\sin x}{x}$ 不是无穷小，但 $\dfrac{x^2}{x}$ 仍为无穷小. 这是因为当 $x\to 0$ 时，$\sin x$ 和 x 趋于零的速度相当，而 x^2 比 x 趋于零的速度要快，为比较两个无穷小趋于零的速度，提出了无穷小的阶的概念.

定义 1.8 设 α 与 β 都是在同一自变量变化过程中的无穷小量，如果在此过程中，

(1) $\lim\dfrac{\alpha}{\beta}=0$，则称 α 是比 β 高阶的无穷小，记为 $\alpha=o(\beta)$；

(2) $\lim\dfrac{\alpha}{\beta}=c,(c\neq 0)$，则称 α 与 β 是同阶无穷小，记为 $\alpha=O(\beta)$；

(3) $\lim\dfrac{\alpha}{\beta}=1$，则称 α 与 β 是等价无穷小，记为 $\alpha\sim\beta$.

三、无穷大量

定义 1.9 绝对值无限增大的变量称为无穷大量，简称无穷大.

例如，当 $x\to 0$ 时 $\dfrac{1}{x}$ 为无穷大，当 $x\to+\infty$ 时 $\ln x$ 为正无穷大，当 $x\to 0^+$ 时 $\ln x$

为负无穷大.

同无穷小类似,无穷大是个变量,任何很大的常数都不是无穷大.

最后指出,无穷大量与无穷小量互成倒数关系. 如果 $f(x)$ 是无穷大量,那么 $\dfrac{1}{f(x)}$ 为无穷小量;如果 $f(x)(\neq 0)$ 为无穷小,那么 $\dfrac{1}{f(x)}$ 为无穷大.

§1.4 函数的连续性

一、函数连续性的概念

在客观世界中许多量的变化都是连续的. 例如,生物体的生长、人体温度的变化、血液的流动等. 其特点是时间变化很小时,这些量的变化也很小. 从图形上看,这些变量表现为连续不断的曲线. 我们将这种直观的客观现象加以科学的抽象,便可建立函数连续性的概念.

设函数 $y=f(x)$ 在 x_0 点及其附近有定义,当自变量 x 有一增量 Δx,从 x_0 变到 $x_0+\Delta x$ 时,函数 y 相应地从 $f(x_0)$ 变到 $f(x_0+\Delta x)$,那么函数 $f(x)$ 在 x_0 点对应的增量为

$$\Delta y = f(x_0+\Delta x) - f(x_0).$$

如图 1-9 所示.

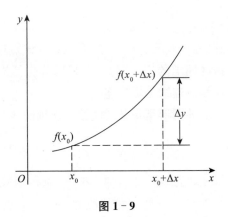

图 1-9

定义 1.10 设函数 $y=f(x)$ 在 x_0 点及其附近有定义,当自变量 x 在 x_0 点的增量 Δx 趋于零时,对应的函数增量 $\Delta y=f(x_0+\Delta x)-f(x_0)$ 也趋于零,即

$$\lim_{\Delta x \to 0}\Delta y = \lim_{\Delta x \to 0}\left[f(x_0+\Delta x) - f(x_0)\right] = 0,$$

则称函数 $y=f(x)$ 在 x_0 点连续.

为了应用方便,令 $x=x_0+\Delta x$,则 $\Delta x \to 0$ 就是 $x \to x_0$,且 $f(x_0+\Delta x)=f(x)$. 于是,有

$$\lim_{\Delta x \to 0}[f(x_0+\Delta x)-f(x_0)]=\lim_{x \to x_0}[f(x)-f(x_0)]=0,$$

即

$$\lim_{x \to x_0}f(x)=f(x_0).$$

所以函数 $y=f(x)$ 在 $x=x_0$ 点连续的定义又可叙述如下:

定义 1.11 设函数 $y=f(x)$ 在 x_0 点及其附近有定义,如果函数 $f(x)$ 当 $x \to x_0$ 时的极限存在,且等于它在 x_0 点的函数值 $f(x_0)$,即

$$\lim_{x \to x_0}f(x)=f(x_0),$$

那么称函数 $f(x)$ 在 x_0 点连续.

与左极限和右极限相对应,有左连续和右连续的概念.

设函数 $f(x)$ 在半开区间 $(a,b]$ 上有定义,如果左极限 $\lim_{x \to b^-}f(x)$ 存在,且等于 $f(b)$,即

$$\lim_{x \to b^-}f(x)=f(b),$$

那么称函数 $f(x)$ 在 b 点左连续.

同样,设函数 $f(x)$ 在半开区间 $[a,b)$ 上有定义,如果右极限 $\lim_{x \to a^+}f(x)=f(a)$,那么称函数 $f(x)$ 在 a 点右连续.

如果函数在某一点既左连续又右连续,那么函数在该点连续. 在区间上每一点都连续的函数,称为在该区间上的连续函数,如果区间包括端点,那么函数在右端点连续是指左连续,在左端点连续是指右连续.

从几何上看,连续函数的图形是一条无间隙的连续曲线.

二、函数的间断点

函数 $y=f(x)$ 如果在 x_0 点不连续,那么称 x_0 点是函数 $y=f(x)$ 的间断点. 由函数的连续定义可知,如果有下列三种情况之一者,x_0 点就是函数 $f(x)$ 的间断点:

(1) $f(x)$ 在 x_0 点没有定义;

(2) 极限 $\lim_{x \to x_0}f(x)$ 不存在;

(3) $f(x)$ 在 x_0 点有定义,且 $\lim_{x \to x_0}f(x)$ 存在,但 $\lim_{x \to x_0}f(x) \neq f(x_0)$.

例 1.4.1 函数 $f(x) = x \cdot \sin \dfrac{1}{x}$ 在 $x = 0$ 点没有定义，所以它在 $x = 0$ 点间断.

由于 $\lim\limits_{x \to 0} x \cdot \sin \dfrac{1}{x} = 0$，如果按照下面的方式补充函数在这一点的定义：

$$f(x) = \begin{cases} x \cdot \sin \dfrac{1}{x}, & x \neq 0, \\[2mm] 0, & x = 0, \end{cases}$$

那么函数 $f(x)$ 在 $x = 0$ 点也是连续的.

例 1.4.2　设分段函数

$$f(x) = \begin{cases} x, & x \geqslant 0, \\ x^2 - 1, & x < 0, \end{cases}$$

考察其在 $x = 0$ 点的连续性.

解　因为 $\lim\limits_{x \to 0^-} f(x) = \lim\limits_{x \to 0^-} (x^2 - 1) = -1,$

$$\lim\limits_{x \to 0^+} f(x) = \lim\limits_{x \to 0^+} x = 0,$$

即 $\lim\limits_{x \to 0} f(x)$ 不存在，所以 $f(x)$ 在 $x = 0$ 处间断(图 1-10).

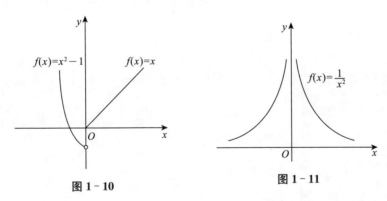

图 1-10　　　　　　　　　图 1-11

例 1.4.3　设 $f(x) = \dfrac{1}{x^2}$，因为 $f(x)$ 在 $x = 0$ 处无定义，且 $\lim\limits_{x \to 0} \dfrac{1}{x^2} = +\infty$，所以 $f(x)$ 在 $x = 0$ 处间断(图 1-11).

一般地，当 $x \to x_0$ 时，$f(x) \to \infty$，称 $x = x_0$ 为函数 $f(x)$ 的无穷型间断点.

三、连续函数的性质

性质 1.3　如果函数 $f(x)$ 和 $g(x)$ 都在 x_0 点连续，那么函数 $f(x) \pm g(x)$，

$f(x) \cdot g(x)$ 及 $\dfrac{f(x)}{g(x)}[g(x_0) \neq 0]$ 在 x_0 点连续.

根据极限的四则运算法则及函数连续的定义即可证明.

定理 1.2　如果函数 $u = \varphi(x)$ 在 x_0 点连续,且 $u_0 = \varphi(x_0)$,又函数 $y = f(u)$ 在 u_0 点连续,那么复合函数 $y = f[\varphi(x)]$ 在 x_0 点连续.

证明　因为函数 $u = \varphi(x)$ 在 x_0 点连续,所以当 $x \to x_0$ 时,$u \to \varphi(x_0) = u_0$;又因为函数 $y = f(u)$ 在 u_0 点连续,所以当 $u \to u_0$ 时,$f(u) \to f(u_0)$.因此

$$\lim_{x \to x_0} f[\varphi(x)] = \lim_{u \to u_0} f(u) = f(u_0) = f[\varphi(x_0)].$$

可以证明基本初等函数在其定义域内都是连续的,而初等函数是由基本初等函数及常数经过有限次的四则运算及复合步骤构成的,所以由以上两个定理,便可推得:所有初等函数在其定义域内都是连续的.此结论为求初等函数的极限提供了很大方便,即如果 x_0 是初等函数 $f(x)$ 的定义域内的点,那么

$$\lim_{x \to x_0} f(x) = f(x_0).$$

例 1.4.4　求 $\lim\limits_{x \to 1} \dfrac{\mathrm{e}^x \sin x + 1}{x^2 + \ln x}$.

解　因为当 $x = 1$ 时,初等函数 $\dfrac{\mathrm{e}^x \sin x + 1}{x^2 + \ln x} = \mathrm{e}\sin 1 + 1$,

所以
$$\lim_{x \to 1} \dfrac{\mathrm{e}^x \sin x + 1}{x^2 + \ln x} = \mathrm{e}\sin 1 + 1.$$

求复合函数的极限有一个更一般的法则:如果 $\lim\limits_{x \to x_0} \varphi(x) = u_0$,而函数 $y = f(u)$ 在 u_0 点连续,那么

$$\lim_{x \to x_0} f[\varphi(x)] = f[\lim_{x \to x_0} \varphi(x)].$$

在此并不要求 $f[\varphi(x)]$ 在 x_0 点连续.

例 1.4.5　求 $\lim\limits_{x \to 0} \dfrac{\ln(1+x)}{x}$.

解　因为 $\dfrac{\ln(1+x)}{x} = \ln(1+x)^{\frac{1}{x}}$ 是由 $y = \ln u, u = (1+x)^{\frac{1}{x}}$ 复合而成的,显然 $u = (1+x)^{\frac{1}{x}}$ 在 $x = 0$ 处无定义,但 $\lim\limits_{x \to 0}(1+x)^{\frac{1}{x}} = \mathrm{e}$,极限存在,而对数函数 $y = \ln u$ 在 $u = \mathrm{e}$ 处连续,所以有

$$\lim_{x \to 0} \dfrac{\ln(1+x)}{x} = \lim_{x \to 0} \ln(1+x)^{\frac{1}{x}}$$

$$= \ln\left[\lim_{x \to 0}(1+x)^{\frac{1}{x}}\right]$$
$$= \ln e = 1.$$

闭区间上连续函数有一些特殊的性质,这些性质的几何意义都十分明显,下面仅从几何直观上去解释两个主要的性质.

定理 1.3 (最大值和最小值定理)如果函数 $f(x)$ 在闭区间 $[a,b]$ 上连续,那么 $f(x)$ 在该区间上必能取到最大值和最小值.

从图 1-12 中可以看到,一段连续曲线必有最高点和最低点,相应地有最大值 $f(\eta)$ 及最小值 $f(\xi)$.

一般来说,开区间上连续函数可能取不到最大值和最小值,例如 $f(x) = \dfrac{1}{x}$ 在 $(0,1]$ 上取不到最大值.

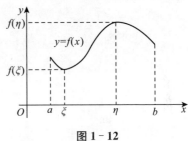

图 1-12

定理 1.4 (介值定理)设函数 $f(x)$ 在闭区间 $[a,b]$ 上连续,且在两个端点处的函数值 $f(a)$ 和 $f(b)$ 不相等,则对介于 $f(a)$ 与 $f(b)$ 之间的任何值 c,在开区间 (a,b) 内至少存在一点 ξ,使得

$$f(\xi) = c \qquad (a < \xi < b).$$

此定理的几何意义是:连续曲线 $y = f(x)$ 与水平直线 $y = c$(c 在 $f(a)$ 与 $f(b)$ 之间)至少交于一点(图 1-13).

推论(根的存在定理) 设函数 $f(x)$ 在闭区间 $[a,b]$ 上连续,如果 $f(a)$,$f(b)$ 符号相反,那么在开区间 (a,b) 内至少存在一点 ξ,使得

$$f(\xi) = 0 \qquad (a < \xi < b).$$

其几何意义是:连续曲线 $y = f(x)$ 与 x 轴至少相交于一点,如图 1-14 所示.

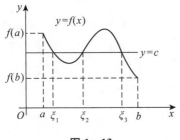

图 1-13

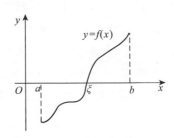

图 1-14

习　题　一

1. 下列各题中的两个函数是否相同？为什么？

(1) $y = x$，$\qquad\qquad\qquad\qquad$ $y = \sqrt{x^2}$；

(2) $y = \lg x^2$，$\qquad\qquad\qquad\qquad$ $y = 2\lg x$；

(3) $y = \sqrt{1 - x^2}$，$\qquad\qquad\qquad$ $x^2 + y^2 = 1$.

2. 求下列函数的定义域：

(1) $y = \dfrac{1}{x} - \sqrt{1 - x^2}$；$\qquad\qquad$ (2) $y = \dfrac{1}{|x| - x}$；

(3) $y = \dfrac{1}{\lg x}$；$\qquad\qquad\qquad$ (4) $y = \ln(x + \sqrt{x^2 + 1})$；

(5) $y = \sqrt{\sin x} + \sqrt{16 - x^2}$；$\qquad$ (6) $y = \arcsin \dfrac{x - 2}{5 - x}$.

3. 设 $f(x)$ 的定义域是 $[0,1]$，问：$f(x^2)$，$f(\sin x)$，$f(x + a)(a > 0)$ 的定义域各是什么？

4. 设 $f(x) = \ln x$，证明：

$$\frac{f(x + h) - f(x)}{h} = \frac{1}{x} \ln\left(1 + \frac{h}{x}\right)^{\frac{x}{h}}.$$

5. 设

$$f(x) = \begin{cases} -1, & x < 0, \\ 0, & x = 0, \\ 2x, & x > 0, \end{cases}$$

求 $f(-2)$，$f(0)$，$f(2)$，并作函数的图形.

6. 设婴儿出生时的体重平均为 3 000 g，从出生起至 6 个月，每月长 600 g，6 个月后至 12 个月，每月长 500 g，试写出婴儿从出生至 1 岁其体重与月龄的关系式. 若一婴儿刚满 10 个月，试估计其体重.

7. 在下列各题中，求由所给函数复合而成的函数：

(1) $y = u^2$，$\qquad\qquad$ $u = \sin x$；

(2) $y = \sin u$，$\qquad\qquad$ $u = x^2$；

(3) $y = e^u$，$\qquad\qquad$ $u = x^2$；

(4) $y = u^2$，$\qquad\qquad$ $u = e^x$.

8. 将下列复合函数分解成基本初等函数,或基本初等函数的和、差、积、商:

(1) $y = \sin 2x$;

(2) $y = \cos^2 x$;

(3) $y = \sin^3 \dfrac{x}{2}$;

(4) $y = \sqrt[3]{(1+x)^2}$;

(5) $y = \ln\tan\dfrac{x}{2}$;

(6) $y = e^{\tan\frac{1}{x}}$;

(7) $y = \arcsin\dfrac{1-x}{1+x}$;

(8) $y = \ln\sqrt{\dfrac{1-x}{1+x}}$;

(9) $y = \sqrt{\ln\dfrac{1-x}{1+x}}$;

(10) $y = \dfrac{e^{-x}}{1-e^{-x}}$.

9. 求下列函数的极限:

(1) $\lim\limits_{x \to 0} \dfrac{x^2 - 2x + 1}{x^2 - 1}$;

(2) $\lim\limits_{x \to 1} \dfrac{x^2 - 2x + 1}{x^2 - 1}$;

(3) $\lim\limits_{x \to \infty} \dfrac{x^2 - 2x + 1}{x^2 - 1}$;

(4) $\lim\limits_{x \to -1} \dfrac{x^2 - 2x + 1}{x^2 - 1}$;

(5) $\lim\limits_{x \to 0} \dfrac{x^2 - 1}{2x^2 - x - 1}$;

(6) $\lim\limits_{x \to \infty} \dfrac{100x^2 + 1}{x^3 - 100x}$;

(7) $\lim\limits_{x \to 1} \left(\dfrac{1}{1-x} - \dfrac{3}{1-x^3} \right)$;

(8) $\lim\limits_{x \to \infty} \left(1 + \dfrac{1}{x}\right)\left(1 - \dfrac{1}{x^2}\right)$;

(9) $\lim\limits_{n \to +\infty} \dfrac{1 + 2 + 3 + \cdots + n}{n^2}$;

(10) $\lim\limits_{n \to +\infty} \left(1 + \dfrac{1}{2} + \dfrac{1}{4} + \cdots + \dfrac{1}{2^n}\right)$;

(11) $\lim\limits_{n \to \infty} \dfrac{(n+1)(n+2)(n+3)}{5n^3}$;

(12) $\lim\limits_{n \to 0} \dfrac{(x+n)^2 - x^2}{n}$.

10. 求下列函数的极限:

(1) $\lim\limits_{x \to 0} \dfrac{\sin ax}{x}\,(a \neq 0)$;

(2) $\lim\limits_{x \to 0} \dfrac{\tan 3x}{x}$;

(3) $\lim\limits_{x \to 0} \dfrac{\sin 2x}{\sin 5x}$;

(4) $\lim\limits_{x \to 0} \dfrac{1 - \cos 2x}{x\sin x}$;

(5) $\lim\limits_{x \to 0} (x\cot x)$;

(6) $\lim\limits_{t \to 0} \dfrac{\arcsin t}{t}$;

(7) $\lim\limits_{n \to \infty} 2^n \sin\dfrac{x}{2^n}$ (x 为不等于零的常数);

(8) $\lim\limits_{x \to \frac{\pi}{2}} \dfrac{\cos x}{x - \dfrac{\pi}{2}}$.

11. 求下列函数的极限:

(1) $\lim\limits_{x \to 0} (1-x)^{\frac{1}{x}}$;

(2) $\lim\limits_{x \to 0} (1+2x)^{\frac{1}{x}}$;

(3) $\lim\limits_{x\to\infty}\left(1+\dfrac{1}{x}\right)^{\frac{x}{2}}$;

(4) $\lim\limits_{x\to\infty}\left(\dfrac{x}{1+x}\right)^{x}$;

(5) $\lim\limits_{x\to0}\left(1+\dfrac{x}{2}\right)^{\frac{x-1}{x}}$;

(6) $\lim\limits_{x\to\infty}\left(1-\dfrac{1}{x}\right)^{kx}$ (k 为正整数).

12. 考察函数 $f(x)=\dfrac{\sin x}{|x|}$,当 $x\to0$ 时的极限.

13. 求符号函数

$$\mathrm{sgn}(x)=\begin{cases}-1, & x<0,\\ 0, & x=0,\\ 1, & x>0,\end{cases}$$

当 $x\to0$ 时的左、右极限,并说明当 $x\to0$ 时 $\mathrm{sgn}(x)$ 的极限是否存在.

14. 已知 n 次静脉注射某药后,血药浓度的最高水平和最低水平分别为:

$$C_{\max}=\dfrac{a(1-r^{n})}{1-r} \text{ 和 } C_{\min}=\dfrac{ar(1-r^{n})}{1-r},$$

其中 $r=\mathrm{e}^{-kT}$, a, k 和 T 均为正的常数. 试求 $n\to+\infty$ 时,$C_{\max}$ 和 $C_{\min}$ 的极限;若临床要求血药浓度达到稳定状态(即达到极限浓度)时,最高血药浓度为 α,最低血药浓度为 β,问:a 和 T 应取什么值?

15. 若要下列函数是无穷小,则 x 应各趋向于什么值? 若要下列函数是无穷大,则 x 又应各趋向于什么值?

(1) $\dfrac{x-1}{x^{3}-1}$;

(2) $\dfrac{x^{3}-3x+2}{x-2}$;

(3) $1-\sin x$;

(4) e^{x}.

16. 当 $x\to1$ 时,与 $1-x$ 相比,下列各函数哪些是高阶无穷小? 哪些是同阶无穷小? 哪些是等价无穷小?

(1) $1-x^{3}$;

(2) $\dfrac{1-x}{1+x}$;

(3) $2(1-\sqrt{x})$;

(4) $x^{3}-3x+2$.

17. 当 $x\to0$ 时,与 x 相比,下列函数中哪些是高阶无穷小? 哪些是同阶无穷小? 哪些是等价无穷小?

(1) $x^{4}+\sin2x$;

(2) $x^{3}+1\,000x^{2}$;

(3) $1-\cos2x$;

(4) $\dfrac{2}{\pi}\cos\left[\dfrac{\pi}{2}(1-x)\right]$.

18. 求下列函数的极限:

(1) $\lim\limits_{x\to0}\left(x^{2}\sin\dfrac{1}{x}\right)$;

(2) $\lim\limits_{x\to\infty}\dfrac{\arctan x}{x}$.

19. 求下列函数的极限：

(1) $\lim\limits_{x \to \infty} \dfrac{x^2}{2x+1}$；

(2) $\lim\limits_{x \to \infty}(x^2 - 100x + 1)$.

20. 函数 $f(x)$ 在 $x = x_0$ 点有定义、有极限以及在该点连续，这三者的关系如何？

21. 求下列函数的间断点及连续区间：

(1) $f(x) = \dfrac{x-1}{x^2 - x - 2}$；

(2) $f(x) = \dfrac{x}{\tan x}$.

22. 研究下列函数的连续性并画出函数的图形：

(1) $f(x) = \begin{cases} x^2, & 0 \leqslant x \leqslant 1, \\ 2 - x, & 1 < x \leqslant 2; \end{cases}$

(2) $f(x) = \begin{cases} x, & -1 \leqslant x \leqslant 1, \\ 1, & x < -1 \text{ 或 } x > 1. \end{cases}$

23. 考察函数

$$f(x) = \begin{cases} \arctan \dfrac{1}{x}, & x \neq 0, \\ \dfrac{\pi}{2}, & x = 0, \end{cases}$$

在 $x = 0$ 点的连续性.

24. a 取何值时，函数

$$f(x) = \begin{cases} x + a, & x \leqslant 0, \\ \dfrac{1 - \cos x}{x^2}, & x > 0 \end{cases}$$

在 $(-\infty, +\infty)$ 内为连续函数.

25. 求下列函数的极限：

(1) $\lim\limits_{x \to 1} \sqrt{x^2 + 2x + 3}$；

(2) $\lim\limits_{x \to 0}(e^x + \cos x)$；

(3) $\lim\limits_{x \to 0} \dfrac{\sqrt{x+1} - 1}{x}$；

(4) $\lim\limits_{x \to 4} \dfrac{\sqrt{1 + 2x} - 3}{\sqrt{x} - 2}$；

(5) $\lim\limits_{x \to 0} \ln \dfrac{\sin x}{x}$；

*(6) $\lim\limits_{x \to 0} \dfrac{\tan x - \sin x}{x^3}$；

*(7) $\lim\limits_{x \to e}\left(\dfrac{1}{x - e} \ln \dfrac{x}{e}\right)$ [提示：令 $x - e = y$]；

(8) 若 $f(x) = \dfrac{1}{x}$，求 $\lim\limits_{\Delta x \to 0} \dfrac{f(x + \Delta x) - f(x)}{\Delta x}$.

第二章 导数与微分

在医学领域中,如生物群体的增长快慢,细菌的繁殖快慢,疾病的传播速度,以及药物被吸收的速度等,都是反映医学数量变化的快慢问题,即变化率的问题.导数就是用来刻画函数相对于自变量的变化率的重要概念,而微分则是与导数有密切联系的另一个重要概念,它表达了当自变量有微小变化时,函数变化的近似值.本章介绍导数与微分这两个基本概念以及导数与微分的计算公式、运算法则及其应用.

§2.1 导数的概念

一、两个实例

1. 变速直线运动的速度

假设物体做变速直线运动,它的运动规律是

$$s = s(t),$$

我们考察质点在时刻 t_0 的速度.

当 t 在 t_0 时刻有一增量 Δt 时,物体位移的增量是:

$$\Delta s = s(t_0 + \Delta t) - s(t_0),$$

质点的平均速度为:

$$\bar{v} = \frac{\Delta s}{\Delta t} = \frac{s(t_0 + \Delta t) - s(t_0)}{\Delta t}.$$

当 $|\Delta t|$ 很小时,可以用 $\bar{v}$ 近似地表示物体在时刻 t_0 的速度,$|\Delta t|$ 越小,近似程度就越好,故可以认为,当 $\Delta t \to 0$ 时,平均速度 $\frac{\Delta s}{\Delta t}$ 的极限就是质点在时刻 t_0 的瞬时速度,即

$$v(t_0) = \lim_{\Delta t \to 0} \frac{\Delta s}{\Delta t} = \lim_{\Delta t \to 0} \frac{s(t_0 + \Delta t) - s(t_0)}{\Delta t}.$$

这就是说,物体运动的瞬时速度是位移函数的增量与时间增量的比值,当时间增量

趋于零时的极限.

2. 细菌的繁殖速率

在细菌的繁殖过程中,随着时间的推移,细菌的数量不断增加,设 t 时刻的细菌数为

$$N = N(t),$$

考察细菌在 t_0 时的繁殖速率.

当 t 在 t_0 时刻有一增量 Δt 时,则这段时间内相应的细菌的繁殖量为

$$\Delta N = N(t_0 + \Delta t) - N(t_0),$$

在 Δt 时间段内细菌的平均繁殖速率为

$$\frac{\Delta N}{\Delta t} = \frac{N(t_0 + \Delta t) - N(t_0)}{\Delta t}.$$

显然,Δt 越小,细菌在 Δt 内的平均繁殖速率越接近于 t_0 时的瞬时速率. 因此可以认为,细菌在 t_0 时的瞬时繁殖速率为

$$\lim_{\Delta t \to 0} \frac{\Delta N}{\Delta t} = \lim_{\Delta t \to 0} \frac{N(t_0 + \Delta t) - N(t_0)}{\Delta t}.$$

这样的例子还可以举出许多. 虽然它们的实际意义各不相同,但是它们都要求函数关于自变量的变化率,且它们具有相同的数学形式,即求函数的增量与自变量增量的比值当自变量增量趋于零时的极限. 这就是函数导数的客观背景.

二、导数的定义

定义 2.1　设函数 $y = f(x)$ 在点 x_0 的某个领域内有定义,当自变量 x 在 x_0 点有增量 Δx 时,函数 y 相应的增量为

$$\Delta y = f(x_0 + \Delta x) - f(x_0).$$

如果 Δy 与 Δx 之比,当 $\Delta x \to 0$ 时的极限

$$\lim_{\Delta x \to 0} \frac{\Delta y}{\Delta x} = \lim_{\Delta x \to 0} \frac{f(x_0 + \Delta x) - f(x_0)}{\Delta x}$$

存在,则称此极限值为函数 $y = f(x)$ 在点 x_0 的导数,记作

$$f'(x_0), \quad y'\Big|_{x=x_0}, \quad \frac{\mathrm{d}y}{\mathrm{d}x}\Big|_{x=x_0} \text{或} \frac{\mathrm{d}f(x)}{\mathrm{d}x}\Big|_{x=x_0},$$

即

$$f'(x_0) = \lim_{\Delta x \to 0} \frac{f(x_0 + \Delta x) - f(x_0)}{\Delta x},$$

同时称函数 $f(x)$ 在点 x_0 处可导.

如果函数 $y = f(x)$ 在区间 (a, b) 内的每一点都可导,那么称 $f(x)$ 在区间 (a, b) 内可导. 这时对于 (a, b) 内的每一个 x 都有一个导数值 $f'(x)$ 与之对应,所以 $f'(x)$ 也是 x 的函数,称它为原来函数 $y = f(x)$ 的导函数,记作

$$f'(x), \quad y', \quad \frac{\mathrm{d}y}{\mathrm{d}x} \text{ 或 } \frac{\mathrm{d}f(x)}{\mathrm{d}x},$$

即

$$f'(x) = \lim_{\Delta x \to 0} \frac{f(x + \Delta x) - f(x)}{\Delta x}.$$

由以上定义可知, $f(x)$ 在点 x_0 处的导数值 $f'(x_0)$ 就是导函数 $f'(x)$ 在 $x = x_0$ 处的函数值,即

$$f'(x_0) = f'(x) \Big|_{x = x_0}.$$

为了方便,习惯上我们把导函数简称为导数.

根据导数的定义,前面两个实例可以说成:

(1) 变速直线运动的速度 v 是路程 s 对时间 t 的导数,即

$$v = \frac{\mathrm{d}s}{\mathrm{d}t};$$

(2) 细菌在时间 t 时的繁殖速率等于细菌数 N 对时间 t 的导数,即为 $\dfrac{\mathrm{d}N}{\mathrm{d}t}$.

从导数的定义出发,求 $y = f(x)$ 在点 x 处的导数,可按下列步骤去求:

(1) 求增量: $\Delta y = f(x + \Delta x) - f(x)$;

(2) 算比值: $\dfrac{\Delta y}{\Delta x} = \dfrac{f(x + \Delta x) - f(x)}{\Delta x}$;

(3) 取极限: $y' = \lim\limits_{\Delta x \to 0} \dfrac{\Delta y}{\Delta x}$.

例 2.1.1 求函数 $y = x^2$ 在 $x = 2$ 处的导数.

解法 1 按照导数的定义, $y = x^2$ 在 $x = 2$ 处的导数为

$$y'(2) = \lim_{\Delta x \to 0} \frac{(2 + \Delta x)^2 - 2^2}{\Delta x}$$

$$= \lim_{\Delta x \to 0} \frac{4\Delta x + (\Delta x)^2}{\Delta x}$$

$$= \lim_{\Delta x \to 0} (4 + \Delta x) = 4.$$

解法 2　先求出导函数,再求 y 在 $x = 2$ 处的导数.

$$y'(x) = \lim_{\Delta x \to 0} \frac{(x + \Delta x)^2 - x^2}{\Delta x}$$

$$= \lim_{\Delta x \to 0} \frac{2x \cdot \Delta x + (\Delta x)^2}{\Delta x}$$

$$= \lim_{\Delta x \to 0} (2x + \Delta x) = 2x,$$

$$y'(2) = 2x \Big|_{x=2} = 4.$$

三、导数的几何意义

一元函数 $y = f(x)$ 的图像是一条平面曲线,设 $M_0(x_0, y_0)$ 是 $y = f(x)$ 所表示的曲线上的一点,在该点附近取一点 $M(x_0 + \Delta x, y_0 + \Delta y)$(图 2-1),连接 M_0,M,则割线 $M_0 M$ 的斜率为

$$k_{M_0 M} = \frac{\Delta y}{\Delta x} = \frac{f(x_0 + \Delta x) - f(x_0)}{\Delta x}.$$

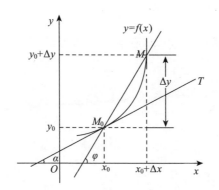

图 2-1

当点 M 沿着曲线趋于 M_0,即 $\Delta x \to 0$ 时,割线 $M_0 M$ 的极限位置 $M_0 T$ 称为曲线 $y = f(x)$ 在点 M_0 处的切线.

若 $M_0 T$ 与 x 轴的正向夹角为 α,则切线 $M_0 T$ 的斜率为

$$\tan\alpha = \lim_{\Delta x \to 0} \frac{\Delta y}{\Delta x} = \lim_{\Delta x \to 0} \frac{f(x_0 + \Delta x) - f(x_0)}{\Delta x}.$$

由此可见，函数 $y=f(x)$ 在点 x_0 处的导数 $f'(x_0)$ 就是曲线 $y=f(x)$ 在点 $M_0(x_0, f(x_0))$ 处切线的斜率，这就是导数的几何意义.

容易理解，若

$$\lim_{\Delta x \to 0} \frac{\Delta y}{\Delta x} = \lim_{\Delta x \to 0} \frac{f(x_0 + \Delta x) - f(x_0)}{\Delta x} = \infty,$$

则这时 $y=f(x)$ 在 x_0 处不可导，曲线 $y=f(x)$ 在点 $M_0(x_0, f(x_0))$ 处有垂直于 x 轴的切线 $x=x_0$.

若 $\lim\limits_{\Delta x \to 0} \dfrac{\Delta y}{\Delta x}$ 不存在，而且也不是无穷大，则这时就认为曲线在点 M_0 处没有切线.

例 2.1.2 求抛物线 $y=x^2$ 在点 $(2,4)$ 处的切线方程.

解 由例 2.1.1 可知，$y'=2x$，所以曲线在点 $(2,4)$ 处切线的斜率为

$$k = y' \Big|_{x=2} = 2x \Big|_{x=2} = 4,$$

故所求的切线方程为

$$y - 4 = 4(x - 2),$$

即

$$4x - y - 4 = 0.$$

四、函数的可导性与连续性的关系

定理 2.1 如果函数 $y=f(x)$ 在点 x 处可导，那么函数在点 x 处必连续.

证明 由假设，得

$$\lim_{\Delta x \to 0} \frac{\Delta y}{\Delta x} = f'(x),$$

故

$$\begin{aligned}
\lim_{\Delta x \to 0} \Delta y &= \lim_{\Delta x \to 0} \frac{\Delta y}{\Delta x} \cdot \Delta x \\
&= \lim_{\Delta x \to 0} \frac{f(x + \Delta x) - f(x)}{\Delta x} \cdot \lim_{\Delta x \to 0} \Delta x \\
&= f'(x) \cdot 0 = 0.
\end{aligned}$$

这表明函数在点 x 处连续.

然而，若函数 $f(x)$ 在点 x 处连续，则函数在该点却不一定可导（见习题二中第 7 题）.

§2.2 导数的基本公式与运算法则

根据导数的定义求函数的导数常常是复杂、困难的,本节介绍导数的基本公式与运算法则,借助它们可以简化求导数的计算.

一、几个基本初等函数的导数

1. 常数函数 $y = c$ 的导数

因为
$$\Delta y = c - c = 0,$$

$$\frac{\Delta y}{\Delta x} = 0,$$

所以

$$y' = \lim_{\Delta x \to 0} \frac{\Delta y}{\Delta x} = \lim_{\Delta x \to 0} 0 = 0,$$

即
$$(c)' = 0.$$

这就是说,常数的导数等于零.

2. 幂函数 $y = x^n$ (n 为正整数)的导数

因为
$$\Delta y = (x + \Delta x)^n - x^n$$

$$= x^n + nx^{n-1}\Delta x + \frac{n(n-1)}{2!}x^{n-2}(\Delta x)^2 + \cdots + (\Delta x)^n - x^n$$

$$= nx^{n-1}\Delta x + \frac{n(n-1)}{2!}x^{n-2}(\Delta x)^2 + \cdots + (\Delta x)^n,$$

$$\frac{\Delta y}{\Delta x} = nx^{n-1} + \frac{n(n-1)}{2!}x^{n-2}\Delta x + \cdots + (\Delta x)^{n-1},$$

所以
$$y' = \lim_{\Delta x \to 0} \frac{\Delta y}{\Delta x} = nx^{n-1},$$

即
$$(x^n)' = nx^{n-1}.$$

后面将证明当 n 为任意实数时,这个结论仍成立. 特别地,当 $n = 1, n = -1, n = \dfrac{1}{2}$ 时,有

$$(x)' = 1, \quad \left(\frac{1}{x}\right)' = -\frac{1}{x^2}, \quad (\sqrt{x})' = \frac{1}{2\sqrt{x}}.$$

3. 正弦函数 $y = \sin x$ 和余弦函数 $y = \cos x$ 的导数

因为
$$\Delta y = \sin(x + \Delta x) - \sin x = 2\cos\left(x + \frac{\Delta x}{2}\right)\sin\frac{\Delta x}{2},$$

$$\frac{\Delta y}{\Delta x} = 2\cos\left(x + \frac{\Delta x}{2}\right)\frac{\sin\frac{\Delta x}{2}}{\Delta x},$$

所以

$$y' = \lim_{\Delta x \to 0}\frac{\Delta y}{\Delta x} = \lim_{\Delta x \to 0}\cos\left(x + \frac{\Delta x}{2}\right)\lim_{\Delta x \to 0}\frac{\sin\frac{\Delta x}{2}}{\frac{\Delta x}{2}} = \cos x,$$

即
$$(\sin x)' = \cos x.$$

类似地，可以求出余弦函数 $y = \cos x$ 的导数：
$$(\cos x)' = -\sin x.$$

4. 对数函数 $y = \log_a x$ 的导数

因为
$$\Delta y = \log_a(x + \Delta x) - \log_a x = \log_a\left(1 + \frac{\Delta x}{x}\right),$$

$$\frac{\Delta y}{\Delta x} = \frac{1}{\Delta x}\log_a\left(1 + \frac{\Delta x}{x}\right) = \frac{1}{x}\log_a\left(1 + \frac{\Delta x}{x}\right)^{\frac{x}{\Delta x}},$$

所以

$$y' = \lim_{\Delta x \to 0}\frac{\Delta y}{\Delta x}$$
$$= \lim_{\Delta x \to 0}\frac{1}{x}\log_a\left(1 + \frac{\Delta x}{x}\right)^{\frac{x}{\Delta x}}$$
$$= \frac{1}{x}\lim_{\Delta x \to 0}\log_a\left(1 + \frac{\Delta x}{x}\right)^{\frac{x}{\Delta x}}$$
$$= \frac{1}{x}\log_a e = \frac{1}{x\ln a},$$

即
$$(\log_a x)' = \frac{1}{x\ln a}.$$

特别地，当 $a = \mathrm{e}$ 时，有

$$(\ln x)' = \frac{1}{x}.$$

二、函数四则运算的求导法则

设函数 $u = u(x)$ 与 $v = v(x)$ 都是 x 的可导函数，c 是常数.

法则 2.1 两个函数的和(差)的导数，等于这两个函数导数的和(差)，即

$$(u \pm v)' = u' \pm v'.$$

法则 2.2 两个函数乘积的导数，等于第一因子的导数乘第二因子，加上第一因子乘第二因子的导数，即

$$(u \cdot v)' = u'v + uv'.$$

特别地，当 $v(x) \equiv c$ 时，有

$$(cu)' = cu'.$$

它表明常数因子可以提到导数符号外面.

法则 2.3 两个函数之商的导数，等于分子的导数与分母的乘积减去分母的导数与分子的乘积，再除以分母的平方，即

$$\left(\frac{u}{v}\right)' = \frac{u'v - uv'}{v^2} \quad (v \neq 0).$$

特别地，当 $u = c$ 时，有

$$\left(\frac{c}{v}\right)' = -c \frac{v'}{v^2}.$$

三个法则的证明是类似的，这里只给出法则 2.2 的证明，其余的法则留给感兴趣的读者自己证明.

证明 设当 x 有增量 Δx 时，函数 u, v 及 y 相应的增量为 $\Delta u, \Delta v$ 和 Δy，即

$$\Delta u = u(x + \Delta x) - u(x),$$

$$\Delta v = v(x + \Delta x) - v(x),$$

$$\Delta y = u(x + \Delta x)v(x + \Delta x) - u(x)v(x),$$

所以

$$\Delta y = [u(x) + \Delta u][v(x) + \Delta v] - u(x)v(x)$$

$$=\Delta u v(x) + u(x)\Delta v + \Delta u \Delta v,$$

于是

$$\frac{\Delta y}{\Delta x} = \frac{\Delta u}{\Delta x} \cdot v(x) + u(x) \cdot \frac{\Delta v}{\Delta x} + \Delta u \cdot \frac{\Delta v}{\Delta x}.$$

因为函数 $u(x)$ 在 x 点可导从而连续，所以当 $\Delta x \to 0$ 时，有 $\Delta u \to 0$，于是有

$$y' = \lim_{\Delta x \to 0} \frac{\Delta y}{\Delta x}$$

$$= \lim_{\Delta x \to 0} \left(\frac{\Delta u}{\Delta x} \cdot v(x) + u(x) \cdot \frac{\Delta v}{\Delta x} + \Delta u \cdot \frac{\Delta v}{\Delta x} \right)$$

$$= v(x) \cdot \lim_{\Delta x \to 0} \frac{\Delta u}{\Delta x} + u(x) \lim_{\Delta x \to 0} \frac{\Delta v}{\Delta x} + \lim_{\Delta x \to 0} \Delta u \cdot \lim_{\Delta x \to 0} \frac{\Delta v}{\Delta x}$$

$$= u'v + uv',$$

即

$$(uv)' = u'v + uv'.$$

例 2.2.1　求 $y = 2x^3 + \sin x - \ln 2$ 的导数.

解　$y' = (2x^3)' + (\sin x)' - (\ln 2)'$

$$= 2(x^3)' + \cos x - 0$$

$$= 6x^2 + \cos x.$$

例 2.2.2　求 $y = x\ln x - x$ 的导数.

解　$y' = (x\ln x)' - (x)'$

$$= x'\ln x + x(\ln x)' - 1$$

$$= \ln x + x \cdot \frac{1}{x} - 1 = \ln x.$$

例 2.2.3　求 $y = \tan x$ 的导数.

解　$y' = (\tan x)' = \left(\dfrac{\sin x}{\cos x} \right)'$

$$= \frac{(\sin x)'\cos x - \sin x(\cos x)'}{\cos^2 x}$$

$$= \frac{\cos^2 x + \sin^2 x}{\cos^2 x}$$

$$= \frac{1}{\cos^2 x} = \sec^2 x,$$

即

$$(\tan x)' = \sec^2 x.$$

类似地可得

$$(\cot x)' = -\frac{1}{\sin^2 x} = -\csc^2 x.$$

例 2.2.4 求 $y = \sec x$ 的导数.

解 $y' = (\sec x)' = \left(\frac{1}{\cos x}\right)'$

$$= \frac{1' \cos x - 1 \cdot (\cos x)'}{\cos^2 x}$$

$$= \frac{\sin x}{\cos^2 x} = \sec x \cdot \tan x,$$

即 $$(\sec x)' = \sec x \cdot \tan x.$$

类似地可得

$$(\csc x)' = -\csc x \cdot \cot x.$$

例 2.2.5 求函数 $y = \dfrac{1}{x^n}$（n 为正整数）的导数.

解 $y' = \left(\dfrac{1}{x^n}\right)' = \dfrac{-(x^n)'}{x^{2n}}$

$$= \frac{-nx^{n-1}}{x^{2n}} = -\frac{n}{x^{n+1}} = -nx^{-n-1}.$$

这说明公式 $(x^n)' = nx^{n-1}$ 对 n 为负整数也成立.

三、复合函数的求导法则

定理 2.2 如果函数 $u = \varphi(x)$ 在点 x 处有导数 $u'_x = \varphi'(x)$，函数 $y = f(u)$ 在对应点 u 处有导数 $y'_u = f'(u)$，那么复合函数 $y = f(\varphi(x))$ 在点 x 处也可导，且

$$\frac{\mathrm{d}y}{\mathrm{d}x} = \frac{\mathrm{d}y}{\mathrm{d}u} \cdot \frac{\mathrm{d}u}{\mathrm{d}x},$$

或

$$y'_x = y'_u \cdot u'_x,$$

其中 y'_x 表示 $y = f(\varphi(x))$ 对 x 的导数；

y'_u 表示 $y = f(u)$ 对 u 的导数；

u'_x 表示 $u = \varphi(x)$ 对 x 的导数.

证明 设 x 有增量 Δx，则函数 $u = \varphi(x)$ 有增量 Δu，从而 $y = f(u)$ 也有相应的增量 Δy.

因为 $y = f(u)$ 在点 u 处可导，$u = \varphi(x)$ 在点 x 处可导，即有

$$\lim_{\Delta u \to 0} \frac{\Delta y}{\Delta u} = \frac{\mathrm{d}y}{\mathrm{d}u}, \lim_{\Delta x \to 0} \frac{\Delta u}{\Delta x} = \frac{\mathrm{d}u}{\mathrm{d}x},$$

所以 $u = \varphi(x)$ 在点 x 处连续,即当 $\Delta x \to 0$ 时,$\Delta u \to 0$,于是

$$\lim_{\Delta x \to 0} \frac{\Delta y}{\Delta x} = \lim_{\Delta x \to 0} \left(\frac{\Delta y}{\Delta u} \cdot \frac{\Delta u}{\Delta x} \right)$$

$$= \lim_{\Delta x \to 0} \frac{\Delta y}{\Delta u} \cdot \lim_{\Delta x \to 0} \frac{\Delta u}{\Delta x}$$

$$= \lim_{\Delta u \to 0} \frac{\Delta y}{\Delta u} \cdot \lim_{\Delta x \to 0} \frac{\Delta u}{\Delta x} = \frac{\mathrm{d}y}{\mathrm{d}u} \cdot \frac{\mathrm{d}u}{\mathrm{d}x},$$

结论成立.

例 2. 2. 6 求函数 $y = \sin 2x$ 的导数.

解 设 $y = \sin u, u = 2x$,则

$$y'_x = (\sin u)'_u (2x)'_x = 2 \cdot \cos u = 2\cos 2x.$$

例 2. 2. 7 求 $y = (4x + 5)^{100}$ 的导数.

解 设 $y = u^{100}, u = 4x + 5$,则

$$y'_x = (u^{100})'_u \cdot (4x + 5)'_x$$

$$= 100 \cdot u^{99} \times 4 = 400(4x + 5)^{99}.$$

例 2. 2. 8 求 $y = \ln\sec x$ 的导数.

解 设 $y = \ln u, u = \sec x$,则

$$y'_x = (\ln u)'_u \cdot (\sec x)'_x = \frac{1}{u} \cdot \tan x \sec x = \tan x.$$

对复合函数的分解比较熟练后,就不必写出中间变量,可根据复合函数求导法则,直接由外向里逐层求导.

例 2. 2. 9 求 $y = \sqrt{a^2 - x^2}$ 的导数.

解 $y' = (\sqrt{a^2 - x^2})' = \frac{1}{2}(a^2 - x^2)^{-\frac{1}{2}}(a^2 - x^2)'$

$$= \frac{1}{2}(a^2 - x^2)^{-\frac{1}{2}}(-2x) = -\frac{x}{\sqrt{a^2 - x^2}}.$$

例 2. 2. 10 求 $y = \ln\tan\frac{x}{2}$ 的导数.

解 $y' = \left(\ln\tan\frac{x}{2} \right)' = \frac{1}{\tan\frac{x}{2}} \left(\tan\frac{x}{2} \right)'$

$$= \frac{1}{\tan \dfrac{x}{2}} \cdot \sec^2 \dfrac{x}{2} \cdot \left(\dfrac{x}{2} \right)'$$

$$= \frac{\cos \dfrac{x}{2}}{\sin \dfrac{x}{2}} \cdot \frac{1}{\cos^2 \dfrac{x}{2}} \cdot \frac{1}{2} = \frac{1}{\sin x} = \csc x.$$

例 2.2.11 求 $y = x \sin^2 x$ 的导数.

解
$$\begin{aligned} y' &= (x \sin^2 x)' = x' \sin^2 x + x (\sin^2 x)' \\ &= \sin^2 x + x (2 \sin x)(\sin x)' \\ &= \sin^2 x + 2x \sin x \cos x \\ &= \sin^2 x + x \sin 2x. \end{aligned}$$

四、隐函数的求导法则

前面我们所遇到的函数,都是用 $y = f(x)$ 来表示的,例如 $y = x^2 + 3x - 2$, $y = \sin x$, $y = e^x$ 等,这样的函数叫做显函数.

另外,x, y 的一个二元方程 $F(x, y) = 0$ 也表示两个变量 x, y 之间的某种关系,因而也能确定 y 是 x 的函数,例如 $2x - 3y + 1 = 0$. 我们把由一个方程 $F(x, y) = 0$ 表示的因变量 y 与自变量 x 的函数关系,称为隐函数.

有些方程所确定的隐函数可以表示为显函数的形式,但是有些隐函数很难化成显函数. 因此,我们希望有一种方法,不管隐函数能否化成显函数,都能直接由方程求出它所确定的隐函数的导数.

求隐函数的导数的方法是:在方程 $F(x, y) = 0$ 的两端同时对 x 求导,在求导过程中把 y 看成 x 的函数,这样便得到含有所求导数 y' 的方程,从中解出 y' 即可.

例 2.2.12 求由方程组 $x^3 + y^3 - 3axy = 0$ 所确定的隐函数 y 的导数 $\dfrac{\mathrm{d}y}{\mathrm{d}x}$.

解 在方程两端同时对 x 求导,因为 y 是 x 的函数,所以 y^3 是 x 的复合函数,因此有

$$(x^3)'_x + (y^3)'_x - (3axy)'_x = (0)'_x,$$

$$3x^2 + 3y^2 y' - 3a \left[(x)'_x \cdot y + x(y)'_x \right] = 0,$$

即
$$3x^2 + 3y^2 y' - 3a(y + xy') = 0,$$

从而得

$$y' = \frac{x^2 - ay}{ax - y^2} \quad (ax - y^2 \neq 0).$$

例 2.2.13 求双曲线 $x^2 - y^2 = 7$ 在点 $(4,3)$ 处的切线方程.

解 由导数的几何意义知,所求切线斜率为 $k = y' \big|_{\substack{x=4 \\ y=3}}$. 在方程两端同时对 x 求导,因为 y 是 x 的函数,所以

$$2x - 2yy' = 0,$$

故

$$y' = \frac{x}{y},$$

$$k = y' \big|_{\substack{x=4 \\ y=3}} = \frac{4}{3},$$

所求切线方程为

$$y - 3 = \frac{4}{3}(x - 4),$$

或

$$4x - 3y - 7 = 0.$$

五、幂函数、指数函数和反三角函数的导数

1. 幂函数 $y = x^\alpha$ (α 为任意实数,$x > 0$) 的导数

两边取对数,写成隐函数形式

$$\ln y = \alpha \ln x,$$

两端对 x 求导,得

$$\frac{1}{y} y' = \alpha \cdot \frac{1}{x},$$

所以

$$y' = y \cdot \alpha \cdot \frac{1}{x} = \alpha x^{\alpha - 1},$$

即

$$(x^\alpha)' = \alpha x^{\alpha - 1}.$$

2. 指数函数 $y = a^x$ 的导数($a > 0, a \neq 1$)

两边取对数,写成隐函数形式

$$\ln y = x \ln a,$$

两端对 x 求导,得

$$\frac{1}{y} \cdot y' = \ln a,$$

所以

$$y' = y \ln a = a^x \ln a,$$

即

$$(a^x)' = a^x \ln a.$$

特别地,当 $a = e$ 时,有

$$(e^x)' = e^x.$$

3. 反正弦函数 $y = \arcsin x$ 的导数

由 $y = \arcsin x$,得

$$\sin y = x,$$

两端对 x 求导,得

$$\cos y \cdot y' = 1,$$

所以

$$y' = \frac{1}{\cos y} = \frac{1}{\sqrt{1 - \sin^2 y}} = \frac{1}{\sqrt{1 - x^2}},$$

即

$$(\arcsin x)' = \frac{1}{\sqrt{1 - x^2}} \quad (-1 < x < 1).$$

类似地可得

$$(\arccos x)' = -\frac{1}{\sqrt{1 - x^2}} \quad (-1 < x < 1),$$

$$(\arctan x)' = \frac{1}{1 + x^2},$$

$$(\text{arccot} x)' = -\frac{1}{1 + x^2}.$$

例 2.2.14 求 $y = \arctan \dfrac{2x}{1 - x^2}$ 的导数.

解 $y' = \dfrac{1}{1 + \left(\dfrac{2x}{1 - x^2}\right)^2} \left(\dfrac{2x}{1 - x^2}\right)'$

$$= \frac{1}{1+\left(\dfrac{2x}{1-x^2}\right)^2} \cdot \frac{2(1-x^2)-2x(-2x)}{(1-x^2)^2}$$

$$= \frac{2}{1+x^2}.$$

例 2.2.15 求由方程 $xy - e^x + e^y = 0$ 所确定的隐函数的导数 $\dfrac{dy}{dx}$.

解 两端对 x 同时求导,得

$$y + xy' - e^x + e^y \cdot y' = 0,$$

解得

$$y' = \frac{e^x - y}{e^y + x}.$$

六、导数公式

为了便于记忆和使用,我们将本节讲过的导数公式列在下面:

(1) $(c)' = 0$ (c 为常数);

(2) $(u \pm v)' = u' \pm v'$;

(3) $(uv)' = u'v + uv'$;

(4) $(cu)' = cu'$ (c 为常数);

(5) $\left(\dfrac{u}{v}\right)' = \dfrac{u'v - uv'}{v^2}$ ($v \neq 0$);

(6) $\dfrac{dy}{dx} = \dfrac{dy}{du} \cdot \dfrac{du}{dx}$,其中 $y = f(u)$,$u = \varphi(x)$;

(7) $(x^\alpha)' = \alpha x^{\alpha-1}$ (α 为任意实数);

(8) $(a^x)' = a^x \ln a$ ($a > 0$ 且 $a \neq 1$);

(9) $(e^x)' = e^x$;

(10) $(\log_a x)' = \dfrac{1}{x \ln a}$ ($a > 0$ 且 $a \neq 1$);

(11) $(\ln x)' = \dfrac{1}{x}$;

(12) $(\sin x)' = \cos x$;

(13) $(\cos x)' = -\sin x$;

(14) $(\tan x)' = \sec^2 x$;

(15) $(\cot x)' = -\csc^2 x$;

(16) $(\sec x)' = \tan x \sec x$;

(17) $(\csc x)' = -\cot x \csc x$;

(18) $(\arcsin x)' = \dfrac{1}{\sqrt{1-x^2}}$ $(-1 < x < 1)$;

(19) $(\arccos x)' = -\dfrac{1}{\sqrt{1-x^2}}$ $(-1 < x < 1)$;

(20) $(\arctan x)' = \dfrac{1}{1+x^2}$;

(21) $(\text{arccot} x)' = -\dfrac{1}{1+x^2}$.

在某些情况下,利用对数求导法,即先取对数,再求导数,较之用通常方法求导要简便一些.

例 2.2.16 求 $y = \sqrt{\dfrac{(x-1)(x-2)}{(x-3)(x-4)}}$ 的导数.

解 两边取对数,得

$$\ln y = \frac{1}{2}\big[\ln(x-1) + \ln(x-2) - \ln(x-3) - \ln(x-4)\big],$$

上式两端对 x 求导,得

$$\frac{1}{y} \cdot y' = \frac{1}{2}\left(\frac{1}{x-1} + \frac{1}{x-2} - \frac{1}{x-3} - \frac{1}{x-4}\right),$$

所以

$$y' = \frac{1}{2} y \left(\frac{1}{x-1} + \frac{1}{x-2} - \frac{1}{x-3} - \frac{1}{x-4}\right)$$

$$= \frac{1}{2} \sqrt{\frac{(x-1)(x-2)}{(x-3)(x-4)}} \left(\frac{1}{x-1} + \frac{1}{x-2} - \frac{1}{x-3} - \frac{1}{x-4}\right).$$

一般地,形如 $y = [u(x)]^{v(x)}$ $(u(x) > 0)$ 的函数既不是幂函数,又不是指数函数,通常称为幂指函数,求幂指函数的导数可用对数求导法.

例 2.2.17 求幂指函数 $y = (\tan x)^{\sin x}$ 的导数.

解 两边取对数,得

$$\ln y = \sin x (\ln \tan x),$$

两边对 x 求导,得

$$\frac{1}{y} y' = \cos x (\ln \tan x) + \sin x \frac{\sec^2 x}{\tan x},$$

所以

$$y' = y[\cos x(\operatorname{lntan} x) + \sec x]$$
$$= (\tan x)^{\sin x}[\cos x(\operatorname{lntan} x) + \sec x].$$

§2.3　高阶导数

函数 $f(x)$ 的导数 $f'(x)$，一般仍然是 x 的函数，如果 $f'(x)$ 还是可导的，那么把 $f'(x)$ 的导数称为 $f(x)$ 的二阶导数，记作

$$y'', f''(x) \text{ 或} \frac{\mathrm{d}^2 y}{\mathrm{d}x^2}.$$

按照导数的定义，函数 $f(x)$ 在点 x 处的二阶导数就是

$$f''(x) = \lim_{\Delta x \to 0} \frac{f'(x + \Delta x) - f'(x)}{\Delta x}.$$

类似地，二阶导数 $f''(x)$ 的导数叫做 $f(x)$ 的三阶导数，记作

$$y''', f'''(x) \text{ 或} \frac{\mathrm{d}^3 y}{\mathrm{d}x^3}.$$

一般地，$(n-1)$ 阶导数 $f^{(n-1)}(x)$ 的导数叫做 $f(x)$ 的 n 阶导数，记作

$$y^{(n)}, f^{(n)} \text{ 或} \frac{\mathrm{d}^n y}{\mathrm{d}x^n}.$$

二阶及二阶以上的导数统称为高阶导数. 有时也称函数 $f(x)$ 为它本身的零阶导数，$f'(x)$ 称为一阶导数.

二阶导数有明确的物理意义. 物体做变速直线运动时，如果运动方程为 $s = s(t)$，那么速度 v 就是路程 s 对时间 t 的一阶导数，即 $v = \dfrac{\mathrm{d}s}{\mathrm{d}t}$. 而加速度是速度 v 对时间 t 的导数，即 $a = \dfrac{\mathrm{d}v}{\mathrm{d}t}$，所以运动物体的加速度就是路程 s 对时间 t 的二阶导数，即 $a = \dfrac{\mathrm{d}v}{\mathrm{d}t} = s''(t)$. 例如，自由落体运动的运动方程为 $s = \dfrac{1}{2}gt^2$，则 $v = \dfrac{\mathrm{d}s}{\mathrm{d}t} = gt, a = \dfrac{\mathrm{d}^2 s}{\mathrm{d}t^2} = g$.

显然，求高阶导数只需要进行一连串通常的求导运算，不需要什么另外的方法.

例 2.3.1 求 $y = e^{-x^2}$ 的二阶导数.

解 $y' = -2x e^{-x^2}$,

$y'' = -2(e^{-x^2} - x \cdot 2x e^{-x^2}) = -2e^{-x^2}(1 - 2x^2)$.

例 2.3.2 求 $y = \dfrac{1}{x}$ 的 n 阶导数.

解 $y = \dfrac{1}{x} = x^{-1}$,

$y' = (-1)x^{-2}$,

$y'' = (-1)(-2)x^{-3}$,

$y''' = (-1)(-2)(-3)x^{-4}$,

$\vdots$

依次类推,得

$$y^{(n)} = (-1)^n 1 \cdot 2 \cdot 3 \cdots n x^{-(n+1)} = (-1)^n \frac{n!}{x^{n+1}}.$$

从这个例子可知,求 n 阶导数时,常要将各阶导数保持一定的形式,如

$$y'' = (-1)^2 \cdot 1 \cdot 2 x^{-3},$$

$$y''' = (-1)^3 \cdot 1 \cdot 2 \cdot 3 x^{-4},$$

而不必急于化简成

$$y'' = 2x^{-3},$$

$$y''' = -6x^{-4},$$

这样便于发现规律,写出高阶导数的一般公式.

§2.4 导数的应用

一、拉格朗日中值定理

定理 2.3 (拉格朗日中值定理)

如果函数 $y = f(x)$ 满足:

(1) 在闭区间 $[a, b]$ 上连续;

(2) 在开区间 (a, b) 内可导.

那么在区间 (a, b) 内至少有一点 $\xi (a < \xi < b)$,使等式

$$f(b) - f(a) = f'(\xi)(b - a) \tag{2.1}$$

成立.

对这个定理,我们仅从几何图形上加以解释.把(2.1)式改写成

$$\frac{f(b)-f(a)}{b-a}=f'(\xi).$$

从图 2-2 中可以看到,$f'(\xi)$ 就是曲线上点 $C(\xi,$ $f(\xi))$ 处的切线斜率,而 $\dfrac{f(b)-f(a)}{b-a}$ 就是弦 AB 的斜率.因此,式(2.1)表示点 C 处的切线平行于弦 AB.由此可知,拉格朗日中值定理的几何意义就是:如果连续曲线 $y=f(x)$ 的弧 $\overset{\frown}{AB}$ 上除端点外处处具有不垂直于 x 轴的切线(即弧 $\overset{\frown}{AB}$ 是连续光滑的曲线),那么这弧上至少有一点 C,该点处的切线平行于弦 AB.

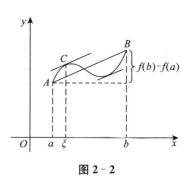

图 2-2

推论 如果函数 $f(x)$ 在区间 (a,b) 内的导数恒等于零,那么 $f(x)$ 在该区间内是一个常数.

证明 在区间 (a,b) 内任取两点 x_1,x_2,不妨设 $x_1<x_2$.在 $[x_1,x_2]$ 上应用拉格朗日中值定理,则在 (x_1,x_2) 内至少存在一点 ξ,使得

$$f(x_2)-f(x_1)=f'(\xi)(x_2-x_1).$$

由定理条件得 $$f'(\xi)=0,$$

所以 $$f(x_2)-f(x_1)=0,$$

即 $$f(x_1)=f(x_2).$$

它表明在区间 (a,b) 内任意两点的函数值相等,这就是说 $f(x)$ 在 (a,b) 内是一个常数.

二、函数的增减性

定义 2.2 函数 $f(x)$ 对于区间 (a,b) 内的任意两点 x_1,x_2,如果当 $x_1<x_2$ 时,有 $f(x_1)<f(x_2)$,那么称函数 $f(x)$ 在该区间内单调增加;如果当 $x_1<x_2$ 时,有 $f(x_1)>f(x_2)$,那么称函数 $f(x)$ 在该区间内单调减少.

单调增加或单调减少的函数统称为单调函数.单调函数所在的区间称为单调区间.

从图形上看,单调增加(减少)的函数是一条沿 x 轴正向上升(下降)的曲线.这时,如图 2-3 所示,曲线上各点处的切线的斜率都是正值(负值),即 $f'(x)>$

$0(f'(x)<0)$，由此可知，函数的单调性与其导数的符号有着密切的联系.

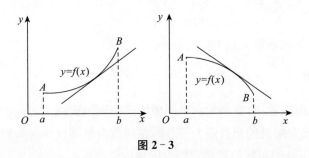

图 2-3

定理 2.4　设函数 $y=f(x)$ 在区间 $[a,b]$ 上连续，在 (a,b) 内可导，并且

(1) 如果在 (a,b) 内恒有 $f'(x)>0$，那么函数 $y=f(x)$ 在 $[a,b]$ 上单调增加.

(2) 如果在 (a,b) 内恒有 $f'(x)<0$，那么函数 $y=f(x)$ 在 $[a,b]$ 上单调减少.

证明　在 $[a,b]$ 内任取两点 x_1,x_2，不妨设 $x_1<x_2$，由拉格朗日中值定理得在 (x_1,x_2) 内至少存在一点 ξ，使得

$$f(x_2)-f(x_1)=f'(\xi)(x_2-x_1).$$

(1) 如果在 (a,b) 内 $f'(x)>0$，那么 $f'(\xi)>0$，而 $x_2-x_1>0$，故 $f(x_2)-f(x_1)>0$，从而 $f(x_2)>f(x_1)$，所以函数 $f(x)$ 在 (a,b) 内单调增加.

同理可证(2).

如果把定理 2.4 中的闭区间换成其他各种区间（包括无穷区间），那么结论也成立.

例 2.4.1　讨论函数 $f(x)=x^3-3x+2$ 的单调性.

解　(1) 该函数的定义域为 $(-\infty,+\infty)$.

(2) 求函数的导数　$f'=3x^2-3=3(x-1)(x+1)$，令 $f'(x)=0$ 得两个根：$x_1=1,x_2=-1$.

(3) 用这两个根把定义域分为三个区间 $(-\infty,-1]$，$(-1,1)$，$[1,+\infty)$. 显然，

当 $-\infty<x<-1$ 时，$f'(x)>0$；

当 $-1<x<1$ 时，$f'(x)<0$；

当 $1<x<+\infty$ 时，$f'(x)>0$.

所以，该函数在区间 $(-\infty,-1]$ 和 $[1,+\infty)$ 内单调增加；在 $(-1,1)$ 内单调减少.

例 2.4.2　在血液循环系统中，血管内影响血液流动的阻力 R 是血管半径 r 的函数：$R(r)=\dfrac{8\eta L}{\pi r^4}$（其中 η 为血液黏滞系数，L 为血管长度）. 讨论当 r 变化时，R 相应的变化情况.

解　$R'(r) = -\dfrac{32\eta L}{\pi r^5}$.

因为 $\eta > 0, L > 0, r > 0$ 所以恒有 $R'(r) < 0$, 这就是说，$R(r)$ 是一个递减函数，即较粗的血管内血液流动的阻力较小.

三、函数的极值

由图 $2-4$ 可以看出，在函数由单调增加区间到单调减少区间的分界点 x_1, x_3 处的函数值要比它附近的函数值大；同样，在函数由单调减少区间到单调增加区间的分界点 x_2, x_4 处的函数值要比它附近的函数值小.

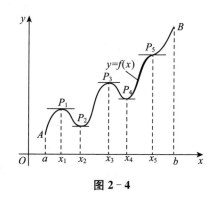

图 2-4

定义 2.3　如果函数 $y = f(x)$ 在 x_0 点的值 $f(x_0)$ 比它附近各点的函数值大，即

$$f(x_0) > f(x) \quad (x_0 - \delta < x < x_0 + \delta, x \neq x_0, \delta \text{ 为正数}),$$

那么称函数 $f(x)$ 在 x_0 点取得极大值 $f(x_0)$，而 x_0 点称为该函数的极大值点. 如果函数 $y = f(x)$ 在 x_0 点的值 $f(x_0)$ 比它附近各点的函数值小，即

$$f(x_0) < f(x) \quad (x_0 - \delta < x < x_0 + \delta, x \neq x_0, \delta \text{ 为正数}),$$

那么称 $f(x)$ 在 x_0 点取得极小值 $f(x_0)$，而 x_0 点称为该函数的极小值点.

函数的极大值与极小值统称为极值，函数的极大值点和极小值点统称为极值点.

函数极值的概念只是就极值点的函数值与其附近的函数值的大小比较而言的，是函数局部性质的反映. 一个函数在某一区间上可能有若干极大值和极小值，而且极大值可能小于极小值，如图 $2-4$ 所示.

由图 $2-4$ 还可以看出，在取得极值处曲线的切线是水平的，也就是说在极值点处，如果导数存在，那么它只能为零. 于是有如下定理：

定理 2.5　（极值点的必要条件）如果函数 $y = f(x)$ 在 x_0 点取得极值，且

$f'(x_0)$存在,那么 $f'(x_0)=0$.

证明 略.

我们把满足 $f'(x_0)=0$ 的点 x_0 称为函数 $f(x)$ 的驻点.可导函数的极值点必定是它的驻点,但函数的驻点却不一定是它的极值点.例如,图 2-4 中,$f'(x_5)=0$,x_5 是驻点,但 x_5 不是函数的极值点.另外,导数不存在的点也可能是函数的极值点,如 $f(x)=\sqrt[3]{x^2}$ 在 $x=0$ 处导数不存在,而 $x=0$ 是函数的极值点.

函数的极值可由下面两个定理来判别.

定理 2.6 (极值的第一判别法)如果函数 $y=f(x)$ 在 x_0 的附近可导,$f'(x_0)=0$ 或 $f'(x_0)$不存在,当 x 由小变大经过 x_0 时:

(1) $f'(x)$由正变负,那么 $f(x)$在点 x_0 有极大值 $f(x_0)$;

(2) $f'(x)$由负变正,那么 $f(x)$在点 x_0 有极小值 $f(x_0)$;

(3) $f'(x)$的符号不变,那么 $f(x)$在点 x_0 没有极值.

证明 (1) 在 x_0 的附近,当 $x<x_0$ 时,$f'(x_0)>0$,所以 $f(x)$单调增加,即有

$$f(x)<f(x_0) \quad (x<x_0).$$

又当 $x>x_0$ 时,$f'(x)<0$,所以 $f(x)$ 单调减少,即有

$$f(x_0)>f(x) \quad (x>x_0).$$

所以,$f(x)$在点 x_0 有极大值 $f(x_0)$.

(2)(3)仿此可以证明.

有时,确定一阶导数的符号变化比较困难,用二阶导数的值做判别较简便.其判别定理如下:

定理 2.7 (极值的第二判别法)设函数 $f(x)$ 在 x_0 点具有一、二阶导数,且 $f'(x_0)=0$,则:(1) 当 $f''(x_0)<0$ 时,$f(x_0)$为极大值;(2) 当 $f''(x_0)>0$ 时,$f(x_0)$为极小值;(3) 当 $f''(x_0)=0$ 时,不能确定 $f(x_0)$是不是极值.

证明 略.

综合以上的讨论,可按下列步骤求函数 $f(x)$ 的极值:

(1) 求出导数 $f'(x)$;

(2) 令 $f'(x)=0$,求出所讨论区间内的全部驻点,并求出 $f'(x)$不存在的点;

(3) 利用定理 2.6 或定理 2.7,判定上述那些点是否是极值点,并确定是极大值还是极小值;

(4) 算出各个极大值和极小值.

例 2.4.3 求函数 $f(x)=x^3-3x+2$ 的极值.

解 $f'(x) = 3x^2 - 3 = 3(x+1)(x-1).$

令 $f'(x) = 0$，求得驻点 $x_1 = -1, x_2 = 1$。用 $-1,1$ 把定义域 $(-\infty, +\infty)$ 分成三个区域。为了方便起见，列表讨论，如表 2-1 所示。

表 2-1

x	$(-\infty, -1)$	-1	$(-1, 1)$	1	$(1, +\infty)$
$f'(x)$	$+$	0	$-$	0	$+$
$f(x)$	↗	极大值 4	↘	极小值 0	↗

所以，在 $x = -1$ 处，$f(x)$ 有极大值，且极大值为 $f(-1) = 4$；在 $x = 1$ 处，$f(x)$ 有极小值，且极小值为 $f(1) = 0$。

也可以在求得驻点后，再求 $f''(x)$，利用定理 2.7 判定驻点是否为极值点。

$$f''(x) = 6x,$$

所以由 $f''(-1) = -6 < 0$，可知 $f(-1) = 4$ 为极大值；由 $f''(1) = 6 > 0$，可知 $f(1) = 0$ 是极小值。

四、函数的最大值、最小值

连续函数在闭区间上一定存在最大值和最小值。函数的最大值（或最小值）可能是它所处的区间内几个极大值（或极小值）当中最大的（或最小的），也可能是区间端点的函数值，所以，最大值点（或最小值点）必定是驻点或导数不存在的点或端点。求最大值或最小值只需将所有驻点、导数不存在点及区间端点的函数值进行比较，其中最大（最小）的值就是函数在所处区间上的最大（最小）值。

如果可导函数 $f(x)$ 在某区间内有唯一的驻点 x_0，并且 x_0 是 $f(x)$ 的极值点，那么当 $f(x_0)$ 是极大值时，它就是 $f(x)$ 在该区间上的最大值；当 $f(x_0)$ 是极小值时，它就是 $f(x)$ 在该区间上的最小值，如图 2-5。这种情况在医学问题中是十分常见的，这时仅从实际意义去判定该点是最大值点或最小值点就行了，而不必用一阶导数符号变化或二阶导数的值来判定。

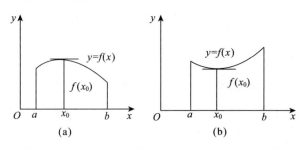

图 2-5

例 2.4.4 求 $f(x)=2x^3-9x^2+12x-3$ 在区间 $[0,3]$ 上的最大值和最小值.

解 $f'(x)=6x^2-18x+12=6(x-1)(x-2)$.

令 $f'(x)=0$，求得驻点 $x_1=1, x_2=2$.

比较 $f(x)$ 在驻点和区间端点处的函数值：

$$f(0)=-3, f(1)=2, f(2)=1, f(3)=6,$$

所以 $f(x)$ 在区间 $[0,3]$ 上的最大值为 $f(3)=6$，最小值为 $f(0)=-3$.

例 2.4.5 某地区沙眼的患病率 y 与年龄 t（岁）的函数关系为

$$y=2.27(e^{-0.050t}-e^{-0.072t}),$$

问：(1) 该地区沙眼患病率随年龄的变化趋势怎样？(2) 患病率最高的年龄是多少？最高患病率是多少？

解 $y'=2.27(-0.050e^{-0.050t}+0.072e^{-0.072t})$.

令 $y'=0$，得唯一驻点 $t=16.6$.

(1) 当 $t<16.6$ 时，$y'>0$；当 $t>16.6$ 时，$y'<0$. 由此可知，年龄小于 16.6 岁的少年儿童，沙眼患病率随年龄增大而上升；年龄超过 16.6 岁的青年和成人，沙眼患病率随年龄增大而下降.

(2) 当 $t=16.6$ 时，y 有极大值. 因为它是唯一的极值，所以就是最大值. 当 $t=16.6$ 岁时，

$$y_{\max}=2.27(e^{-0.050\times16.6}-e^{-0.072\times16.6})\approx0.3028,$$

即该地区沙眼患病率最高的年龄是 16.6 岁，最高患病率为 30.28%.

五、曲线的凹凸性及拐点的判别法

从图 2-6 可见，$y=f(x)$ 在 $[a,b]$ 区间上单调递增，但是，当 $a<x<c$ 时，曲线位于其切线的下面，我们称曲线在区间 (a,c) 内是凸的，这时曲线上各点处的切线斜率 $f'(x)$ 单调减少，故有 $f''(x)<0$；当 $c<x<b$ 时，曲线位于其切线的上面，我们称曲线在区间 (c,d) 内是凹的，这时曲线上各点处的切线斜率 $f'(x)$ 是单调增加的，故有 $f''(x)>0$；而在曲线凹凸的分界点 $x=c$ 处，应有 $f''(x)=0$，或 $f''(x)$ 不存在，我们称点 $(c,f(c))$ 为曲线的拐点.

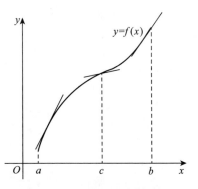

图 2-6 曲线的凹凸和拐点

从上面的几何分析，我们不难理解曲线拐点及凹凸性的一般判别方法.

设函数 $y=f(x)$ 在区间 $[a,b]$ 上连续,在 (a,b) 内具有一阶导数和二阶导数,那么

(1) 若在 (a,b) 内 $f''(x)>0$,则 $f(x)$ 在 $[a,b]$ 上的图形是凹的;

(2) 若在 (a,b) 内 $f''(x)<0$,则 $f(x)$ 在 $[a,b]$ 上的图形是凸的;

(3) 若存在 x_0,使 $f''(x_0)=0$,且在 x_0 的左、右附近 $f''(x)$ 改变符号,则称点 $(x_0,f(x_0))$ 为图形的拐点.

例 2.4.6 判定曲线 $f(x)=3x-x^3$ 的凹凸性.

解 $f'(x)=3-3x^2,f''(x)=-6x$,令 $f''(x)=0$,得 $x=0$.

当 $x<0$ 时,$f''(x)>0$,故曲线 $y=f(x)$ 在区间 $(-\infty,0)$ 内是凹的;

当 $x>0$ 时,$f''(x)<0$,故曲线 $y=f(x)$ 在区间 $(0,+\infty)$ 内是凸的;

当 $x=0$ 时,$f(0)=0$,所以 $(0,0)$ 是拐点.

例 2.4.7 某生物群体数的有限增长曲线的函数关系为

$$N=N(t)=\frac{M}{1+Ae^{-\lambda_0 t}},$$

其中,M 为生物群体总数的最大渐近值,A,λ_0 为已知正常数. 试讨论曲线的凹凸性、拐点及其意义.

解 将函数关系写为 $N=M(1+Ae^{-\lambda_0 t})^{-1}$,则

$$N'=M\cdot(-1)(1+Ae^{-\lambda_0 t})^{-2}\cdot A\cdot(-\lambda_0)e^{-\lambda_0 t}$$
$$=\lambda_0 MAe^{-\lambda_0 t}(1+Ae^{-\lambda_0 t})^{-2}$$
$$=\lambda_0\left(N-\frac{1}{M}N^2\right)$$
$$=\lambda_0 N\left(1-\frac{1}{M}N\right),$$

$$N''=\lambda_0\left(N'-\frac{2}{M}NN'\right)$$
$$=\lambda_0\left(1-\frac{2}{M}N\right)\cdot\lambda_0\left(N-\frac{1}{M}N^2\right)$$
$$=\lambda_0^2 N\left(1-\frac{2}{M}N\right)\left(1-\frac{1}{M}N\right).$$

令 $N''=0$ 解得 $N=0,\dfrac{M}{2},M$. 而 $N=0$ 是 $t\to-\infty$ 时的结果,不合实际;当 $N=\dfrac{M}{2}$ 时,有 $t=\dfrac{1}{\lambda_0}\ln A$;当 $t\to+\infty$ 时,$N\to M$.

当 $0 < t < \dfrac{1}{\lambda_0}\ln A$ 时，$N'' > 0$，函数曲线是凹的，且 N' 单调增加；当 $t > \dfrac{1}{\lambda_0}\ln A$ 时，$N'' < 0$，函数曲线是凸的，且 N' 单调减少；当 $t = \dfrac{1}{\lambda_0}\ln A$ 时，$N'' = 0$，且在点 $t = \dfrac{1}{\lambda_0}\ln A$ 左、右的附近 N'' 改变符号，所以点 $\left(\dfrac{1}{\lambda_0}\ln A,\ \dfrac{M}{2}\right)$ 为函数曲线的拐点，如图 2-7 所示. 这说明在拐点处生物群体的生长速率发生了转折变化. 在生物群体总数达到最大渐近值一半之前是加速生长期；超过拐点之后，则是减速生长期，其生长速度逐渐降低，并趋于零；在拐点处生长速度达到最大值.

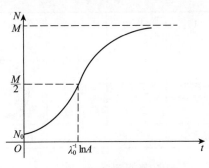

图 2-7　生物群体增长曲线

六、函数图形的描绘

我们知道，函数的图形能够直观地反映出函数的各种特性，对函数进行定性分析是很有用的.

对于简单的函数，可以用描点法作出其大致的图形. 对于较复杂的函数，则需要按其各种特性，如曲线的上升、下降、弯曲方向、拐点及极值等，描绘其图形. 基本步骤如下：

(1) 确定函数 $f(x)$ 的定义域、间断点，考察函数是否具有奇偶性、周期性及有界性等；

(2) 求 $f'(x)$，$f''(x)$，并解方程 $f'(x) = 0$，$f''(x) = 0$，求出实根及使 $f'(x)$ 或 $f''(x)$ 不存在的点，并以此把定义域划分成若干部分区间；

(3) 判定各小区间上曲线的上升、下降、凹、凸、拐点及极值；

(4) 算出上述各特殊点的函数值，考察曲线与坐标轴是否相交，如果相交，那么求出交点坐标；

(5) 把上述结果按自变量由小到大的顺序列一综合表格；

(6) 按表描点并连成相应的曲线.

例 2.4.8 描绘函数 $y = x^3 - 6x^2 + 9x + 5$ 的图形.

解 函数的定义域为 $(-\infty, +\infty)$,且在整个定义域上连续,又

$$y' = 3x^2 - 12x + 9 = 3(x-1)(x-3),$$

$$y'' = 6x - 12 = 6(x-2).$$

由 $y' = 0$,得 $x_1 = 1, x_2 = 3$;由 $y'' = 0$,得 $x_3 = 2$,且 $f(1) = 9, f(2) = 7$,$f(3) = 5$.

上述结果如表 2-2 所示.

表 2-2

x	$(-\infty, 1)$	1	$(1,2)$	2	$(2,3)$	3	$(3, +\infty)$
y'	$+$	0	$-$	$-$	$-$	0	$+$
y''	$-$	$-$	$-$	0	$+$	$+$	$+$
$f(x)$	↗	9	↘	7	↘	5	↗
曲线性态	上升,凸	极大值	下降,凸	拐点(2,7)	下降,凹	极小值	上升,凹

$y = x^3 - 6x^2 + 9x + 5$ 的图像如图 2-8 所示.

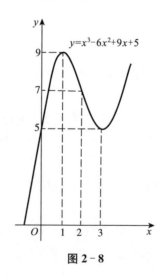

图 2-8

七、罗必塔法则

在求极值 $\lim\limits_{\substack{x \to x_0 \\ (x \to \infty)}} \dfrac{f(x)}{g(x)}$ 时,如果函数 $f(x)$ 与 $g(x)$ 同时趋于无穷大或趋于零,

那么该极限可能存在,也可能不存在,通常把这类极限称为未定式的极限,并分别记为 $\dfrac{0}{0}$ 或 $\dfrac{\infty}{\infty}$. 对于这类极限,即使它存在也不能直接运用商的极限运算法则. 下面我们介绍利用导数求这类极限的方法——罗必塔法则.

定理 2.8 $\left(\dfrac{0}{0}\text{ 型未定式}\right)$ 如果:(1) $\lim\limits_{x \to x_0} f(x) = 0$,$\lim\limits_{x \to x_0} g(x) = 0$;(2) 在 x_0 附近 $f'(x)$,$g'(x)$ 都存在,且 $g'(x) \neq 0$;(3) $\lim\limits_{x \to x_0} \dfrac{f'(x)}{g'(x)}$ 存在(或为无穷大),那么

$$\lim_{x \to x_0} \frac{f(x)}{g(x)} = \lim_{x \to x_0} \frac{f'(x)}{g'(x)}.$$

证明略.

如果当 $x \to x_0$ 时,$\dfrac{f'(x)}{g'(x)}$ 仍是未定式,而 $f'(x)$,$g'(x)$ 都满足定理 2.8 中 $f(x)$ 和 $g(x)$ 所应满足的条件,那么可以连续使用上述法则,即

$$\lim_{x \to x_0} \frac{f(x)}{g(x)} = \lim_{x \to x_0} \frac{f'(x)}{g'(x)} = \lim_{x \to x_0} \frac{f''(x)}{g''(x)},$$

且可依此类推.

定理 2.9 $\left(\dfrac{\infty}{\infty}\text{ 型未定式}\right)$ 如果:

(1) $\lim\limits_{x \to x_0} f(x) = \infty$,$\lim\limits_{x \to x_0} g(x) = \infty$;

(2) 在 x_0 附近 $f'(x)$,$g'(x)$ 都存在,且 $g'(x) \neq 0$;

(3) $\lim\limits_{x \to x_0} \dfrac{f'(x)}{g'(x)}$ 存在(或为无穷大),那么

$$\lim_{x \to x_0} \frac{f(x)}{g(x)} = \lim_{x \to x_0} \frac{f'(x)}{g'(x)}.$$

证明略.

同定理 2.8 一样,如果当 $x \to x_0$ 时,$\dfrac{f'(x)}{g'(x)}$ 仍是未定式,而 $f'(x)$,$g'(x)$ 都满足定理 2.9 中 $f(x)$,$g(x)$ 所应满足的条件,那么也可以继续使用罗必塔法则.

在定理 2.8 与定理 2.9 中,如果把 $x \to x_0$ 换成 $x \to \infty$,那么结论仍然成立.

例 2.4.9 求 $\lim\limits_{x \to 0} \dfrac{\sin ax}{\sin bx}(b \neq 0)$.

解 $\lim\limits_{x \to 0} \dfrac{\sin ax}{\sin bx} = \lim\limits_{x \to 0} \dfrac{a \cos ax}{b \cos bx} = \dfrac{a}{b}.$

例 2.4.10　求 $\lim\limits_{x\to 1}\dfrac{x^3-3x+2}{x^3-x^2-x+1}$.

解　$\lim\limits_{x\to 1}\dfrac{x^3-3x+2}{x^3-x^2-x+1}=\lim\limits_{x\to 1}\dfrac{3x^2-3}{3x^2-2x-1}$

$$=\lim_{x\to 1}\frac{6x}{6x-2}$$

$$=\frac{\lim\limits_{x\to 1}6x}{\lim\limits_{x\to 1}(6x-2)}=\frac{3}{2}.$$

例 2.4.11　求 $\lim\limits_{x\to 0}\dfrac{x-\sin x}{x^3}$.

解　$\lim\limits_{x\to 0}\dfrac{x-\sin x}{x^3}=\lim\limits_{x\to 0}\dfrac{1-\cos x}{3x^2}$

$$=\lim_{x\to 0}\frac{\sin x}{6x}$$

$$=\lim_{x\to 0}\frac{\cos x}{6}=\frac{1}{6}.$$

例 2.4.12　求 $\lim\limits_{x\to +\infty}\dfrac{\ln x}{x^u}(u>0)$.

解　$\lim\limits_{x\to +\infty}\dfrac{\ln x}{x^u}=\lim\limits_{x\to +\infty}\dfrac{\dfrac{1}{x}}{ux^{u-1}}$

$$=\lim_{x\to +\infty}\frac{1}{ux^u}=0.$$

未定式的类型有很多,除前面提到的 $\dfrac{0}{0}$ 与 $\dfrac{\infty}{\infty}$ 型外,还有 $0\cdot\infty,\infty-\infty,0^0,1^\infty$,

∞^0 型等,这些类型的未定式,可以化为 $\dfrac{0}{0}$ 或 $\dfrac{\infty}{\infty}$ 型来计算.

例 2.4.13　求 $\lim\limits_{x\to 0^+}x^n\ln x(n>0)$.

解　这属于 $0\cdot\infty$ 型未定式,可化为 $\dfrac{\infty}{\infty}$ 型来计算.事实上,有

$$\lim_{x\to 0^+}x^n\ln x=\lim_{x\to 0^+}\frac{\ln x}{\dfrac{1}{x^n}}$$

$$=\lim_{x\to 0^+}\frac{\dfrac{1}{x}}{-nx^{-n-1}}$$

$$= \lim_{x \to 0^+} \frac{-x^n}{n} = 0.$$

例 2.4.14 求 $\lim\limits_{x \to \frac{\pi}{2}} (\sec x - \tan x)$.

解 这属于 $\infty - \infty$ 型未定式，可化为 $\frac{0}{0}$ 型来计算. 事实上，有

$$\lim_{x \to \frac{\pi}{2}} (\sec x - \tan x) = \lim_{x \to \frac{\pi}{2}} \frac{1 - \sin x}{\cos x}$$

$$= \lim_{x \to \frac{\pi}{2}} \frac{-\cos x}{-\sin x} = 0.$$

§2.5 微　　分

一、微分的概念

在实际问题中，有时需要考虑当自变量有微小的变化时，函数的相应变化有多大.

例 一块正方形金属薄片受温度变化影响，其边长由 x_0 变到 $x_0 + \Delta x$（图 2-9），问：此薄片的面积改变了多少？

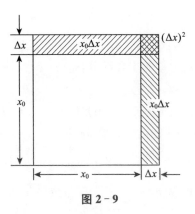

图 2-9

解 设正方形薄片的边长为 x，面积为 y，则 $y = x^2$. 当边长 x 由 x_0 变到 $x_0 + \Delta x$ 时，面积 y 的改变量 Δy 为

$$\Delta y = (x_0 + \Delta x)^2 - x_0^2 = 2x_0 \Delta x + (\Delta x)^2.$$

可以看出 Δy 由两部分组成. 第一部分 $2x_0 \Delta x$（图 2-9 中画单斜线的两个矩

形面积之和)是 Δx 的线性函数;第二部分$(\Delta x)^2$(图 2-9 中画交叉线的小正方形的面积),当 $\Delta x \to 0$ 时,$(\Delta x)^2$ 是比 Δx 高阶的无穷小量,即

$$\lim_{\Delta x \to 0} \frac{(\Delta x)^2}{\Delta x} = \lim_{\Delta x \to 0} \Delta x = 0.$$

因此,当边长发生微小变化时,面积的改变量 Δy 可以近似地用第一部分 $2x_0 \Delta x$ 来代替. 而第一部分 $2x_0 \Delta x$ 正是函数 $y = x^2$ 在点 x_0 的导数与自变量增量之积,即

$$\Delta y \approx y' \Big|_{x=x_0} \Delta x.$$

尽管这是个近似值,但误差小,计算简便.

对于一般函数 $y = f(x)$ 也有相同的结论.

设函数 $y = f(x)$ 在点 x 可导,即

$$f'(x) = \lim_{\Delta x \to 0} \frac{\Delta y}{\Delta x}$$

存在,由极限与无穷小量之间的关系得

$$\frac{\Delta y}{\Delta x} = f'(x) + \alpha,$$

或

$$\Delta y = f'(x)\Delta x + \alpha \Delta x,$$

其中 α 是 $\Delta x \to 0$ 时的无穷小量. 显然,上式右端第二项是比 Δx 高阶的无穷小量,而第一项 $f'(x)\Delta x$ 是函数增量的主要部分,是 Δx 的线性函数,我们把它称为函数的微分.

定义 2.4 函数 $y = f(x)$ 在点 x 的导数 $f'(x)$ 与自变量的增量 Δx 之积 $f'(x)\Delta x$ 称为函数 $y = f(x)$ 在点 x 的微分,记作 $\mathrm{d}y$ 或 $\mathrm{d}f(x)$,即

$$\mathrm{d}y = f'(x)\Delta x \tag{2.2}$$

可以证明,自变量 x 的微分 $\mathrm{d}x$ 等于自变量的增量 Δx,于是函数 $y = f(x)$ 在点 x 的微分又可记作

$$\mathrm{d}y = f'(x)\mathrm{d}x \tag{2.3}$$

如果函数 $y = f(x)$ 在点 x 有微分,那么我们称函数 $f(x)$ 在该点可微. 显然,函数在点 x 可微则可导,反之亦然.

若将(2.3)式两端同除以 $\mathrm{d}x$,则得

$$\frac{\mathrm{d}y}{\mathrm{d}x} = f'(x),$$

即函数的导数等于函数的微分与自变量的微分之商.因此,导数又称为微商.

二、微分的几何意义

下面我们从几何图形上说明微分的几何意义.

设函数 $y = f(x)$ 的图形如图 $2-10$ 所示,在曲线上取一点 $M(x_0, y_0)$,当自变量 x 有一微小增量 Δx 时,曲线上相应的点为 $N(x_0 + \Delta x, y_0 + \Delta y)$.由图可知: $MQ = \Delta x, NQ = \Delta y$,过点 M 作曲线的切线 PT,其中点 P 为切线与 NQ 的交点.设切线的倾角为 α,则 $PQ = MQ \cdot \tan\alpha = f'(x_0)\Delta x = \mathrm{d}y$.

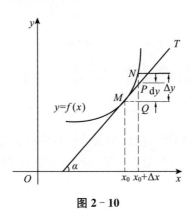

图 2-10

由此可见,当 Δy 是曲线 $y = f(x)$ 上点 M 纵坐标的增量时,函数的微分 $\mathrm{d}y$ 就是曲线在该点的切线的纵坐标的增量,这就是微分的几何意义.

三、微分公式与微分运算法则

从函数的微分表达式 $\mathrm{d}y = f'(x)\mathrm{d}x$ 可知,求微分 $\mathrm{d}y$,只要求出导数 $f'(x)$,再乘 $\mathrm{d}x$ 即可,所以求微分实质上可归结为求导数,故通常把求导数或求微分的方法统称为微分法.

1. 基本初等函数的微分

由基本初等函数的导数公式,直接得到基本初等函数的微分公式:

(1) $\mathrm{d}(c) = 0$; (2) $\mathrm{d}(x^a) = ax^{a-1}\mathrm{d}x$;

(3) $\mathrm{d}(a^x) = a^x \ln a \, \mathrm{d}x (a > 0 \text{ 且 } a \neq 1)$; (4) $\mathrm{d}(e^x) = e^x \mathrm{d}x$;

(5) $\mathrm{d}(\log_a x) = \frac{\mathrm{d}x}{x \ln a} (a > 0 \text{ 且 } a \neq 1)$; (6) $\mathrm{d}(\ln x) = \frac{\mathrm{d}x}{x}$;

(7) $\mathrm{d}(\sin x) = \cos x \, \mathrm{d}x$; (8) $\mathrm{d}(\cos x) = -\sin x \, \mathrm{d}x$;

(9) $d(\tan x) = \sec^2 x \, dx$；　　　　　　(10) $d(\cot x) = -\csc^2 x \, dx$；

(11) $d(\sec x) = \sec x \tan x \, dx$；　　　　(12) $d(\csc x) = -\csc x \cdot \cot x \, dx$；

(13) $d(\arcsin x) = \dfrac{dx}{\sqrt{1-x^2}} \, (-1 < x < 1)$；

(14) $d(\arccos x) = -\dfrac{dx}{\sqrt{1-x^2}} \, (-1 < x < 1)$；

(15) $d(\arctan x) = \dfrac{dx}{1+x^2}$；　　　　(16) $d(\mathrm{arccot} x) = -\dfrac{dx}{1+x^2}$.

2. 微分的四则运算法则

由导数的四则运算法则，可推得相应的微分法则：

$$d(u \pm v) = du \pm dv,$$

$$d(u \cdot v) = v \, du + u \, dv,$$

$$d\left(\frac{u}{v}\right) = \frac{v \, du - u \, dv}{v^2} \quad (v \neq 0).$$

3. 复合函数的微分

与复合函数的求导法则相对应的是复合函数的微分法则.

设 $y = f(u), u = \varphi(x)$，则复合函数 $y = f[\varphi(x)]$ 的微分为

$$dy = y'_x dx = f'(u)\varphi'(x) dx . \tag{2.4}$$

因为　　　　　　　　　　　$du = \varphi'(x) dx,$

所以(2.4)式也可以写成：

$$dy = f'(u) du.$$

由此可见，对函数 $y = f(u)$ 来说，不论 u 是自变量，还是中间变量，其微分的形式都是 $dy = f'(u) du$. 这就是一阶微分形式不变性.

例 2.5.1　求函数 $y = x^2$ 当 x 由 1 变为 1.01 时的微分和增量.

解　函数的微分为

$$dy = (x^2)' dx = 2x \, dx.$$

当 $x = 1, dx = 1.01 - 1 = 0.01$ 时，函数的微分为

$$dy = 2 \times 1 \times 0.01 = 0.02,$$

函数的增量为

$$\Delta y = (1.01)^2 - 1^2 = 0.020 \, 1.$$

例 2.5.2 设 $y = e^{ax+bx^2}$，求 $\mathrm{d}y$.

解法 1 根据定义

$$\mathrm{d}y = (e^{ax+bx^2})'\mathrm{d}x$$
$$= e^{ax+bx^2}(ax+bx^2)'\mathrm{d}x$$
$$= (a+2bx)e^{ax+bx^2}\mathrm{d}x.$$

解法 2 根据微分形式不变性

$$\mathrm{d}y = e^{ax+bx^2}\mathrm{d}(ax+bx^2)$$
$$= e^{ax+bx^2}(ax+bx^2)'\mathrm{d}x$$
$$= (a+2bx)e^{ax+bx^2}\mathrm{d}x.$$

例 2.5.3 设 $y = e^{kx}\ln x$，求 $\mathrm{d}y$.

解 $\mathrm{d}y = \mathrm{d}(e^{kx}\ln x)$

$$= \ln x\,\mathrm{d}(e^{kx}) + e^{kx}\mathrm{d}(\ln x)$$
$$= \ln x \cdot ke^{kx}\mathrm{d}x + e^{kx}\frac{1}{x}\mathrm{d}x$$
$$= e^{kx}(k\ln x + \frac{1}{x})\mathrm{d}x.$$

四、利用微分进行近似计算

根据微分的概念，只要 $|\Delta x|$ 足够小，就可以用函数的微分 $\mathrm{d}y$ 近似地表示函数的增量 Δy，即

$$\Delta y \approx \mathrm{d}y = f'(x_0)\Delta x, \tag{2.5}$$

产生的误差是比 Δx 高阶的无穷小量.

因为 $\Delta y = f(x_0 + \Delta x) - f(x_0)$，所以由上式得

$$f(x_0 + \Delta x) \approx f(x_0) + f'(x_0)\Delta x. \tag{2.6}$$

利用 (2.5) 式可近似地计算函数的增量，利用 (2.6) 式可以近似地计算函数在某特定点附近的函数值.

例 2.5.4 求 $\sin 31°$ 的近似值.

解 设 $f(x) = \sin x$，则 $f'(x) = \cos x$. 由 (2.6) 式得

$$\sin(x + \Delta x) \approx \sin x + \cos x \cdot \Delta x.$$

令 $x = \dfrac{\pi}{6}$，$\Delta x = 1° = \dfrac{\pi}{180} \approx 0.017\,45$，则

$$\sin 31° \approx \sin\frac{\pi}{6} + \cos\frac{\pi}{6} \cdot \frac{\pi}{180} \approx 0.515\,1.$$

例 2.5.5 根据测定,某肿瘤直径 $D(\text{cm})$ 随时间 t(周)的变化满足以下函数关系

$$D = D(t) = D_0 e^{0.01144t},$$

其中 D_0 为肿瘤的初始直径(设为 7.7 cm).试计算一年后肿瘤直径可达到多少厘米.

解 采用两种方法进行计算.

(1) 精确计算法

$D_0 = 7.7\text{cm}, t = 365$ 天 ≈ 52 周,用计算器算得

$$D(52) = 7.7 e^{0.01144 \times 52} = 7.7 \times 1.8128 \approx 13.96(\text{cm}).$$

(2) 利用微分做近似计算

因为 $D'(t) = 0.01144 D_0 e^{0.01144t}$,所以

$$D(t_0 + \Delta t) \approx D(t_0) + D'(t_0)\Delta t$$
$$= D_0 e^{0.01144t_0} + 0.01144 D_0 e^{0.01144t_0} \Delta t.$$

将 $D_0 = 7.7, t_0 = 0, \Delta t = 52$ 代入上式,得

$$D(52) \approx 7.7 + 0.01144 \times 7.7 \times 52$$
$$\approx 7.7 + 4.58 = 12.28(\text{cm}).$$

即一年后肿瘤的直径用精确计算法是 13.96 cm,用微分做近似计算是 12.28 cm. 两种计算方法的结果虽然不同,但当自变量的改变量不是很大时其差别是较小的,且后者的计算更简便易行.

习 题 二

1. 质点沿直线运动的运动规律为

$$s = 10t + 5t^2,$$

t 的单位是秒(s),s 的单位是米(m),试求:

(1) 在 $20 \leqslant t \leqslant 20 + \Delta t$ 秒内质点运动的平均速度,并计算当 $\Delta t = 1, 0.1, 0.01$ 秒(s)时的平均速度;

(2) 当 $t = 20$ 秒(s)时,质点的瞬时速度.

2. 设函数 $f(x)$ 在点 x_0 可导,试证:$\lim\limits_{x \to x_0} \dfrac{f(x) - f(x_0)}{x - x_0} = f'(x_0)$.

3. 按导数的定义,求 $y = \sqrt{x+1}$ 的导数.

4. 求下列函数的导数(其中 a,b,ω,φ 为常数):

(1) $y = 3x^2 - \dfrac{2}{x} + b$;

(2) $y = x(2 + \sqrt{x})$;

(3) $y = \dfrac{x^5 + 2\sqrt{x} - 1}{x^3}$;

(4) $y = 2\ln x + \ln 2$;

(5) $y = (x^2 + 1)\sin x$;

(6) $y = x\tan x - \sec x$;

(7) $y = (x-1)\ln x$;

(8) $y = x\cos x\ln x$;

(9) $y = \dfrac{ax+b}{a+b}$;

(10) $y = \dfrac{a+b}{ax+b}$;

(11) $y = \dfrac{x-1}{x+1}$;

(12) $y = x^3 \cdot \sqrt[5]{x}$.

5. 设 $f(x) = \sin x$,求 $f'(\dfrac{\pi}{3})$,$f'(0)$.

6. 求过曲线 $y = 2x^2$ 上点 $(1,2)$ 的切线方程.

7. 函数 $y = \sqrt[3]{x}$ 在 $x = 0$ 处是否连续?是否可导?

8. 求下列函数的导数:

(1) $y = (2x+3)^5$;

(2) $y = \ln(1-x)$;

(3) $y = \sin(\omega t + \varphi)$;

(4) $y = \ln\ln x$;

(5) $y = \cos^2 \dfrac{x}{2}$;

(6) $y = \sin^2 x\cos 2x$;

(7) $y = \dfrac{1}{\sqrt{1-x^2}}$;

(8) $y = \dfrac{x}{2}\sqrt{a^2 - x^2}$;

(9) $y = x^{10} + 10^x - \ln 10$;

(10) $y = 2x\mathrm{e}^x + \mathrm{e}^2$;

(11) $y = \mathrm{e}^{2x} + \mathrm{e}^{x^2}$;

(12) $y = \mathrm{e}^{-at}\cos(\omega t + \varphi)$;

(13) $y = \arcsin x + \arccos x$;

(14) $y = \arctan x^2 - \operatorname{arccot} \dfrac{1}{x}$;

(15) $y = \arctan \dfrac{1-x}{1+x}$;

(16) $y = (1+x^2)^{\sin x}$;

(17) $y = (\dfrac{x}{1+x})^x$;

(18) $y = x\mathrm{e}^{1-\cos x}$;

(19) $y = \ln(x + \sqrt{a^2 + x^2})$;

(20) $y = \ln(\sec x + \tan x)$.

9. 求下列方程所确定的隐函数的导数:

(1) $x^3 + y^3 - xy = a$(a 为常数);

(2) $xy = \mathrm{e}^{x+y}$;

(3) $y = 1 - x\mathrm{e}^y$;

*(4) $\arctan \dfrac{y}{x} = \ln\sqrt{x^2 + y^2}$.

*10. 已知 $y=y(x)$ 是由方程 $\sin y+x\mathrm{e}^y=0$ 所确定的函数，求 y'_x 及该方程的曲线在点 $(0,0)$ 处的切线斜率.

11. 求下列函数的二阶导数：

(1) $y=\mathrm{e}^{-x^2}$；

(2) $y=x^2\ln x$；

(3) $y=x+\sin 2x$；

*(4) $x^2+xy+y^2=4$.

12. 确定下列函数的单调区间：

(1) $y=x^3-6x^2+9x+2$；

(2) $y=2x-\ln x$；

(3) $y=(x-1)(x+1)^3$.

13. 求下列函数的极值：

(1) $y=2x^3-3x^2$；

(2) $y=x-\ln(1+x)$；

(3) $y=\dfrac{x}{1+x^2}$；

(4) $y=x+\sqrt{1-x}$.

14. 求函数 $f(x)=2x^3-3x^2$ 在 $[-1,4]$ 上的最大值和最小值.

15. 已知口服一定剂量的某药后，血药浓度 C 与时间 t 的关系为
$$C=40(\mathrm{e}^{-0.2t}-\mathrm{e}^{-2.3t}),$$
求达到最高血药浓度所需要的时间及最高血药浓度.

16. 已知细胞繁殖的生长率为 $V(t)=36t-t^2$，求细胞繁殖的最大生长率及达到最大生长率的时间.

17. 某流行病在一定时间内传播的数学模型可用
$$S(t)=\frac{90}{9+\mathrm{e}^{2t}}$$

表示，其中 $S(t)$ 表示易感人数，t 表示时间，求流行病的传播速率在什么时刻达到最大值.

18. 求下列函数图形的凹凸性及拐点：

(1) $y=x\mathrm{e}^{-x}$；

(2) $y=\ln(1+x^2)$.

19. 描绘下列函数的图形：

(1) $y=x^3-x^2-x+1$；

(2) $y=\mathrm{e}^{-x^2}$.

20. 用罗必塔法则求下列极限：

(1) $\lim\limits_{x\to 0}\dfrac{\ln(1+x)}{x}$；

(2) $\lim\limits_{x\to 0}\dfrac{\mathrm{e}^x-\mathrm{e}^{-x}}{\sin x}$；

(3) $\lim\limits_{x\to 0}\dfrac{a^x-b^x}{x}$；

(4) $\lim\limits_{x\to\pi}\dfrac{\sin 3x}{\tan 5x}$；

(5) $\lim\limits_{x\to\frac{\pi}{2}}\dfrac{\ln\sin x}{(\pi-2x)^2}$；

(6) $\lim\limits_{x\to 0}(x\cot 2x)$；

*(7) $\lim\limits_{x \to 0}(\dfrac{1}{x} - \dfrac{1}{e^x - 1})$;

*(8) $\lim\limits_{x \to +\infty} \dfrac{x^n}{e^x}$($n$ 为正常数);

(9) $\lim\limits_{x \to +\infty} \dfrac{\ln(1 + \dfrac{1}{x})}{\operatorname{arccot}x}$;

(10) $\lim\limits_{x \to 0^+} x^{\sin x}$.

21. 求下列函数的微分:

(1) $y = \dfrac{x}{1 - x^2}$;

(2) $y = \sin^2(3x + 1)$;

(3) $y = x^2 e^{2x}$;

(4) $y = \arctan\dfrac{1 - x^2}{1 + x^2}$.

22. 将适当的函数填入下列括号内,使等式成立:

(1) d( ) $= 2dx$;

(2) d( ) $= \dfrac{1}{1 + x}dx$;

(3) d( ) $= \sin 2x\, dx$;

(4) d( ) $= e^{-2x}dx$;

(5) d( ) $= \dfrac{1}{\sqrt{x}}dx$;

(6) d( ) $= \dfrac{1}{x^2}dx$.

23. 利用微分计算下列各式的近似值:

(1) $\sqrt[3]{1.02}$;

(2) $\arctan 0.97$.

第三章 不 定 积 分

在微分学中,我们讨论了求已知函数的导数(或微分)的问题,但在许多实际问题中,常常要解决与此相反的问题,就是当函数的导数已知时,要求出这个函数.本章将由此引入不定积分的概念,并介绍积分的方法.

§3.1 原函数与不定积分的概念

一、原函数

我们已经知道,对于变速直线运动,若已知物体的运动方程为

$$s = s(t),$$

则一阶导数 $s'(t)$ 即表示该物体在时刻 t 的瞬时速度.

反过来,如果已知做直线运动的物体在时刻 t 的瞬时速度为

$$v = v(t),$$

我们怎样确定物体的运动规律 $s(t)$ 呢?

如果我们抛开这个问题的物理意义,单纯从数学的角度来看,那么这是一个已知一个函数的导数,要求该函数的问题.这是积分学中的第一个基本问题.

下面,我们给出原函数的定义.

定义 3.1 设 $f(x)$ 是定义在区间 I 上的一个已知函数,如果存在函数 $F(x)$,在区间 I 上任何一点处都有

$$F'(x) = f(x) \quad \text{或} \quad \mathrm{d}F(x) = f(x)\mathrm{d}x,$$

那么函数 $F(x)$ 叫做函数 $f(x)$ 在区间 I 上的一个原函数.

例如:$(x^2)' = 2x$,所以 x^2 是 $2x$ 的一个原函数,同理 $x^2 + 1, x^2 - \sqrt{3}, x^2 + C$ (C 是常数)都是 $2x$ 的原函数.

又如:$(\sin x)' = \cos x$,所以 $\sin x$ 是 $\cos x$ 的一个原函数,同理 $\sin x + 1, \sin x - 2, \sin x + C$ 都是 $\cos x$ 的原函数.

二、不定积分

从上面的例子可以看到,已知函数的原函数不止一个,实际上,一个已知函数

的原函数如果存在,那么它的原函数有无穷多个.这是因为如果 $F(x)$ 是 $f(x)$ 的一个原函数,那么 $[F(x)+C]'=F'(x)=f(x)$(其中 C 是任意常数),所以 $F(x)+C$ 也是 $f(x)$ 的原函数.而如果 $G(x)$ 也是 $f(x)$ 的原函数,那么

$$[G(x)-F(x)]'=0, \qquad G(x)=F(x)+C.$$

因此,如果 $F(x)$ 是 $f(x)$ 的一个原函数,那么 $f(x)$ 的所有原函数可以表示为

$$F(x)+C \qquad \text{(其中 } C \text{ 是任意常数)}.$$

定义 3.2 函数 $f(x)$ 的所有原函数,称为 $f(x)$ 的不定积分,记作

$$\int f(x)\mathrm{d}x.$$

如果 $F(x)$ 是 $f(x)$ 的一个原函数,那么由定义得

$$\int f(x)\mathrm{d}x = F(x)+C,$$

其中 $\int$ 叫做积分号, $f(x)$ 叫做被积函数, x 叫做积分变量, $f(x)\mathrm{d}x$ 叫做被积表达式, C 叫做积分常数.

因此,求已知函数的不定积分,可归结为求出它的一个原函数,再加上积分常数 C.

因为 x^2, $\sin x$ 分别是 $2x$, $\cos x$ 的一个原函数,所以

$$\int 2x\,\mathrm{d}x = x^2+C,$$

$$\int \cos x\,\mathrm{d}x = \sin x+C.$$

求已知函数的原函数的方法称为该函数的不定积分法或简称积分法.如果把积分看成是一种运算,那么可以说积分法是微分法的逆运算.

三、不定积分的几何意义

$f(x)$ 的一个原函数 $F(x)$ 的图形,称为 $f(x)$ 的积分曲线,不定积分 $\int f(x)\mathrm{d}x$ 就表示一积分曲线族.而 $f(x)$ 就是积分曲线的斜率,所以积分曲线上横坐标相同点处切线彼此平行(见图 3-1).

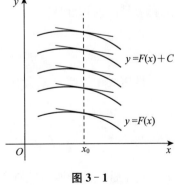

图 3-1

§3.2 不定积分的性质和基本公式

一、不定积分的性质

性质 3.1 不定积分的导数等于被积函数,不定积分的微分等于被积表达式,即

$$\left(\int f(x)\mathrm{d}x\right)' = f(x), \quad \mathrm{d}\int f(x)\mathrm{d}x = f(x)\mathrm{d}x.$$

性质 3.2 某函数微分的不定积分与这个函数相差一个常数,即

$$\int \mathrm{d}f(x) = f(x) + C \quad \text{或} \quad \int f'(x)\mathrm{d}x = f(x) + C.$$

以上两个性质可由不定积分的概念直接得到.

性质 3.3 常数因子可从积分号内提出,即

$$\int kf(x)\mathrm{d}x = k\int f(x)\mathrm{d}x\,(k \text{ 为不等于零的常数}).$$

因为
$$\left[\int kf(x)\mathrm{d}x\right]' = kf(x),$$

$$\left[k\int f(x)\mathrm{d}x\right]' = k\left[\int f(x)\mathrm{d}x\right]' = kf(x),$$

即 $\int kf(x)\mathrm{d}x$ 与 $k\int f(x)\mathrm{d}x$ 都是 $kf(x)$ 的原函数,所以

$$\int kf(x)\mathrm{d}x = k\int f(x)\mathrm{d}x + C.$$

其中 C 是常数,但是这个常数没有写出来的必要,因为它可被认为包含在上式右边的积分号内,因而得到

$$\int kf(x)\mathrm{d}x = k\int f(x)\mathrm{d}x.$$

性质 3.4 两个函数代数和的不定积分,等于这两个函数不定积分的代数和,即

$$\int [f(x) \pm g(x)]\mathrm{d}x = \int f(x)\mathrm{d}x \pm \int g(x)\mathrm{d}x.$$

这个性质的证明与性质 3.3 的证明类似,留给读者自己完成.

这个性质可以推广到任意有限多个函数的代数和的情形.

二、不定积分的基本公式

因为求不定积分是求导数的逆运算,所以由基本导数公式对应地可以得到如下一些基本积分公式.

(1) $\int 0\mathrm{d}x = C$;

(2) $\int x^\mu \mathrm{d}x = \dfrac{1}{\mu+1}x^{\mu+1} + C$　$(\mu \neq -1)$;

(3) $\int \dfrac{1}{x}\mathrm{d}x = \ln|x| + C$;

(4) $\int a^x \mathrm{d}x = \dfrac{1}{\ln a}a^x + C$;

(5) $\int \mathrm{e}^x \mathrm{d}x = \mathrm{e}^x + C$;

(6) $\int \sin x \mathrm{d}x = -\cos x + C$;

(7) $\int \cos x \mathrm{d}x = \sin x + C$;

(8) $\int \sec^2 x \mathrm{d}x = \tan x + C$;

(9) $\int \csc^2 x \mathrm{d}x = -\cot x + C$;

(10) $\int \dfrac{1}{\sqrt{1-x^2}}\mathrm{d}x = \arcsin x + C$;

(11) $\int \dfrac{1}{1+x^2}\mathrm{d}x = \arctan x + C$.

下面对公式(3)做一些说明.

$\ln x$ 仅当 $x > 0$ 时有定义. 当 $x > 0$ 时,$(\ln x)' = \dfrac{1}{x}$,所以

$$\int \frac{1}{x}\mathrm{d}x = \ln x + C;$$

当 $x < 0$ 时,

$$[\ln(-x)]' = \frac{-1}{-x} = \frac{1}{x},$$

所以当 $x < 0$ 时,

$$\int \frac{1}{x}dx = \ln(-x) + C.$$

将当 $x > 0, x < 0$ 时的两个公式合并成一个公式,即得

$$\int \frac{1}{x}dx = \ln \mid x \mid + C.$$

上面所列的公式可直接用于求不定积分,因此这些公式应当熟记.

利用不定积分的性质和基本积分公式,可以求出一些简单函数的不定积分.

例 3. 2. 1 $\displaystyle\int(5x^2 - 6x + 4)dx = 5\int x^2 dx - 6\int x dx + 4\int dx$

$$= \frac{5}{3}x^3 - 3x^2 + 4x + C.$$

例 3. 2. 2 $\displaystyle\int(\frac{2}{x} + \frac{3}{\sqrt{x}} - 4\sin x)dx = 2\int \frac{1}{x}dx + 3\int \frac{1}{\sqrt{x}}dx - 4\int \sin x dx$

$$= 2\ln \mid x \mid + 6\sqrt{x} + 4\cos x + C.$$

例 3. 2. 3 $\displaystyle\int \frac{x^2}{x^2 + 1}dx = \int \frac{(x^2 + 1) - 1}{x^2 + 1}dx$

$$= \int dx - \int \frac{1}{x^2 + 1}dx$$

$$= x - \arctan x + C.$$

例 3. 2. 4 $\displaystyle\int \tan^2 x dx = \int(\sec^2 x - 1)dx$

$$= \int \sec^2 x dx - \int dx$$

$$= \tan x - x + C.$$

例 3. 2. 5 $\displaystyle\int \cos^2 \frac{x}{2}dx = \int \frac{1 + \cos x}{2}dx$

$$= \int \frac{1}{2}dx + \frac{1}{2}\int \cos x dx$$

$$= \frac{1}{2}x + \frac{1}{2}\sin x + C.$$

§3.3 换元积分法

利用不定积分的性质和基本积分公式,可以求出一些简单函数的不定积分. 对于比较复杂的函数,为了求出原函数,有时需要对积分变量做适当的变换. 换元积

分法就是通过适当的变量替换,使被积式化为基本积分公式中的某一被积表达式,从而求出结果.

换元积分法又可分为第一类换元法与第二类换元法.

一、第一类换元法("凑"微分法)

我们先来分析两个例子.

例 3.3.1 求 $\int \sin 4x \, dx$.

解 在基本积分公式中,没有直接可用的公式,但有与它相类似的公式,即

$$\int \sin x \, dx = -\cos x + C.$$

我们比较 $\int \sin 4x \, dx$ 和 $\int \sin x \, dx$ 这两个积分,发现只是自变量相差一个常数因子,因此我们"凑"上常数因子 4,使它成为

$$\frac{1}{4} \int \sin 4x \, d(4x).$$

如果设 $u = 4x$,那么 $du = d(4x)$,于是

$$\int \sin 4x \, dx = \frac{1}{4} \int \sin 4x \, d(4x) = \frac{1}{4} \int \sin u \, du.$$

上式右边的积分从基本积分公式中可以查到,即

$$\frac{1}{4} \int \sin u \, du = -\frac{1}{4} \cos u + C.$$

求出积分后,将 $u = 4x$ 代回,最后得

$$\int \sin 4x \, dx = -\frac{1}{4} \cos 4x + C.$$

例 3.3.2 求 $\int \frac{1}{x+1} \, dx$.

解 在基本积分公式中,没有直接可用的公式,但有与它相类似的公式,即

$$\int \frac{1}{x} \, dx = \ln |x| + C.$$

我们比较 $\int \frac{1}{x+1} \, dx$ 和 $\int \frac{1}{x} \, dx$ 这两个积分,发现只是 $\frac{1}{x+1}$ 比 $\frac{1}{x}$ 的分母多了一个常数项. 由于常数的微分是零,因此我们"凑"上一项常数,把原积分化成

$$\int \frac{1}{x+1}dx = \int \frac{1}{x+1}d(x+1).$$

这时令 $u = x+1$，则有

$$\int \frac{1}{x+1}dx = \int \frac{1}{x+1}d(x+1) = \int \frac{1}{u}du.$$

而上式右边的积分是已知的，即

$$\int \frac{1}{u}du = \ln |u| + C.$$

最后将 $u = x+1$ 代回，得

$$\int \frac{1}{x+1}dx = \ln |x+1| + C.$$

在以上两例积分中，我们都是先将所要求的积分和已知的基本积分公式相对比，并利用简单的变量代换，把要求的积分"凑"成公式中已有的形式，积出后再把原变量代回.

一般地，如果 $\int f(x)dx$ 不易计算，而我们可将被积表达式 $f(x)dx$ 变形，把原积分凑成如下的形式

$$\int g[\varphi(x)]d\varphi(x),$$

令 $\varphi(x) = u$，则上式化为 $\int g(u)du$. 如果这个积分是已知的：

$$\int g(u)du = F(u) + C,$$

那么再代回原变量 x，就得到所求的积分

$$\int f(x)dx = F[\varphi(x)] + C.$$

这种积分方法称为第一类换元积分法，也叫凑微分法.

常用的"凑"微分有以下几种：

(1) $dx = \dfrac{1}{a}d(ax+b)$（其中 a,b 是常数，$a \neq 0$）；

(2) $xdx = \dfrac{1}{2}d(x^2)$；

(3) $e^x dx = d(e^x)$；

(4) $\dfrac{1}{x}\mathrm{d}x = \mathrm{d}(\ln x)$;

(5) $\dfrac{1}{x^2}\mathrm{d}x = -\mathrm{d}(\dfrac{1}{x})$;

(6) $\sin x\,\mathrm{d}x = -\mathrm{d}(\cos x)$;

(7) $\cos x\,\mathrm{d}x = \mathrm{d}(\sin x)$;

(8) $\dfrac{1}{1+x^2}\mathrm{d}x = \mathrm{d}(\arctan x)$.

例 3.3.3　求 $\displaystyle\int \sin(3x+5)\mathrm{d}x$.

解　由于 $\mathrm{d}x = \dfrac{1}{3}\mathrm{d}(3x+5)$,因此令 $u = 3x+5$,则

$$
\begin{aligned}
\int \sin(3x+5)\mathrm{d}x &= \frac{1}{3}\int \sin(3x+5)\mathrm{d}(3x+5) \\
&= \frac{1}{3}\int \sin u\,\mathrm{d}u = -\frac{1}{3}\cos u + C \\
&= -\frac{1}{3}\cos(3x+5) + C.
\end{aligned}
$$

当我们对变量代换比较熟悉后,也可不写出中间变量 u,而直接进行积分.

例 3.3.4　$\displaystyle\int \tan x\,\mathrm{d}x = \int \dfrac{\sin x}{\cos x}\mathrm{d}x = -\int \dfrac{\mathrm{d}(\cos x)}{\cos x}$

$$
= -\ln|\cos x| + C.
$$

用同样的方法可求得

$$
\begin{aligned}
\int \cot x\,\mathrm{d}x &= \int \frac{\cos x}{\sin x}\mathrm{d}x = \int \frac{\mathrm{d}(\sin x)}{\sin x} \\
&= \ln|\sin x| + C.
\end{aligned}
$$

例 3.3.5　$\displaystyle\int \sin^2 x\cos x\,\mathrm{d}x = \int \sin^2 x\,\mathrm{d}(\sin x)$

$$
= \frac{1}{3}\sin^3 x + C.
$$

例 3.3.6　$\displaystyle\int \dfrac{\mathrm{d}x}{x\ln\sqrt{x}} = 2\int \dfrac{\mathrm{d}(\ln x)}{\ln x} = 2\ln|\ln x| + C$.

例 3.3.7　$\displaystyle\int \dfrac{\mathrm{e}^x}{\cos^2(\mathrm{e}^x)}\mathrm{d}x = \int \sec^2(\mathrm{e}^x)\mathrm{d}(\mathrm{e}^x) = \tan(\mathrm{e}^x) + C$.

例 3.3.8　$\displaystyle\int \dfrac{1}{\sqrt{a^2-x^2}}\mathrm{d}x = \dfrac{1}{a}\int \dfrac{1}{\sqrt{1-\left(\dfrac{x}{a}\right)^2}}\mathrm{d}x$

$$=\int \frac{1}{\sqrt{1-\left(\dfrac{x}{a}\right)^2}}\mathrm{d}\left(\frac{x}{a}\right)$$

$$=\arcsin \frac{x}{a}+C.$$

例 3.3.9 $\displaystyle\int \frac{1}{a^2+x^2}\mathrm{d}x = \frac{1}{a^2}\int \frac{1}{1+\left(\dfrac{x}{a}\right)^2}\mathrm{d}x$

$$=\frac{1}{a}\int \frac{1}{1+\left(\dfrac{x}{a}\right)^2}\mathrm{d}\left(\frac{x}{a}\right)$$

$$=\frac{1}{a}\arctan \frac{x}{a}+C.$$

例 3.3.10 $\displaystyle\int \frac{\mathrm{d}x}{x^2-a^2} = \frac{1}{2a}\int\left(\frac{1}{x-a}-\frac{1}{x+a}\right)\mathrm{d}x$

$$=\frac{1}{2a}\left(\int \frac{\mathrm{d}(x-a)}{x-a}-\int \frac{\mathrm{d}(x+a)}{x+a}\right)$$

$$=\frac{1}{2a}(\ln \mid x-a \mid -\ln \mid x+a \mid)+C$$

$$=\frac{1}{2a}\ln \left| \frac{x-a}{x+a} \right| +C.$$

例 3.3.11 $\displaystyle\int \sec x\,\mathrm{d}x = \int \frac{\mathrm{d}x}{\cos x} = \int \frac{\cos x}{\cos^2 x}\mathrm{d}x$

$$=\int \frac{\mathrm{d}(\sin x)}{1-\sin^2 x}$$

$$=\frac{1}{2}\int\left(\frac{1}{1+\sin x}+\frac{1}{1-\sin x}\right)\mathrm{d}(\sin x)$$

$$=\frac{1}{2}\left(\int \frac{\mathrm{d}(1+\sin x)}{1+\sin x}-\int \frac{\mathrm{d}(1-\sin x)}{1-\sin x}\right)$$

$$=\frac{1}{2}\ln \left| \frac{1+\sin x}{1-\sin x} \right| +C$$

$$=\frac{1}{2}\ln \left| \frac{(1+\sin x)^2}{\cos^2 x} \right| +C$$

$$=\ln \mid \sec x+\tan x \mid +C.$$

用同样的方法可求得

$$\int \csc x\,\mathrm{d}x = \ln \mid \csc x-\cot x \mid +C.$$

例 3.3.8 ～ 例 3.3.11 的结果可作为积分公式直接使用.

二、第二类换元法

我们先来分析一个例子.

例 3.3.12　求 $\int \dfrac{\mathrm{d}x}{1+\sqrt{x}}$.

解　对于这个积分,无法直接用凑微分法来完成,主要的困难在于被积函数中有 $\sqrt{x}$,为了去掉根号,我们设 $x=t^2$,则 $\mathrm{d}x=2t\,\mathrm{d}t$,代入原积分得

$$
\begin{aligned}
\int \frac{\mathrm{d}x}{1+\sqrt{x}} &= \int \frac{2t\,\mathrm{d}t}{1+t} = 2\int \frac{(1+t)-1}{1+t}\mathrm{d}t \\
&= 2\int \mathrm{d}t - 2\int \frac{\mathrm{d}(1+t)}{1+t} \\
&= 2t - 2\ln|1+t| + C \\
&= 2[\sqrt{x} - \ln(1+\sqrt{x})] + C.
\end{aligned}
$$

上例所用的代换与第一类换元法不一样,它是通过引进新变量 t 的函数 $x=\varphi(t)$,简化被积表达式,再求积分. 这种积分法称为第二类换元积分法.

一般地,如果 $\int f(x)\mathrm{d}x$ 不易计算,可设 $x=\varphi(t)$,那么上式变为

$$
\int f[\varphi(t)]\mathrm{d}[\varphi(t)].
$$

假如 $\varphi(t), \varphi'(t)$ 都是连续函数, $x=\varphi(t)$ 的反函数 $t=\varphi^{-1}(x)$ 存在且可导,并有

$$
\int f[\varphi(t)]\mathrm{d}[\varphi(t)] = F(t) + C,
$$

则

$$
\int f(x)\mathrm{d}x = F[\varphi^{-1}(x)] + C.
$$

例 3.3.13　求 $\int \dfrac{\mathrm{d}x}{\sqrt{x}\,(1+\sqrt[3]{x})}$.

解　为了同时消去被积函数中出现的两个根式,设 $x=t^6$,

则

$$
\mathrm{d}x = 6t^5\,\mathrm{d}t,
$$

于是

$$
\begin{aligned}
\int \frac{\mathrm{d}x}{\sqrt{x}\,(1+\sqrt[3]{x})} &= \int \frac{6t^5}{t^3(1+t^2)}\mathrm{d}t \\
&= 6\int \frac{t^2}{1+t^2}\mathrm{d}t
\end{aligned}
$$

$$= 6\int \left(1 - \frac{1}{1+t^2}\right) \mathrm{d}t$$

$$= 6(t - \arctan t) + C$$

$$= 6(\sqrt[6]{x} - \arctan \sqrt[6]{x}) + C.$$

如果被积函数含有 $\sqrt{x^2 \pm a^2}, \sqrt{a^2 - x^2}$，那么通常做三角代换，即运用三角恒等式

$$1 - \sin^2 t = \cos^2 t,$$

$$1 + \tan^2 t = \sec^2 t,$$

把根号下的平方差或平方和化为某一函数的完全平方，从而将根号去掉.

例 3.3.14　求 $\displaystyle\int \frac{\mathrm{d}x}{\sqrt{x^2+a^2}}$　$(a > 0)$.

解　设 $x = a\tan t$，则

$$\mathrm{d}x = a\sec^2 t\,\mathrm{d}t, \quad \sqrt{x^2+a^2} = a\sec t,$$

于是

$$\int \frac{\mathrm{d}x}{\sqrt{x^2+a^2}} = \int \frac{a\sec^2 t}{a\sec t}\,\mathrm{d}t = \int \sec t\,\mathrm{d}t = \ln|\sec t + \tan t| + C_1.$$

（直接用例 3.3.11 的结果）

为了把 $\sec t, \tan t$ 换成 x 的函数，我们可根据 $\tan t = \dfrac{x}{a}$ 作辅助直角三角形（见图 3-2），很容易得出

$$\sec t = \frac{\sqrt{x^2+a^2}}{a},$$

因此　　　$\displaystyle\int \frac{\mathrm{d}x}{\sqrt{x^2+a^2}} = \ln\left|\frac{\sqrt{x^2+a^2}}{a} + \frac{x}{a}\right| + C_1$

$$= \ln|\sqrt{x^2+a^2} + x| + C,$$

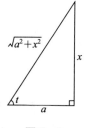

图 3-2

其中 $C = C_1 - \ln a$.

例 3.3.15　求 $\displaystyle\int \frac{\mathrm{d}x}{\sqrt{x^2-a^2}}$.

解　设 $x = a\sec t$，则 $\mathrm{d}x = a\sec t\tan t\,\mathrm{d}t$，于是

$$\int \frac{\mathrm{d}x}{\sqrt{x^2-a^2}} = \int \frac{a\sec t\tan t}{a\tan t}\,\mathrm{d}t = \int \sec t\,\mathrm{d}t = \ln|\sec t + \tan t| + C_1.$$

根据 $\sec t = \dfrac{x}{a}$ 作辅助直角三角形(见图 3-3),易得

$$\tan t = \frac{\sqrt{x^2 - a^2}}{a},$$

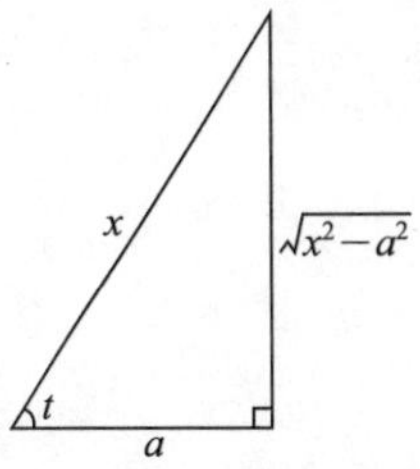

所以

$$\int \frac{\mathrm{d}x}{\sqrt{x^2 - a^2}} = \ln \left| \frac{x}{a} + \frac{\sqrt{x^2 - a^2}}{a} \right| + C_1$$

$$= \ln | x + \sqrt{x^2 - a^2} | + C.$$

图 3-3

例 3.3.16 求 $\int \sqrt{a^2 - x^2}\,\mathrm{d}x$.

解 设 $x = a\sin t$,则 $\mathrm{d}x = a\cos t\,\mathrm{d}t$,于是

$$\int \sqrt{a^2 - x^2}\,\mathrm{d}x = \int a\cos t \cdot a\cos t\,\mathrm{d}t$$

$$= \frac{a^2}{2} \int (1 + \cos 2t)\,\mathrm{d}t$$

$$= \frac{a^2}{2} \left(t + \frac{1}{2}\sin 2t \right) + C$$

$$= \frac{a^2}{2} (t + \sin t \cos t) + C.$$

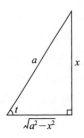

根据 $\sin t = \dfrac{x}{a}$ 作辅助直角三角形(见图 3-4),易得

图 3-4

$$\cos t = \frac{\sqrt{a^2 - x^2}}{a},$$

所以

$$\int \sqrt{a^2 - x^2}\,\mathrm{d}x = \frac{a^2}{2} \left(\arcsin \frac{x}{a} + \frac{x}{a} \cdot \frac{\sqrt{a^2 - x^2}}{a} \right) + C$$

$$= \frac{a^2}{2} \arcsin \frac{x}{a} + \frac{x}{2} \sqrt{a^2 - x^2} + C.$$

例 3.3.14、例 3.3.15、例 3.3.16 的结果常被作为积分公式使用.

例 3.3.17 求 $\int \dfrac{\sqrt{a^2 - x^2}}{x^4}\,\mathrm{d}x$.

解 设 $x = \dfrac{1}{u}$,则 $\mathrm{d}x = -\dfrac{1}{u^2}\,\mathrm{d}u$,于是

$$\int \frac{\sqrt{a^2 - x^2}}{x^4}\,\mathrm{d}x = \int \frac{\sqrt{a^2 - \dfrac{1}{u^2}}}{\dfrac{1}{u^4}} \left(-\frac{1}{u^2} \right) \mathrm{d}u$$

$$= -\int u\sqrt{a^2u^2-1}\,\mathrm{d}u$$

$$= -\frac{1}{2a^2}\int (a^2u^2-1)^{\frac{1}{2}}\,\mathrm{d}(a^2u^2-1)$$

$$= -\frac{1}{3a^2}(a^2u^2-1)^{\frac{3}{2}}+C$$

$$= -\frac{(a^2-x^2)^{\frac{3}{2}}}{3a^2x^3}+C.$$

设 $x=\dfrac{1}{u}$ 这种代换称为倒代换,常可利用倒代换消去被积函数分母中根号外的变量 x.

§3.4　分部积分法

前面我们用换元法解决了一类积分问题,为了解决更多的积分计算问题,本节介绍另一种常用的积分方法,即分部积分法.

设 u、v 都是 x 的可微函数,且具有连续的导数 u'、v',根据乘积的微分公式得

$$\mathrm{d}(uv)=u\,\mathrm{d}v+v\,\mathrm{d}u,$$

移项得

$$u\,\mathrm{d}v=\mathrm{d}(uv)-v\,\mathrm{d}u,$$

两边求积分,则得

$$\int u\,\mathrm{d}v=uv-\int v\,\mathrm{d}u.$$

这个公式叫做不定积分的分部积分公式,如果 $\int u\,\mathrm{d}v$ 不易积分,而 $\int v\,\mathrm{d}u$ 比较容易积出时,就可以应用上面的公式化难为易.

例 3.4.1　求 $\int x\mathrm{e}^x\,\mathrm{d}x$.

解　$\int x\mathrm{e}^x\,\mathrm{d}x=\int x\,\mathrm{d}\mathrm{e}^x$,

令 $x=u,\mathrm{e}^x=v$,则由分部积分公式即得

$$\int x\mathrm{e}^x\,\mathrm{d}x=x\mathrm{e}^x-\int \mathrm{e}^x\,\mathrm{d}x=x\mathrm{e}^x-\mathrm{e}^x+C.$$

例 3.4.2　求 $\int x\cos x\,\mathrm{d}x$.

解　$\displaystyle\int x\cos x\mathrm{d}x = \int x\mathrm{d}(\sin x)$，

令 $x=u$，$\sin x=v$，则由分部积分公式即得

$$\int x\cos x\mathrm{d}x = x\sin x - \int \sin x\mathrm{d}x = x\sin x + \cos x + C.$$

计算熟练以后，可以不必写出 u，v，而直接应用分部积分公式.

例 3.4.3　求 $\displaystyle\int x^2\ln x\mathrm{d}x$.

解　$\displaystyle\int x^2\ln x\mathrm{d}x = \frac{1}{3}\int \ln x\mathrm{d}x^3 = \frac{1}{3}x^3\ln x - \frac{1}{3}\int x^3\mathrm{d}(\ln x)$

$$= \frac{1}{3}x^3\ln x - \frac{1}{3}\int x^3\cdot\frac{1}{x}\mathrm{d}x$$

$$= \frac{1}{3}x^3\ln x - \frac{1}{9}x^3 + C.$$

例 3.4.4　求 $\displaystyle\int x\arctan x\mathrm{d}x$.

解　$\displaystyle\int x\arctan x\mathrm{d}x = \frac{1}{2}\int \arctan x\mathrm{d}(x^2)$

$$= \frac{1}{2}x^2\arctan x - \frac{1}{2}\int x^2\mathrm{d}(\arctan x)$$

$$= \frac{1}{2}x^2\arctan x - \frac{1}{2}\int \frac{x^2}{1+x^2}\mathrm{d}x$$

$$= \frac{1}{2}x^2\arctan x - \frac{1}{2}\int \left(1-\frac{1}{1+x^2}\right)\mathrm{d}x$$

$$= \frac{1}{2}x^2\arctan x - \frac{1}{2}x + \frac{1}{2}\arctan x + C.$$

例 3.4.5　求 $\displaystyle\int \arcsin x\mathrm{d}x$.

解　$\displaystyle\int \arcsin x\mathrm{d}x = x\arcsin x - \int x\mathrm{d}(\arcsin x)$

$$= x\arcsin x - \int \frac{x}{\sqrt{1-x^2}}\mathrm{d}x$$

$$= x\arcsin x + \sqrt{1-x^2} + C.$$

例 3.4.6　求 $\displaystyle\int \mathrm{e}^x\cos x\mathrm{d}x$.

解　$\displaystyle\int \mathrm{e}^x\cos x\mathrm{d}x = \int \mathrm{e}^x\mathrm{d}(\sin x)$

$$= e^x \sin x - \int e^x \sin x \, dx$$

$$= e^x \sin x + \int e^x d(\cos x)$$

$$= e^x \sin x + e^x \cos x - \int \cos x \, d(e^x)$$

$$= e^x (\sin x + \cos x) - \int e^x \cos x \, dx,$$

所以
$$\int e^x \cos x \, dx = \frac{1}{2} e^x (\sin x + \cos x) + C.$$

由上面的例子可见,分部积分法常在被积函数是两种不同类型的函数之积或被积函数含有对数函数、反三角函数时使用,常见的类型有:

(1) $\int p_n(x) e^{ax} dx$;

(2) $\int p_n(x) \sin ax \, dx$ 或 $\int p_n(x) \cos ax \, dx$;

(3) $\int p_n(x) \arcsin x \, dx$ 或 $\int p_n(x) \arctan x \, dx$;

(4) $\int p_n(x) \ln ax \, dx$;

(5) $\int e^{ax} \sin bx \, dx$ 或 $\int e^{ax} \cos bx \, dx$.

其中 $p_n(x)$ 是 n 次多项式.

§3.5   积分表的使用

在实际工作中,为了应用的方便,可以用现成的积分表来计算积分(积分表有各种形式,大都是按被积函数分类编排的. 本书所附积分表分十类,见附表一). 使用时可根据被积函数的类型,直接地或经过简单的变形后,从表内查得所需的结果.

例 3.5.1   求 $\int \dfrac{x^2}{(5+4x)^2} dx$.

解   被积函数中含有 $a+bx$ 的形式,在附表一(一)中查得公式 5,并将 $a=5$, $b=4$ 代入,便得

$$\int \frac{x^2}{(5+4x)^2} dx = \frac{1}{64} \left[5 + 4x - 10\ln |5 + 4x| - \frac{25}{5+4x} \right] + C.$$

例 3.5.2　求 $\displaystyle\int\frac{\mathrm{d}x}{3+5\cos x}$.

解　被积函数中含有三角函数,在附表一(八)中查得公式 74,但此公式有两个结果,需要看 $a^2>b^2$ 还是 $a^2<b^2$.

由于 $a=3,b=5$,即 $a^2<b^2$,故选用此公式的后一个结果,于是

$$\int\frac{\mathrm{d}x}{3+5\cos x}=\frac{1}{4}\ln\left|\frac{5+3\cos x+4\sin x}{3+5\cos x}\right|+C.$$

例 3.5.3　求 $\displaystyle\int\frac{\mathrm{d}x}{x\sqrt{4x^2+9}}$.

解　这个积分在表中不能直接查到,需先做变量代换.

令 $u=2x$,则

$$\sqrt{4x^2+9}=\sqrt{u^2+3^2},$$

$$x=\frac{u}{2},\mathrm{d}x=\frac{1}{2}\mathrm{d}u,$$

于是　　　　$\displaystyle\int\frac{\mathrm{d}x}{x\sqrt{4x^2+9}}=\int\frac{\frac{1}{2}\mathrm{d}u}{\frac{u}{2}\sqrt{u^2+3^2}}=\frac{1}{3}\ln\left|\frac{u}{3+\sqrt{u^2+3^2}}\right|+C,$

最后再把 $u=2x$ 代入,得

$$\int\frac{\mathrm{d}x}{x\sqrt{4x^2+9}}=\frac{1}{3}\ln\left|\frac{2x}{3+\sqrt{4x^2+9}}\right|+C.$$

一般来说,虽然查积分表可以节省计算积分的时间,但是只有掌握了前面学过的基本积分的方法,才能灵活地使用积分表.而对一些比较简单的积分,有时应用基本积分法来计算比查积分表可能更快些.

在本章结束之前,还须做两点说明:

(1) 对初等函数来说,在它有定义的区间上原函数一定存在,但必须指出,原函数存在是一回事,原函数能否用初等函数来表示又是一回事.因为事实上很多初等函数的原函数是存在的,但这些原函数却不能用初等函数来表示,例如:$\displaystyle\int\mathrm{e}^{-x^2}\mathrm{d}x$,$\displaystyle\int\frac{1}{\ln x}\mathrm{d}x$,$\displaystyle\int\frac{\sin x}{x}\mathrm{d}x$ 等.这些积分看起来好像很简单,但实际上它们的原函数都不能用初等函数来表示.因此,我们常常说这些积分"积不出来".

(2) 不定积分解题的途径可能有多种,选择的方法不同,可引起结果形式的差

异,但其实质上只相差一个常数.

例 3.5.4 求 $\int \sin2x \sin x \, \mathrm{d}x$.

解法 1 $\int \sin2x \sin x \, \mathrm{d}x = 2\int \sin^2 x \, \mathrm{d}(\sin x)$

$$= \frac{2}{3}\sin^3 x + C.$$

解法 2 $\int \sin2x \sin x \, \mathrm{d}x = -\frac{1}{2}\int (\cos3x - \cos x)\, \mathrm{d}x$

$$= -\frac{1}{6}\sin3x + \frac{1}{2}\sin x + C.$$

习 题 三

1. 求下列不定积分：

(1) $\int \left(\sqrt[3]{x} + \frac{1}{x^2} \right) \mathrm{d}x$；

(2) $\int (x^2 + 1)^2 \, \mathrm{d}x$；

(3) $\int \left(\mathrm{e}^x - \sin x + \frac{2}{x} \right) \mathrm{d}x$；

(4) $\int \frac{2x^2 + 3}{x^2 + 1} \mathrm{d}x$；

(5) $\int \sin^2 \frac{x}{2} \mathrm{d}x$；

(6) $\int \cot^2 x \, \mathrm{d}x$；

(7) $\int \frac{\sqrt{1 + x^2}}{\sqrt{1 - x^4}} \mathrm{d}x$；

(8) $\int \frac{\cos2x}{\cos^2 x \sin^2 x} \mathrm{d}x$；

(9) $\int \frac{\mathrm{d}x}{1 + \cos2x}$；

(10) $\int \frac{2 \cdot 3^x - 5 \cdot 2^x}{3^x} \mathrm{d}x$.

2. 求下列不定积分：

(1) $\int (5 - 3x)^7 \, \mathrm{d}x$；

(2) $\int \frac{x^2}{(1 - x)^{100}} \mathrm{d}x$；

(3) $\int \frac{\mathrm{d}x}{x^2 - 6x + 5}$；

(4) $\int \frac{\mathrm{d}x}{\sqrt[4]{2 + 5x}}$；

(5) $\int \frac{\mathrm{d}x}{4x - 3}$；

(6) $\int \left(\cos^4 x - \frac{1}{\cos x} \right) \sin x \, \mathrm{d}x$；

(7) $\int \sin^3 x \cos^5 x \, \mathrm{d}x$；

(8) $\int \left(\sqrt[3]{\sin x} + \frac{1}{\sqrt{\sin x}} \right) \cos x \, \mathrm{d}x$；

(9) $\int \frac{\cot x}{\sqrt{\sin x}} \mathrm{d}x$；

(10) $\int \sin^4 x \, \mathrm{d}x$；

(11) $\displaystyle\int (\ln x)^3 \dfrac{1}{x}\,\mathrm{d}x$；

(12) $\displaystyle\int (2x+3)\mathrm{e}^{x^2+3x+2}\,\mathrm{d}x$；

(13) $\displaystyle\int \dfrac{\mathrm{d}x}{x(1+\ln^2 x)}$；

(14) $\displaystyle\int \mathrm{e}^x \tan \mathrm{e}^x\,\mathrm{d}x$；

(15) $\displaystyle\int \dfrac{2\mathrm{e}^x}{1+\mathrm{e}^x}\,\mathrm{d}x$；

(16) $\displaystyle\int \dfrac{x}{\sqrt{1-x^2}}\,\mathrm{d}x$；

(17) $\displaystyle\int \dfrac{1}{x^2}\cot \dfrac{1}{x}\,\mathrm{d}x$；

(18) $\displaystyle\int x^3 \mathrm{e}^{x^4}\sec \mathrm{e}^{x^4}\,\mathrm{d}x$；

(19) $\displaystyle\int x^5 \csc(x^6+1)\,\mathrm{d}x$；

(20) $\displaystyle\int x^5 \sqrt[3]{(1+x^3)^2}\,\mathrm{d}x$；

(21) $\displaystyle\int \dfrac{2^{\arctan x}}{1+x^2}\,\mathrm{d}x$；

(22) $\displaystyle\int \dfrac{\mathrm{d}x}{(\arcsin x)^2 \sqrt{1-x^2}}$；

(23) $\displaystyle\int \tan^5 x \sec^3 x\,\mathrm{d}x$；

(24) $\displaystyle\int \cot^5 x \csc^4 x\,\mathrm{d}x$；

(25) $\displaystyle\int \dfrac{\mathrm{d}x}{\sqrt{4-9x^2}}$；

(26) $\displaystyle\int \dfrac{\mathrm{d}x}{4+9x^2}$；

(27) $\displaystyle\int x\sqrt[4]{2x+3}\,\mathrm{d}x$；

(28) $\displaystyle\int \dfrac{\mathrm{d}x}{\mathrm{e}^x+\mathrm{e}^{-x}}$；

(29) $\displaystyle\int \dfrac{\sin x+\cos x}{\sqrt[3]{\sin x-\cos x}}\,\mathrm{d}x$；

(30) $\displaystyle\int \dfrac{\mathrm{d}x}{(1-x^2)^{\frac{3}{2}}}$；

(31) $\displaystyle\int \dfrac{x^2\,\mathrm{d}x}{\sqrt{a^2-x^2}}$；

(32) $\displaystyle\int \dfrac{\mathrm{d}x}{(a^2+x^2)^{\frac{3}{2}}}$；

(33) $\displaystyle\int \dfrac{\mathrm{d}x}{x^2\sqrt{x^2+1}}$；

(34) $\displaystyle\int \dfrac{\mathrm{d}x}{x^2\sqrt{x^2-9}}$；

(35) $\displaystyle\int \dfrac{\sqrt{x^2-4}}{x}\,\mathrm{d}x$；

(36) $\displaystyle\int \dfrac{\sqrt[3]{x}}{x(\sqrt{x}+\sqrt[3]{x})}\,\mathrm{d}x$；

(37) $\displaystyle\int \dfrac{x^2}{\sqrt{1+x}}\,\mathrm{d}x$；

(38) $\displaystyle\int \dfrac{x}{\sqrt[3]{1-3x}}\,\mathrm{d}x$；

(39) $\displaystyle\int \dfrac{\mathrm{d}x}{x\sqrt{x^2-1}}$；

(40) $\displaystyle\int \dfrac{x^2}{\sqrt{4-x^2}}\,\mathrm{d}x$；

(41) $\displaystyle\int \dfrac{\sqrt{1-x}}{x}\,\mathrm{d}x$；

(42) $\displaystyle\int \dfrac{\mathrm{d}x}{\sqrt{x(1+x)}}$；

(43) $\displaystyle\int \dfrac{\sqrt{x^2-9}}{x}\,\mathrm{d}x$；

(44) $\displaystyle\int \dfrac{x+3}{\sqrt{x^2+2x+2}}\,\mathrm{d}x$．

3. 求下列不定积分：

(1) $\int \ln x \, \mathrm{d}x$；

(2) $\int x^2 \mathrm{e}^x \, \mathrm{d}x$；

(3) $\int \arctan x \, \mathrm{d}x$；

(4) $\int \arccos x \, \mathrm{d}x$；

(5) $\int x \sin 2x \, \mathrm{d}x$；

(6) $\int \mathrm{e}^x \sin x \, \mathrm{d}x$；

(7) $\int \dfrac{\ln^2 x}{x^2} \, \mathrm{d}x$；

(8) $\int (\arcsin x)^2 \, \mathrm{d}x$；

(9) $\int (x^2 + 5x + 6) \sin 2x \, \mathrm{d}x$；

(10) $\int x \tan^2 x \, \mathrm{d}x$；

(11) $\int x^5 \mathrm{e}^{x^3} \, \mathrm{d}x$；

(12) $\int x^5 \ln x \, \mathrm{d}x$；

(13) $\int \mathrm{e}^{\sqrt[3]{x}} \, \mathrm{d}x$；

(14) $\int \cos \ln x \, \mathrm{d}x$.

4. 利用积分表求下列不定积分：

(1) $\int \dfrac{\mathrm{d}x}{x^2(1-x)}$；

(2) $\int \dfrac{\mathrm{d}x}{x^2 \sqrt{2-3x}}$；

(3) $\int \dfrac{\mathrm{d}x}{(1+x^2)^2}$；

(4) $\int \dfrac{x}{\sqrt{1-2x-x^2}} \, \mathrm{d}x$；

(5) $\int 2x^2 \sqrt{4-x^2} \, \mathrm{d}x$；

(6) $\int \sqrt{2x^2+7} \, \mathrm{d}x$；

(7) $\int \sin 3x \sin 5x \, \mathrm{d}x$；

(8) $\int \dfrac{\mathrm{d}x}{5-4\cos x}$；

(9) $\int \ln^3 x \, \mathrm{d}x$；

(10) $\int \sin 4x \, \mathrm{e}^{-3x} \, \mathrm{d}x$.

第四章　定　积　分

定积分是微积分中的又一个重要的基本概念.本章首先从实际问题出发,引出定积分的概念,然后介绍定积分的性质,揭示定积分与不定积分的联系,给出计算定积分的方法,最后介绍定积分的简单应用等.

§4.1　定积分的概念

一、定积分问题举例

1. 曲边梯形的面积

在平面直角坐标系中,求由连续曲线 $y = f(x)(f(x) \geqslant 0)$ 和 x 轴以及两条直线 $x = a, x = b(a < b)$ 所围成曲边梯形的面积(如图 4-1).

由于 $f(x)$ 在区间 $[a, b]$ 上是连续变化的,因此我们不能直接运用矩形的面积计算公式计算其面积.为了计算曲边梯形的面积,可将它分割成许多小曲边梯形,每个小曲边梯形用相应的小矩形近似

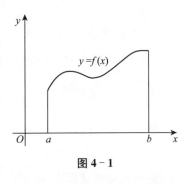

图 4-1

代替,把这些小矩形的面积累加起来,就得到曲边梯形面积的近似值.当分割无限变细时,这个近似值就无限趋近于所求的曲边梯形的面积.

根据上面的分析,求曲边梯形面积的具体方法可分为如下四步.

(1) 分割

将曲边梯形底边所在的区间 $[a, b]$ 用任意的一组分点

$$a = x_0 < x_1 < x_2 < \cdots < x_{i-1} < x_i < \cdots < x_n = b$$

分成 n 个小区间 $[x_{i-1}, x_i](i = 1, 2, \cdots, n)$,每个小区间的长度为

$$\Delta x_i = x_i - x_{i-1} \quad (i = 1, 2, \cdots, n).$$

经过每个分点作 x 轴的垂线,这样便把原曲边梯形分成了 n 个小曲边梯形,第 i 个小曲边梯形的面积记为

$$\Delta A_i \quad (i = 1, 2, \cdots, n).$$

（2）取近似

在每个小区间 $[x_{i-1}, x_i]$ 上任取一点 $\bar{x}_i$，即

$$x_{i-1} \leqslant \bar{x}_i \leqslant x_i \quad (i=1,2,\cdots,n),$$

我们用以函数值 $f(\bar{x}_i)$ 为高，相应的小区间为底的矩形面积 $f(\bar{x}_i)\Delta x_i$ 近似地替代小曲边梯形的面积，见图 4-2，于是

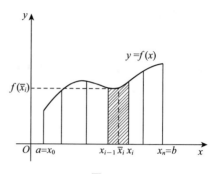

图 4-2

$$\Delta A_i \approx f(\bar{x}_i)\Delta x_i \quad (i=1,2,\cdots,n).$$

（3）求和

只要将每个小曲边梯形的面积相加便得到曲边梯形的面积 A，即

$$A = \sum_{i=1}^{n} \Delta A_i \approx \sum_{i=1}^{n} f(\bar{x}_i)\Delta x_i.$$

（4）取极限

令 $\lambda = \max\{\Delta x_i\} \to 0$，上述和式的极限即为 A 的精确值，即

$$A = \lim_{\lambda \to 0} \sum_{i=1}^{n} f(\bar{x}_i)\Delta x_i.$$

2. 变速直线运动的路程

设某物体做直线运动，已知速度 $v=v(t) \geqslant 0$ 是时间 t 在区间 $[a,b]$ 上的连续函数，求物体在这段时间内所经过的路程 s.

我们知道，匀速直线运动的路程的计算公式为

$$s = v \cdot t.$$

对于求变速直线运动的路程，虽不能直接用上面的公式计算，但由于速度是连续变化的，在很短的一段时间内，速度的变化很小，近似匀速，因此我们仿照解决上一问题的思路来进行计算.

具体做法仍分为如下四步：

（1）分割

将时间间隔 $[a,b]$ 用任意的一组分点

$$a = t_0 < t_1 < t_2 < \cdots < t_{i-1} < t_i < \cdots < t_n = b$$

分成 n 段小时间间隔 $[t_{i-1}, t_i]$，每小段的长度为

$$\Delta t_i = t_i - t_{i-1} \quad (i=1,2,\cdots,n),$$

相应的路程记为

$$\Delta s_i \quad (i=1,2,\cdots,n).$$

（2）取近似

在小时间间隔 $[t_{i-1},t_i]$ 内任取一时刻 $\overline{t}_i$，即

$$t_{i-1} \leqslant \overline{t}_i \leqslant t_i,$$

用此时刻的速度 $v(\overline{t}_i)$ 代替该间隔上各个时刻的速度，算出小段路程 Δs_i 的近似值.

$$\Delta s_i \approx v(\overline{t}_i)\Delta t_i \quad (i=1,2,\cdots,n).$$

（3）求和

只要将各小段路程的近似值相加，即得出总路程 s，即

$$s = \sum_{i=1}^{n} \Delta s_i \approx \sum_{i=1}^{n} v(\overline{t}_i)\Delta t_i.$$

（4）取极限

令 $\lambda = \max\{\Delta t_i\} \to 0$，上述和式的极限即为 s 的精确值，即

$$s = \lim_{\lambda \to 0} \sum_{i=1}^{n} v(\overline{t}_i)\Delta t_i.$$

二、定积分的定义

上面两个问题的实际意义虽然不同，但它们反映在数量关系上都是要求其整体量. 我们按"分割近似代替，求和取极限"的相同方法，将所求的量归结为具有相同结构的和式的极限. 还有许多实际问题，在解决问题的过程中需要用到这种数学方法. 为此，我们抛开上述问题的具体意义，把它们在数量关系上的共性加以概括和抽象，从而得到定积分的概念.

定义 4.1 设函数 $f(x)$ 在区间 $[a,b]$ 上连续，用任意的一组分点

$$a = x_0 < x_1 < x_2 < \cdots < x_{i-1} < x_i < \cdots < x_n = b$$

将区间 $[a,b]$ 分割成 n 个小区间 $[x_{i-1},x_i](i=1,2,\cdots,n)$，每个小区间的长度为

$$\Delta x_i = x_i - x_{i-1} \quad (i=1,2,\cdots,n).$$

在每个小区间 $[x_{i-1},x_i]$ 上任取一点 $\overline{x}_i(x_{i-1} \leqslant \overline{x}_i \leqslant x_i)$，作和式

$$\sum_{i=1}^{n} f(\overline{x}_i)\Delta x_i.$$

设 $\lambda = \max\{\Delta x_i\}$，当 $\lambda \to 0$ 时，上述和式的极限即为函数 $f(x)$ 在区间 $[a,b]$ 上的定积分，记作

$$\int_a^b f(x)\mathrm{d}x,$$

即

$$\int_a^b f(x)\mathrm{d}x = \lim_{\lambda \to 0}\sum_{i=1}^n f(\overline{x}_i)\Delta x_i,$$

其中 a,b 分别称为积分的下限和上限，区间 $[a,b]$ 称为积分区间，其余符号的名称与不定积分中的相同.

若 $f(x)$ 在区间 $[a,b]$ 上的定积分存在，则称函数 $f(x)$ 在区间 $[a,b]$ 上可积.

我们仅指出，若 $f(x)$ 在区间 $[a,b]$ 上连续，则 $f(x)$ 在区间 $[a,b]$ 上一定可积.

利用定积分的定义，前面所讨论的两个问题可分别表示为

$$A = \int_a^b f(x)\mathrm{d}x,$$

$$s = \int_a^b v(t)\mathrm{d}t.$$

定积分 $\int_a^b f(x)\mathrm{d}x$ 在几何上表示由曲线 $y = f(x)(f(x) \geqslant 0)$ 和 x 轴以及两条直线 $x = a, x = b(a < b)$ 所围成的曲边梯形的面积，这即是定积分的几何意义.

三、定积分的性质

根据定积分的定义及极限运算的法则，可得到定积分的几个性质.

性质 4.1　对任何实数 c，有

$$\int_a^b f(x)\mathrm{d}x = \int_a^c f(x)\mathrm{d}x + \int_c^b f(x)\mathrm{d}x.$$

这表明定积分对于积分区间是具有可加性的.

性质 4.2　交换定积分的上、下限，定积分改变符号，即

$$\int_a^b f(x)\mathrm{d}x = -\int_b^a f(x)\mathrm{d}x.$$

当 $a = b$ 时，由 $\int_a^a f(x)\mathrm{d}x = -\int_a^a f(x)\mathrm{d}x$，即得 $\int_a^a f(x)\mathrm{d}x = 0$.

性质 4.3　定积分的值与被积函数以及积分的上、下限有关，而与积分变量的记号无关，即

$$\int_a^b f(x)\mathrm{d}x = \int_a^b f(t)\mathrm{d}t.$$

性质 4.4 定积分被积函数中的常数因子可提到积分号外,即

$$\int_a^b kf(x)\mathrm{d}x = k\int_a^b f(x)\mathrm{d}x.$$

性质 4.5 两个函数代数和的定积分等于这两个函数定积分的代数和,即

$$\int_a^b [f(x) \pm g(x)]\mathrm{d}x = \int_a^b f(x)\mathrm{d}x \pm \int_a^b g(x)\mathrm{d}x.$$

这个性质对于任意有限个函数都是成立的.

性质 4.6 若 $f(x) \equiv 1$,则 $\int_a^b f(x)\mathrm{d}x = \int_a^b \mathrm{d}x = b - a.$

性质 4.7 若在区间 $[a,b]$ 上 $f(x) \leqslant g(x)$,则

$$\int_a^b f(x)\mathrm{d}x \leqslant \int_a^b g(x)\mathrm{d}x.$$

性质 4.8 若函数 $f(x)$ 在区间 $[a,b]$ 上连续,则在该区间上至少存在一点 ξ,使得

$$\int_a^b f(x)\mathrm{d}x = f(\xi)(b-a) \qquad (a \leqslant \xi \leqslant b)$$

成立.

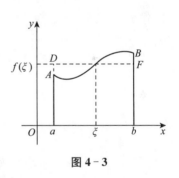

这个公式叫做积分中值公式. 这个性质从几何图形上看是很明显的(图 4-3). 它表明在 $[a,b]$ 内至少存在一点 ξ,使以 $f(\xi)$ 为高,$b-a$ 为底的矩形的面积 $f(\xi)(b-a)$ 等于曲边梯形的面积 $\int_a^b f(x)\mathrm{d}x$.

图 4-3

§4.2 定积分的计算

利用定积分的定义计算定积分,一般来说是很困难的,有时甚至是不可能的. 为了能使定积分更好地解决理论与实际所提出的问题,必须给出计算定积分的一般方法.

下面介绍定积分计算的基本公式. 我们借助于定积分的几何意义加以说明.

如图 4-4,曲边梯形 $EFBA$ 的面积为

$$P = \int_a^b f(x)\mathrm{d}x \qquad (4.1)$$

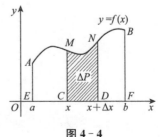

图 4-4

若在 $[a,b]$ 内任取一点 x，这点记为 C，过点 C 作 x 轴的垂线与曲线 $y=f(x)$ 交于点 M，则曲边梯形 $ECMA$ 的面积为

$$\int_a^x f(x)\mathrm{d}x . \tag{4.2}$$

显然，当 x 在区间 $[a,b]$ 上变动时，M 点相应地在曲线 $y=f(x)$ 上变动，$ECMA$ 的面积也发生变化，且对应于 $[a,b]$ 上每一个 x 的值，都有一个完全确定的值与之相对应，于是可变图形 $ECMA$ 的面积是 x 的一个函数，我们将它记为 $P(x)$，即

$$P(x)=\int_a^x f(x)\mathrm{d}x , \tag{4.3}$$

于是

$$P(b)=\int_a^b f(x)\mathrm{d}x.$$

即曲边梯形 $EFBA$ 的面积就是 $P(x)$ 在 $x=b$ 处的函数值 $P(b)$，因此计算 $\int_a^b f(x)\mathrm{d}x$ 就化为计算 $P(x)$ 在 $x=b$ 处的函数值 $P(b)$。

我们在考虑点 x 的同时，在 $[a,b]$ 内另外考虑一点 $x+\Delta x$，这点记为 D，过点 D 作 x 轴的垂线交曲线 $y=f(x)$ 于点 N，那么，小曲边梯形 $CDNM$ 的面积为

$$\Delta P=P(x+\Delta x)-P(x)=\int_x^{x+\Delta x} f(x)\mathrm{d}x.$$

由积分中值公式可知，在 $[x,x+\Delta x]$ 内必存在一点 ξ 使得

$$\int_x^{x+\Delta x} f(x)\mathrm{d}x=f(\xi)\Delta x,$$

即

$$\Delta P=P(x+\Delta x)-P(x)=f(\xi)\Delta x,$$

从而有

$$\frac{\Delta P}{\Delta x}=\frac{P(x+\Delta x)-P(x)}{\Delta x}=f(\xi).$$

当 $\Delta x \rightarrow 0$ 时，$x+\Delta x \rightarrow x$，因为 $x \leqslant \xi \leqslant x+\Delta x$，所以必然有 $\xi \rightarrow x$，于是

$$\lim_{\Delta x \rightarrow 0}\frac{\Delta P}{\Delta x}=\lim_{\Delta x \rightarrow 0}\frac{P(x+\Delta x)-P(x)}{\Delta x}$$
$$=\lim_{\Delta x \rightarrow 0}f(\xi)=\lim_{\xi \rightarrow x}f(\xi)=f(x),$$

即

$$P'(x)=f(x). \tag{4.4}$$

式(4.4)表明：

(1) 变上限定积分对积分上限的导数等于被积函数在积分上限的值；

(2) $P(x)$ 是 $f(x)$ 的一个原函数。

而当 $x=a$ 时，$P(a)=\int_a^a f(x)\mathrm{d}x=0.$ 由此可知，$P(x)$ 是 $f(x)$ 的原函数中满足 $P(a)=0$ 的原函数.

若已知函数 $F(x)$ 是 $f(x)$ 的任一原函数，则 $P(x)$ 有如下的形式

$$P(x)=F(x)+C. \tag{4.5}$$

令 $x=a$，则 $P(a)=F(a)+C$，可得 $C=-F(a)$. 所以

$$P(x)=F(x)-F(a).$$

由此可知，曲边梯形 $EFBA$ 的面积为

$$P=P(b)=F(b)-F(a),$$

所以由上式和(4.1)式可得

$$\int_a^b f(x)\mathrm{d}x=F(b)-F(a).$$

通过上面的论述，我们可知：若 $F(x)$ 是 $f(x)$ 的一个原函数，则

$$\int_a^b f(x)\mathrm{d}x=F(b)-F(a) \tag{4.6}$$

习惯上，我们把 $F(b)-F(a)$ 写成 $F(x)\Big|_a^b$ 的形式，所以(4.6)式可写成

$$\int_a^b f(x)\mathrm{d}x=F(x)\Big|_a^b=F(b)-F(a).$$

这个公式叫做牛顿-莱布尼兹公式，它不仅给出了计算定积分的简捷的方法，而且反映了定积分与不定积分这两个数学概念之间的内在联系. 它是定积分计算的基本公式.

例 4.2.1 求 $\int_0^\pi \sin x\,\mathrm{d}x.$

解 $\int_0^\pi \sin x\,\mathrm{d}x=-\cos x\Big|_0^\pi=-(-1-1)=2.$

例 4.2.2 求 $\int_0^1 x\mathrm{e}^{x^2}\,\mathrm{d}x.$

解 $\int_0^1 x\mathrm{e}^{x^2}\,\mathrm{d}x=\dfrac{1}{2}\int_0^1 \mathrm{e}^{x^2}\,\mathrm{d}x^2=\dfrac{1}{2}\mathrm{e}^{x^2}\Big|_0^1=\dfrac{1}{2}(\mathrm{e}-1).$

§4.3　定积分的两个积分法则

根据定积分计算的基本公式,定积分的计算一般可归结为求被积函数的原函数在积分上、下限处函数值的差. 但在实际应用中,这样做有时还不够简便,因此,下面我们介绍定积分的换元法和分部积分法.

一、定积分的换元法

若函数 $f(x)$ 在区间 $[a,b]$ 上连续, $x=\varphi(t)$ 在区间 $[\alpha,\beta]$ 上是单值的,且有连续的导数 $\varphi'(t)$,当 t 在区间 $[\alpha,\beta]$ 上变化时, $x=\varphi(t)$ 的值在区间 $[a,b]$ 上变化,且有 $\varphi(\alpha)=a$, $\varphi(\beta)=b$,则

$$\int_a^b f(x)\mathrm{d}x = \int_\alpha^\beta f[\varphi(t)]\mathrm{d}\varphi(t).$$

上式称为定积分的换元公式. 下面通过例子说明使用此公式的方法.

例 4.3.1　求 $\int_0^3 \dfrac{2x-1}{\sqrt{1+x}}\mathrm{d}x$.

解　设 $\sqrt{x+1}=t$,则 $x=t^2-1$, $\mathrm{d}x=2t\mathrm{d}t$,且

$$当 x=0 时,t=1;当 x=3 时,t=2.$$

所以

$$\int_0^3 \frac{2x-1}{\sqrt{1+x}}\mathrm{d}x = \int_1^2 \frac{2(t^2-1)-1}{t}2t\mathrm{d}t = \int_1^2 (4t^2-6)\mathrm{d}t$$

$$= \left[\frac{4}{3}t^3 - 6t\right]_1^2 = \frac{10}{3}.$$

不定积分的换元法,最后要代回原积分变量,而定积分的换元法由于改变了积分的上、下限,积分后就无须代回了.

例 4.3.2　求 $\int_0^a \sqrt{a^2-x^2}\,\mathrm{d}x$.

解　设 $x=a\sin t$,则 $\mathrm{d}x=a\cos t\mathrm{d}t$,且

$$当 x=0 时,t=0;当 x=a 时,t=\frac{\pi}{2}.$$

所以

$$\int_0^a \sqrt{a^2-x^2}\,\mathrm{d}x = \frac{a^2}{2}\int_0^{\frac{\pi}{2}}(1+\cos 2t)\mathrm{d}t$$

$$= \frac{a^2}{2}\left[t+\frac{1}{2}\sin 2t\right]_0^{\frac{\pi}{2}} = \frac{\pi}{4}a^2.$$

例 4.3.3 试证:(1) 若 $f(x)$ 在 $[-a,a]$ 上为连续的偶函数,则

$$\int_{-a}^{a} f(x)\mathrm{d}x = 2\int_{0}^{a} f(x)\mathrm{d}x;$$

(2) 若 $f(x)$ 在 $[-a,a]$ 上为连续的奇函数,则

$$\int_{-a}^{a} f(x)\mathrm{d}x = 0.$$

证明 因为

$$\int_{-a}^{a} f(x)\mathrm{d}x = \int_{-a}^{0} f(x)\mathrm{d}x + \int_{0}^{a} f(x)\mathrm{d}x,$$

对积分 $\int_{-a}^{0} f(x)\mathrm{d}x$ 作代换 $x = -t$,则得

$$\int_{-a}^{0} f(x)\mathrm{d}x = -\int_{a}^{0} f(-t)\mathrm{d}t = \int_{0}^{a} f(-t)\mathrm{d}t$$

$$= \int_{0}^{a} f(-x)\mathrm{d}x,$$

所以

$$\int_{-a}^{a} f(x)\mathrm{d}x = \int_{0}^{a} f(-x)\mathrm{d}x + \int_{0}^{a} f(x)\mathrm{d}x.$$

(1) 若 $f(x)$ 为偶函数,则 $f(-x) = f(x)$,从而有

$$\int_{-a}^{a} f(x)\mathrm{d}x = 2\int_{0}^{a} f(x)\mathrm{d}x;$$

(2) 若 $f(x)$ 为奇函数,则 $f(-x) = -f(x)$,从而有

$$\int_{-a}^{a} f(x)\mathrm{d}x = 0.$$

由此可见,奇、偶函数在对称于原点的区间上的积分可以简化计算.

例 4.3.4 求 $\int_{-1}^{1} \dfrac{x^2 + \sin x}{1 + x^2}\mathrm{d}x$.

解 $\int_{-1}^{1} \dfrac{x^2 + \sin x}{1 + x^2}\mathrm{d}x = \int_{-1}^{1} \dfrac{x^2}{1 + x^2}\mathrm{d}x + \int_{-1}^{1} \dfrac{\sin x}{1 + x^2}\mathrm{d}x$

$$= 2\int_{0}^{1} \dfrac{x^2}{1 + x^2}\mathrm{d}x$$

$$= 2\int_{0}^{1} \left(1 - \dfrac{1}{1 + x^2}\right)\mathrm{d}x$$

$$= 2(x - \arctan x)\Big|_{0}^{1} = 2 - \dfrac{\pi}{2}.$$

二、定积分的分部积分法

设函数 $u(x), v(x)$ 在区间 $[a, b]$ 上具有连续的导数. 因为

$$u\,\mathrm{d}v = \mathrm{d}(uv) - v\,\mathrm{d}u,$$

所以两边同取从 a 到 b 的积分, 则有

$$\int_a^b u\,\mathrm{d}v = uv \Big|_a^b - \int_a^b v\,\mathrm{d}u,$$

这就是定积分的分部积分公式.

例 4.3.5　求 $\int_0^\pi x\cos x\,\mathrm{d}x$.

解　$\displaystyle\int_0^\pi x\cos x\,\mathrm{d}x = \int_0^\pi x\,\mathrm{d}(\sin x)$

$$= x\sin x \Big|_0^\pi - \int_0^\pi \sin x\,\mathrm{d}x$$

$$= \cos x \Big|_0^\pi = -2.$$

例 4.3.6　求 $\int_1^{\mathrm{e}} \ln x\,\mathrm{d}x$.

解　$\displaystyle\int_1^{\mathrm{e}} \ln x\,\mathrm{d}x = x\ln x \Big|_1^{\mathrm{e}} - \int_1^{\mathrm{e}} x \cdot \frac{1}{x}\,\mathrm{d}x$

$$= \mathrm{e} - x \Big|_1^{\mathrm{e}} = \mathrm{e} - (\mathrm{e} - 1) = 1.$$

§4.4　定积分的应用

定积分的应用是很广泛的, 这里只举出它的几种简单应用, 以阐明用定积分解决实际问题的基本思想方法.

微元法是用定积分解决实际问题的一种重要思想方法, 通常分为两步:

(1) 求微元(即微分)

在区间 $[a, b]$ 内的任一微小区间 $[x, x+\mathrm{d}x]$ 上找出所求量 A 的微元, 即

$$\mathrm{d}A = f(x)\,\mathrm{d}x.$$

(2) 求积分

将上述微分式两边积分, 得所求量 A, 即

$$A = \int_a^b f(x)\,\mathrm{d}x.$$

这种解决问题的方法叫做微元法.

一、平面图形的面积

现用微元法求由曲线 $y=f_1(x),y=f_2(x)(f_1(x) \geqslant f_2(x))$ 及直线 $x=a$，$x=b(a<b)$ 围成的平面图形的面积 A.

在区间 $[a,b]$ 内取一微小区间 $[x,x+\mathrm{d}x]$，它所对应的窄条面积(见图 4-5 阴影部分)近似等于高为 $[f_1(x)-f_2(x)]$、底为 $\mathrm{d}x$ 的矩形面积，所以面积的微元为

$$\mathrm{d}A=[f_1(x)-f_2(x)]\mathrm{d}x.$$

两边求积分得所求面积为

$$A=\int_a^b [f_1(x)-f_2(x)]\mathrm{d}x.$$

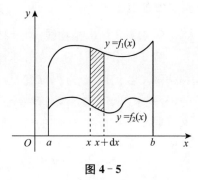

图 4-5

例 4.4.1　求椭圆 $\dfrac{x^2}{a^2}+\dfrac{y^2}{b^2}=1$ 的面积 S.

解　因为所给椭圆关于坐标轴对称，所以由图 4-6 可知所求椭圆的面积等于阴影部分面积的 4 倍. 由椭圆方程得被积函数为

$$y=\frac{b}{a}\sqrt{a^2-x^2},$$

所以

$$S=\frac{4b}{a}\int_0^a \sqrt{a^2-x^2}\,\mathrm{d}x$$

$$=\frac{4b}{a}\left[\frac{x}{2}\sqrt{a^2-x^2}+\frac{a^2}{2}\arcsin\frac{x}{a}\right]_0^a$$

$$=\pi ab.$$

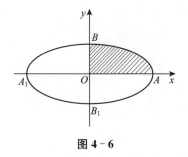

图 4-6

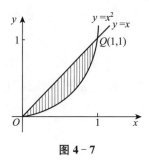

图 4-7

例 4.4.2　求抛物线 $y=x^2$ 和直线 $y=x$ 所围图形的面积 S.

解　我们先画出图形(图 4-7).

为确定积分的上、下限，需求出抛物线和直线的交点，即解方程组

$$\begin{cases} y = x^2, \\ y = x, \end{cases}$$

求得交点$(0,0)$和$(1,1)$. 取 x 为积分变量,得所求面积为

$$S = \int_0^1 (x - x^2) \mathrm{d}x = \left[\frac{1}{2} x^2 - \frac{1}{3} x^3 \right]_0^1 = \frac{1}{6}.$$

例 4.4.3 求抛物线 $y^2 = 2x$ 和直线 $y = x - 4$ 所围成的图形的面积 S.

解 画出草图(图 4-8). 求出抛物线 $y^2 = 2x$ 和直线 $y = x - 4$ 的交点$(2, -2)$
和$(8, 4)$. 若仍以 x 为积分变量,需将图形分成两部
分,分别求出 S_1 和 S_2,则 $S = S_1 + S_2$. 为方便起见,
这里取 y 为积分变量,它的变化范围为$[-2, 4]$,所以

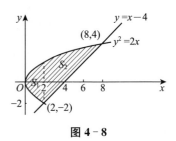

$$S = \int_{-2}^4 \left[(y + 4) - \frac{y^2}{2} \right] \mathrm{d}y$$

$$= \left[\frac{1}{2} y^2 + 4y - \frac{1}{6} y^3 \right]_{-2}^4 = 18.$$

图 4-8

由以上几例可以总结出计算平面图形面积的一般步骤为:

(1) 作出草图;

(2) 求曲线的交点,适当选择积分变量,确定积分区间;

(3) 利用公式计算定积分.

二、连续函数在闭区间上的平均值

在统计学或其他实际问题中,不仅要求计算出一组数的平均值,而且常常要求
计算出某个函数 $y = f(x)$ 在一区间内连续变化时的平均值.

怎样求连续函数 $y = f(x)$ 在区间$[a, b]$上的平均值 $\bar{y}$ 呢?

为此,我们把区间$[a, b]$分成 n 等份,分点是

$$a = x_0 < x_1 < x_2 < \cdots < x_n = b,$$

在每个分点 x_i 上取 $f(x_i) = y_i$ $(i = 1, 2, \cdots, n)$.

我们可以取 y_i 的平均值作为 $\bar{y}$ 的近似值,即

$$\bar{y} \approx \frac{y_1 + y_2 + \cdots + y_n}{n}$$

$$= \frac{f(x_1) + f(x_2) + \cdots + f(x_n)}{\dfrac{b - a}{\Delta x}}$$

$$= \frac{1}{b - a} \sum_{i=1}^n f(x_i) \Delta x_i \quad \left(\Delta x = \frac{b - a}{n} \right).$$

随着分点增多,显然近似的程度就越好. 当 $n \rightarrow +\infty$ 时,便得 $\bar{y}$ 的精确值

$$\bar{y} = \frac{1}{b-a} \lim_{\Delta x \rightarrow 0} \sum_{i=1}^{n} f(x_i) \Delta x_i.$$

根据定积分的定义

$$\lim_{\Delta x \rightarrow 0} \sum_{i=1}^{n} f(x_i) \Delta x_i = \int_a^b f(x) \mathrm{d}x,$$

得

$$\bar{y} = \frac{1}{b-a} \int_a^b f(x) \mathrm{d}x.$$

这就是计算函数 $y = f(x)$ 在区间 $[a,b]$ 上的平均值的一般公式.

例 4.4.4 求函数 $y = 1 - x^2$ 在区间 $[-1,1]$ 上的平均值.

解 $\bar{y} = \frac{1}{1-(-1)} \int_{-1}^{1} (1 - x^2) \mathrm{d}x$

$= \frac{1}{2} \left[x - \frac{1}{3} x^3 \right]_{-1}^{1} = \frac{2}{3}.$

三、变力所做的功

要计算物体在变力 $F(s)$ 的作用下沿直线由 $s = a$ 移动到 $s = b$,且力的方向与位移的方向一致时所做的功,我们可先在区间 $[a,b]$ 内任取一微小区间 $[s, s + \mathrm{d}s]$,在这小区间上用物体在 s 处所受的力 $F(s)$ 代替这一段位移 $\mathrm{d}s$ 上物体所受的力,则功的微元为

$$\mathrm{d}W = F(s)\mathrm{d}s.$$

从而,物体由 $s = a$ 移动到 $s = b$ 时变力所做的功为

$$W = \int_a^b F(s)\mathrm{d}s.$$

例 4.4.5 将一根弹簧从平衡位置拉长 s,求拉力所做的功.

解 将弹簧一端固定,另一端的平衡位置取为坐标原点,弹簧的伸长方向为 x 轴的正方向(图 4-9). 由弹性定律可知,在弹性限度内,将弹簧拉长所用的力 F 与弹簧的伸长 x 成正比,即

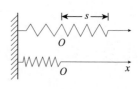

$$F(x) = kx \quad (k \text{ 为弹性系数}),$$

图 4-9

从而

$$W = \int_0^s F(x)\mathrm{d}x = \int_0^s kx \mathrm{d}x$$

$$= \frac{1}{2} kx^2 \Big|_0^s = \frac{1}{2} ks^2.$$

§4.5　定积分的近似计算

我们已经知道,利用牛顿-莱布尼兹公式计算定积分先要求出原函数,但是有时原函数很难求出,有时原函数根本不能用初等函数表示,有时甚至只能给出被积函数的一组观察到的或由实验得出的数据,不可能得到原函数,这时就不能用牛顿-莱布尼兹公式计算定积分的精确值了.此外,在实际工作中并非总要求精确值,往往只需要求出达到一定精度的近似值.因此有必要研究计算定积分的近似值的方法.

由于定积分 $\int_a^b f(x)\mathrm{d}x(f(x)\geqslant 0)$ 在几何上表示由曲线 $y=f(x)$ 和直线 $x=a$, $x=b$ 及 x 轴所围成的曲边梯形的面积,因此定积分的近似计算,就可转化成为曲边梯形面积的近似计算.下面介绍两种常用的定积分的近似计算公式.

一、梯形法

我们在 §4.1 中求曲边梯形的面积时,将每个小曲边梯形用相应的矩形的面积近似代替,如果用相应的梯形的面积来代替,一般来说近似程度会提高些.

设函数 $y=f(x)$ 在区间 $[a,b]$ 上连续,用分点

$$a=x_0<x_1<x_2<\cdots<x_{i-1}<x_i<\cdots<x_n=b$$

将区间 $[a,b]$ 分成 n 个等长的小区间,每个小区间的长度为 $\Delta x=\dfrac{b-a}{n}$,过各分点作 x 轴的垂线且与曲线 $y=f(x)$ 交于点 $A,M_1,M_2,\cdots,M_{n-1},B$,这些点的纵坐标分别是 $y_0,y_1,y_2,\cdots,y_{n-1},y_n$. 将相邻两点连接起来得到弦 $AM_1,M_1M_2,\cdots,M_{n-1}B$,于是我们得到 n 个小梯形(见图 4-10).

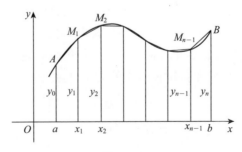

图 4-10

每个小梯形的面积分别是 $\dfrac{y_0+y_1}{2}\Delta x,\dfrac{y_1+y_2}{2}\Delta x,\cdots,\dfrac{y_{n-1}+y_n}{2}\Delta x$. 这些面

积的和就是曲边梯形面积的近似值,也就是积分 $\int_a^b f(x)\mathrm{d}x$ 的近似值,所以

$$\int_a^b f(x)\mathrm{d}x \approx \Delta x \left(\frac{y_0+y_1}{2} + \frac{y_1+y_2}{2} + \cdots + \frac{y_{n-1}+y_n}{2} \right),$$

即

$$\int_a^b f(x)\mathrm{d}x \approx \frac{b-a}{n} \left(\frac{y_0+y_n}{2} + y_1 + y_2 + \cdots + y_{n-1} \right).$$

上式叫做计算定积分近似值的梯形法公式.

二、抛物线法

在梯形法中,我们将小区间上一段曲线 $y=f(x)$ 换成直线弦. 抛物线法则是用抛物线代替曲线段,这样得出的结果一般会更精确些. 其做法如下:

将区间 n(偶数)等分,每个小区间的长度为

$$\Delta x = \frac{b-a}{n},$$

其分点为

$$a = x_0 < x_1 < x_2 < \cdots < x_{n-1} < x_n = b,$$

所对应的函数值分别为

$$f(a)=y_0, y_1, y_2, \cdots, y_{n-1}, y_n=f(b),$$

则所求积分可写成

$$\int_a^b f(x)\mathrm{d}x = \int_{x_0}^{x_2} f(x)\mathrm{d}x + \int_{x_2}^{x_4} f(x)\mathrm{d}x + \cdots + \int_{x_{n-2}}^{x_n} f(x)\mathrm{d}x.$$

作一条抛物线

$$y = Ax^2 + Bx + C,$$

使其过曲线 $y=f(x)$ 上相邻三点:M_0, M_1, M_2(见图 4-11),现用抛物线下面区间 $[x_0, x_2]$ 上的面积

$$\int_{x_0}^{x_2} (Ax^2 + Bx + C)\mathrm{d}x$$

来近似代替积分

$$\int_{x_0}^{x_2} f(x)\mathrm{d}x.$$

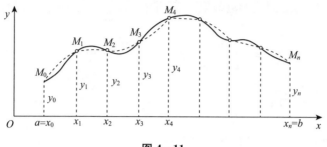

图 4 - 11

可以推出

$$\int_{x_0}^{x_2}(Ax^2+Bx+C)\mathrm{d}x=\frac{b-a}{3n}(y_0+4y_1+y_2),$$

其中 y_0,y_1,y_2 分别为 M_0,M_1,M_2 三点的纵坐标. 于是有

$$\int_{x_0}^{x_2}f(x)\mathrm{d}x\approx\frac{b-a}{3n}(y_0+4y_1+y_2).$$

同理可得

$$\int_{x_2}^{x_4}f(x)\mathrm{d}x\approx\frac{b-a}{3n}(y_2+4y_3+y_4),$$

$$\vdots$$

$$\int_{x_{n-2}}^{x_n}f(x)\mathrm{d}x\approx\frac{b-a}{3n}(y_{n-2}+4y_{n-1}+y_n).$$

所以

$$\int_a^b f(x)\mathrm{d}x=\int_{x_0}^{x_2}f(x)\mathrm{d}x+\int_{x_2}^{x_4}f(x)\mathrm{d}x+\cdots+\int_{x_{n-2}}^{x_n}f(x)\mathrm{d}x$$

$$\approx\frac{b-a}{3n}\big[(y_0+4y_1+y_2)+(y_2+4y_3+y_4)+$$

$$\cdots+(y_{n-2}+4y_{n-1}+y_n)\big]$$

$$=\frac{b-a}{3n}\big[(y_0+y_n)+4(y_1+y_3+\cdots+y_{n-1})+$$

$$2(y_2+y_4+\cdots+y_{n-2})\big].$$

这就是抛物线法公式.

例 4.5.1 用梯形法与抛物线法计算 $\int_0^1\dfrac{\mathrm{d}x}{\sqrt{1+x^2}}$ 的近似值.

解 将区间 $[0,1]$ 分成 4 等份,分点及所对应的函数值如表 4 - 1 所示:

表 4 - 1

x	y	梯形法公式	抛物线法公式
$x_0 = 0$	$y_0 = 1.000$	$\frac{1}{2}y_0 = 0.500$	$y_0 = 1.000$
$x_1 = 0.25$	$y_1 = 0.970$	$y_1 = 0.970$	$4y_1 = 3.88$
$x_2 = 0.5$	$y_2 = 0.894$	$y_2 = 0.894$	$2y_2 = 1.788$
$x_3 = 0.75$	$y_3 = 0.8$	$y_3 = 0.8$	$4y_3 = 3.2$
$x_4 = 1$	$y_4 = 0.707$	$\frac{1}{2}y_4 = 0.354$	$y_4 = 0.707$

利用梯形法公式得

$$\int_0^1 \frac{\mathrm{d}x}{\sqrt{1+x^2}} \approx \frac{1}{4}(0.500 + 0.97 + 0.894 + 0.8 + 0.354)$$

$$\approx \frac{1}{4} \times 3.518 \approx 0.880.$$

利用抛物线法公式得

$$\int_0^1 \frac{\mathrm{d}x}{\sqrt{1+x^2}} \approx \frac{1}{12}[(1.000 + 0.707) + (3.88 + 3.2) + 1.788]$$

$$\approx \frac{1}{12} \times 10.575 \approx 0.881.$$

§4.6 广 义 积 分

前面所讨论的定积分的被积函数都是在有限区间$[a,b]$上连续的,但在有些医药学和其他科学问题中,会遇到积分区间是无限的或者被积函数在有限区间上无界的情况,像这样的积分称为广义积分.

一、无穷区间上的广义积分

设函数$f(x)$在区间$[a, +\infty)$上是连续的,取$b > a$,如果$\lim\limits_{b \to +\infty}\int_a^b f(x)\mathrm{d}x$存在,那么此极限叫做$f(x)$在区间$[a, +\infty)$上的广义积分,记作

$$\int_a^{+\infty} f(x)\mathrm{d}x.$$

同样可以定义积分下限为负无穷大或积分上限与下限都是无穷大的广义积分

$$\int_{-\infty}^{b} f(x)\mathrm{d}x = \lim_{a \to -\infty}\int_{a}^{b} f(x)\mathrm{d}x,$$

$$\int_{-\infty}^{+\infty} f(x)\mathrm{d}x = \int_{-\infty}^{c} f(x)\mathrm{d}x + \int_{c}^{+\infty} f(x)\mathrm{d}x,$$

其中 $\qquad\qquad c \in (-\infty, +\infty).$

当上式右端的两个广义积分都存在时,就称广义积分 $\int_{-\infty}^{+\infty} f(x)\mathrm{d}x$ 收敛或存在,否则就称广义积分 $\int_{-\infty}^{+\infty} f(x)\mathrm{d}x$ 发散或不存在.

例 4.6.1 计算 $\int_{-\infty}^{+\infty} \dfrac{\mathrm{d}x}{1+x^2}.$

解
$$\begin{aligned}
\int_{-\infty}^{+\infty} \frac{\mathrm{d}x}{1+x^2} &= \int_{-\infty}^{0} \frac{\mathrm{d}x}{1+x^2} + \int_{0}^{+\infty} \frac{\mathrm{d}x}{1+x^2} \\
&= \lim_{a \to -\infty}\int_{a}^{0} \frac{\mathrm{d}x}{1+x^2} + \lim_{b \to +\infty}\int_{0}^{b} \frac{\mathrm{d}x}{1+x^2} \\
&= \lim_{a \to -\infty}[\arctan x]_{a}^{0} + \lim_{b \to +\infty}[\arctan x]_{0}^{b} \\
&= \lim_{a \to -\infty}(-\arctan a) + \lim_{b \to +\infty}(\arctan b) \\
&= \pi.
\end{aligned}$$

见图 4-12.

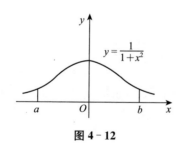

图 4-12

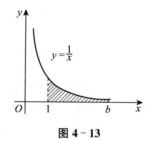

图 4-13

例 4.6.2 计算 $\int_{1}^{+\infty} \dfrac{\mathrm{d}x}{x}.$

解
$$\begin{aligned}
\int_{1}^{+\infty} \frac{\mathrm{d}x}{x} &= \lim_{b \to +\infty}\int_{1}^{b} \frac{\mathrm{d}x}{x} = \lim_{b \to +\infty}[\ln x]_{1}^{b} \\
&= \lim_{b \to +\infty}(\ln b) = +\infty,
\end{aligned}$$

所以广义积分 $\int_{1}^{+\infty} \dfrac{\mathrm{d}x}{x}$ 发散. 见图 4-13.

二、无界函数的积分

这里讨论积分区间 $[a,b]$ 有限,而被积函数 $f(x)$ 在这个区间的某一端点或中间某点处无界的积分.

设函数 $f(x)$ 在 $[a,b]$ 上连续,而当 $x \to a^+$ 时,$f(x) \to \infty$. 取 $\varepsilon > 0$,如果 $\lim\limits_{\varepsilon \to 0} \int_{a+\varepsilon}^{b} f(x)\mathrm{d}x$ 存在,那么将这个极限值称为函数 $f(x)$ 在区间 $[a,b]$ 上的广义积分,记作

$$\int_a^b f(x)\mathrm{d}x,$$

即

$$\int_a^b f(x)\mathrm{d}x = \lim_{\varepsilon \to 0} \int_{a+\varepsilon}^{b} f(x)\mathrm{d}x.$$

如果上述极限存在,那么这时我们说广义积分 $\int_a^b f(x)\mathrm{d}x$ 存在或收敛,否则称广义积分 $\int_a^b f(x)\mathrm{d}x$ 不存在或发散.

类似地,有 $f(x)$ 在 $[a,b]$ 的右端点处无界的广义积分,即

$$\int_a^b f(x)\mathrm{d}x = \lim_{\varepsilon \to 0} \int_a^{b-\varepsilon} f(x)\mathrm{d}x.$$

$f(x)$ 在 $[a,b]$ 内某一点 $x=c$ 处无界,可归结为前两种情况之和,即

$$\int_a^b f(x)\mathrm{d}x = \int_a^c f(x)\mathrm{d}x + \int_c^b f(x)\mathrm{d}x$$

$$= \lim_{\varepsilon_1 \to 0} \int_a^{c-\varepsilon_1} f(x)\mathrm{d}x + \lim_{\varepsilon_2 \to 0} \int_{c+\varepsilon_2}^{b} f(x)\mathrm{d}x.$$

当上式右端的两个广义积分都存在时,就称广义积分 $\int_a^b f(x)\mathrm{d}x$ 收敛或存在,否则就称广义积分 $\int_a^b f(x)\mathrm{d}x$ 发散或不存在.

例 4.6.3　计算 $\int_0^a \dfrac{\mathrm{d}x}{\sqrt{a^2-x^2}}$.

解　当 $x \to a^-$ 时,被积函数无界,所以

$$\int_0^a \frac{\mathrm{d}x}{\sqrt{a^2-x^2}} = \lim_{\varepsilon \to 0} \int_0^{a-\varepsilon} \frac{\mathrm{d}x}{\sqrt{a^2-x^2}}$$

$$= \lim_{\varepsilon \to 0} \left[\arcsin \frac{x}{a} \right]_0^{a-\varepsilon} = \frac{\pi}{2}.$$

例 4.6.4　计算 $\int_{-1}^{1}\dfrac{\mathrm{d}x}{x^2}$.

解　因为被积函数在 $[-1,1]$ 内点 $x=0$ 处无界，所以

$$\int_{-1}^{1}\frac{\mathrm{d}x}{x^2}=\int_{-1}^{0}\frac{\mathrm{d}x}{x^2}+\int_{0}^{1}\frac{\mathrm{d}x}{x^2}$$

$$=\lim_{\varepsilon_1\to 0}\int_{-1}^{-\varepsilon_1}\frac{1}{x^2}\mathrm{d}x+\lim_{\varepsilon_2\to 0}\int_{\varepsilon_2}^{1}\frac{1}{x^2}\mathrm{d}x.$$

因为
$$\lim_{\varepsilon_1\to 0}\int_{-1}^{-\varepsilon_1}\frac{1}{x^2}\mathrm{d}x=\lim_{\varepsilon_1\to 0}\left(\frac{1}{\varepsilon_1}-1\right)=\infty,$$

同样 $\lim\limits_{\varepsilon_2\to 0}\int_{\varepsilon_2}^{1}\dfrac{1}{x^2}\mathrm{d}x$ 也发散，所以 $\int_{-1}^{1}\dfrac{\mathrm{d}x}{x^2}$ 发散. 见图 $4-14$.

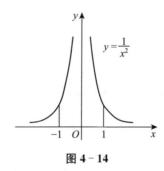

图 4-14

习　题　四

1. 计算下列定积分：

(1) $\int_{-1}^{1}(x^2-1)\mathrm{d}x$ ；

(2) $\int_{-1}^{1}\dfrac{\mathrm{d}x}{1+x^2}$ ；

(3) $\int_{-1}^{1}\dfrac{2x-1}{x+2}\mathrm{d}x$ ；

(4) $\int_{-\frac{1}{2}}^{\frac{1}{2}}\dfrac{\mathrm{d}x}{\sqrt{1-x^2}}$ ；

(5) $\int_{0}^{\sqrt{3}a}\dfrac{\mathrm{d}x}{a^2+x^2}$

(6) $\int_{0}^{2\pi}|\sin x|\,\mathrm{d}x$ ；

(7) $\int_{0}^{1}(1-x)^3\mathrm{d}x$ ；

(8) $\int_{0}^{2}x^2\sqrt{1+x^3}\,\mathrm{d}x$ ；

(9) $\int_{\frac{1}{2}}^{1}\sqrt{3-2x}\,\mathrm{d}x$ ；

(10) $\int_{0}^{\frac{\pi}{2}}\sin^3 x\,\mathrm{d}x$ ；

(11) $\int_{0}^{\frac{\pi}{2}}\sin x\cos x\,\mathrm{d}x$ ；

(12) $\int_{0}^{\frac{\pi}{2}}\cos^5 x\sin x\,\mathrm{d}x$ ；

(13) $\int_0^1 \sqrt{4-x^2}\,dx$;

(14) $\int_0^1 x\sqrt{4+5x}\,dx$;

(15) $\int_{-1}^1 x\sqrt{1+x^2}\,dx$;

(16) $\int_0^{\frac{\pi}{2}} \cos^5 x\,dx$;

(17) $\int_1^{e^2} \dfrac{dx}{x\sqrt{1+\ln x}}$;

(18) $\int_0^2 f(x)\,dx$, 其中 $f(x)=\begin{cases} x+1, & x\leqslant 1, \\ \dfrac{1}{2}x^2, & x>1; \end{cases}$

(19) $\int_0^4 \dfrac{1}{1+\sqrt{x}}\,dx$;

(20) $\int_1^5 \dfrac{\sqrt{x-1}}{x}\,dx$;

(21) $\int_1^8 \dfrac{1+3x}{\sqrt[3]{x}}\,dx$;

(22) $\int_0^1 \dfrac{x^2}{(1+x^2)^2}\,dx$;

(23) $\int_1^e \dfrac{1+\ln x}{x}\,dx$;

(24) $\int_0^2 \dfrac{x}{1+x^2}\,dx$;

(25) $\int_0^a \sqrt{a^2-x^2}\,dx$;

(26) $\int_1^e \ln x\,dx$;

(27) $\int_0^1 x\,e^{-x}\,dx$;

(28) $\int_0^1 x\arctan x\,dx$;

(29) $\int_0^{\frac{1}{2}} \arcsin x\,dx$;

(30) $\int_0^{\pi} x^2\cos 2x\,dx$;

(31) $\int_0^{\frac{\pi}{4}} \tan^3 x\,dx$;

(32) $\int_0^{\frac{\pi}{2}} x\sin x\,dx$;

(33) $\int_{-1}^1 \dfrac{7x^3-6x+8}{x^2+1}\,dx$;

(34) $\int_{-1}^1 (x^2+4x-\sin x\cos x)\,dx$;

(35) $\int_{-\frac{1}{2}}^{\frac{1}{2}} \dfrac{(\arcsin x)^2}{\sqrt{1-x^2}}\,dx$;

(36) $\int_{-\frac{\pi}{2}}^{\frac{\pi}{2}} \sqrt{\cos x-\cos^3 x}\,dx$.

2. 求下列各题中平面图形的面积:

(1) 曲线 $y=\dfrac{1}{x}$ 与直线 $y=x$ 及 $x=2$ 所围成的图形.

(2) 曲线 $y=e^x$, $y=e^{-x}$ 与直线 $x=1$ 所围成的图形.

(3) 在区间 $\left[0,\dfrac{3\pi}{2}\right]$ 上,曲线 $y=\cos x$ 和 x 轴,y 轴所围成的图形.

(4) 曲线 $y=1-x^2$ 和直线 $y=\dfrac{3}{2}x$ 所围成的图形.

(5) 曲线 $y^2=4x+4$ 和直线 $2x-y-2=0$ 所围成的图形.

(6) 曲线 $y = 13 - 2x^2$ 和 $y = 1 + x^2$ 所围成的图形.

3. 求函数 $y = \sin x$ 在区间 $\left[0, \dfrac{\pi}{2}\right]$ 上的平均值.

4. 求函数 $y = x^2$ 在区间 $[0, 2]$ 上的平均值.

5. 用梯形法与抛物线法计算下列积分(将积分区间分为 4 等份):

(1) $\displaystyle\int_0^1 \dfrac{\mathrm{d}x}{1+x}$;

(2) $\displaystyle\int_1^9 \sqrt{x}\,\mathrm{d}x$.

6. 求下列广义积分:

(1) $\displaystyle\int_1^{+\infty} \dfrac{1}{x^4}\mathrm{d}x$;

(2) $\displaystyle\int_1^{+\infty} \dfrac{1}{\sqrt{x}}\mathrm{d}x$;

(3) $\displaystyle\int_2^{+\infty} \dfrac{1}{x\ln^2 x}\mathrm{d}x$;

(4) $\displaystyle\int_{-\infty}^{+\infty} \dfrac{1}{1+x^2}\mathrm{d}x$;

(5) $\displaystyle\int_0^{+\infty} \mathrm{e}^{-x}\mathrm{d}x$;

(6) $\displaystyle\int_0^1 \dfrac{1}{x^2}\sin\dfrac{1}{x}\mathrm{d}x$;

(7) $\displaystyle\int_{-1}^1 \dfrac{\mathrm{d}x}{\sqrt[3]{x^2}}$;

(8) $\displaystyle\int_0^2 \dfrac{x^3}{\sqrt{4-x^2}}\mathrm{d}x$;

(9) $\displaystyle\int_1^e \dfrac{\mathrm{d}x}{x\sqrt{1-\ln^2 x}}$;

(10) $\displaystyle\int_{-1}^1 \dfrac{\mathrm{d}x}{\sqrt{1-x^2}}$.

第五章 微 分 方 程

函数关系反映了客观世界运动过程中量与量之间的一种关系. 在大量的实际问题中, 反映运动规律的量与量之间的函数关系往往不容易直接写出来, 但却比较容易建立这些变量和它们的导数(或微分)之间的等式, 即微分方程.

如果微分方程中未知函数仅含一个自变量, 那么通常称为常微分方程. 本章只讨论常微分方程, 简称微分方程.

§5.1 微分方程的基本概念

下面我们通过实例来说明微分方程的基本概念.

例 5.1.1 已知曲线上任一点 $M(x,y)$ 处的切线的斜率为 $2x$, 且该曲线通过点 $(1,2)$, 求该曲线的方程.

解 根据导数的几何意义, 所求的曲线 $y=f(x)$ 应满足方程

$$\frac{\mathrm{d}y}{\mathrm{d}x}=2x, \tag{5.1}$$

即

$$\mathrm{d}y=2x\,\mathrm{d}x.$$

对上式两边积分, 得

$$y=x^2+C, \tag{5.2}$$

其中 C 是任意常数.

因为曲线过点 $(1,2)$, 所以曲线方程 (5.2) 还应满足条件

$$x=1 \text{ 时 } y=2. \tag{5.3}$$

把 (5.3) 代入 (5.2) 得

$$C=1,$$

于是所求曲线方程为

$$y=x^2+1. \tag{5.4}$$

例 5.1.2 一质量为 m 的物体从空中自由落下, 若略去空气的阻力, 求物体下落的距离 s 与时间 t 的函数关系 $s=s(t)$.

解 已知自由落体的加速度为 g,因而

$$\frac{\mathrm{d}^2 s}{\mathrm{d}t^2} = g. \tag{5.5}$$

上式可改写为

$$\mathrm{d}\left(\frac{\mathrm{d}s}{\mathrm{d}t}\right) = g\,\mathrm{d}t.$$

两边积分得

$$v = \frac{\mathrm{d}s}{\mathrm{d}t} = gt + C_1, \tag{5.6}$$

再积分一次得

$$s = \frac{1}{2}gt^2 + C_1 t + C_2, \tag{5.7}$$

其中 C_1, C_2 都是任意常数.

在运动开始时,物体的速度和位移为零,即 $t=0$ 时,

$$v = \frac{\mathrm{d}s}{\mathrm{d}t} = 0, s = 0. \tag{5.8}$$

把(5.8)式代入(5.6)与(5.7)得

$$C_1 = C_2 = 0,$$

于是

$$s = \frac{1}{2}gt^2. \tag{5.9}$$

在这两个例子中,我们都推导出了含有未知函数的导数(或微分)的方程,即微分方程.

微分方程中出现的未知函数的导数的最高阶数称为微分方程的阶. 由微分方程阶的定义可知(5.1)是一阶微分方程,(5.5)是二阶微分方程,而

$$y''' - 3yy'' + 2y = \mathrm{e}^x$$

是三阶微分方程.

如果把某一函数和它的导数(或微分)代入微分方程,能使该方程成为恒等式,那么称这个函数为该微分方程的解. 其中含有相互独立的任意常数的个数与微分方程的阶数相同的解称为通解. 通解中的任意常数取确定值时,称为特解.

例如(5.2)和(5.7)分别是(5.1)和(5.5)的通解,而(5.4)和(5.9)则分别是它

们的特解.

为了得到微分方程的特解,即确定通解中的任意常数,通常给出这个解满足的条件,例如(5.3)与(5.8).像这样给出的自变量的值及其所对应函数和导数的值的已知条件,称为初始条件.

求微分方程解的过程叫做解微分方程.

例 5.1.3 验证函数

$$y = C_1 e^{2x} + C_2 e^{-x} \tag{5.10}$$

是微分方程

$$y'' - y' - 2y = 0 \tag{5.11}$$

的通解,并求满足初始条件

$$x = 0 \text{ 时 } y = 1, y' = 2 \tag{5.12}$$

的特解.

解　求出函数

$$y = C_1 e^{2x} + C_2 e^{-x}$$

的一阶和二阶导数为

$$y' = 2C_1 e^{2x} - C_2 e^{-x}, \tag{5.13}$$

$$y'' = 4C_1 e^{2x} + C_2 e^{-x}, \tag{5.14}$$

代入(5.11)得

$$4C_1 e^{2x} + C_2 e^{-x} - 2C_1 e^{2x} + C_2 e^{-x} - 2C_1 e^{2x} - 2C_2 e^{-x} \equiv 0,$$

且函数(5.10)中含有两个任意常数,故为微分方程(5.11)的通解.将条件(5.12)代入(5.10)及(5.13)得

$$\begin{cases} C_1 + C_2 = 1, \\ 2C_1 - C_2 = 2, \end{cases}$$

解得

$$\begin{cases} C_1 = 1, \\ C_2 = 0. \end{cases}$$

把 C_1, C_2 代入(5.10),得特解为

$$y = e^{2x}.$$

§5.2 一阶微分方程

本节介绍几种特殊类型的一阶微分方程.

一、可分离变量的微分方程

凡是能够化成

$$\frac{\mathrm{d}y}{\mathrm{d}x} = f(x)g(y) \tag{5.15}$$

形式的方程,称为可分离变量的微分方程. 这里 $f(x), g(y)$ 分别是 x, y 的连续函数. 如果 $g(y) \neq 0$,那么我们可将(5.15)式改写成

$$\frac{\mathrm{d}y}{g(y)} = f(x)\mathrm{d}x , \tag{5.16}$$

这样变量就分离了,(5.16)式两边同时积分即可得方程的通解.

例 5.2.1 求微分方程 $\dfrac{\mathrm{d}y}{\mathrm{d}x} = \dfrac{x + xy^2}{y + x^2 y}$ 的通解.

解 分离变量,得

$$\frac{y}{1 + y^2}\mathrm{d}y = \frac{x}{1 + x^2}\mathrm{d}x,$$

两边积分,得

$$\frac{1}{2}\ln(1 + y^2) = \frac{1}{2}\ln(1 + x^2) + C_1.$$

为了便于化简,用 $\dfrac{1}{2}\ln C$ 代替 C_1,则可将上式写成

$$\frac{1}{2}\ln(1 + y^2) = \frac{1}{2}\ln(1 + x^2) + \frac{1}{2}\ln C,$$

于是通解为

$$1 + y^2 = C(1 + x^2).$$

例 5.2.2 求微分方程 $(1 + y^2)\mathrm{d}x + xy\mathrm{d}y = 0$ 的通解.

解 原方程可化为

$$(1 + y^2)\mathrm{d}x = -xy\mathrm{d}y,$$

分离变量,得

$$\frac{\mathrm{d}x}{x} = -\frac{y\mathrm{d}y}{1+y^2},$$

两边积分,得

$$\ln x = -\frac{1}{2}\ln(1+y^2) + \ln C.$$

(在解微分方程的过程中,因为通常不影响最后的结果,所以对诸如 $\int \frac{\mathrm{d}x}{x}$ 形式的积分,原函数可以写为 $\ln x$),于是通解为

$$x\sqrt{1+y^2} = C.$$

例 5.2.3 求微分方程 $\frac{\mathrm{d}y}{\mathrm{d}x} = y^2\cos x$ 满足初始条件当 $x=0$ 时,$y=1$ 的特解.

解 原方程可化为

$$\frac{\mathrm{d}y}{y^2} = \cos x\mathrm{d}x,$$

两边积分,得

$$-\frac{1}{y} = \sin x + C,$$

因而通解为

$$y = -\frac{1}{\sin x + C}.$$

将 $x=0, y=1$ 代入通解,得

$$C = -1,$$

所以所求的特解为

$$y = \frac{1}{1-\sin x}.$$

二、齐次微分方程

若微分方程 $\frac{\mathrm{d}y}{\mathrm{d}x} = f(x,y)$ 的右端可化为 $\varphi\left(\frac{y}{x}\right)$ 的形式,即

$$\frac{\mathrm{d}y}{\mathrm{d}x} = \varphi\left(\frac{y}{x}\right), \tag{5.17}$$

则称原方程为齐次微分方程. 如方程

$$\frac{\mathrm{d}y}{\mathrm{d}x} = \frac{2x + 3y}{x - 5y},$$

$$\frac{\mathrm{d}y}{\mathrm{d}x} = \frac{x^2 - 3xy}{2x^2 + 3y^2},$$

就是两个齐次方程.

对方程(5.17)作变换,令 $u = \dfrac{y}{x}$,即可化为可分离变量的方程.

由 $u = \dfrac{y}{x}$ 可得 $y = ux$,则 $\dfrac{\mathrm{d}y}{\mathrm{d}x} = u + x\dfrac{\mathrm{d}u}{\mathrm{d}x}$,代入方程(5.17)得

$$u + x\frac{\mathrm{d}u}{\mathrm{d}x} = \varphi(u),$$

即

$$\frac{\mathrm{d}u}{\varphi(u) - u} = \frac{\mathrm{d}x}{x},$$

这样就化成了变量分离的形式,两边积分,再用 $\dfrac{y}{x}$ 代替 u,即得(5.17)的通解.

例 5.2.4 求微分方程 $\dfrac{\mathrm{d}y}{\mathrm{d}x} = \dfrac{y}{x} + \tan\dfrac{y}{x}$ 的通解.

解 这是一个齐次微分方程. 令 $\dfrac{y}{x} = u$,则原方程化为

$$u + x\frac{\mathrm{d}u}{\mathrm{d}x} = u + \tan u,$$

分离变量,得

$$\cot u\,\mathrm{d}u = \frac{1}{x}\mathrm{d}x,$$

两边积分,得

$$\ln\sin u = \ln x + \ln C,$$

即

$$\sin u = Cx.$$

用 $\dfrac{y}{x}$ 代替 u,即得原方程的通解为

$$\sin\frac{y}{x} = Cx.$$

例 5.2.5 求微分方程 $y^2 + x^2\dfrac{\mathrm{d}y}{\mathrm{d}x} = xy\dfrac{\mathrm{d}y}{\mathrm{d}x}$ 的通解.

解 原方程可化为

$$\frac{\mathrm{d}y}{\mathrm{d}x} = \frac{y^2}{xy - x^2} = \frac{\left(\dfrac{y}{x}\right)^2}{\dfrac{y}{x} - 1},$$

这是一个齐次微分方程. 令 $\dfrac{y}{x} = u$，则原方程化为

$$u + x\frac{\mathrm{d}u}{\mathrm{d}x} = \frac{u^2}{u - 1},$$

分离变量，得

$$\left(1 - \frac{1}{u}\right)\mathrm{d}u = \frac{1}{x}\mathrm{d}x,$$

两边积分，得

$$u - \ln u = \ln x - \ln C,$$

即

$$ux = Ce^u.$$

用 $\dfrac{y}{x}$ 代替 u，即得原方程的通解为

$$y = Ce^{\frac{y}{x}}.$$

三、一阶线性微分方程

形如

$$y' + P(x)y = Q(x) \tag{5.18}$$

的方程称为一阶线性微分方程.“线性”是指未知函数 y 及其导数 y' 都是一次的.

若 $Q(x) \equiv 0$，则方程 (5.18) 可写成

$$y' + P(x)y = 0, \tag{5.19}$$

称方程 (5.19) 为一阶线性齐次微分方程. 当 $Q(x) \neq 0$ 时，称 (5.18) 为一阶线性非齐次微分方程，$Q(x)$ 称为非齐次项.

一阶线性齐次微分方程 (5.19) 是可分离变量的微分方程，用前面的方法很容易求出通解.

$$\frac{\mathrm{d}y}{\mathrm{d}x} = -P(x)y,$$

即

$$\frac{\mathrm{d}y}{y} = -P(x)\mathrm{d}x,$$

两边积分得通解

$$\ln y = -\int P(x)\mathrm{d}x + \ln C,$$

即

$$y = C\mathrm{e}^{-\int P(x)\mathrm{d}x}.$$

下面来讨论一阶线性非齐次微分方程的解法. 把非齐次方程(5.18)写成

$$\frac{\mathrm{d}y}{y} = \frac{Q(x)}{y}\mathrm{d}x - P(x)\mathrm{d}x,$$

两边积分得

$$\ln y = \int \frac{Q(x)}{y}\mathrm{d}x - \int P(x)\mathrm{d}x.$$

上式右端第一个积分中含有未知函数 y, 这个积分不能计算, 但是我们知道, y 是 x 的函数, 因此 $\frac{Q(x)}{y}$ 也是 x 的函数, 从而这个积分也是 x 的函数, 我们暂记为 $u(x)$, 这样上式就可以写成

$$\ln y = u(x) - \int P(x)\mathrm{d}x,$$

即

$$y = \mathrm{e}^{u(x)} \cdot \mathrm{e}^{-\int P(x)\mathrm{d}x}.$$

令

$$\mathrm{e}^{u(x)} = v(x),$$

则

$$y = v(x)\mathrm{e}^{-\int P(x)\mathrm{d}x}, \tag{5.20}$$

这里 $v(x)$ 是待定函数.

现在非齐次方程的解虽然还没有求出, 但是已经知道解的形式, 把它与对应的齐次方程的通解 $y = C\mathrm{e}^{-\int P(x)\mathrm{d}x}$ 比较, 可以看出, 在对应的齐次方程的通解中, 将任意常数换成 x 的函数 $v(x)$, 便是非齐次方程的解. 这种把齐次方程通解中的任意常数变为待定函数的方法叫做常数变易法.

下面我们来确定函数 $v(x)$. 对(5.20)式求导, 得

$$y' = v'(x)\mathrm{e}^{-\int P(x)\mathrm{d}x} + v(x)\mathrm{e}^{-\int P(x)\mathrm{d}x}\left[-\int P(x)\mathrm{d}x\right]'$$
$$= v'(x)\mathrm{e}^{-\int P(x)\mathrm{d}x} - P(x)v(x)\mathrm{e}^{-\int P(x)\mathrm{d}x},$$

把 y, y' 代入(5.18)得

$$v'(x)\mathrm{e}^{-\int P(x)\mathrm{d}x} - P(x)v(x)\mathrm{e}^{-\int P(x)\mathrm{d}x} + P(x)v(x)\mathrm{e}^{-\int P(x)\mathrm{d}x} = Q(x),$$

故有
$$v'(x)e^{-\int P(x)dx} = Q(x),$$

即
$$v'(x) = Q(x)e^{\int P(x)dx},$$

所以
$$v(x) = \int Q(x)e^{\int P(x)dx}dx + C.$$

于是非齐次方程的通解为

$$y = e^{-\int P(x)dx}\left[\int Q(x)e^{\int P(x)dx}dx + C\right]. \tag{5.21}$$

由此可见,一阶线性非齐次方程的通解由两项组成,第一项 $Ce^{-\int P(x)dx}$ 是对应的齐次方程的通解,第二项

$$e^{-\int P(x)dx}\int Q(x)e^{\int P(x)dx}dx$$

是原非齐次方程的一个特解(在通解中令 $C=0$ 便得此特解).

这一结论不仅适用于一阶线性非齐次微分方程,而且适用于任意阶线性非齐次微分方程.

求一阶线性非齐次微分方程的通解时可以直接用通解公式(5.21),也可以用推导这个公式时所用的方法,即常数变易法求解.

例 5.2.6 求微分方程 $\dfrac{dy}{dx} - \dfrac{2}{1+x}y = (1+x)^3$ 的通解.

解 此方程中 $P(x) = -\dfrac{2}{1+x}, Q(x) = (1+x)^3$,

代入求解公式(5.21)得

$$y = e^{\int \frac{2}{1+x}dx}\left[\int (1+x)^3 e^{-\int \frac{2}{1+x}dx}dx + C\right]$$

$$= (1+x)^2\left[\int (1+x)dx + C\right]$$

$$= (1+x)^2\left[\frac{(1+x)^2}{2} + C\right].$$

例 5.2.7 求微分方程 $\dfrac{dy}{dx} = \dfrac{y}{2x - y^2}$ 的通解.

解 此方程不是未知函数 y 的线性方程,但我们可以把它改写为

$$\frac{dx}{dy} = \frac{2x - y^2}{y},$$

即
$$\frac{\mathrm{d}x}{\mathrm{d}y} - \frac{2}{y}x = -y.$$

现在把 x 看成未知函数, y 看成自变量, 上式就是一个一阶线性方程了. 利用求解公式(5.21), 可得原方程的通解为

$$x = \mathrm{e}^{\int \frac{2}{y}\mathrm{d}y}\left[\int -y\mathrm{e}^{-\int \frac{2}{y}\mathrm{d}y}\mathrm{d}y + C\right],$$

即
$$x = y^2(C - \ln y).$$

四、贝努里方程

形如
$$y' + P(x)y = Q(x)y^n \quad (n \neq 0,1) \tag{5.22}$$

的方程称为贝努里方程.

贝努里方程本身并非线性方程, 但它可通过变换化成线性方程. 方程(5.22)两端同除以 y^n 可得

$$y^{-n}\frac{\mathrm{d}y}{\mathrm{d}x} + P(x)y^{1-n} = Q(x).$$

令 $z = y^{1-n}$, 则 $\frac{\mathrm{d}y}{\mathrm{d}x} = \frac{1}{1-n}y^n\frac{\mathrm{d}z}{\mathrm{d}x}$, 于是上式可化为

$$\frac{\mathrm{d}z}{\mathrm{d}x} + (1-n)P(x)z = (1-n)Q(x).$$

这是一个以 z 为未知函数的一阶线性方程, 可求得它的通解, 再用 $y^{1-n} = z$ 代回, 便得到方程(5.22)的通解.

例 5.2.8 求微分方程 $\frac{\mathrm{d}y}{\mathrm{d}x} - 6\frac{y}{x} = -xy^2$ 的通解.

解 这是一个 $n = 2$ 的贝努里方程. 令 $z = y^{-1}$, 则原方程可化为

$$\frac{\mathrm{d}z}{\mathrm{d}x} + \frac{6}{x}z = x.$$

这是一个一阶线性非齐次微分方程, 可求得其通解为

$$z = \frac{C}{x^6} + \frac{x^2}{8},$$

从而原方程的通解为

$$\frac{1}{y} = \frac{C}{x^6} + \frac{x^2}{8}.$$

§5.3 二阶微分方程

一、几种特殊类型的二阶微分方程

这里讨论的几种特殊类型的二阶微分方程,都能够设法从二阶降为一阶,然后通过一阶方程来求解.

1. $y'' = f(x)$ 型的微分方程

方程 $y'' = f(x)$ 能通过两次积分求其通解. 一次积分便化为

$$y' = \int f(x)\mathrm{d}x + C_1,$$

再次积分便得通解

$$y = \int \left[\int f(x)\mathrm{d}x \right]\mathrm{d}x + C_1 x + C_2.$$

例 5.3.1 求微分方程 $y'' = 4\sin 2x$ 的通解.

解 两边积分得

$$y' = -2\cos 2x + C_1,$$

再次积分便得通解

$$y = -\sin 2x + C_1 x + C_2.$$

2. $y'' = f(x, y')$ 型的微分方程

因为方程 $y'' = f(x, y')$ 不显含 y,所以这类方程通常称为不显含 y 的二阶微分方程.

设 $P = y'$,则 $y'' = P'$,原方程即化为关于 P, x 的一阶微分方程

$$\frac{\mathrm{d}P}{\mathrm{d}x} = f(x, P).$$

若能求出通解

$$P = P(x, C_1),$$

则由 $P = \dfrac{\mathrm{d}y}{\mathrm{d}x}$ 得

$$\frac{\mathrm{d}y}{\mathrm{d}x} = P(x, C_1),$$

这是可分离变量的微分方程,再积分,便得原方程的通解

$$y = \int P(x, C_1) \, \mathrm{d}x + C_2.$$

例 5.3.2 求微分方程 $y'' - y' = x$ 的通解.

解 设 $y' = P$,则原方程可化为

$$P' - P = x,$$

解得
$$P = \mathrm{e}^x(C_1 - x\mathrm{e}^{-x} - \mathrm{e}^{-x}) = C_1\mathrm{e}^x - x - 1.$$

用 $\dfrac{\mathrm{d}y}{\mathrm{d}x}$ 替换 P 得

$$\frac{\mathrm{d}y}{\mathrm{d}x} = C_1\mathrm{e}^x - x - 1,$$

再积分便得原方程的通解

$$y = C_1\mathrm{e}^x - \frac{1}{2}x^2 - x + C_2.$$

3. $y'' = f(y, y')$ 型的微分方程

因为方程中不显含自变量 x,所以这类方程通常称为不显含 x 的二阶微分方程. 设 $P = y'$,则

$$y'' = \frac{\mathrm{d}P}{\mathrm{d}x} = \frac{\mathrm{d}P}{\mathrm{d}y} \cdot \frac{\mathrm{d}y}{\mathrm{d}x} = P\frac{\mathrm{d}P}{\mathrm{d}y},$$

原方程即化为关于 P, y 的一阶微分方程

$$P\frac{\mathrm{d}P}{\mathrm{d}y} = f(y, P).$$

若能求出通解

$$P = P(y, C_1),$$

则由 $P = \dfrac{\mathrm{d}y}{\mathrm{d}x}$ 得

$$\frac{\mathrm{d}y}{\mathrm{d}x} = P(y, C_1),$$

显然,这是可分离变量的微分方程,解此方程可求得原方程的通解.

例 5.3.3 求微分方程 $y'' + \dfrac{1}{y^3} = 0$ 的通解.

解　设 $y'=P$，则 $y''=P\dfrac{\mathrm{d}P}{\mathrm{d}y}$，原方程可化为

$$P\frac{\mathrm{d}P}{\mathrm{d}y}=-y^{-3}.$$

解得

$$P^2=y^{-2}+C_1=\frac{1+C_1y^2}{y^2},$$

开平方得

$$P=\pm\frac{\sqrt{1+C_1y^2}}{y},$$

即

$$\frac{\mathrm{d}y}{\mathrm{d}x}=\pm\frac{\sqrt{1+C_1y^2}}{y}.$$

解得

$$\pm\sqrt{1+C_1y^2}=C_1x+C_2,$$

所以原方程的通解为

$$(C_1x+C_2)^2-C_1y^2=1.$$

例 5.3.4　求微分方程 $y''=2yy'$ 满足初始条件 $x=0$ 时 $y=1$，$y'=2$ 的特解.

解　设 $y'=P$，则 $y''=P\dfrac{\mathrm{d}P}{\mathrm{d}y}$，原方程可化为

$$P\frac{\mathrm{d}P}{\mathrm{d}y}=2yP,$$

即

$$\frac{\mathrm{d}P}{\mathrm{d}y}=2y,$$

解得

$$P=y^2+C_1.$$

由初始条件可求得

$$C_1=1,$$

于是有

$$\frac{\mathrm{d}y}{\mathrm{d}x}=y^2+1,$$

解得

$$\arctan y=x+C_2.$$

将初始条件代入上式可得

$$C_2=\frac{\pi}{4},$$

因而所求的特解为

$$\arctan y=x+\frac{\pi}{4},$$

或

$$y = \tan\left(x + \frac{\pi}{4}\right).$$

二、二阶常系数线性微分方程

形如

$$y'' + P(x)y' + Q(x)y = f(x)$$

的微分方程称为二阶线性微分方程. 若 $f(x) \equiv 0$,则这个线性微分方程称为齐次的;若 $f(x) \neq 0$,则方程称为非齐次的. 当 $P(x)$,$Q(x)$ 为常数时,称为二阶常系数线性微分方程.

1. 二阶线性微分方程解的性质

根据微分方程的解和通解的定义,很容易证明二阶线性微分方程的解,具有以下性质.

性质 5.1   如果 $y_1(x)$ 和 $y_2(x)$ 是二阶线性齐次微分方程

$$y'' + P(x)y' + Q(x)y = 0 \tag{5.23}$$

的解,那么

$$y = C_1 y_1(x) + C_2 y_2(x)$$

也是方程(5.23)的解,其中 C_1,C_2 为任意常数.

这个性质是线性齐次方程所特有的,称为迭加原理.

性质 5.2   如果 $y_1(x)$ 和 $y_2(x)$ 是二阶线性齐次微分方程(5.23)的两个线性无关的特解,那么

$$y = C_1 y_1(x) + C_2 y_2(x)$$

为方程(5.23)的通解,其中 C_1,C_2 为任意常数.

所谓线性无关是指不存在不全为零的常数 k_1,k_2,使得

$$k_1 y_1(x) + k_2 y_2(x) \equiv 0 \left(\text{即} \frac{y_1(x)}{y_2(x)} \neq \text{常数}\right),$$

否则称为线性相关.

性质 5.3   如果 $y_1(x)$ 是方程

$$y'' + P(x)y' + Q(x)y = f_1(x)$$

的解,$y_2(x)$ 是方程

$$y'' + P(x)y' + Q(x)y = f_2(x)$$

的解,那么 $y(x) = y_1(x) + y_2(x)$ 是方程

$$y'' + P(x)y' + Q(x)y = f_1(x) + f_2(x)$$

的解.

性质 5.4 设 y^* 是非齐次方程

$$y'' + P(x)y' + Q(x)y = f(x) \tag{5.24}$$

的特解, $Y(x)$ 是方程(5.24)对应的齐次方程的通解,则 $y(x) = Y(x) + y^*$ 是方程(5.24)的通解.

2. 二阶常系数线性齐次微分方程的解法

二阶常系数线性齐次微分方程的一般形式为

$$y'' + py' + qy = 0, \tag{5.25}$$

其中 p, q 是常数. 由二阶线性齐次微分方程解的性质 5.2 可知, 只要求出(5.25)的两个线性无关的特解, 就可求出它的通解.

由于指数函数的导数仍是指数函数, 且方程(5.25)又有常系数的特点, 故选取函数 $y = e^{rx}$ (r 为常数)来尝试, 希望能适当选取 r 使它满足方程(5.25). 为此对 $y = e^{rx}$ 求导得

$$y' = re^{rx},$$

$$y'' = r^2 e^{rx},$$

将它们代入(5.25), 得

$$e^{rx}(r^2 + pr + q) = 0.$$

因为 $e^{rx} \neq 0$, 所以 $y = e^{rx}$ 是方程(5.25)的解的充要条件是

$$r^2 + pr + q = 0. \tag{5.26}$$

由此可见, 只要选取的 r 为二次代数方程(5.26)的根, 那么 $y = e^{rx}$ 就是方程(5.25)的一个解. 通常将方程(5.26)称为方程(5.25)的特征方程. 特征方程的根称为特征根. 根据特征方程根的判别式 $p^2 - 4q$ 的符号, 可分三种情况讨论如下:

(1) $p^2 - 4q > 0$, 这时特征方程(5.26)有两个不相同的实根 r_1 和 r_2, 则方程(5.25)有两个特解 $y_1 = e^{r_1 x}$ 和 $y_2 = e^{r_2 x}$, 且它们之比不等于常数, 所以它们是线性无关的, 因此方程(5.25)的通解为

$$y = C_1 e^{r_1 x} + C_2 e^{r_2 x}.$$

(2) $p^2 - 4q < 0$, 这时特征方程(5.26)有一对共轭复根 $r_{1,2} = \alpha \pm i\beta$. 可以验证 $y_1 = e^{\alpha x} \cos\beta x$, $y_2 = e^{\alpha x} \sin\beta x$ 是方程(5.25)的两个特解, 且这两个解是线性无关的,

所以方程(5.25)的通解为

$$y = e^{ax}(C_1 \cos\beta x + C_2 \sin\beta x).$$

(3) $p^2 - 4q = 0$，这时特征方程(5.26)有两个相等的实根 $r_1 = r_2 = -\dfrac{p}{2}$. 这时 $y_1 = e^{r_1 x}$ 是方程(5.25)的一个特解，可以验证 $y_2 = x e^{r_1 x}$ 也是方程(5.25)的一个特解，且这两个特解线性无关，所以方程(5.25)的通解为

$$y = (C_1 + C_2 x)e^{r_1 x}.$$

上述结果可归纳成下表：

特征方程 $r^2 + pr + q = 0$ 的根	微分方程 $y'' + py' + qy = 0$ 的通解
不相等的实根 $r_1 \neq r_2$	$y = C_1 e^{r_1 x} + C_2 e^{r_2 x}$
相等的实根 $r_1 = r_2$	$y = (C_1 + C_2 x)e^{r_1 x}$
共轭复根 $r = \alpha \pm i\beta$	$y = e^{ax}(C_1 \cos\beta x + C_2 \sin\beta x)$

总之，求二阶常系数线性齐次微分方程的通解不必进行积分，只要求其特征方程的特征根即可，我们称这种方法为特征根法.

例 5.3.5 求微分方程 $y'' - 5y' + 6y = 0$ 的通解.

解 所给方程的特征方程为

$$r^2 - 5r + 6 = 0,$$

其两根是 $\qquad r_1 = 3, r_2 = 2,$

于是方程的通解为

$$y = C_1 e^{2x} + C_2 e^{3x}.$$

例 5.3.6 求微分方程 $y'' - 4y' + 5y = 0$ 的通解.

解 所给方程的特征方程为

$$r^2 - 4r + 5 = 0,$$

其两根是 $\qquad r_1 = 2 + i, r_2 = 2 - i,$

于是方程的通解为

$$y = e^{2x}(C_1 \cos x + C_2 \sin x).$$

例 5.3.7 求微分方程 $y'' - 4y' + 4y = 0$ 满足初始条件 $x = 0$ 时，$y = 2, y' = 5$ 的特解.

解 所给方程的特征方程为

$$r^2 - 4r + 4 = 0,$$

其两根是 $r_1 = r_2 = 2$,故方程的通解为

$$y = (C_1 + C_2 x) e^{2x}.$$

对上式求导,得

$$y' = C_2 e^{2x} + 2(C_1 + C_2 x) e^{2x},$$

将初始条件分别代入以上两式,解得 $C_1 = 2, C_2 = 1$,
于是所求的特解为

$$y = (2 + x) e^{2x}.$$

3. 二阶常系数线性非齐次微分方程的解法

根据二阶线性微分方程解的性质 5.4,二阶常系数线性非齐次微分方程

$$y'' + py' + qy = f(x) \tag{5.27}$$

的通解为它的一个特解 y^* 加上相应的齐次方程的通解 Y. 而用上面所述的特征根法,Y 很容易求出,现在的问题是如何找非齐次方程(5.27)的一个特解 y^*.

对于某些方程,用观察的方法可以找到一个特解. 如 $y'' - 3y' + 4y = 4$ 可以观察出有一个特解 $y^* = 1$,$y'' + y' + y = x + 1$ 可以观察出有一个特解 $y^* = x$…… 当然能观察出特解的方程极少.

下面我们就非齐次项 $f(x)$ 是下列特殊形式的函数时,给出特解 y^* 的形式.

(1) 若 $f(x) = P_n(x) e^{\alpha x}$,其中 $P_n(x)$ 是 x 的 n 次多项式,α 为常数. 这时可设特解

$$y^* = x^k Q_n(x) e^{\alpha x},$$

其中 $Q_n(x)$ 是 x 的 n 次待定多项式. 当 α 不是特征方程的根时取 $k = 0$;当 α 是特征方程的单根时取 $k = 1$;当 α 是特征方程的重根时取 $k = 2$.

例 5.3.8 求微分方程 $y'' - 3y' + 2y = e^{2x}$ 的通解.

解 相应的齐次方程为

$$y'' - 3y' + 2y = 0,$$

其特征方程为

$$r^2 - 3r + 2 = 0,$$

特征根为

$$r_1 = 1, r_2 = 2,$$

所以齐次方程的通解为

$$Y = C_1 e^{2x} + C_2 e^x.$$

(本题中的 $f(x)$ 相当于 $P_n(x) = 1, \alpha = 2$ 的情况.)

设 $y^* = Ax e^{2x}$ 是原方程的解, 计算出 $y^{*\prime}, y^{*\prime\prime}$, 并将 $y^*, y^{*\prime}, y^{*\prime\prime}$ 代入原方程, 得到

$$A e^{2x} = e^{2x},$$

即

$$A = 1,$$

则

$$y^* = x e^{2x},$$

所以原方程的通解为

$$y = C_1 e^{2x} + C_2 e^x + x e^{2x}.$$

例 5.3.9　求微分方程 $y'' + 2y' + 2y = x$ 的通解.

解　相应的齐次方程为

$$y'' + 2y' + 2y = 0,$$

其特征方程为

$$r^2 + 2r + 2 = 0,$$

特征根为

$$r_{1,2} = -1 \pm i,$$

所以齐次方程的通解为

$$Y = e^{-x}(C_1 \cos x + C_2 \sin x).$$

(本题中的 $f(x)$ 相当于 $P_n(x) = x, \alpha = 0$ 的情况.)

设 $y^* = Ax + B$ 是原方程的解, 计算出 $y^{*\prime}, y^{*\prime\prime}$, 并将 $y^*, y^{*\prime}, y^{*\prime\prime}$ 代入原方程, 得到

$$2Ax + (2A + 2B) = x.$$

比较等号两边 x 的同次幂的系数, 得

$$\begin{cases} 2A = 1, \\ 2A + 2B = 0, \end{cases}$$

解得

$$\begin{cases} A = \dfrac{1}{2}, \\ B = -\dfrac{1}{2}, \end{cases}$$

则
$$y^* = \frac{1}{2}x - \frac{1}{2},$$

所以原方程的通解为

$$y = e^{-x}(C_1\cos x + C_2\sin x) + \frac{1}{2}x - \frac{1}{2}.$$

例 5.3.10 求微分方程 $y'' - 2y' + y = (6x+2)e^x$ 的通解.

解 相应的齐次方程为

$$y'' - 2y' + y = 0,$$

其特征方程为 $\qquad r^2 - 2r + 1 = 0,$

特征根为 $\qquad r_1 = r_2 = 1,$

所以齐次方程的通解为

$$Y = (C_1 + C_2x)e^x.$$

(本题中的 $f(x)$ 相当于 $P_n(x) = 6x + 2, \alpha = 1$ 的情况.)

设 $y^* = x^2(Ax+B)e^x$ 是原方程的解,计算出 $y^{*\prime}, y^{*\prime\prime}$,并将 $y^*, y^{*\prime}, y^{*\prime\prime}$ 代入原方程,得到

$$(6Ax + 2B)e^x = (6x+2)e^x,$$

$$6Ax + 2B = 6x + 2.$$

比较等号两边 x 的同次幂的系数,得

$$\begin{cases} 6A = 6, \\ 2B = 2, \end{cases}$$

解得

$$\begin{cases} A = 1, \\ B = 1, \end{cases}$$

则 $\qquad y^* = (x^3 + x^2)e^x.$

所以原方程的通解为

$$y = (C_1 + C_2x)e^x + (x^3 + x^2)e^x.$$

(2) 若 $f(x) = e^{\alpha x}[P_n(x)\cos\beta x + Q_m(x)\sin\beta x]$,其中 $P_n(x), Q_m(x)$ 分别是 x 的 n 次,m 次多项式,α, β 为常数. 这时可设特解

$$y^* = x^k e^{\alpha x}[R_l(x)\cos\beta x + G_l(x)\sin\beta x],$$

其中 $R_l(x)$, $G_l(x)$ 分别是 x 的两个 l 次待定多项式，$l=\max\{n,m\}$. 当 $\alpha\pm i\beta$ 不是特征方程的根时取 $k=0$；当 $\alpha\pm i\beta$ 是特征方程的根时取 $k=1$.

例 5.3.11 求微分方程 $y''-2y'+2y=\sin x\,e^x$ 的通解.

解 对应的齐次方程为

$$y''-2y'+2y=0,$$

其特征方程为

$$r^2-2r+2=0,$$

特征根

$$r_{1,2}=1\pm i,$$

所以齐次方程的通解为

$$Y=e^x(C_1\cos x+C_2\sin x).$$

（本题中的 $f(x)$ 相当于 $P_n(x)=0$，$Q_m(x)=1$，$\alpha=1$，$\beta=1$ 的情况.）

设 $y^*=xe^x(A\sin x+B\cos x)$ 是原方程的解，计算出 $y^{*\prime}$，$y^{*\prime\prime}$，并将 y^*，$y^{*\prime}$，$y^{*\prime\prime}$ 代入原方程，得到

$$e^x(2A\cos x-2B\sin x)=e^x\sin x,$$

$$2A\cos x-2B\sin x=\sin x.$$

比较等号两边的系数，得

$$\begin{cases} 2A=0, \\ -2B=1, \end{cases}$$

解得

$$\begin{cases} A=0, \\ B=-\dfrac{1}{2}, \end{cases}$$

则

$$y^*=-\frac{1}{2}xe^x\cos x,$$

所以原方程的通解为

$$y=e^x(C_1\cos x+C_2\sin x)-\frac{1}{2}xe^x\cos x.$$

例 5.3.12 求微分方程 $y''+9y=(24x-6)\cos 3x-2\sin 3x$ 的通解.

解 对应的齐次方程为

$$y''+9y=0,$$

其特征方程为 $$r^2 + 9 = 0,$$

特征根为 $$r_{1,2} = \pm 3i,$$

所以齐次方程的通解为

$$Y = C_1 \cos 3x + C_2 \sin 3x.$$

（本题中的 $f(x)$ 相当于 $P_n(x) = 24x - 6, Q_m(x) = -2, \alpha = 0, \beta = 3$ 的情况.）

设 $y^* = x[(Ax + B)\cos 3x + (Cx + D)\sin 3x]$ 是原方程的解，计算出 $y^{*\prime}$，$y^{*\prime\prime}$，并将 $y^{*\prime}$，$y^{*\prime\prime}$ 代入原方程，得到

$$(12Cx + 6D + 2A)\cos 3x - (12Ax + 6B - 2C)\sin 3x$$
$$= (24x - 6)\cos 3x - 2\sin 3x.$$

比较等号两边的系数，得

$$\begin{cases} -12A = 0, \\ -6B + 2C = -2, \\ 12C = 24, \\ 6D + 2A = -6, \end{cases}$$

解得

$$\begin{cases} A = 0, \\ B = 1, \\ C = 2, \\ D = -1, \end{cases}$$

则 $$y^* = x\cos 3x + (2x^2 - x)\sin 3x,$$

所以原方程的通解为

$$y = C_1 \cos 3x + C_2 \sin 3x + x\cos 3x + (2x^2 - x)\sin 3x.$$

例 5.3.13 求微分方程 $y'' - y' - 2y = 4x + 2\cos 2x$ 的通解.

解 对应的齐次方程为

$$y'' - y' - 2y = 0,$$

其特征方程为

$$r^2 - r - 2 = 0,$$

特征根为 $$r_1 = 2, r_2 = -1,$$

所以齐次方程的通解为

$$Y = C_1 e^{2x} + C_2 e^{-x}.$$

根据二阶线性微分方程解的性质 5.3，下面两个方程

$$y'' - y' - 2y = 4x, \tag{5.28}$$

$$y'' - y' - 2y = 2\cos 2x \tag{5.29}$$

的特解的和是原方程的特解.

设方程(5.28)的特解为

$$y_1^* = Ax + B,$$

代入方程(5.28)，得到

$$-A - 2Ax - 2B = 4x.$$

比较等号两边的系数，得

$$\begin{cases} -2A = 4, \\ -A - 2B = 0, \end{cases}$$

解得

$$\begin{cases} A = -2, \\ B = 1, \end{cases}$$

则

$$y_1^* = -2x + 1.$$

设方程(5.29)的特解为

$$y_2^* = A\cos 2x + B\sin 2x,$$

代入方程(5.29)，得到

$$(A - 3B)\sin 2x - (3A + B)\cos 2x = \cos 2x.$$

比较等号两边的系数，得

$$\begin{cases} A - 3B = 0, \\ -3A - B = 1, \end{cases}$$

解得

$$\begin{cases} A = -\dfrac{3}{10}, \\ B = -\dfrac{1}{10}, \end{cases}$$

则

$$y_2^* = -\frac{3}{10}\cos 2x - \frac{1}{10}\sin 2x,$$

所以原方程的通解是

$$y = C_1 e^{2x} + C_2 e^{-x} - 2x + 1 - \frac{3}{10}\cos 2x - \frac{1}{10}\sin 2x.$$

§5.4 拉普拉斯变换

拉普拉斯变换(简称拉氏变换)能将微积分运算转化为代数运算,将微分方程转化为代数方程.因而,常系数线性微分方程(组)应用拉氏变换进行求解,往往比较简便.本节介绍拉氏变换的基本概念、简单性质及其运算方法.

一、拉氏变换的定义

定义 5.1 如果对于 $[0, +\infty)$ 上定义的函数 $f(x)$,积分

$$\int_0^{+\infty} f(x) e^{-sx} dx$$

存在,则由此积分确定的 s 的函数

$$F(s) = \int_0^{+\infty} f(x) e^{-sx} dx$$

称为函数 $f(x)$ 的拉普拉斯变换,简称拉氏变换,记为 $\mathscr{L}[f(x)]$.

即 $$\mathscr{L}[f(x)] = F(s) = \int_0^{+\infty} f(x) e^{-sx} dx,$$

称 $F(s)$ 为 $f(x)$ 的象函数,$f(x)$ 为 $F(s)$ 的象原函数.

本书仅考虑 s 为实数的情况.

我们先根据定义求出几个常见函数的拉氏变换.

例 5.4.1 求函数 $f(x) = a, x \geqslant 0$ 的拉氏变换(a 为常数).

解 $$\int_0^{+\infty} a e^{-sx} dx = a \lim_{b \to +\infty} \int_0^b e^{-sx} dx = a \lim_{b \to +\infty} \left[\frac{1}{s} - \frac{e^{-sb}}{s} \right],$$

上述积分在 $s > 0$ 时存在,值为 $\dfrac{a}{s}$.所以,由定义得

$$\mathscr{L}[a] = \frac{a}{s} \qquad (s > 0).$$

例 5.4.2 求函数 $f(x) = x, x > 0$ 的拉氏变换.

解 $$\int_0^{+\infty} x e^{-sx} dx = \lim_{b \to +\infty} \int_0^b x e^{-sx} dx = \lim_{b \to +\infty} \left[-\left(\frac{x}{s} + \frac{1}{s^2} \right) e^{-sx} \right]_0^b,$$

上述积分在 $s>0$ 时存在,值为 $\dfrac{1}{s^2}$. 所以,由定义得

$$\mathscr{L}[x]=\frac{1}{s^2} \qquad (s>0).$$

例 5.4.3 求函数 $f(x)=\mathrm{e}^{kx}$(k 为实常数),$x>0$ 的拉氏变换.

解 $\displaystyle\int_0^{+\infty}\mathrm{e}^{kx}\mathrm{e}^{-sx}\mathrm{d}x=\lim_{b\to+\infty}\int_0^b\mathrm{e}^{-(s-k)x}\mathrm{d}x=\lim_{b\to+\infty}\frac{1}{s-k}[1-\mathrm{e}^{-(s-k)b}],$

上述积分在 $s-k>0$,即 $s>k$ 时存在,值为 $\dfrac{1}{s-k}$. 所以,由定义得

$$\mathscr{L}[\mathrm{e}^{kx}]=\frac{1}{s-k} \quad (s>k).$$

例 5.4.4 求函数 $f(x)=\sin kx$(k 为实常数),$x>0$ 的拉氏变换.

解 $\displaystyle\int_0^{+\infty}\sin kx\,\mathrm{e}^{-sx}\mathrm{d}x=\lim_{b\to+\infty}\left[\frac{\mathrm{e}^{-sx}}{s^2+k^2}(-s\sin kx-k\cos kx)\right]_0^b$,上述积分在

$s>0$ 时存在,值为 $\dfrac{k}{s^2+k^2}$. 所以,由定义得

$$\mathscr{L}[\sin kx]=\frac{k}{s^2+k^2} \quad (s>0).$$

同理可得

$$\mathscr{L}[\cos kx]=\frac{s}{s^2+k^2} \quad (s>0).$$

究竟函数 $f(x)$ 必须满足哪些条件才能使积分 $\displaystyle\int_0^{+\infty}f(x)\mathrm{e}^{-sx}\mathrm{d}x$ 存在? 当函数 $f(x)$ 确定以后,其象函数 $F(s)$ 的定义域又如何? 对这些问题,本书将不予讨论. 我们仅指出,对一些常见函数的拉氏变换,有专门的拉氏变换表可查(见附表二). 表中略去了 s 的取值范围,在实用中,如需要可自行补上.

由拉氏变换表,已知 $f(x)$ 即可得出 $F(s)$,反过来也可由 $F(s)$ 求出 $f(x)$.

二、拉氏变换的性质

拉氏变换有一系列重要性质,我们仅不加证明地介绍在求解常系数线性微分方程(组)中常用的几个简单而基本的性质. 在以下的叙述中,我们总假定函数的拉氏变换是存在的,也总是在 s 相应的允许取值范围内考虑的. 利用这些性质,结合拉氏变换表,就能很容易地算出许多函数的拉氏变换.

1. 线性性质

若 α,β 为常数且 $\mathscr{L}[f_1(x)]=F_1(s),\mathscr{L}[f_2(x)]=F_2(s)$,则

$$\mathscr{L}[\alpha f_1(x)+\beta f_2(x)]=\alpha F_1(s)+\beta F_2(s).$$

这个性质表明函数线性组合的拉氏变换等于拉氏变换的线性组合.

例 5.4.5 求函数 $f(x)=5\sin2x-3\cos2x$ 的拉氏变换.

解 由例 5.4.4 或拉氏变换表,知

$$\mathscr{L}[\sin2x]=\frac{2}{s^2+2^2},$$

$$\mathscr{L}[\cos2x]=\frac{s}{s^2+2^2}.$$

由拉氏变换的性质,得

$$\begin{aligned}
\mathscr{L}[f(x)]&=\mathscr{L}[5\sin2x-3\cos2x]\\
&=5\mathscr{L}[\sin2x]-3\mathscr{L}[\cos2x]\\
&=5\cdot\frac{2}{s^2+2^2}-3\cdot\frac{s}{s^2+2^2}=\frac{10-3s}{s^2+4}.
\end{aligned}$$

2. 象原函数的微分性质

若 $$\mathscr{L}[f(x)]=F(s),$$

则 $$\mathscr{L}[f'(x)]=sF(s)-f(0).$$

更一般地有

$$\mathscr{L}[f^{(n)}(x)]=s^nF(s)-s^{n-1}f(0)-s^{n-2}f'(0)-\cdots-f^{(n-1)}(0).$$

特别地,当初始条件为 $f(0)=f'(0)=\cdots=f^{(n-1)}(0)=0$ 时,有

$$\mathscr{L}[f'(x)]=sF(s),$$

$$\mathscr{L}[f''(x)]=s^2F(s),$$

$$\vdots$$

$$\mathscr{L}[f^{(n)}(x)]=s^nF(s).$$

这个性质表明,对象原函数的微分运算,通过拉氏变换,即可转为其象函数的代数运算,进而我们可以将微分方程转化为代数方程.因此,它对解微分方程起着重要的作用.

例 5.4.6 求函数 $f(x)=x^m$(m 是正整数)的拉氏变换.

解 因为 $f(0)=f'(0)=\cdots=f^{(m-1)}(0)=0,f^{(m)}(x)=m!$,所以

$$\mathscr{L}[m!] = \mathscr{L}[f^{(m)}(x)]$$
$$= s^m \mathscr{L}[f(x)] - s^{m-1}f(0) - s^{m-2}f'(0) - \cdots - f^{(m-1)}(0),$$

即
$$\mathscr{L}[m!] = s^m \mathscr{L}[x^m].$$

因为
$$\mathscr{L}[m!] = \frac{1}{s}m!,$$

所以
$$\mathscr{L}[x^m] = \frac{1}{s^{m+1}}m!.$$

例 5.4.7 利用拉氏变换,将微分方程

$$y' = a - by$$

转化为 $y = f(x)$ 的象函数 $F(s)$ 的代数方程,并求出象函数 $F(s)$,其中 $x = 0$ 时 $f(0) = 0$.

解 方程两边分别取拉氏变换,得

$$sF(s) - f(0) = \frac{a}{s} - bF(s).$$

已知 $f(0) = 0$,则

$$sF(s) = \frac{a}{s} - bF(s),$$

这即为象函数 $F(s)$ 的代数方程. 解此代数方程,得

$$F(s) = \frac{a}{s(s+b)}.$$

3. 象函数的微分性质

若 $\mathscr{L}[f(x)] = F(s)$,则

$$\mathscr{L}[xf(x)] = -\frac{\mathrm{d}}{\mathrm{d}s}F(s),$$

更一般地有

$$\mathscr{L}[x^n f(x)] = (-1)^n \frac{\mathrm{d}^n}{\mathrm{d}s^n}F(s).$$

利用这个性质容易推导出常系数线性微分方程(组)中常遇到的一些函数的拉氏变换.

例 5.4.8 求函数 $f(x) = x^n \mathrm{e}^{kx}$ 的拉氏变换.

解 已知 $\mathscr{L}[e^{kx}] = \dfrac{1}{s-k}$，所以由象函数的微分性质，得

$$\mathscr{L}[f(x)] = \mathscr{L}[x^n e^{kx}] = (-1)^n \frac{d^n}{ds^n}\left(\frac{1}{s-k}\right)$$

$$= \frac{1}{(s-k)^{n+1}} n\,!.$$

4.位移性质

若 $\mathscr{L}[f(x)] = F(s)$，则

$$\mathscr{L}[e^{ax} f(x)] = F(s-a).$$

这个性质表明，$e^{ax} f(x)$ 的拉氏变换在点 s 的值等于 $f(x)$ 的拉氏变换在点 $(s-a)$ 的值.因而，若已知 $f(x)$ 的拉氏变换 $F(s)$，则对 $e^{ax} f(x)$ 的拉氏变换仅需把 $F(s)$ 中的 s 换成 $(s-a)$ 即可.

例 5.4.9 求函数 $f(x) = e^{3x} \sin x$ 的拉氏变换.

解 已知 $\mathscr{L}[\sin x] = \dfrac{1}{s^2 + 1}$，所以由位移性质，得

$$\mathscr{L}[e^{3x} \sin x] = \frac{1}{(s-3)^2 + 1}.$$

三、拉普拉斯逆变换

前面我们讨论了由已知函数 $f(x)$ 求它的象函数 $F(s)$ 的问题.由象原函数的微分性质可以看到，在寻求满足初始条件的常系数线性微分方程(组)的特解时，借助于拉氏变换，可将微分方程(组)转化成关于特解函数的象函数的代数方程(组).我们求解这样的代数方程(组)，解出的实际上是原微分方程(组)特解函数的象函数，而我们所要寻求的特解是这些象函数的象原函数.因而，为了应用拉氏变换求解微分方程，必须解决拉氏变换的逆问题，即已知象函数 $F(s)$，求它的象原函数 $f(x)$.

由象函数 $F(s)$ 去推导象原函数 $f(x)$ 的运算，称为拉普拉斯逆变换，简称拉氏逆变换，记为

$$\mathscr{L}^{-1}[F(s)] = f(x).$$

利用象函数去寻求象原函数，一般直接运用拉氏变换表.当所研究的象函数 $F(s)$ 不能在拉氏变换表中找到时，一般先将 $F(s)$ 写成那些已知拉氏逆变换的简单函数的代数和形式.

如果 $f(x)$ 的拉氏变换 $F(s)$ 可写成

$$F(s) = F_1(s) + F_2(s) + \cdots + F_n(s),$$

那么

$$\mathscr{L}^{-1}[F(s)] = \mathscr{L}^{-1}[F_1(s)] + \mathscr{L}^{-1}[F_2(s)] + \cdots + \mathscr{L}^{-1}[F_n(s)].$$

若 $F_1(s), F_2(s), \cdots, F_n(s)$ 的拉氏逆变换可以利用拉氏变换表,结合拉氏变换的性质找到,设象原函数依次为 $f_1(x), f_2(x), \cdots, f_n(x)$,则 $F(s)$ 的象原函数为

$$f(x) = f_1(x) + f_2(x) + \cdots + f_n(x).$$

例 5.4.10 求 $F(s) = \dfrac{a-b}{(s-a)(s-b)}$ 的拉氏逆变换 $f(x)$.

解 查拉氏变换表,即得

$$f(x) = \mathscr{L}^{-1}\left[\frac{a-b}{(s-a)(s-b)}\right] = \mathrm{e}^{ax} - \mathrm{e}^{bx}.$$

例 5.4.11 求 $F(s) = \dfrac{s+3}{s^2+3s+2}$ 的拉氏逆变换 $f(x)$.

解 在拉氏变换表中找不到合适的公式. $F(s)$ 可写成

$$F(s) = \frac{s+3}{(s+1)(s+2)} = \frac{2}{s+1} - \frac{1}{s+2},$$

则

$$f(x) = \mathscr{L}^{-1}[F(s)] = \mathscr{L}^{-1}\left[\frac{2}{s+1}\right] - \mathscr{L}^{-1}\left[\frac{1}{s+2}\right].$$

查拉氏变换表,即得

$$f(x) = 2\mathrm{e}^{-x} - \mathrm{e}^{-2x}.$$

例 5.4.12 求 $F(s) = \dfrac{1}{s^2(s+1)}$ 的拉氏逆变换 $f(s)$.

解 在拉氏变换表中找不到合适的公式. $F(s)$ 可写成

$$F(s) = -\frac{1}{s} + \frac{1}{s^2} + \frac{1}{s+1},$$

则

$$f(x) = \mathscr{L}^{-1}[F(s)] = \mathscr{L}^{-1}\left[-\frac{1}{s}\right] + \mathscr{L}^{-1}\left[\frac{1}{s^2}\right] + \mathscr{L}^{-1}\left[\frac{1}{s+1}\right].$$

查拉氏变换表,即得

$$f(x) = -1 + x + \mathrm{e}^{-x}.$$

§5.5　应用拉普拉斯变换求解常系数线性微分方程(组)

我们应用拉氏变换,求解几个满足初始条件的常系数线性微分方程(组)的特解.它的方法是应用拉氏变换将微分方程(组)化为象函数的代数方程(组),由这个代数方程(组)求出象函数,然后再取象函数的拉氏逆变换即得到原微分方程(组)的解.

例5.5.1　求方程 $y' - y = e^{2x}$ 满足初始条件 $f(0) = 0$ 的解 $y = f(x)$.

解　记 $\mathscr{L}[f(x)] = F(s)$,方程两边取拉氏变换,得

$$\mathscr{L}[y' - y] = \mathscr{L}[e^{2x}].$$

由线性性质和象原函数的微分性质,得

$$sF(s) - f(0) - F(s) = \frac{1}{s-2}.$$

由初始条件 $f(0) = 0$,得上式即为 $sF(s) - F(s) = \dfrac{1}{s-2}$,因而

$$F(s) = \frac{1}{(s-1)(s-2)} = \frac{1}{s-2} - \frac{1}{s-1}.$$

则

$$f(x) = \mathscr{L}^{-1}[F(s)] = \mathscr{L}^{-1}\left[\frac{1}{s-2}\right] - \mathscr{L}^{-1}\left[\frac{1}{s-1}\right],$$

查拉氏变换表,得

$$f(x) = e^{2x} - e^{x}.$$

例5.5.2　求方程 $y'' + y = 1$ 满足初始条件 $f(0) = 1, f'(0) = 0$ 的解 $y = f(x)$.

解　记 $\mathscr{L}[f(x)] = F(s)$,方程两边取拉氏变换,得

$$\mathscr{L}[y'' + y] = \mathscr{L}[1].$$

由线性性质和象原函数的微分性质,得

$$s^2 F(s) - sf(0) - f'(0) + F(s) = \frac{1}{s}.$$

由初始条件 $f(0)=1, f'(0)=0$，得上式即为

$$s^2 F(s) - s + F(s) = \frac{1}{s},$$

因而
$$F(s) = \frac{1}{s}.$$

则
$$f(x) = \mathscr{L}^{-1}[F(s)] = \mathscr{L}^{-1}\left[\frac{1}{s}\right],$$

查拉氏变换表，得

$$f(x) = 1.$$

例 5.5.3　求方程 $y'' + 2y' + y = 3x\,\mathrm{e}^{-x}$ 满足初始条件 $f(0)=4, f'(0)=2$ 的解 $y=f(x)$。

解　记 $\mathscr{L}[f(x)] = F(s)$，方程两边取拉氏变换，得

$$\mathscr{L}[y'' + 2y' + y] = \mathscr{L}[3x\,\mathrm{e}^{-x}].$$

由线性性质和象原函数的微分性质，得

$$[s^2 F(s) - sf(0) - f'(0)] + 2[sF(s) - f(0)] + F(s) = \frac{3}{(s+1)^2}.$$

由初始条件 $f(0)=4, f'(0)=2$，得上式即为

$$(s+1)^2 F(s) = 4s + 10 + \frac{3}{(s+1)^2},$$

因而

$$\begin{aligned}
F(s) &= \frac{4s+10}{(s+1)^2} + \frac{3}{(s+1)^4} \\
&= \frac{4}{s+1} + \frac{6}{(s+1)^2} + \frac{3}{(s+1)^4}.
\end{aligned}$$

则

$$f(x) = \mathscr{L}^{-1}[F(s)] = \mathscr{L}^{-1}\left[\frac{4}{s+1}\right] + \mathscr{L}^{-1}\left[\frac{6}{(s+1)^2}\right] + \mathscr{L}^{-1}\left[\frac{3}{(s+1)^4}\right],$$

查拉氏变换表，得

$$f(x) = 4\mathrm{e}^{-x} + 6x\,\mathrm{e}^{-x} + \frac{1}{2}x^3\,\mathrm{e}^{-x} = \left(4 + 6x + \frac{1}{2}x^3\right)\mathrm{e}^{-x}.$$

例 5.5.4 求微分方程组 $\begin{cases} x''(t) - x(t) + 5'y(t) = t, \\ y''(t) - 4y(t) - 2x'(t) = -2 \end{cases}$ 满足初始条件 $x(0) =$ $0, x'(0) = 0, y(0) = 0, y'(0) = 0$ 的解.

解 记 $\mathscr{L}[x(t)] = X(s), \mathscr{L}[y(t)] = Y(s)$,方程组中各方程的两边取拉氏变换,由线性性质和象原函数的微分性质以及初始条件,得

$$\begin{cases} s^2 X(s) - X(s) + 5sY(s) = \dfrac{1}{s^2}, \\ s^2 Y(s) - 4Y(s) - 2sX(s) = -\dfrac{2}{s}, \end{cases}$$

即

$$\begin{cases} (s^2 - 1)X(s) + 5sY(s) = \dfrac{1}{s^2}, \\ -2sX(s) + (s^2 - 4)Y(s) = -\dfrac{2}{s}. \end{cases}$$

求解以上代数方程组,得

$$\begin{cases} X(s) = \dfrac{11s^2 - 4}{s^2(s^2+1)(s^2+4)} = -\dfrac{1}{s^2} + \dfrac{5}{s^2+1} - \dfrac{4}{s^2+4}, \\ Y(s) = \dfrac{-2s^2 + 4}{s(s^2+1)(s^2+4)} = \dfrac{1}{s} - \dfrac{2s}{s^2+1} + \dfrac{s}{s^2+4}. \end{cases}$$

查拉氏变换表,并取 $X(s), Y(s)$ 的拉氏逆变换,即得所求的解为

$$\begin{cases} x(t) = -t + 5\sin t - 2\sin 2t, \\ y(t) = 1 - 2\cos t + \cos 2t. \end{cases}$$

由以上我们可以看到,应用拉氏变换求解线性微分方程(组),方法比较简便,因而得到普遍采用. 当然这种方法本身也有其局限性,比如它要求所考察的线性微分方程的右端函数,即齐次项的象函数必须存在,否则方法就不适用了.

§5.6 医药学中的数学模型

随着生物科学的数学化,现代医药学也正迅速地向数学化的方向发展,越来越普遍地利用数学方法来解决医药学在深入发展中所遇到的各种问题,揭示其中的数量规律.

通常把表示医药学问题中各个变量之间关系的数学方程称为医药学中的数学模型,其中微分方程的应用极为广泛,在现代生理学、生物化学、免疫学、药理学、流行病学、肿瘤学等学科中都有重要的应用. 本节我们介绍几个医药学中的数学模

型,它们将有助于认识现代医药学定量研究的方向和方法.

一、简单的流行病模型

我们在一个封闭性的团体内考虑一类最简单的流行病模型. 假定在时刻 t,团体内易感者(尚未感染上该病的)人数为 S,感染者(已被感染上该病的)人数为 I,团体内的总人数为常数 N,感染者既不会痊愈,也不会死亡或被隔离,并且团体中各成员之间的接触是均匀的,感染是通过相互之间的接触而传播的,因而易感者转为感染者的变化率和当时的易感人数和感染人数的乘积成正比.

根据以上假设,建立如下微分方程

$$\frac{\mathrm{d}S}{\mathrm{d}t} = -\beta SI, \tag{5.30}$$

其中

$$S + I = N, \tag{5.31}$$

方程(5.30)中的比例系数 β 称为感染率,并假设当 $t = 0$ 时,

$$I(0) = 1. \tag{5.32}$$

利用(5.31)式,方程(5.30)可写成

$$\frac{\mathrm{d}S}{\mathrm{d}t} = -\beta S(N - S). \tag{5.33}$$

这是一个可分离变量的一阶微分方程,分离变量后可写成

$$\frac{\mathrm{d}S}{S(N - S)} = -\beta \mathrm{d}t,$$

两边积分得

$$\frac{1}{N} \ln \frac{S}{N - S} = -\beta t + C. \tag{5.34}$$

将(5.32)代入(5.34)可得

$$C = \frac{1}{N} \ln(N - 1),$$

所以

$$\frac{1}{N} \ln \frac{S}{N - S} = -\beta t + \frac{1}{N} \ln(N - 1),$$

整理后得

$$S = \frac{N(N-1)}{(N-1) + e^{\beta N t}}.$$

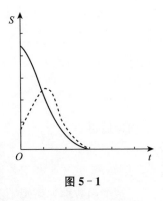

这一方程描述了易感人数 S 随时间 t 变化的动态关系，是一简单流行病模型. 其图形如图 5-1 所示.

图 5-1

二、肿瘤生长的数学模型

为了战胜肿瘤，人们从不同的侧面研究肿瘤生长的规律性. 所谓肿瘤生长的数学模型，就是从数量方面描述肿瘤生长的数学方程. 肿瘤有不同类型，在不同的环境下生长过程有不同的特点，不过在肿瘤生长的早期阶段，大多表现出指数生长的特征，但以后的生长速率则逐渐减小，据此，普遍认为如下的数学模型比较符合实际：

$$\begin{cases} \dfrac{\mathrm{d}v}{\mathrm{d}t} = kv, & (5.35) \\[2mm] \dfrac{\mathrm{d}k}{\mathrm{d}t} = -ak, & (5.36) \end{cases}$$

其中 v 代表在时刻 t 肿瘤的大小(体积、质量、细胞数等)，k 和 a 都是取正值的比例系数，但 k 为变数，a 为常数. 方程(5.35)表示 v 随 t 增长的速率与当时的 v 值成正比(比例系数为 k)，方程(5.36)表示有关肿瘤生长速率的比例系数本身随 t 减小，其减小速率又与当时的 k 值成正比(比例系数为 a).

上述数学模型是一阶线性微分方程组，我们分两种情况来讨论模型的解.

(1) $a = 0$，这时 $\dfrac{\mathrm{d}k}{\mathrm{d}t} = 0$，故 k 为常数，记为 A. 设 $t = 0$ 时 $v = v_0$，由(5.35)式可得

$$v = v_0 e^{At}. \tag{5.37}$$

可见，在这种情况下，肿瘤完全呈指数生长.

(2) $a \neq 0$，这时先由(5.36)式解得

$$k = A e^{-at},$$

其中 A 为 $t = 0$ 时 k 的值，然后代入(5.35)式，得

$$\frac{\mathrm{d}v}{\mathrm{d}t} = A e^{-at} v,$$

分离变量后积分得

$$\ln v = -\frac{A}{a}e^{-at} + \ln C,$$

式中 C 为积分常数. 假定 $t = 0$ 时, $v = v_0$, 可得

$$C = v_0 e^{\frac{A}{a}},$$

从而最后得

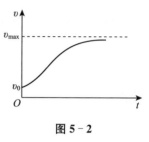

图 5-2

$$v = v_0 e^{\frac{A}{a}(1-e^{-at})}. \tag{5.38}$$

这个函数称为高姆帕茨函数, 其图形称为高姆帕茨曲线(图 5-2).

高姆帕茨函数有下列几个特点:

(1) 当 at 足够小时, 注意到 $e^{-at} \approx 1 - at$, (5.38)式简化为

$$v = v_0 e^{At}.$$

可见, 当 a 为不等于零的有限值时, 只要 t 足够小, 肿瘤便呈指数生长; 而当 $a = 0$ 时, 上面已证明, 在整个生长期间肿瘤表现为指数生长.

(2) 当 t 充分大时, $e^{-at} \approx 0$, 由(5.38)式得到最大渐近值为

$$v_{\max} = v_0 e^{\frac{A}{a}}.$$

此值可看作肿瘤生长的理论上限, 从数学角度看, 因 $\dfrac{\mathrm{d}v}{\mathrm{d}t}$ 恒为正, 故 v 总是单调递增, 从而当 $t \to +\infty$ 时, $v \to v_{\max}$.

(3) 通常把肿瘤体积增大一倍所需时间称为肿瘤的倍增时间, 记为 t_d, 容易推证, 在指数生长的情况下, t_d 为常数, 而在高姆帕茨函数生长的情况下, 则有

$$t_d = \frac{1}{a}\ln\left(\frac{A}{A - a\,e^{at}\ln 2}\right),$$

这时, t_d 不是常数, 而是随 t 的增大而延长.

三、药物动力学室模型

在药物动力学中, 广泛采用极为简化的室模型来研究药物在体内的吸收、分布、代谢和排泄的时间过程. 最简单的是一室模型, 把机体设想为一个同质单元, 图 5-3 表示在口服给药时常用的一室模型, 图中 D 为所给药物的剂量, k_a 为吸收速率常数, F 为吸收分数, 即剂量 D 中能被吸收进入血液循环的分数, C 为时刻 t 血液中的药物浓度,

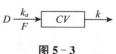

图 5-3

V 为室的理论容积,通常称为药物的表观分布容积,k 为消除速率常数,即所给药物经代谢或排泄而消除的速率常数. 假设吸收和消除都是一级速率过程,在时刻 t 体内药量为 x,吸收部位的药量为 x_a,则按图 5 - 3 所示的室模型可建立如下的数学模型

$$\begin{cases} \dfrac{\mathrm{d}x}{\mathrm{d}t} = k_a x_a - kx, & (5.39) \\[2mm] \dfrac{\mathrm{d}x_a}{\mathrm{d}t} = -k_a x_a, & (5.40) \end{cases}$$

初始条件为 $t = 0, x_a = DF, x = 0$. 由方程(5.40)易得

$$x_a = DF\mathrm{e}^{-k_a t},$$

代入(5.39)得

$$\frac{\mathrm{d}x}{\mathrm{d}t} = k_a DF\mathrm{e}^{-k_a t} - kx,$$

或

$$\frac{\mathrm{d}x}{\mathrm{d}t} + kx = k_a DF\mathrm{e}^{-k_a t},$$

这是一阶线性方程. 不难解得

$$x = \frac{k_a DF}{k_a - k}(\mathrm{e}^{-kt} - \mathrm{e}^{-k_a t}).$$

注意到 $x = VC$,故上式可化为

$$C = \frac{k_a DF}{V(k_a - k)}(\mathrm{e}^{-kt} - \mathrm{e}^{-k_a t}). \qquad (5.41)$$

此方程描述了许多药物在一次口服剂量 D 后的血药浓度 C 随时间 t 的变化曲线,简称 $C - t$ 曲线(图 5 - 4).

现在我们来求最大血药浓度(峰浓度)$C_{\max}$ 及其到达的时间(达峰时)t_{m},为此先求 $\dfrac{\mathrm{d}C}{\mathrm{d}t}$,得

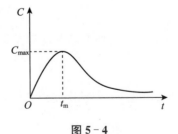

图 5 - 4

$$\frac{\mathrm{d}C}{\mathrm{d}t} = \frac{k_a FD}{V(k_a - k)}(-k\mathrm{e}^{-kt} + k_a \mathrm{e}^{-k_a t}),$$

然后令 $\dfrac{\mathrm{d}C}{\mathrm{d}t} = 0$,可得

$$t_m = \frac{1}{k_a - k} \ln\left(\frac{k_a}{k}\right),$$

代入(5.41)式,得

$$C_{max} = \frac{k_a DF}{V(k_a - k)}(e^{-kt_m} - e^{-k_a t_m}).$$

由

$$-ke^{-kt_m} + k_a e^{-k_a t_m} = 0,$$

可将上式化简为 $C_{max} = \dfrac{DF}{V}e^{-kt_m}$.

在药物动力学中,C-t 曲线下的总面积(AUC)有重要作用,这是因为在一定条件下,AUC 能反映药物最终被吸收的完全程度,即它与吸收分数 F 密切相关.事实上,由方程(5.41)得

$$AUC = \int_0^{+\infty} C\mathrm{d}t = \int_0^{+\infty} \frac{k_a FD}{V(k_a - k)}(e^{-kt} - e^{-k_a t})\mathrm{d}t$$
$$= \frac{k_a FD}{V(k_a - k)}\left(\frac{1}{k} - \frac{1}{k_a}\right) = \frac{FD}{Vk}.$$

可见,在一定剂量 D 下,AUC 与 F 成正比.

习 题 五

1. 指出下列微分方程的阶数:

(1) $\dfrac{\mathrm{d}y}{\mathrm{d}x} + y = \sin x$;　　　　　　　　(2) $y'' + 4y' - 5y = 0$;

(3) $\dfrac{\mathrm{d}^4 y}{\mathrm{d}x^4} = e^x \dfrac{\mathrm{d}^2 y}{\mathrm{d}x^2} - 6y$;　　　　　(4) $(y'')^3 + 3y' - 2y = \cos x$.

2. 判别下列函数是否是微分方程 $y' + 4xy = 0$ 的解,如是解,指出是通解还是特解:

(1) $y = Ce^{2x^2}$;　　　　　　　　(2) $y = Ce^{-2x^2}$;

(3) $y = 2x^2$;　　　　　　　　　　(4) $y = -5e^{-2x^2}$.

3. 验证函数 $y = C_1 e^{3x} + C_2 e^{-x}$ 是微分方程 $y'' - 2y' - 3y = 0$ 的通解(C_1, C_2 是任意常数).

4. 求下列微分方程的通解:

(1) $y\ln y\mathrm{d}x + x\ln x\mathrm{d}y = 0$;

(2) $y' - y\sin x = 0$;

(3) $(1-x^2)y\mathrm{d}y = x(y^2-1)\mathrm{d}x$；

(4) $\mathrm{e}^x\mathrm{d}x = \mathrm{d}x + \sin2y\mathrm{d}y$；

(5) $\sin x\cos y\mathrm{d}x - \cos x\sin y\mathrm{d}y = 0$；

(6) $\dfrac{\mathrm{d}y}{\mathrm{d}x} - \sqrt{\dfrac{1-y^2}{1-x^2}} = 0.$

5. 求下列微分方程满足所给初始条件的特解：

(1) $y' = \mathrm{e}^{3x-y}, x=0$ 时 $y=3$；

(2) $2xy\mathrm{d}x + (1+x^2)\mathrm{d}y = 0, x=1$ 时 $y=3$；

(3) $y' - \sin x(1+\cos x) = 0, x=\dfrac{\pi}{4}$ 时 $y=-1$；

(4) $xy' + 1 = 4\mathrm{e}^{-y}, x=-2$ 时 $y=0.$

6. 求下列齐次微分方程的通解：

(1) $\dfrac{\mathrm{d}y}{\mathrm{d}x} = \dfrac{y}{x}(1+\ln y - \ln x)$；

(2) $x^3\mathrm{d}y - (x^2y - y^3)\mathrm{d}x = 0$；

(3) $\dfrac{\mathrm{d}y}{\mathrm{d}x} = \mathrm{e}^{\frac{x}{x}} + \dfrac{y}{x}$；

(4) $x\dfrac{\mathrm{d}y}{\mathrm{d}x} = y\ln\dfrac{y}{x}.$

7. 求下列微分方程的通解：

(1) $y' + y = \cos x$；

(2) $\dfrac{\mathrm{d}y}{\mathrm{d}x} + \dfrac{x}{1+x^2}y = \dfrac{1}{x(1+x^2)}$；

(3) $y'\cos x = y\sin x + \cos x$；

(4) $x\mathrm{d}y - y\mathrm{d}x - \dfrac{x}{\ln x}\mathrm{d}x = 0$；

(5) $y\ln y\mathrm{d}x + (x-\ln y)\mathrm{d}y = 0$；

(6) $(y^2 - 6x)\dfrac{\mathrm{d}y}{\mathrm{d}x} + 2y = 0$；

(7) $\dfrac{\mathrm{d}y}{\mathrm{d}x} = -y + y^2\mathrm{e}^{-x}$；

(8) $\dfrac{\mathrm{d}y}{\mathrm{d}x} = -xy + x^3y^3.$

8. 求下列微分方程满足所给初始条件的特解：

(1) $\cos x\dfrac{\mathrm{d}y}{\mathrm{d}x} + y\sin x = 1, x=0$ 时 $y=0$；

(2) $xy' + y - e^x = 0, x = 1$ 时 $y = 3e$；

(3) $y' + 3xy = x, x = 0$ 时 $y = -\dfrac{1}{2}$.

9. 求下列微分方程的通解：

(1) $y'' = 4\sin 2x$；

(2) $xy'' + y' = 0$；

(3) $y'' = 1 + y'^2$；

(4) $y'' - y' - 20y = 0$；

(5) $y'' - 8y' + 16y = 0$；

(6) $y'' + y = 0$；

(7) $3y'' + 7y' + 2y = 4x e^{-\frac{1}{3}x}$；

(8) $y'' + 3y' + 2y = 3\sin x$；

(9) $2y'' + 5y' = 5x^2 - 2x - 1$.

10. 求下列微分方程满足所给初始条件的特解：

(1) $y^3 y'' + 1 = 0, x = 1$ 时 $y = 1, y' = 0$；

(2) $y'' + 4y' + 4y - 4 = 0, x = 0$ 时 $y = -2, y' = 6$；

(3) $y'' - 6y' + 9y = 4e^{3x}, x = 0$ 时 $y = 3, y' = -1$；

(4) $y'' + y = 2\cos x, x = \dfrac{\pi}{2}$ 时 $y = \dfrac{\pi}{2}, y' = -1$.

11. 求下列函数的拉氏变换：

(1) $f(x) = x^2 + 3x + 2$；

(2) $f(x) = Ax e^{-ax}$；

(3) $f(x) = e^{-2x} \sin 6x$；

(4) $f(x) = B(1 - e^{-ax})$；

(5) $f(x) = \sin x - x e^x$；

(6) $f(x) = \dfrac{A}{b-a}(e^{-ax} - e^{-bx})$.

12. 利用拉氏变换，将下列微分方程转化为代数方程，并解出象函数：

(1) $y'' + 4y = 4x$，当 $x = 0$ 时，$y = 1, y' = 5$；

(2) $y'' + y + \sin 2x = 0$，当 $x = 0$ 时，$y = y' = 1$；

(3) $y'' - 3y' + 2y = 2e^{3x}$，当 $x = 0$ 时，$y = y' = 0$.

13. 求下列函数的拉普拉斯逆变换：

(1) $F(s) = \dfrac{s+1}{s(s+2)}$；

(2) $F(s) = \dfrac{1}{s(s^2+1)}$;

(3) $F(s) = \dfrac{1}{s^4+5s^2+4}$;

(4) $F(s) = \dfrac{s+3}{s^2+3s+2}$.

14. 应用拉氏变换，求解下列微分方程：

(1) $y'' + 2y' + y = e^{-x}$

满足初始条件：$f(0) = f'(0) = 0$ 的解 $y = f(x)$；

(2) $y'' - y = 4\sin x + 5\cos 2x$

满足初始条件：$f(0) = -1, f'(0) = -2$ 的解 $y = f(x)$；

(3) $y''' + 3y'' + 3y' + y = 1$

满足初始条件：$f(0) = f'(0) = f''(0) = 0$ 的解 $y = f(x)$.

15. 应用拉氏变换，求解下列微分方程组：

(1) $\begin{cases} 2x' + 2x + y' - y = 3t, \\ x' + x + y' + y = 1 \end{cases}$

满足初始条件：当 $t = 0$ 时，$x = 1, y = 3$ 的解；

(2) $\begin{cases} x'' - 2x' - y' + 2y = 0, \\ x' - 2x + y' = -2e^{-t} \end{cases}$

满足初始条件：当 $t = 0$ 时，$x = 0, x' = 2, y = 0$ 的解.

第六章　多元函数微积分

在医药学和其他科学中常会遇到含两个或更多个自变量的函数,称这类函数为多元函数.本章在一元函数及其微积分的基础上介绍多元函数微积分法.

§6.1　多 元 函 数

一、空间直角坐标系

为了确定空间某一点 P 的位置,取相互垂直并交于一点 O 的三条数轴 Ox,Oy,Oz 为坐标轴,分别称为 x 轴,y 轴,z 轴,或横轴,纵轴,立轴,交点 O 称为原点,每两条坐标轴所决定的平面 xOy,yOz,zOx 称为坐标面,这样就构成了空间直角坐标系 $O\text{-}xyz$(图 6-1).我们规定,三坐标轴的正向指向符合右旋法则.

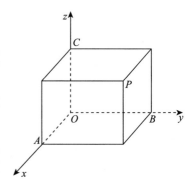

图 6-1

过点 P 作三个平面与三个坐标轴垂直且交于 A,B,C 三点,它们在 x 轴,y 轴和 z 轴上的坐标的值分别是 x,y,z,这样,空间任意一点 P 决定了一个有序数组 $\{x,y,z\}$;反之,任一有序数组 $\{x,y,z\}$ 也唯一确定了空间的一个点 P,我们称这个有序数组为点 P 的坐标,记为 $P(x,y,z)$,其中 x,y,z 分别称为点 P 的横坐标,纵坐标和立坐标. 显然,原点 O 的坐标为 $(0,0,0)$,而 $|x|,|y|,|z|$ 分别为点 P 到 yOz,zOx,xOy 平面的距离.

三个坐标面把空间划分成八个部分,称为卦限(图 6-2).读者不难写出各卦限中点的坐标的符号,例如在第二卦限中,点的坐标的符号为 $(-,+,+)$.

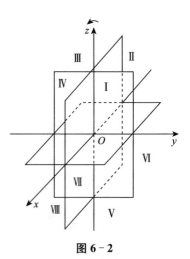

图 6-2

建立了空间点的坐标,就可用坐标来计算任意两点间的距离.

已知空间两点 $P_1(x_1,y_1,z_1)$ 和 $P_2(x_2,y_2,$

z_2),从图 6-3 可以知道

$$|P_1P_2| = \sqrt{|P_1A|^2 + |AD|^2 + |DP_2|^2}$$

或

$$|P_1P_2| = \sqrt{(x_2 - x_1)^2 + (y_2 - y_1)^2 + (z_2 - z_1)^2}. \tag{6.1}$$

(6.1)式即为空间任意两点的距离公式.

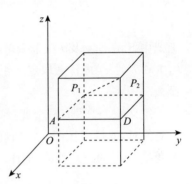

特别地,任一点 $P(x, y, z)$ 与原点 $O(0,0,0)$
间的距离公式为

$$|OP| = \sqrt{x^2 + y^2 + z^2}. \tag{6.2}$$

由图 6-1 还可知,任一点 P 到 x 轴的距离为
点 $P(x, y, z)$ 与点 $A(x, 0, 0)$ 之间的距离:
$|PA| = \sqrt{y^2 + z^2}$.类似可知点 P 到 y 轴和 z 轴的
距离分别为 $\sqrt{x^2 + z^2}$ 和 $\sqrt{x^2 + y^2}$.

图 6-3

例 6.1.1　求点 $P_1(2,3,5)$ 与点 $P_2(-3,-4,1)$ 之间的距离.

解　由公式(6.1)得

$$|P_1P_2| = \sqrt{(-3-2)^2 + (-4-3)^2 + (1-5)^2}$$
$$= \sqrt{90} = 3\sqrt{10}.$$

例 6.1.2　求半径为 R,球心在原点的球面方程.

解　设 $P(x, y, z)$ 为球面上任意一点,则有

$$|OP| = R,$$

或

$$\sqrt{x^2 + y^2 + z^2} = R,$$

即

$$x^2 + y^2 + z^2 = R^2.$$

显然,不在球面上的任意一点均不满足此方程,因此,这就是球心在原点、半径为 R
的球面方程.

二、多元函数的概念

先看两个例子.

例 6.1.3　研究机体对某种药物的反应.设给予药量 x 单位,经过 t 小时后机
体产生某种反应 E,且有

$$E = x^2(a - x)t^2 e^{-t},$$

其中 a 为常量(可允许给予的最大药量). 上式中有三个变量,而且变量 E 随变量 x 和 t 的变化而变化,当 x,t 在一定范围 $(0 \leqslant x \leqslant a, t \geqslant 0)$ 内任意取定一对数值时,E 的对应值就随之唯一确定. 我们说变量 E 是变量 x 和 t 的二元函数.

例 6.1.4 平行四边形面积 S 与相邻两边 x,y 及其夹角 θ 的关系为

$$S = xy\sin\theta.$$

上式中 S 随 x,y 及 θ 三个变量的变化而变化,当 x,y 及 θ 在一定范围 $(x > 0, y > 0, 0 < \theta < \pi)$ 内任意取定一组值时,S 的对应值就随之唯一确定. 这是一个三元函数.

定义 6.1 设有三个变量 x,y 和 z,如果变量 x,y 在允许的范围内任意取定一对值时,变量 z 按照一定的规律,总有唯一确定的值与它们对应,那么变量 z 称为变量 x,y 的二元函数,记作

$$z = f(x, y),$$

其中 x,y 称为自变量,z 称为因变量.

类似地,可以定义三元函数等. 二元及二元以上的函数统称为多元函数. 在多元函数中,主要研究二元函数,因为三元以上的函数及其微分法与二元函数是完全类似的.

与一元函数相仿,二元函数 $z = f(x, y)$ 的自变量 x,y 的允许值范围称为函数 z 的定义域.

例 6.1.5 确定函数 $z = \sqrt{1 - x^2 - y^2}$ 的定义域.

解 要使等式右边有意义,自变量 x,y 必须满足不等式

$$1 - x^2 - y^2 \geqslant 0,$$

即
$$x^2 + y^2 \leqslant 1.$$

所以,函数 z 的定义域 D 是 xOy 平面上中心在原点,半径为 1 的圆周及其内部点的全体(图 6-4). 采用集合的表示方法,记作

$$D = \{(x, y) \mid x^2 + y^2 \leqslant 1\}.$$

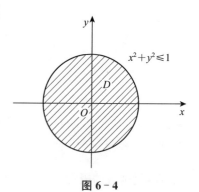

图 6-4

例 6.1.6 确定函数

$$z = \frac{1}{\sqrt{x - y + 1}} + \ln(-x - y)$$

的定义域.

解　要使函数 z 有意义，x,y 必须同时满足不等式

$$x-y+1>0 \text{ 及 } -x-y>0,$$

即直线 $y=x+1$ 以下半个平面与直线 $y=-x$ 以下半个平面的公共部分（不包含直线），如图 6-5 所示，也可记作

$$D=\{(x,y) \mid x-y+1>0, -x-y>0\}.$$

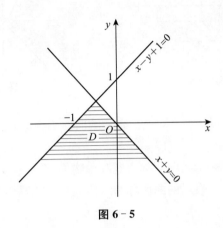

图 6-5

二元函数的定义域常常是 xOy 平面上由一条或几条曲线所围成的区域，围成区域的曲线称为区域的边界，包括整个边界在内的区域称为闭区域，不包括边界任何一点的区域称为开区域.例 6.1.5 和例 6.1.6 中的区域 D 分别是闭区域和开区域的例子.

设二元函数 $z=f(x,y)$，$P(x_0,y_0)$ 为其定义域 D 内任意一点，将 $x=x_0$，$y=y_0$ 代入 $z=f(x,y)$，算出函数 z 的对应值 $f(x_0,y_0)$，即为函数 z 在点 $P(x_0,y_0)$ 的函数值.

例 6.1.7　求函数 $z=f(x,y)=\dfrac{10x}{x^2+y^2}$ 在点 $(1,2)$ 的函数值.

解　$f(x,y)$ 在点 $(1,2)$ 的函数值为

$$f(1,2)=\frac{10\times 1}{1^2+2^2}=2.$$

现在考察二元函数的几何意义.

通常，二元函数 $z=f(x,y)$ 的定义域 D 是平面 xOy 上的一个区域，D 内任意一点 $P_0(x_0,y_0)$ 必对应于 $z_0=f(x_0,y_0)$，而三个数 x_0,y_0,z_0 确定了空间一点 $M_0(x_0,y_0,z_0)$.当 x,y 在定义域 D 内取一切可能的值时，点 $M(x,y,z)$ 的轨迹形

成一个空间曲面.因此,二元函数 $z=f(x,y)$ 在空间直角坐标系中一般表示一个曲面(图 6-6).

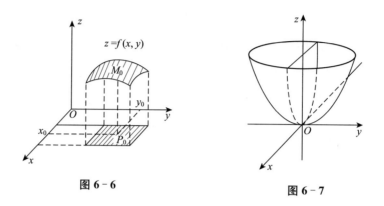

图 6-6   图 6-7

例如:函数 $z=\pm\sqrt{R^2-x^2-y^2}$ 表示的曲面称为球心在原点 O、半径为 R 的球面.

函数 $z=x^2+y^2$ 表示的曲面称为椭圆抛物面(图 6-7).

函数 $z=-x^2+y^2$ 表示的曲面称为双曲抛物面或马鞍形曲面(图 6-8).

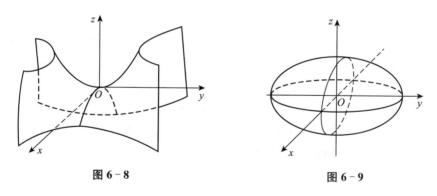

图 6-8   图 6-9

隐函数 $\dfrac{x^2}{a^2}+\dfrac{y^2}{b^2}+\dfrac{z^2}{c^2}=1$ 表示的曲面称为椭球面(图 6-9).

函数 $Ax+By+Cz+D=0$ 表示一个平面.特别地,$x=a,y=b,z=c(a,b,c$ 为常数) 分别表示平行于 yOz,zOx,xOy 坐标面的平面.

三、二元函数的极限与连续性

与一元函数情况相类似,二元函数的极限是研究当自变量 $x\to x_0,y\to y_0$,即点 $P(x,y)\to P_0(x_0,y_0)$ 时,对应的函数值 $f(x,y)$ 的变化趋势.

定义 6.2 设二元函数 $z=f(x,y)$ 在点 $P_0(x_0,y_0)$ 的某一邻近区域内有定义,如果 $P(x,y)$ 沿任何方向趋于定点 $P_0(x_0,y_0)$ 时,函数 $f(x,y)$ 趋于常数 A,那么称 A 是 $f(x,y)$ 在点 P_0 的极限,记作

$$\lim_{\substack{x \to x_0 \\ y \to y_0}} f(x,y) = A$$

或

$$\lim_{\rho \to 0} f(x,y) = A,$$

这里 $\rho = \sqrt{(x-x_0)^2 + (y-y_0)^2}$.

上述极限定义实际上是一元函数极限定义的推广,所以,有关一元函数的极限运算法则,同样可以推广到二元函数中来.

定义 6.3 设二元函数 $f(x,y)$ 在点 $P_0(x_0,y_0)$ 及其邻近区域内有定义,且

$$\lim_{\substack{x \to x_0 \\ y \to y_0}} f(x,y) = f(x_0,y_0),$$

则称 $f(x,y)$ 在点 $P_0(x_0,y_0)$ 连续.

如果函数 $f(x,y)$ 在定义域 D 内的每点都连续,那么称 $f(x,y)$ 在 D 上连续.

初等函数在其定义域内连续,其图形是一个无孔隙、无裂缝的曲面.

函数不连续的点称为间断点.

例如,函数 $z_1 = \begin{cases} x^2 + y^2, & x^2 + y^2 \neq 0 \\ -1, & x = y = 0 \end{cases}$ 和 $z_2 = \dfrac{xy}{x-y}$ 的间断点分别为原点和平面 $y = x$ 上的点集,它们分别在原点和平面 $y = x$ 上有一个"洞"和一道"沟".

§6.2 偏导数与全微分

一、偏导数

对于多元函数,我们同样需要讨论它的变化率.以二元函数 $z = f(x,y)$ 为例,在考虑 z 对自变量 x 的变化率时,就固定自变量 y(看作常量),这时 z 就是自变量 x 的一元函数;同样,若固定自变量 x,则可讨论 z 对自变量 y 的变化率.

定义 6.4 设函数 $z = f(x,y)$ 在点 (x_0,y_0) 的邻近区域内有定义,当 y 固定在 y_0,而 x 在 x_0 处有增量 Δx 时,相应的函数增量(称为对 x 的偏增量) 为

$$f(x_0 + \Delta x, y_0) - f(x_0,y_0),$$

如果极限

$$\lim_{\Delta x \to 0} \frac{f(x_0 + \Delta x, y_0) - f(x_0,y_0)}{\Delta x}$$

存在,那么称此极限值为函数 $z=f(x,y)$ 在点 (x_0,y_0) 处对 x 的偏导数,记为

$$f'_x(x_0,y_0),\frac{\partial z}{\partial x}\Big|_{\substack{x=x_0\\y=y_0}} 或 z'_x\Big|_{\substack{x=x_0\\y=y_0}}.$$

类似地,如果极限

$$\lim_{\Delta y\to 0}\frac{f(x_0,y_0+\Delta y)-f(x_0,y_0)}{\Delta y}$$

存在,那么称此极限值为函数 $z=f(x,y)$ 在点 (x_0,y_0) 处对 y 的偏导数,记为

$$f'_y(x_0,y_0),\frac{\partial z}{\partial y}\Big|_{\substack{x=x_0\\y=y_0}} 或 z'_y\Big|_{\substack{x=x_0\\y=y_0}}.$$

偏导数的概念可以推广到二元以上的函数.

如果函数 $z=f(x,y)$ 在区域 D 内每一点都有对 x (或 y)的偏导数,那么称 $z=f(x,y)$ 在区域 D 内有对 x (或 y)的偏导函数,简称偏导数,记为

$$f'_x(x,y),\frac{\partial z}{\partial x},z'_x$$

或

$$f'_y(x,y),\frac{\partial z}{\partial y},z'_y.$$

求多元函数的偏导数并不需要新的方法,因为对某一自变量求偏导数时,只有这个自变量在变动,其余的自变量都视为常量,所以一元函数的求导法则和求导公式都是适用的.

例 6.2.1 求 $z=x^3+3xy-y^2+4x+4y$ 在点 $(1,2)$ 处的偏导数.

解 $\dfrac{\partial z}{\partial x}=3x^2+3y+4,$

$\dfrac{\partial z}{\partial y}=3x-2y+4,$

$\dfrac{\partial z}{\partial x}\Big|_{\substack{x=1\\y=2}}=3\times 1^2+3\times 2+4=13,$

$\dfrac{\partial z}{\partial y}\Big|_{\substack{x=1\\y=2}}=3\times 1-2\times 2+4=3.$

例 6.2.2 求 $z=yx^y$ 的偏导数.

解 $\dfrac{\partial z}{\partial x}=y^2x^{y-1},$

$\dfrac{\partial z}{\partial y}=x^y+yx^y\ln x.$

本题也可用取对数的方法来做.

$$\ln z = \ln y + y\ln x,$$

再对 x 和 y 求偏导数,得

$$\frac{1}{z}\frac{\partial z}{\partial x} = \frac{y}{x},$$

$$\frac{1}{z}\frac{\partial z}{\partial y} = \frac{1}{y} + \ln x,$$

从而得

$$\frac{\partial z}{\partial x} = y^2 x^{y-1},$$

$$\frac{\partial z}{\partial y} = x^y + yx^y\ln x.$$

例 6.2.3　已知理想气体的状态方程 $pV = RT$(p,V 和 T 分别为气体的压强,体积和温度,R 为常数),求证:

$$\frac{\partial p}{\partial V}\cdot\frac{\partial V}{\partial T}\cdot\frac{\partial T}{\partial p} = -1.$$

证明　因为

$$p = \frac{RT}{V},$$

所以

$$\frac{\partial p}{\partial V} = -\frac{RT}{V^2}.$$

因为

$$V = \frac{RT}{p},$$

所以

$$\frac{\partial V}{\partial T} = \frac{R}{p}.$$

因为

$$T = \frac{pV}{R},$$

所以

$$\frac{\partial T}{\partial p} = \frac{V}{R},$$

故

$$\frac{\partial p}{\partial V}\cdot\frac{\partial V}{\partial T}\cdot\frac{\partial T}{\partial p} = -\frac{RT}{V^2}\cdot\frac{R}{p}\cdot\frac{V}{R} = -1.$$

由此例可见,与一元函数的导数符号不同,偏导数 $\dfrac{\partial z}{\partial x}$ 或 $\dfrac{\partial z}{\partial y}$ 是一个整体记号,不能看作分子与分母比的形式.

下面介绍偏导数的几何意义.

函数 $z = f(x, y)$ 表示空间一曲面,$M_0(x_0, y_0, z_0)$ 是曲面上一点,曲面与平面 $y = y_0$ 的交线 C_x(图 6-10)就是一条平面曲线,由于函数 $z = f(x, y)$ 在点 (x_0, y_0) 关于 x 的偏导数 $f'_x(x_0, y_0)$ 就是一元函数 $f(x, y_0)$ 在 x_0 处的导数,因此由一元函数的导数的几何意义知,$f'_x(x_0, y_0)$ 是曲线 C_x 在点 M_0 的切线 T_x 对 x 轴的斜率,即

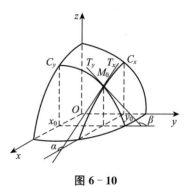

图 6-10

$$f'_x(x_0, y_0) = \tan\alpha.$$

类似地,$f'_y(x_0, y_0)$ 的几何意义是曲面 $z = f(x, y)$ 与平面 $x = x_0$ 的交线 C_y 在点 M_0 处的切线 T_y 对 y 轴的斜率,即

$$f'_y(x_0, y_0) = \tan\beta.$$

二、高阶偏导数

二元函数 $z = f(x, y)$ 的偏导数 $f'_x(x, y)$,$f'_y(x, y)$ 一般仍然是 x,y 的函数,若它们的偏导数存在,则称 $f'_x(x, y)$,$f'_y(x, y)$ 的偏导数为函数 $z = f(x, y)$ 的二阶偏导数. 二元函数的二阶偏导数共有四个,分别记为

$$\frac{\partial}{\partial x}\left(\frac{\partial z}{\partial x}\right) = \frac{\partial^2 z}{\partial x^2} = f''_{xx}(x, y) = z''_{xx},$$

$$\frac{\partial}{\partial y}\left(\frac{\partial z}{\partial x}\right) = \frac{\partial^2 z}{\partial x \partial y} = f''_{xy}(x, y) = z''_{xy},$$

$$\frac{\partial}{\partial x}\left(\frac{\partial z}{\partial y}\right) = \frac{\partial^2 z}{\partial y \partial x} = f''_{yx}(x, y) = z''_{yx},$$

$$\frac{\partial}{\partial y}\left(\frac{\partial z}{\partial y}\right) = \frac{\partial^2 z}{\partial y^2} = f''_{yy}(x, y) = z''_{yy},$$

其中 $\dfrac{\partial^2 z}{\partial x \partial y}$,$\dfrac{\partial^2 z}{\partial y \partial x}$ 称为 $z = f(x, y)$ 的二阶混合偏导数.

同样可以定义更高阶的偏导数.

例 6.2.4 求函数 $z = x\,\mathrm{e}^{xy}$ 的二阶偏导数.

解 $\dfrac{\partial z}{\partial x} = \mathrm{e}^{xy} + xy\mathrm{e}^{xy}$,

$\dfrac{\partial z}{\partial y} = x^2\mathrm{e}^{xy}$,

$\dfrac{\partial^2 z}{\partial x^2} = y\mathrm{e}^{xy} + y(\mathrm{e}^{xy} + xy\mathrm{e}^{xy})$

$\qquad = (2y + xy^2)\mathrm{e}^{xy}$,

$\dfrac{\partial^2 z}{\partial y^2} = x^3\mathrm{e}^{xy}$,

$\dfrac{\partial^2 z}{\partial x \partial y} = x\mathrm{e}^{xy} + x(\mathrm{e}^{xy} + xy\mathrm{e}^{xy})$

$\qquad = (2x + x^2 y)\mathrm{e}^{xy}$,

$\dfrac{\partial^2 z}{\partial y \partial x} = 2x\mathrm{e}^{xy} + x^2 y\mathrm{e}^{xy}$

$\qquad = (2x + x^2 y)\mathrm{e}^{xy}$.

在本例中,可以看到两个二阶混合偏导数相等,即 $\dfrac{\partial^2 z}{\partial x \partial y} = \dfrac{\partial^2 z}{\partial y \partial x}$. 可以证明,若 z''_{xy}, z''_{yx} 在区域 D 内连续,则在该区域内它们必相等,即 z''_{xy}, z''_{yz} 二阶混合偏导数与求导的先后次序无关.

三、全微分

在一元函数中,如果 $y = f(x)$ 在点 x 可导,那么

$$\Delta y = f'(x)\Delta x + o(\Delta x).$$

其中 $f'(x)\Delta x$ 是 Δy 的线性主部,称为函数在点 x 的微分,记作

$$\mathrm{d}y = f'(x)\Delta x.$$

在二元函数里也有类似的概念.

定义 6.5 设函数 $z = f(x, y)$ 在点 (x, y) 的邻近区域内有定义,且 x 有增量 Δx,y 有增量 Δy,则 $\Delta z = f(x + \Delta x, y + \Delta y) - f(x, y)$,称为 $f(x, y)$ 在点 (x, y) 的全增量.

例 6.2.5 矩形的边长分别由 x, y 变为 $x + \Delta x, y + \Delta y$,则面积 $S = xy$ 的全增量为

$$\Delta S = f(x + \Delta x, y + \Delta y) - f(x, y)$$

$$= (x + \Delta x)(y + \Delta y) - xy$$

$$=y\Delta x+x\Delta y+\Delta x\Delta y.$$

全增量由 $y\Delta x+x\Delta y$ 和 $\Delta x\Delta y$ 两部分组成,前者是 $\Delta x,\Delta y$ 的线性函数,而后

者 $\Delta x\Delta y$ 则是比 $\rho=\sqrt{(\Delta x)^2+(\Delta y)^2}$ 高阶的无

穷小,记为 $o(\rho)$,即 $\lim\limits_{\rho\to0}\dfrac{\Delta x\Delta y}{\sqrt{(\Delta x)^2+(\Delta y)^2}}=0$,这

里 ρ 为 (x,y) 与 $(x+\Delta x,y+\Delta y)$ 之间的距离.

因此,当 Δx 和 Δy 足够小时,$y\Delta x+x\Delta y$ 便是

ΔS 较好的近似,同时可以发现线性主部 $y\Delta x+$

$x\Delta y$ 中 Δx 和 Δy 的系数分别是 S 对 x 和 y 的偏

导数(图 $6-11$).

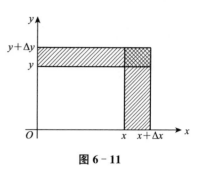

图 $6-11$

设函数 $z=f(x,y)$ 在点 $P(x,y)$ 处具有偏导数 $\dfrac{\partial z}{\partial x},\dfrac{\partial z}{\partial y}$,如果 $\Delta z=\dfrac{\partial z}{\partial x}\mathrm{d}x+$

$\dfrac{\partial z}{\partial y}\mathrm{d}y+o(\rho)$(这里 $\mathrm{d}x=\Delta x,\mathrm{d}y=\Delta y$),则称 $\dfrac{\partial z}{\partial x}\mathrm{d}x+\dfrac{\partial z}{\partial y}\mathrm{d}y$ 为函数 $f(x,y)$ 在点 P

的全微分,记作

$$\mathrm{d}z=\frac{\partial z}{\partial x}\mathrm{d}x+\frac{\partial z}{\partial y}\mathrm{d}y,$$

其中 $\dfrac{\partial z}{\partial x}\mathrm{d}x,\dfrac{\partial z}{\partial y}\mathrm{d}y$ 分别称为函数 z 对 x,y 的偏微分. 因此,全微分等于诸偏微分

之和.

在实际应用中,计算一个函数的全微分要比计算它的全增量简便,而它们的差

仅是比 ρ 高阶的无穷小,因而当 Δx 和 Δy 较小时,可用 $\mathrm{d}z$ 来近似代替 Δz.

对于三元可微函数 $u=f(x,y,z)$,类似有

$$\mathrm{d}u=\frac{\partial u}{\partial x}\mathrm{d}x+\frac{\partial u}{\partial y}\mathrm{d}y+\frac{\partial u}{\partial z}\mathrm{d}z.$$

二元函数 $z=f(x,y)$ 在一点可导,是指两个偏导数存在. 而函数在一点可微,

是指全微分存在. 偏导数存在而且连续是全微分存在的充分条件. 可见,对于多元

函数,可导与可微是两个不同的概念,这是有别于一元函数的.

例 6.2.6 求函数 $z=\mathrm{e}^{xy}$ 在点 $(2,1)$ 处的全微分.

解 $\dfrac{\partial z}{\partial x}\Big|_{\substack{x=2\\y=1}}=y\mathrm{e}^{xy}\Big|_{\substack{x=2\\y=1}}=\mathrm{e}^2,$

$\dfrac{\partial z}{\partial y}\Big|_{\substack{x=2\\y=1}}=x\mathrm{e}^{xy}\Big|_{\substack{x=2\\y=1}}=2\mathrm{e}^2,$

所以,$z = e^{xy}$ 在点$(2,1)$处的全微分为

$$dz = e^2 dx + 2e^2 dy.$$

例 6.2.7 求 $u = \dfrac{1}{\sqrt{x^2 + y^2 + z^2}}$ 的全微分.

解 因为$\dfrac{\partial u}{\partial x} = \dfrac{-x}{(x^2 + y^2 + z^2)^{\frac{3}{2}}}$,

$$\dfrac{\partial u}{\partial y} = \dfrac{-y}{(x^2 + y^2 + z^2)^{\frac{3}{2}}},$$

$$\dfrac{\partial u}{\partial z} = \dfrac{-z}{(x^2 + y^2 + z^2)^{\frac{3}{2}}},$$

所以 $$du = \dfrac{-1}{(x^2 + y^2 + z^2)^{\frac{3}{2}}}(x \, dx + y \, dy + z \, dz).$$

本题也可用取对数的方法来做.

§6.3 多元复合函数的求导法则

设 $z = f(u,v)$,其中 $u = u(x,y)$,$v = v(x,y)$,则称函数 $z = f[u(x,y),v(x,y)]$ 是 x,y 的复合函数.

定理 6.1 如果函数 $u = u(x,y)$,$v = v(x,y)$ 在点(x,y)有连续偏导数,且函数 $z = f(u,v)$ 在对应点(u,v)也有连续的偏导数,那么复合函数 $z = f[u(x,y),v(x,y)]$ 在点(x,y)有对 x 及对 y 的连续偏导数,且

$$\dfrac{\partial z}{\partial x} = \dfrac{\partial z}{\partial u} \cdot \dfrac{\partial u}{\partial x} + \dfrac{\partial z}{\partial v} \cdot \dfrac{\partial v}{\partial x},$$

$$\dfrac{\partial z}{\partial y} = \dfrac{\partial z}{\partial u} \cdot \dfrac{\partial u}{\partial y} + \dfrac{\partial z}{\partial v} \cdot \dfrac{\partial v}{\partial y}.$$

证明 略.

对多元复合函数求导,初学时,可根据函数关系画出如图 6-12 所示的简图,借以认清变量间的层次及其联系. 比如,欲求 z 对 x 的偏导数,就看图中从 z 经中间变量 u,v 到 x 有几条线,沿每条线如同一元复合函数那样求导,然后相加即得.

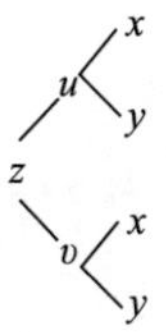

例 6.3.1 设 $z = u^2 + v^2$,而 $u = 2x + y$,$v = x - 2y$,求$\dfrac{\partial z}{\partial x},\dfrac{\partial z}{\partial y}$.

图 6-12

解 结合图 6 - 12 得

$$\frac{\partial z}{\partial x} = \frac{\partial z}{\partial u} \cdot \frac{\partial u}{\partial x} + \frac{\partial z}{\partial v} \cdot \frac{\partial v}{\partial x}$$

$$= 2u \cdot 2 + 2v \cdot 1$$

$$= 4(2x + y) + 2(x - 2y)$$

$$= 10x,$$

$$\frac{\partial z}{\partial y} = \frac{\partial z}{\partial u} \cdot \frac{\partial u}{\partial y} + \frac{\partial z}{\partial v} \cdot \frac{\partial v}{\partial y}$$

$$= 2u \cdot 1 + 2v \cdot (-2)$$

$$= 2(2x + y) - 4(x - 2y)$$

$$= 10y.$$

如果直接来计算,因为

$$z = u^2 + v^2 = (2x + y)^2 + (x - 2y)^2$$

$$= 5x^2 + 5y^2,$$

所以

$$\frac{\partial z}{\partial x} = 10x, \frac{\partial z}{\partial y} = 10y,$$

结果相同.

若 $z = f(u, v, w)$,而 $u = u(x, y), v = v(x, y), w = w(x, y)$,见图 6 - 13,则

$$\frac{\partial z}{\partial x} = \frac{\partial z}{\partial u} \cdot \frac{\partial u}{\partial x} + \frac{\partial z}{\partial v} \cdot \frac{\partial v}{\partial x} + \frac{\partial z}{\partial w} \cdot \frac{\partial w}{\partial x},$$

$$\frac{\partial z}{\partial y} = \frac{\partial z}{\partial u} \cdot \frac{\partial u}{\partial y} + \frac{\partial z}{\partial v} \cdot \frac{\partial v}{\partial y} + \frac{\partial z}{\partial w} \cdot \frac{\partial w}{\partial y}.$$

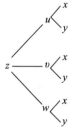

图 6 - 13

特别地,复合函数的中间变量有多个,但自变量只有一个的情形,设 $z = f(u, v)$,而 $u = u(t), v = v(t)$,见图 6 - 14,则

$$\frac{\mathrm{d}z}{\mathrm{d}t} = \frac{\partial z}{\partial u} \cdot \frac{\mathrm{d}u}{\mathrm{d}t} + \frac{\partial z}{\partial v} \cdot \frac{\mathrm{d}v}{\mathrm{d}t}.$$

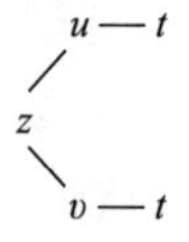

图 6 - 14

因为 $z = f[u(t), v(t)]$ 只有一个自变量,所以把 $\dfrac{\mathrm{d}z}{\mathrm{d}t}$ 称为全导数.

例 6.3.2 设 $z = \dfrac{y}{x}$,而 $x = \mathrm{e}^t, y = -2\mathrm{e}^{2t} + 1$,求 $\dfrac{\mathrm{d}z}{\mathrm{d}t}$.

解　$$\frac{\mathrm{d}z}{\mathrm{d}t} = \frac{\partial z}{\partial x} \cdot \frac{\mathrm{d}x}{\mathrm{d}t} + \frac{\partial z}{\partial y} \cdot \frac{\mathrm{d}y}{\mathrm{d}t}$$

$$= -\frac{y}{x^2} \cdot \mathrm{e}^t + \frac{1}{x} \cdot (-4\mathrm{e}^{2t})$$

$$= \frac{2\mathrm{e}^{2t} - 1}{\mathrm{e}^{2t}} \cdot \mathrm{e}^t + \frac{1}{\mathrm{e}^t}(-4\mathrm{e}^{2t})$$

$$= -2\mathrm{e}^t - \mathrm{e}^{-t}.$$

例 6.3.3　设 $z = uv + \sin t$，而 $u = \mathrm{e}^t, v = \cos t$，求 $\dfrac{\mathrm{d}z}{\mathrm{d}t}$.

解　变量之间的关系见图 6-15，则

$$\frac{\mathrm{d}z}{\mathrm{d}t} = \frac{\partial z}{\partial u} \cdot \frac{\mathrm{d}u}{\mathrm{d}t} + \frac{\partial z}{\partial v} \cdot \frac{\mathrm{d}v}{\mathrm{d}t} + \frac{\partial z}{\partial t}$$

$$= v\mathrm{e}^t - u\sin t + \cos t$$

$$= \mathrm{e}^t\cos t - \mathrm{e}^t\sin t + \cos t$$

$$= \mathrm{e}^t(\cos t - \sin t) + \cos t.$$

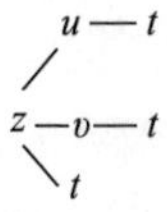

图 6-15

§6.4　多元函数的极值

定义 6.6　设函数 $f(x,y)$ 在点 $P_0(x_0,y_0)$ 的邻近区域内有定义，且对点 (x_0, y_0) 附近的任意一点 (x,y) 都满足不等式

$$f(x,y) < f(x_0,y_0) \text{ 或 } f(x,y) > f(x_0,y_0),$$

则称函数在点 (x_0,y_0) 有极大值或极小值 $f(x_0,y_0)$. 极大值、极小值统称为极值. 使函数取得极值的点称为极值点.

例如，$z = \sqrt{1-x^2-y^2}$，在点 $(0,0)$ 处，$z=1$；而在其他点处，$z<1$，故在原点处函数有极大值.

又如，$z = x^2 + y^2$，在点 $(0,0)$ 处，$z=0$；而在其他点处，$z>0$，故在原点处函数有极小值 0（图 6-7）.

定理 6.2（极值存在的必要条件）　设函数 $z = f(x,y)$ 在点 (x_0,y_0) 可微且有极值，则

$$f'_x(x_0,y_0) = 0, f'_y(x_0,y_0) = 0.$$

证明　设函数 $z = f(x,y)$ 在点 (x_0,y_0) 有极大值，则对 (x_0,y_0) 附近任意一点 (x,y)，都有

$$f(x,y) < f(x_0,y_0),$$

取 $y=y_0$，有

$$f(x,y_0) < f(x_0,y_0).$$

因为 $f(x,y_0)$ 可看作 x 的一元函数，所以由一元函数极值的必要条件知，在 (x_0, y_0) 处必有

$$f'_x(x_0,y_0) = 0.$$

同理可证，$f'_y(x_0,y_0) = 0$.

$f(x,y)$ 在点 (x_0,y_0) 有极小值的情况也可仿此证明.

把同时满足 $f'_x(x_0,y_0)=0$ 和 $f'_y(x_0,y_0)=0$ 的点称为驻点，要注意的是可微函数的极值点一定是驻点，但驻点不一定是极值点. 例如，在原点 $(0,0)$，函数 $z=y^2-x^2$ 的两个偏导数等于零，但该函数在点 $(0,0)$ 没有极值(图 $6-8$).

定理 6.3(极值存在的充分条件)　设函数 $z=f(x,y)$ 在点 (x_0,y_0) 的邻近区域内连续且有一阶及二阶连续偏导数，又 $f'_x(x_0,y_0)=0$，$f'_y(x_0,y_0)=0$，若令 $f''_{xx}(x_0,y_0)=A$，$f''_{xy}(x_0,y_0)=B$，$f''_{yy}(x_0,y_0)=C$，则

(1) 当 $B^2-AC<0$ 时，函数在点 (x_0,y_0) 处有极值，且当 $A<0$ 时，有极大值 $f(x_0,y_0)$；当 $A>0$ 时，有极小值 $f(x_0,y_0)$.

(2) 当 $B^2-AC>0$ 时，函数在点 (x_0,y_0) 处无极值.

(3) 当 $B^2-AC=0$ 时，函数在点 (x_0,y_0) 处不能确定是否有极值.

证明　略.

求二元函数 $z=f(x,y)$ 极值的步骤可归纳如下：

(1) 求 $z=f(x,y)$ 的一、二阶偏导数；

(2) 解方程组

$$\begin{cases} f'_x(x,y)=0, \\ f'_y(x,y)=0, \end{cases}$$

求得各驻点；

(3) 对每一对驻点 (x_0,y_0)，求出 $A=f''_{xx}(x_0,y_0)$，$B=f''_{xy}(x_0,y_0)$，$C=f''_{yy}(x_0,y_0)$，应用定理 6.3，由 B^2-AC 的符号判断驻点是否为极值点；

(4) 求出极值点处的函数值.

例 6.4.1　求函数 $f(x,y)=x^3-y^3+3x^2+3y^2-9x$ 的极值.

解　　$f'_x=3x^2+6x-9$，　$f'_y=-3y^2+6y$，

　　　　$f''_{xx}=6x+6$，　　　$f''_{yy}=-6y+6$，

　　　　$f''_{xy}=0.$

解方程组
$$\begin{cases} 3x^2 + 6x - 9 = 0, \\ -3y^2 + 6y = 0, \end{cases}$$

得点 $(1,0),(1,2),(-3,0),(-3,2)$ 为驻点. 分别求出各驻点对应的 A,B,C 值,根据 $B^2 - AC$ 的符号进行判定,见表 6-1.

表 6-1

驻　点	A	B	C	$B^2 - AC$	判　定
$(1,0)$	12	0	6	-	极小值 -5
$(1,2)$	12	0	-6	+	无极值
$(-3,0)$	-12	0	6	+	无极值
$(-3,2)$	-12	0	-6	-	极大值 31

　同一元函数类似,二元函数的最大值、最小值可能在区域 D 内,也可能在区域 D 的边界上取得,故应先求出函数在区域 D 内的所有极值以及在区域边界上的最大值和最小值,然后比较找出最大者和最小者,有时也可由问题的实际意义做出判断.

　前面讨论的极值问题,对自变量只有定义域的限制,没有附加其他条件,称为无条件极限问题. 但实际工作中会遇到有附加条件的极值问题,称为条件极值问题.

　条件极值问题通常可转化为无条件极值问题来解决,试看下例.

　例 6.4.2　用钢板制造容积为 4 m^3 的无盖长方体盒,问:怎样选取尺寸用料最省?

　解　设长方体盒的长、宽、高分别为 x,y,z. 要求用料最省,即为求表面积 $S = xy + 2yz + 2xz$ 的最小值,其附加条件是 $xyz = 4$ 或 $z = \dfrac{4}{xy}$,将此条件代入 S,即可将条件极值转化为求

$$S = xy + \frac{8}{xy}(x+y) = xy + 8\left(\frac{1}{x} + \frac{1}{y}\right)$$

最小值的无条件极值问题.

令
$$\begin{cases} \dfrac{\partial S}{\partial x} = y - \dfrac{8}{x^2} = 0, \\ \dfrac{\partial S}{\partial y} = x - \dfrac{8}{y^2} = 0, \end{cases}$$

解此方程组得 $x = y = 2 \text{ m}, z = \dfrac{4}{xy} = 1 \text{ m}$.

由问题的实际意义断定有最小值.由于极值点是唯一的,因此极值点即为最小值点.从而当无盖长方体盒底为边长等于 2 m 的正方形,高为 1 m 时,所需钢板最少.

§6.5　最小二乘法

实际问题中,两个变量间的函数关系往往是未知的,通过实验得到的是若干对数据,怎样依据这些数据建立函数关系的最佳的解析表达式,即经验公式呢? 最小二乘法是精度较高的方法.

假定进行 n 次观察,得到 n 对数据 $(x_1, y_1), (x_2, y_2), \cdots, (x_n, y_n)$,在平面直角坐标系中,表现为 n 个点(称为散点图).如果这 n 个点明显呈直线趋势分布(图 6-16),那么可用直线型经验公式去拟合,故设

$$y = a + bx. \tag{6.3}$$

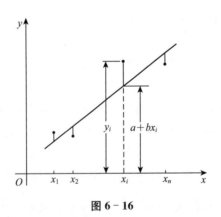

图 6-16

问题归结为如何确定斜率 b 和截距 a 的值,使得直线 $y = a + bx$ 与 n 个数据点吻合得最好,也就是要求观察值 y_i 与计算值 $a + bx_i$ 的离差 $y_i - (a + bx_i)$ 总和最小.由于离差有正有负,因此为避免求和时的相互抵消,我们用离差平方和

$$Q = \sum_{i=1}^{n} [y_i - (a + bx_i)]^2 \tag{6.4}$$

来衡量直线与 n 个数据点的吻合程度. Q 值越小,吻合越佳.因此,要求出使 Q 值最小的 a, b 值.这种以离差平方和最小而确定经验公式的方法称最小二乘法.使 Q 达到最小值的必要条件是

$$\frac{\partial Q}{\partial a} = 0 \ \text{及} \ \frac{\partial Q}{\partial b} = 0.$$

由上式得

$$\begin{cases} -2\sum_{i=1}^{n}[y_i-(a+bx_i)]=0, \\ -2\sum_{i=1}^{n}[y_i-(a+bx_i)]x_i=0, \end{cases}$$

整理后,得

$$\begin{cases} na+b\sum_{i=1}^{n}x_i=\sum_{i=1}^{n}y_i, \\ a\sum_{i=1}^{n}x_i+b\sum_{i=1}^{n}x_i^2=\sum_{i=1}^{n}x_iy_i, \end{cases} \quad (6.5)$$

方程组(6.5)称为正规方程组.解此方程组可得

$$b=\frac{\sum_{i=1}^{n}x_iy_i-\frac{1}{n}\Big(\sum_{i=1}^{n}x_i\Big)\Big(\sum_{i=1}^{n}y_i\Big)}{\sum_{i=1}^{n}x_i^2-\frac{1}{n}\Big(\sum_{i=1}^{n}x_i\Big)^2}, \quad (6.6)$$

$$a=\frac{1}{n}\Big(\sum_{i=1}^{n}y_i-b\sum_{i=1}^{n}x_i\Big)=y-bx, \quad (6.7)$$

将 a,b 代入方程(6.3),便得所要求的直线型经验公式.

例 6.5.1 测得某克山病区 10 名健康儿童头发与全血中的硒含量,见表 6-2,试用最小二乘法建立由发硒 x 推算血硒 y 的经验公式.

表 6-2

发硒 x	74	66	88	69	91	73	66	96	58	73
血硒 y	13	10	13	11	16	9	7	14	5	10

解 先作散点图,即在平面直角坐标系内作出 10 个数据点,结果表明数据点呈明显的直线分布趋势,故选用直线型经验公式(6.3).按(6.6)式和(6.7)式依次计算 b 和 a 值.为此,把计算中要用到的中间结果,先列成表 6-3.

表 6-3

i	x_i	y_i	x_i^2	x_iy_i
1	74	13	5 476	962
2	66	10	4 356	660
3	88	13	7 744	1 144
4	69	11	4 761	759

续表

i	x_i	y_i	x_i^2	x_iy_i
5	91	16	8 281	1 456
6	73	9	5 329	657
7	66	7	4 356	462
8	96	14	9 216	1 344
9	58	5	3 364	290
10	73	10	5 329	730
$\sum\limits_{i=1}^{10}$	754	108	58 212	8 464

由表 6-3,得

$$\sum_{i=1}^{10} x_i = 754, \quad \sum_{i=1}^{10} y_i = 108,$$

$$\sum_{i=1}^{10} x_i^2 = 58\ 212, \sum_{i=1}^{10} x_iy_i = 8\ 464.$$

代入公式(6.6)和公式(6.7),可得

$$b \approx 0.235\ 8, a \approx -6.980\ 3,$$

故所求的直线型经验公式为

$$y = 0.235\ 8x - 6.980\ 3.$$

取血要付出一定的代价,故用发硒推算血硒是有实用价值的.

在许多实际问题中,两变量之间的关系不是线性的.但其中有些类型可以通过变换转化为线性关系来研究,这就是曲线的直线化问题,表 6-4 列出了医学上常用的几种曲线类型及其直线化的变换方法.

表 6-4 几种曲线的直线化方法

曲线类型	变换	直线方程
幂函数:$y = ax^b$	$Y = \ln y, X = \ln x$	$Y = \ln a + bX$
指数函数:$y = ae^{bx}$	$Y = \ln y, X = x$	$Y = \ln a + bX$
双曲函数:$\dfrac{1}{y} = a + \dfrac{b}{x}$	$Y = \dfrac{1}{y}, X = \dfrac{1}{x}$	$Y = a + bX$
S形曲线:$y = \dfrac{1}{a + be^{-x}}$	$Y = \dfrac{1}{y}, X = e^{-x}$	$Y = a + bX$

将变换后的数据(例如 $X_i = \ln x_i$，$Y_i = \ln y_i$) 代入公式(6.6)和公式(6.7)，即可求出 a(或 $\ln a$)和 b 的值.

§6.6　二 重 积 分

一、二重积分的概念

一元函数 $y = f(x)$ 在区间 $[a, b]$ 上的定积分 $\int_a^b f(x) \mathrm{d}x$ 是一类和式的极限

$$\int_a^b f(x) \mathrm{d}x = \lim_{\lambda \to 0} \sum_{i=1}^n f(\xi_i) \Delta x_i.$$

类似地，对于二重积分有如下的定义.

定义 6.7　设 $z = f(x, y)$ 在闭区域 D 上有定义，将区域 D 分成 n 个小区域，(ξ_i, η_i) 是第 i 个小区域上的任一点，$\Delta\sigma_i$ 是第 i 个小区域的面积(图 6-17)，作和式

$$\sum_{i=1}^n f(\xi_i, \eta_i) \Delta\sigma_i. \tag{6.8}$$

如果当小区域任意划分及点 (ξ_i, η_i) 任意选取，各小区域直径的最大值 λ 趋于零时，和式(6.8)的极限总是存在，那么称此极限为二元函数 $z = f(x, y)$ 在区域 D 上的二重积分，记作

$$\iint_D f(x, y) \mathrm{d}x \mathrm{d}y = \lim_{\lambda \to 0} \sum_{i=1}^n f(\xi_i, \eta_i) \Delta\sigma_i, \tag{6.9}$$

其中 $f(x, y)$ 称为被积函数，D 称为积分区域，和式(6.8)称为积分和.

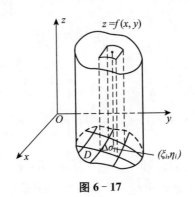

图 6-17

不妨假定 $f(x,y) \geqslant 0$，由图 6-17 可以看到，乘积 $f(\xi_i, \eta_i)\Delta\sigma_i$ 表示以 $\Delta\sigma_i$ 为底面、$f(\xi_i, \eta_i)$ 为高的小柱体的体积. 而积分和 (6.8) 式表示以区域 D 为底、曲面 $z = f(x,y)$ 为顶的曲顶柱体体积 V 的近似值，当 n 越大，λ 越接近于零时，积分和与 V 的差越小，所以二重积分 $\iint\limits_{D} f(x,y)\mathrm{d}x\mathrm{d}y$ 就表示以区域 D 为底、曲面 $z = f(x,y)$ 为顶的曲顶柱体的体积.

二、二重积分的性质

二重积分有与定积分类似的性质，现叙述如下：

性质 6.1 常数因子可以提到二重积分号外面，即

$$\iint\limits_{D} k f(x,y)\mathrm{d}x\mathrm{d}y = k\iint\limits_{D} f(x,y)\mathrm{d}x\mathrm{d}y \quad (k \text{ 为常数}).$$

性质 6.2 两个（或有限个）函数代数和的二重积分等于各函数的二重积分的代数和，即

$$\iint\limits_{D} [f(x,y) \pm g(x,y)]\mathrm{d}x\mathrm{d}y = \iint\limits_{D} f(x,y)\mathrm{d}x\mathrm{d}y \pm \iint\limits_{D} g(x,y)\mathrm{d}x\mathrm{d}y.$$

性质 6.3 若将闭区域 D 分成两个子区域 D_1, D_2，则

$$\iint\limits_{D} f(x,y)\mathrm{d}x\mathrm{d}y = \iint\limits_{D_1} f(x,y)\mathrm{d}x\mathrm{d}y + \iint\limits_{D_2} f(x,y)\mathrm{d}x\mathrm{d}y.$$

利用性质 6.3，可以将形状复杂的区域 D，由有限条曲线分为有限个简单区域，然后进行计算. 这个性质表示二重积分对于积分区域具有可加性.

性质 6.4 闭区域 D 的面积 σ，等于在该区域上被积函数为 1 的二重积分，即

$$\sigma = \iint\limits_{D} \mathrm{d}x\mathrm{d}y.$$

三、二重积分的计算

设闭区域 D 由曲线 $y = \varphi_1(x), y = \varphi_2(x)(\varphi_1(x) \leqslant \varphi_2(x)), x = a, x = b$ $(a \leqslant b)$ 围成（图 6-18）.

先计算截面面积. 为此，在区间 $[a,b]$ 上任取一点 x_0，作平行于 yOz 面的平面 $x = x_0$，去截曲顶柱体，所得截面是一个以区间 $[\varphi_1(x_0), \varphi_2(x_0)]$ 为底、曲线 $z = f(x_0, y)$ 为曲边的曲边梯形（图 6-18 中的阴影部分）、设截面积为 $S(x_0)$，则

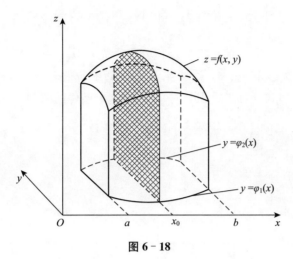

图 6-18

$$S(x_0) = \int_{\varphi_1(x_0)}^{\varphi_2(x_0)} f(x_0, y) \mathrm{d}y.$$

一般地,过区间 $[a, b]$ 上任一点 x 且平行于 yOz 面的平面截曲顶柱体所得截面的面积为

$$S(x) = \int_{\varphi_1(x)}^{\varphi_2(x)} f(x, y) \mathrm{d}y.$$

由于 x 的变化范围是从 a 到 b,因此曲顶柱体的体积为

$$I = \int_a^b S(x) \mathrm{d}x = \int_a^b \left[\int_{\varphi_1(x)}^{\varphi_2(x)} f(x, y) \mathrm{d}y \right] \mathrm{d}x.$$

这种二次积分也常写成

$$\int_a^b \mathrm{d}x \int_{\varphi_1(x)}^{\varphi_2(x)} f(x, y) \mathrm{d}y,$$

于是

$$\iint\limits_D f(x, y) \mathrm{d}x \, \mathrm{d}y = \int_a^b \mathrm{d}x \int_{\varphi_1(x)}^{\varphi_2(x)} f(x, y) \mathrm{d}y$$

$$= \int_a^b \left[\int_{\varphi_1(x)}^{\varphi_2(x)} f(x, y) \mathrm{d}y \right] \mathrm{d}x. \tag{6.10}$$

同理,若积分区域 D 可表示为

$$\Phi_1(y) \leqslant x \leqslant \Phi_2(y), c \leqslant y \leqslant d,$$

则有

$$\iint\limits_{D} f(x, y)\mathrm{d}x\,\mathrm{d}y = \int_{c}^{d}\mathrm{d}y\int_{\Phi_{1}(y)}^{\Phi_{2}(y)} f(x, y)\mathrm{d}x. \tag{6.11}$$

(6.10)式或(6.11)式都是将二重积分化为先对其中一个变量积分,后对另一个变量积分的二次积分公式. 虽然在上述讨论中曾假定 $f(x, y) \geqslant 0$,但利用(6.10)式或(6.11)式计算二重积分时,并不受这个条件的限制.

例 6.6.1　计算 $\iint\limits_{D}\left(1 - \dfrac{x}{4} - \dfrac{y}{3}\right)\mathrm{d}x\,\mathrm{d}y$,其中 D 为 $-2 \leqslant x \leqslant 2, -1 \leqslant y \leqslant 1$(图 6-19).

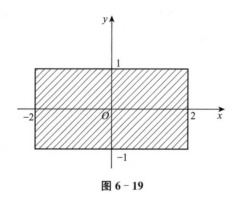

图 6-19

解　若先对 y 后对 x 积分,则

$$\iint\limits_{D}\left(1 - \frac{x}{4} - \frac{y}{3}\right)\mathrm{d}x\,\mathrm{d}y = \int_{-2}^{2}\mathrm{d}x\int_{-1}^{1}\left(1 - \frac{x}{4} - \frac{y}{3}\right)\mathrm{d}y$$

$$= \int_{-2}^{2}\left[\left(1 - \frac{x}{4}\right)y - \frac{y^{2}}{6}\right]_{-1}^{1}\mathrm{d}x$$

$$= \int_{-2}^{2}\left(2 - \frac{x}{2}\right)\mathrm{d}x$$

$$= \left[2x - \frac{x^{2}}{4}\right]_{-2}^{2} = 8.$$

若先对 x 后对 y 积分,则

$$\iint\limits_{D}\left(1 - \frac{x}{4} - \frac{y}{3}\right)\mathrm{d}x\,\mathrm{d}y = \int_{-1}^{1}\mathrm{d}y\int_{-2}^{2}\left(1 - \frac{x}{4} - \frac{y}{3}\right)\mathrm{d}x$$

$$= \int_{-1}^{1}\left[x - \frac{x^{2}}{8} - \frac{xy}{3}\right]_{-2}^{2}\mathrm{d}y$$

$$= \int_{-1}^{1}\left(4 - \frac{4}{3}y\right)\mathrm{d}y$$

$$= 4\left[y - \frac{y^2}{6}\right]_{-1}^{1} = 8.$$

此例说明,这时积分次序可以自由选择.

例 6.6.2 计算 $\iint\limits_{D} xy\,\mathrm{d}x\,\mathrm{d}y$,其中 D 是由直线 $x=1$,$x=2$,$y=x$,$y=2x$ 所围成的闭区域(图 6-20).

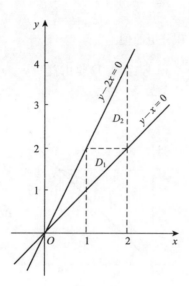

图 6-20

解 积分区域 D 可表示为

$$1 \leqslant x \leqslant 2, x \leqslant y \leqslant 2x.$$

若先对 y 后对 x 积分,则

$$\iint\limits_{D} xy\,\mathrm{d}x\,\mathrm{d}y = \int_{1}^{2} x\,\mathrm{d}x \int_{x}^{2x} y\,\mathrm{d}y = \int_{1}^{2} x\left[\frac{1}{2}y^2\right]_{x}^{2x}\mathrm{d}x$$

$$= \int_{1}^{2} \frac{3}{2}x^3\,\mathrm{d}x = \frac{45}{8} = 5\,\frac{5}{8}.$$

若改变积分次序,先对 x 后对 y 积分,则需将 D 分为两个区域 D_1 和 D_2(图 6-20):

$$D_1 : 1 \leqslant y \leqslant 2, 1 \leqslant x \leqslant y,$$

$$D_2 : 2 \leqslant y \leqslant 4, \frac{y}{2} \leqslant x \leqslant 2,$$

因此

$$\iint\limits_D xy\,\mathrm{d}x\,\mathrm{d}y = \int_1^2 y\,\mathrm{d}y\int_1^y x\,\mathrm{d}x + \int_2^4 y\,\mathrm{d}y\int_{\frac{1}{2}y}^2 x\,\mathrm{d}x$$

$$= \int_1^2\left(\frac{y^3}{2} - \frac{y}{2}\right)\mathrm{d}y + \int_2^4\left(2y - \frac{y^3}{8}\right)\mathrm{d}y$$

$$= 1\frac{1}{8} + 4\frac{1}{2} = 5\frac{5}{8}.$$

显然,先对 y 后对 x 积分更简便.

例 6.6.3 计算 $\iint\limits_D \dfrac{\sin y}{y}\,\mathrm{d}x\,\mathrm{d}y$,其中 D 是由直线 $y = x$ 和抛物线 $x = \dfrac{1}{\pi}y^2$ 所围成的闭区域(图 6 - 21).

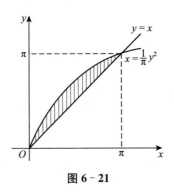

图 6 - 21

解 先对 x 后对 y 积分,则 D 可表示为 $\dfrac{1}{\pi}y^2 \leqslant x \leqslant y, 0 \leqslant y \leqslant \pi$,从而

$$\iint\limits_D \frac{\sin y}{y}\,\mathrm{d}x\,\mathrm{d}y = \int_0^\pi \mathrm{d}y\int_{\frac{1}{\pi}y^2}^y \frac{\sin y}{y}\,\mathrm{d}x$$

$$= \int_0^\pi \sin y\,\mathrm{d}y - \frac{1}{\pi}\int_0^\pi y\sin y\,\mathrm{d}y$$

$$= 1.$$

若先对 y 后对 x 积分,则 D 可表示为 $x \leqslant y \leqslant \sqrt{\pi x}, 0 \leqslant x \leqslant \pi$,从而

$$\iint\limits_D \frac{\sin y}{y}\,\mathrm{d}x\,\mathrm{d}y = \int_0^\pi \mathrm{d}x\int_x^{\sqrt{\pi x}} \frac{\sin y}{y}\,\mathrm{d}y.$$

由于 $\dfrac{\sin y}{y}$ 的原函数不是初等函数,故积分难以计算.

以上例子说明,要根据被积函数和积分区域的具体情况选择积分次序.

习 题 六

1. 求点 $P(-3,5,-4)$ 到各坐标轴及各坐标平面的距离.

2. 在 yOz 平面上求与已知点 $A(3,1,2),B(4,-2,-2),C(0,5,1)$ 等距离的点.

3. 确定并画出下列函数的定义域:

(1) $z=\sqrt{xy}$;

(2) $z=\sqrt{x-y+1}$;

(3) $z=\ln(y^2-4x+8)$;

(4) $u=\sqrt{R^2-x^2-y^2-z^2}+\dfrac{1}{\sqrt{x^2+y^2+z^2-r^2}}$.

4. 求二元函数 $z=\dfrac{x+y}{\sqrt{x^2+y^2}}$ 当 $(x,y)\to(3,4)$ 时的极限值.

5. 设 $f(u,v)=u^v$,求 $f(xy,x+y)$.

6. 设 $f(x,y)=x^2+y^2-xy\tan\dfrac{x}{y}$,求 $f(tx,ty)$.

7. 求函数 $u=\ln\dfrac{1}{(x-a)^2+(y-b)^2+(z-c)^2}$ 的间断点.

8. 求函数 $z=\dfrac{xy}{x+y}$ 的间断点.

9. 求下列函数的偏导数:

(1) $z=x^3y-y^3x$;

(2) $z=\sqrt{xy}$;

(3) $z=\sin(xy)+\cos^2(xy)$;

(4) $z=x^{-y}$;

(5) $z=\ln\tan\dfrac{x}{y}$;

(6) $u=x^{yz}$.

10. 求下列函数在指定点的偏导数:

(1) $z=-\dfrac{x}{x+y}$ 在点 $(2,1)$;

(2) $f(x,y)=xe^y$ 在点 $(2,1)$.

11. 求下列函数的二阶偏导数：

(1) $z = x^4 + y^4 - 4x^2y^2$；

(2) $z = \dfrac{1}{2}\ln(x^2 + y^2)$；

(3) $z = \mathrm{e}^{xy} + y\mathrm{e}^x + x\mathrm{e}^y$.

12. 设 $z = \dfrac{y}{x}(x \neq 0)$，验证：$z''_{xy} = z''_{yx}$.

13. 验证：$z = \mathrm{e}^x\cos y$ 满足 $z''_{xx} + z''_{yy} = 0$.

14. 设 $r = \sqrt{x^2 + y^2 + z^2}$，求证：

$$\frac{\partial^2 r}{\partial x^2} + \frac{\partial^2 r}{\partial y^2} + \frac{\partial^2 r}{\partial z^2} = \frac{2}{r}.$$

15. 求下列函数的全微分：

(1) $z = (x^3 - 2y)^2 + xy$；

(2) $z = \dfrac{x^2}{y^2 + \sin(xy)}$；

(3) $u = \sin(x^2 + y^2 + z^2)$；

(4) $u = x^{\frac{y}{z}}$.

16. 设 $z = x^2y - xy^2$，而 $x = u\cos v, y = u\sin v$，求 $\dfrac{\partial z}{\partial u}, \dfrac{\partial z}{\partial v}$.

17. 设 $z = x^2\ln y$，而 $x = \dfrac{u}{v}, y = 3u - 2v$，求 $\dfrac{\partial z}{\partial u}, \dfrac{\partial z}{\partial v}$.

18. 设 $z = \mathrm{e}^{x-2y}$，而 $x = \sin t, y = t^3$，求 $\dfrac{\mathrm{d}z}{\mathrm{d}t}$.

19. 设 $z = \arctan(xy)$，而 $y = \mathrm{e}^x$，求 $\dfrac{\mathrm{d}z}{\mathrm{d}x}$.

20. 设 $z = \tan(3t + 2x^2 - y)$，而 $x = \dfrac{1}{t}, y = \sqrt{t}$，求 $\dfrac{\mathrm{d}z}{\mathrm{d}t}$.

21. 设 $\sin y + z\mathrm{e}^x - xy^2 = 0$，求 $\dfrac{\partial z}{\partial x}$ 和 $\dfrac{\partial z}{\partial y}$.

22. 验证：函数 $z = \arctan\dfrac{x}{y}, x = u + v, y = u - v$ 满足 $\dfrac{\partial z}{\partial u} + \dfrac{\partial z}{\partial v} = \dfrac{u - v}{u^2 + v^2}$.

23. 求函数 $f(x, y) = x^2 + xy + y^2 + x - y + 1$ 的极值.

24. 求函数 $f(x, y) = 4(x - y) - x^2 - y^2$ 的极值.

25. 求本章第一节例 6.1.3 中所述函数

$$E = x^2(a-x)t^2 e^{-t} \quad (a \text{ 为常数})$$

取得最大值(最大反应)的药量和时间.

26. 三个正数之和为 12,问:三数为何值时才能使三数之积最大?

27. 建造一个长方形水池,池底和池壁的总面积为 108 m²,问:水池的尺寸如何,能使容积最大?

28. 有一块宽 24 cm 的铁板,把它的两边折起来做成一个断面为等腰梯形的水槽,问:怎样折法才能使断面的面积为最大?

29. 经研究,肺泡气体内氧分压与外界气压有着密切关系,现测得数据如表习题 6-1 所示:

表习题 6-1

外界气压 x/10 mmHg	5	6	8	11	13
氧分压 y/mmHg	5	7	10	16	22

试用最小二乘法求外界气压 x 与肺泡气体内氧分压 y 的经验公式.

30. 在生化检验中,某人为了绘制血清谷丙转氨酶活性测定的工作曲线,测得酶活性单位与光密度之间的数据,如表习题 6-2 所示:

表习题 6-2

$\dfrac{\text{酶活性单位}}{100}x$	1	2	3	4
光密度 y	0.102	0.202	0.290	0.385

试用最小二乘法求出经验公式.

31. 对某品种小白鼠做中子照射研究,得到小白鼠死亡率的数据如表习题 6-3 所示:

表习题 6-3

照射后的星期数 T	40	50	60	70	80	100	110	120
死亡率 P/%	12	17	22	32	43	76	92	96

作出 $\ln P$,$\ln T$ 的散点图,并求出 $P = aT^b$ 型经验公式.

32. 对一癫痫病人一次静脉注射 300 mg 苯妥英钠,测得血药浓度 C 与时间 t 的数据如表习题 6-4 所示,求 $C = C_0 e^{-kt}$ 型经验公式[参考第五章第六节三].

表习题 6 - 4

t/h	5	10	15	20	30	40	50
$C/(\mu g/ml)$	4.70	3.65	3.05	2.40	1.45	0.95	0.61

33. 画出积分区域,并计算下列二重积分:

(1) $\iint\limits_{D} x\,e^{xy}\,dx\,dy$,其中 D 为矩形 $0 \leqslant x \leqslant 1, -1 \leqslant y \leqslant 0$;

(2) $\iint\limits_{D} xy^2\,dx\,dy$,其中 D 为 $x^2+y^2=4$ 与 y 轴所围成的右半区域;

(3) $\iint\limits_{D} (x^2-y^2)\,dx\,dy$,其中 D 为 $0 \leqslant y \leqslant \sin x, 0 \leqslant x \leqslant \pi$;

(4) $\iint\limits_{D} (x^2+y^2-x)\,dx\,dy$,其中 D 是由直线 $y=2, y=x$ 及 $y=2x$ 所围成的闭区域.

34. 更换下列二次积分的积分次序:

(1) $\int_0^1 dy \int_0^y f(x,y)\,dx$;

(2) $\int_1^e dx \int_0^{\ln x} f(x,y)\,dy$;

(3) $\int_0^2 dx \int_x^{2x} f(x,y)\,dy$;

(4) $\int_{-5}^1 dx \int_{\frac{x^2-1}{4}}^{1-x} f(x,y)\,dy$.

35. 利用二重积分求下列曲线所围成的图形的面积:

(1) $y=x, y=5x, x=1$;

(2) $y^2=x, y^2=4x, x=4$;

(3) $xy=4, xy=8, y=x, y=2x (x>0, y>0)$.

第七章　概　率　论

客观世界中有这样一类现象:在相同的条件下进行试验会得到不同的结果,而对究竟发生哪一种结果试验前是不能肯定的. 我们把这种现象称为随机现象. 概率论是研究随机现象数量规律性的数学分支. 由于随机现象的广泛存在,因此概率论目前已广泛应用于自然科学、工程技术、医药卫生以及生产管理等部门.

本章将介绍概率论的基本知识. 这些知识可直接应用于医药卫生事业,也为学习统计学等课程打下基础.

§7.1　基本运算法则

一、加法原理和乘法原理

我们先看两个简单的例子.

例 7.1.1　从甲地到乙地,可以走水路,也可以走陆路. 已知有 2 条不同的水路和 3 条不同的陆路可走,那么从甲地到乙地共有几种不同的走法?

解　因为从甲地到乙地,有两类走法:走水路和走陆路,而走水路有 2 种走法,走陆路有 3 种走法,所以从甲地到乙地共有

$$N = 2 + 3 = 5$$

种不同的走法.

一般地,有下面的加法原理:

如果完成一件事,有 k 类办法. 第一类办法中有 n_1 种方法,第二类办法中有 n_2 种方法 …… 第 k 类办法中有 n_k 种方法,每一类的任一种方法都能完成这件事,那么完成这件事共有

$$N = n_1 + n_2 + \cdots + n_k$$

种不同的方法.

例 7.1.2　从甲地到丙地要先经过乙地,已知从甲地到乙地有 2 条路可走,从乙地到丙地有 3 条路可走,那么从甲地到丙地共有几种不同的走法?

解　从甲地到丙地分为两个步骤,先从甲地到乙地,再从乙地到丙地,而从甲地到乙地有 2 种不同走法,从乙地到丙地又有 3 种不同走法,所以从甲地到丙地

共有

$$N = 2 \times 3 = 6$$

种不同的走法.

一般地,有下面的乘法原理:

如果完成一件事,可分 k 个步骤,完成第一步有 n_1 种方法,完成第二步有 n_2 种方法 …… 完成第 k 步有 n_k 种方法,那么完成这件事共有

$$N = n_1 \times n_2 \times \cdots \times n_k$$

种不同的方法.

二、排列

1. 元素不可以重复的排列

从 n 个不同的元素中,每次取出 r 个不同的元素排成一列,叫做从 n 个元素中每次取 r 个元素的排列.元素相同,但顺序不同的,也认为是不同的排列,所有这种排列的总数叫做排列数,记作 A_n^r(式中 $r \leqslant n$). 当 $r < n$ 时的排列,叫做选排列;当 $r = n$ 时的排列,叫做全排列.

下面推导计算 A_n^r 的公式.

从 n 个不同元素中每次取 r 个的排列,可以看作用 n 个不同的元素去填充 r 个有号码的位置,见图 7-1.

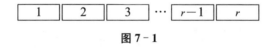

图 7-1

第一步填位置1,由于可以从 n 个元素中任取一个,因此有 n 种方法;第二步填位置2,可从余下的 $n-1$ 个元素中任取一个,因此有 $n-1$ 种方法;第三步填位置3,则有 $n-2$ 种方法 …… 第 r 步填位置 r,则有 $n-(r-1)=n-r+1$ 种方法.

这样依次填完这 r 个位置,根据乘法原则共有 $n(n-1)(n-2)\cdots(n-r+1)$ 种方法,即

$$A_n^r = n(n-1)(n-2)\cdots(n-r+1).$$

当 $r = n$ 时,有

$$A_n^n = n(n-1)(n-2)\cdots 3 \cdot 2 \cdot 1 = n!$$

例 7.1.3 用 $1,2,3,\cdots,9$ 这九个数码,可以组成多少个没有重复数字的五位数.

解 这是从九个元素中每次选五个元素的排列问题,故所求的五位数共有

$$A_9^5 = 9 \times 8 \times 7 \times 6 \times 5 = 15\ 120(\text{个}).$$

2. 元素可以重复的排列

从 n 个不同的元素中,选出 r 个排成一列,其中元素可以重复出现,这样的排列称为元素可以重复的排列.

这时,我们填充上述 r 个有号码的位置时,每个位置都有 n 种填法,所以根据乘法原理,所有这种排列的总数为 n^r.

例 7.1.4　用 $0,1,2,\cdots,9$ 这十个数码共可组成多少个五位电话号码?(除 5 个数都是 0 外).

解　电话号码是允许出现重复数字的,这种排列为可以重复的排列,由上述的计算公式,共有电话号码

$$10^5 - 1 = 99\ 999(\text{个}).$$

三、组合

从 n 个不同的元素中每次取 r 个,不管怎样的顺序并成一组,叫做从 n 个元素中每次取 r 个元素的组合. 所有这些组合的总数,叫做组合数,记为 C_n^r(式中 $r \leqslant n$).

从 n 个元素中取 r 个进行排列,可以看成是由"从 n 个元素中先取 r 个元素进行组合",再对这"r 个元素进行全排列"这样两个步骤合成的,根据乘法原则

$$A_n^r = C_n^r \cdot A_r^r = C_n^r \cdot r\,!,$$

得

$$C_n^r = \frac{A_n^r}{r\,!} = \frac{n(n-1)(n-2)\cdots(n-r+1)}{r\,!}.$$

因为

$$\frac{n(n-1)(n-2)\cdots(n-r+1)}{r\,!}$$

$$= \frac{n(n-1)(n-2)\cdots(n-r+1)(n-r)\cdots2\cdot1}{r\,!\ (n-r)\cdots2\cdot1}$$

$$= \frac{n\,!}{r\,!\ (n-r)\,!},$$

所以 C_n^r 的另一个计算公式是

$$C_n^r = \frac{n\,!}{r\,!\ (n-r)\,!}.$$

例 7.1.5　在北京 — 上海 — 广州这条民航线上,有几种不同的票价?

解　由于飞机票价只和起点站到终点站的距离有关,从北京到上海和从上海到北京,飞机票价是一样的,也就是与顺序无关,因此,这是从 3 个元素中每次取 2

个元素的组合问题,不同的票价有

$$C_3^2 = \frac{3 \times 2}{2!} = 3(种).$$

例7.1.6 产品 20 件,其中一等品 12 件,二等品 5 件,次品 3 件,任取 5 件,问:

(1) 有多少种不同的取法?

(2) 其中恰好有 1 件是次品,有多少种取法?

(3) 其中恰好有一等品 2 件,二等品 2 件,次品 1 件,有多少种取法?

(4) 其中至少有 1 件次品,有多少种取法?

解 (1) 所有不同的取法,就是从 20 件产品中每次取 5 件的所有组合的总数,即

$$C_{20}^5 = \frac{20 \times 19 \times 18 \times 17 \times 16}{1 \times 2 \times 3 \times 4 \times 5} = 15\ 504(种),$$

因此共有 15 504 种不同的取法.

(2) 从 3 件次品中任取 1 件,共有 C_3^1 种取法;其余的 4 件在 17 件正品(即一等品或二等品)中取,共有 C_{17}^4 种取法.因此,根据乘法原理,从 20 件产品中任取 5 件,其中恰有 1 件是次品的取法共有

$$C_3^1 \cdot C_{17}^4 = 7\ 140(种).$$

(3) 从 12 件一等品中任取 2 件,共有 C_{12}^2 种取法;从 5 件二等品中任取 2 件,共有 C_5^2 种取法;从 3 件次品中任取 1 件,共有 C_3^1 种取法.因此,从 20 件产品中任取 5 件,其中一等品、二等品、次品的件数分别为 2,2,1 的取法共有

$$C_{12}^2 C_5^2 C_3^1 = 1\ 980(种).$$

(4) 从 20 件产品中任取 5 件,其中至少有 1 件是次品有下列三种情况:

① 5 件中有 1 件次品,4 件正品,共有 $C_3^1 C_{17}^4$ 种取法;

② 5 件中有 2 件次品,3 件正品,共有 $C_3^2 C_{17}^3$ 种取法;

③ 5 件中有 3 件次品,2 件正品,共有 $C_3^3 C_{17}^2$ 种取法.

因此,5 件中至少有 1 件次品的取法共有

$$C_3^1 C_{17}^4 + C_3^2 C_{17}^3 + C_3^3 C_{17}^2 = 9\ 316(种).$$

§7.2　随机事件及其概率

一、随机事件

在自然界里,有许多事情人们完全可以预先知道在一定的条件下,必然会发生.例如:在标准大气压下,水加热到 100 ℃,必然沸腾;树上掉下的苹果,必然会落到地上等.这种在一定条件下,必然会发生的事情,我们称它为必然事件,用 U 来表示它.

反之,把在一定条件下,必然不发生的事情称为不可能事件,用 V 来表示它.例如:在标准大气压下,水在 100 ℃ 结冰,就是一个不可能事件.

实践中所接触的,除了必然事件和不可能事件外,还经常接触到另一类事件,它们在一定的条件下,可能发生,也可能不发生.例如:抛掷一枚硬币,出现正面;某射手打靶,击中靶心;某医生明天将抢救 5 个重伤病人;在一批混有次品的产品中,任取一件,恰好是次品等.这种在一定的条件下,可能发生,也可能不发生的事情称为随机事件,简称事件,用大写字母 $A,B,C,\cdots$ 来表示.

二、事件间的关系和运算

在某些问题的研究中,常常要接触到多个随机事件,而且这些事件之间往往有着一定的联系.下面介绍几种事件间的关系和运算.

1. 包含和相等　若事件 A 发生,事件 B 就必然发生,则称事件 A 包含于事件 B 或事件 B 包含事件 A,记为 $A \subset B$ 或 $B \supset A$,可用图 7-2 表示.

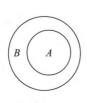

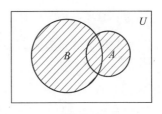

图 7-2　　　　　　　　　　　　　图 7-3

若 $A \subset B$,且 $B \subset A$,则称事件 A 和事件 B 相等(也称等价),记为 $A=B$.

2. 事件的和　事件 A 与事件 B 至少有一个发生,这样构成的一种事件"A 或 B"称为事件 A 与事件 B 的和(或并),记为 $A+B$ 或 $A \cup B$,可用图 7-3 中的阴影部分表示.

类似地,事件 $A_1,A_2,\cdots,A_n$ 中至少有一个发生,这样构成的一种事件称为 $A_1,A_2,\cdots,A_n$ 的和(或并),记为 $A_1+A_2+\cdots+A_n$ 或 $A_1 \cup A_2 \cup \cdots \cup A_n$,也可简记为

$$\sum_{i=1}^{n} A_i \text{ 或 } \bigcup_{i=1}^{n} A_i.$$

3. 事件的积　事件 A 与事件 B 两者同时发生,这样构成的一种事件称为事件 A 与事件 B 的积,记为 AB 或 $A \bigcap B$.可用图 7-4 中的阴影部分表示.

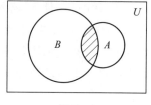 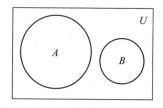

图 7-4　　　　　　　　　　图 7-5

类似地,事件 $A_1, A_2, \cdots, A_n$ 同时发生,这样构成的一种事件称为 $A_1, A_2, \cdots, A_n$ 的积,记为 $A_1 A_2 \cdots A_n$ 或 $A_1 \bigcap A_2 \bigcap \cdots \bigcap A_n$,也可简记为 $\bigcap_{i=1}^{n} A_i$.

4. 互不相容事件　若事件 A 与事件 B 不能同时发生,亦即 $AB = V$,则事件 A 与事件 B 是互不相容事件(也叫互斥事件).可用图 7-5 表示.

如果事件 $A_1, A_2, \cdots, A_n$ 中任意两个都是互斥的,那么称 $A_1, A_2, \cdots, A_n$ 彼此互斥(也称为两两互斥).

5. 对立事件　若在任一次试验中,事件 A 与事件 B 两者必有一个发生,且仅有一个发生,即 A, B 同时满足

$$A + B = U$$

及

$$AB = V$$

两个条件,则称事件 A 与事件 B 互逆,也称 A 是 B 的对立事件(也叫逆事件),或称 B 是 A 的对立事件.

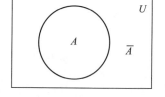

图 7-6

A 的对立事件记为 $\overline{A}$(如图 7-6).

例 7.2.1　袋中有相同的 10 个小球,编号分别为 1 号,2 号,$\cdots$,10 号,从中任取一球,

用 A 表示事件"取出的是 10 号球";

B 表示事件"取出的球的号数小于 3";

C 表示事件"取出的球的号数是奇数";

D 表示事件"取出的球的号数是偶数",

那么

$A + B$ 表示事件"取出的球的号数是 1 号或 2 号或 10 号";

BC 表示事件"取出的是 1 号球";

A 和 B 互斥,A 和 C 互斥,所以 $AB=V,AC=V$;

C 和 D 互逆,所以 $C+D=U,CD=V$,可记作 $C=\bar{D}$,或 $D=\bar{C}$.

三、概率的统计定义

随机事件是否能够发生,尽管在试验前不能预言,但是人们从实践中认识到,一些事件发生的可能性要大些,另一些事件发生的可能性要小些. 显然,讨论事件发生的可能性的大小在理论上和实践中都有着重要的意义. 人们希望用一个数值来作为衡量事件发生的可能性大小的尺度,事件发生的可能性较大,就用较大的数;发生的可能性较小,就用较小的数. 这种可能性大小的数值表示就称为事件的概率. 通常用 $P(A)$ 来表示事件 A 的概率.

对于随机事件 A,如何来确定它的概率 $P(A)$ 呢? 我们先介绍概率的统计定义.

因为随机事件是在一定的条件下,可能发生,也可能不发生的事件,所以如果我们仅试验一次两次,或十次八次,往往会感到随机事件发生的情况带有很大的偶然性. 但如果我们在同一条件下进行大量试验,就会发现其发生的情况有其特有的规律性. 因而为了得到这种规律性,必须在同一条件下,进行多次重复试验. 在每次试验中,我们所感兴趣的事件 A 可能发生也可能不发生.

设在 n 次试验中事件 A 发生 m 次,那么把事件 A 发生的次数 m 与所进行的试验总数 n 之比称为 n 次试验中 A 发生的频率,记为 μ,即

$$\mu=\frac{\text{事件 } A \text{ 发生的次数}}{\text{试验的总次数}}=\frac{m}{n}.$$

医药工作中通常所说的发病率、病死率、治愈率都是频率. 显然频率具有下列性质

$$0 \leqslant \mu \leqslant 1.$$

例 7.2.2 在同等条件下,某射手重复射击的次数与击中靶心的次数统计如表 7-1 所示.

表 7-1

射击次数 n	10	20	50	100	200	500
击中靶心次数 m	8	18	44	91	181	455
击中靶心频率 $\mu=\dfrac{m}{n}$	0.8	0.9	0.88	0.91	0.905	0.91

由上表可知,对一个射手来说,虽然他每次是否击中靶心具有偶然性,但是随着射击次数的增多,击中靶心的频率具有相对的稳定性. 例如本例中射手击中靶心

的频率稳定在 0.9 左右,即在 0.9 附近摆动.

例 7.2.3 历史上,有人做过成千上万次抛掷硬币的试验.表 7-2 列出的是试验记录.

表 7-2

抛掷次数 n	出现正面的次数 m	出现正面的频率 $\mu = \dfrac{m}{n}$
2 048	1 061	0.518 1
4 040	2 048	0.506 9
12 000	6 019	0.501 6
24 000	12 012	0.500 5

由上表可知,对抛掷硬币来说,某一次的结果是否"出现正面"具有偶然性,但是随着试验次数的增多,出现正面的频率具有相对的稳定性,稳定在 0.5 附近,即在 0.5 附近摆动.

实践表明,在重复试验中,随机事件发生的频率,随着试验次数的增大,越来越明显地在一个常数附近摆动,这即通常所说的频率的稳定性.

事件发生的频率,实际上是该事件出现的次数在总的试验次数中所占的比例,而频率的稳定性说明了事件出现的可能性是事件本身固有的客观属性,因而,可以对它进行度量.

定义 7.1 在大量重复试验中,若事件 A 出现的频率稳定地在某一常数 p 附近摆动,则称常数 p 为事件 A 发生的概率,即

$$P(A) = p.$$

这种定义通常称为概率的统计定义.

由概率的统计定义,可知概率具有下列性质:

(1) 对任何事件 A,恒有 $0 \leqslant P(A) \leqslant 1$;

(2) 对必然事件 U,有 $P(U) = 1$;

(3) 对不可能事件 V,有 $P(V) = 0$.

按照概率的统计定义,$P(A)$ 是无法精确地求得的,只能用试验次数 n 很大时的频率 $\dfrac{m}{n}$ 来作为近似值,n 不大时,用频率来代替概率是不允许的.

在医学中,除遗传问题外,各种随机事件的概率,通常是不能从理论上进行分析所得到的,只能根据事件发生的频率进行估计.除普查性质的问题外,一般临床观察和动物试验的实例,因条件限制,都不会有很多,这时频率和概率的差别就可能相当大.

四、概率的古典定义

按照概率的统计定义去确定一个随机事件的概率,必须进行大量的重复试验,在这个基础上,再用频率来估计概率.但有时不必进行大量的试验,某事件的概率也能完全确定.

例如,前面提到的抛掷硬币,它只有出现正面或者出现反面这两种结果,而且出现正面和出现反面的可能性显然是相等的,所以不难理解出现正面的可能性,即概率是 0.5.

又如,在一个大瓶中装有 50 片同样的药片,把它们分别编号 $1,2,\cdots,50$,从中任意取出一片,其所有可能的结果为 50 个,而每片被取出的可能性显然是相等的.用 A 表示"取出前 5 号药片"这个事件,即 A 是由"取出 1 号药片""取出 2 号药片"……"取出 5 号药片"这样 5 个结果组成的,因为取出某号药片的可能性是 $\dfrac{1}{50}$,所以不难理解,事件 A 发生的概率是 $\dfrac{5}{50}=\dfrac{1}{10}$.

一般地说,如果在一试验中,所有可能的结果的个数是有限的,各可能结果发生的可能性是完全相等的,而且所有的可能结果中任何两个都是互斥的,那么这样的随机现象的数学模型称为古典概型.我们把其中的各个结果称为基本事件.如果试验的某一基本事件的发生导致随机事件 A 的发生,那么称该事件是有利于事件 A 的.

定义 7.2　设试验的全部可能结果有 N 个,它们都是基本事件,其中有 M 个有利于事件 A,则事件 A 出现的概率为

$$P(A)=\frac{M}{N}.$$

这就是概率的古典定义.应注意,古典定义下的概率只适用于古典概型.

例 7.2.4　瓶中装有 100 片药片,其中有 3 片失效,现从瓶中任取 5 片,求取得的 5 片中有 2 片失效的概率.

解　从 100 片中任取 5 片共有 C_{100}^{5} 种不同的取法,且每种取法都是等可能的.A 表示"取出的 5 片中有 2 片失效",共有 $C_{3}^{2}\times C_{97}^{3}$ 种取法.由概率的古典定义,得

$$P(A)=\frac{C_{3}^{2}\times C_{97}^{3}}{C_{100}^{5}}\approx 0.005\,875.$$

例 7.2.5　数字号码锁上 6 个拨盘上的数字组成某一个确定的 6 位数字(首位可为 0)时,锁才能打开,如果不知道锁的号码,那么一次就把锁打开的概率是多少?

解　在这个号码锁上,一共可以显示出 10^{6} 个 6 位数字,即 $N=10^{6}$.当不知道

开锁的号码时,在一次开锁中,拨出任一 6 位数字的可能性都是相等的. 用 A 表示"一次就把锁打开"这个事件,因为正确的开锁号码只有一个,所以 $M=1$,由概率的古典定义,可得

$$P(A) = \frac{M}{N} = \frac{1}{10^6}.$$

这个数字是很小的,因此在不知道开锁的号码时,想一次把锁打开几乎是不可能的.

§7.3　概率计算的基本公式

一、概率加法公式

如果随机事件 A 与 B 互不相容,那么

$$P(A+B) = P(A) + P(B),$$

上式称为互斥事件的概率加法公式.

从概率的统计定义来看,这个公式的成立是很自然的.

假设在 n 次(n 充分大)试验中,两互斥事件 A 与 B 发生的次数分别为 m_1,m_2,那么 $A+B$ 在 n 次试验中发生的次数为 m_1+m_2,则 $A+B$ 发生的频率为

$$\frac{m_1+m_2}{n} = \frac{m_1}{n} + \frac{m_2}{n}.$$

因为在 n 充分大的情况,可用频率来估计概率,所以

$$P(A+B) = \frac{m_1+m_2}{n} = \frac{m_1}{n} + \frac{m_2}{n}.$$

因为　　　　　　　　$P(A) = \frac{m_1}{n}, P(B) = \frac{m_2}{n},$

所以可得　　　　　　$P(A+B) = P(A) + P(B).$

在应用这个公式时,必须特别注意"事件 A 与 B 互不相容"这个条件.

特殊地,由于对立事件 A 与 $\overline{A}$ 必然也是互斥事件,且 $A+\overline{A}=U$,因此由互斥事件概率加法公式可得

$$P(A) + P(\overline{A}) = P(A+\overline{A}) = P(U) = 1,$$

即　　　　　　　　　$P(\overline{A}) = 1 - P(A).$

上式称为对立事件的概率加法公式.

对任意两个事件 A 与 B 有

$$P(A+B)=P(A)+P(B)-P(AB),$$

上式称为一般事件的概率加法公式.

对任意两个事件 A 与 B,事件 $A+B$ 一般包含有三个部分:

(1) A 发生而 B 不发生;

(2) B 发生而 A 不发生;

(3) A 与 B 同时发生. 当事件 A 与 B 互斥时,事件 $A+B$ 不包含 A 与 B 同时发生这一部分.

设 n 次(n 充分大)试验中,A 发生而 B 不发生的次数是 m_1,B 发生而 A 不发生的次数是 m_2,A,B 同时发生的次数是 m_3(见图 $7-7$),那么 n 次试验中,A 发生的次数是 m_1+m_3,B 发生的次数是 m_2+m_3,AB 发生的次数是 m_3,$A+B$ 发生的次数是 $m_1+m_2+m_3$. 因 $m_1+m_2+m_3=(m_1+m_3)+(m_2+m_3)-m_3$,除以 n 后就得到事件 $A+B$ 与 A,B,AB 发生的频率之间的关系:

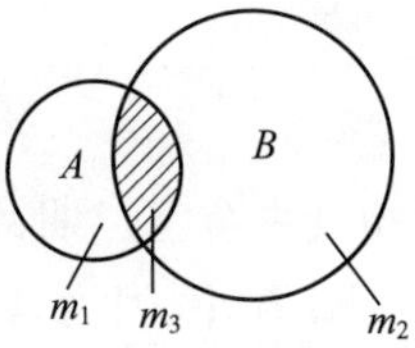

图 $7-7$

$$\frac{m_1+m_2+m_3}{n}=\frac{m_1+m_3}{n}+\frac{m_2+m_3}{n}-\frac{m_3}{n}.$$

在 n 相当大的情况下,可用频率来估计概率,则

$$P(A+B)=P(A)+P(B)-P(AB).$$

两个互斥事件的概率加法公式可推广至 n 个彼此互斥事件的概率加法公式,即若 $A_1,A_2,\cdots,A_n$ 为 n 个彼此互斥的事件,则

$$P(A_1+A_2+\cdots+A_n)=P(A_1)+P(A_2)+\cdots+P(A_n).$$

例 7.3.1 一盒针剂共 10 支,已知其中有 4 支已过期. 若从中任取 2 支,求

(1) 其中有已过期针剂的概率;

(2) 其中有未过期针剂的概率.

解 用 $A_i(i=0,1,2)$ 表示"其中恰有 i 支针剂已过期",$B_j(j=0,1,2)$ 表示"其中恰有 j 支针剂未过期",A 表示"其中有已过期的针剂",B 表示"其中有未过期的针剂".

显然,A_1 和 A_2 互斥,B_1 和 B_2 互斥,所以 $A=A_1+A_2$,$B=B_1+B_2$. 由于

$$P(A_1)=\frac{C_4^1 \cdot C_6^1}{C_{10}^2}=\frac{24}{45},$$

$$P(A_2) = \frac{C_4^2 \cdot C_6^0}{C_{10}^2} = \frac{6}{45},$$

因此
$$P(A) = P(A_1 + A_2) = P(A_1) + P(A_2)$$
$$= \frac{24}{45} + \frac{6}{45} = \frac{30}{45} \approx 0.67.$$

由于
$$P(B_1) = \frac{C_6^1 \cdot C_4^1}{C_{10}^2} = \frac{24}{45},$$

$$P(B_2) = \frac{C_6^2 \cdot C_4^0}{C_{10}^2} = \frac{15}{45},$$

因此
$$P(B) = P(B_1 + B_2)$$
$$= P(B_1) + P(B_2)$$
$$= \frac{24}{45} + \frac{15}{45} = \frac{39}{45} \approx 0.87.$$

即其中有已过期针剂的概率为 0.67，其中有未过期针剂的概率为 0.87.

另外，因为 $A = \overline{B_2}, B = \overline{A_2}$，所以由对立事件的概率加法公式也可得上述结果，即

$$P(A) = 1 - P(B_2) = 1 - \frac{15}{45} = \frac{30}{45} \approx 0.67,$$

$$P(B) = 1 - P(A_2) = 1 - \frac{6}{45} = \frac{39}{45} \approx 0.87.$$

二、条件概率和概率的乘法公式

在很多实际问题中，往往需要求出"在事件 A 已发生"的条件下，事件 B 发生的概率，这种概率称为条件概率，记为 $P(B \mid A)$.

对于条件概率，有

$$P(B \mid A) = \frac{P(AB)}{P(A)} \quad (P(A) \neq 0).$$

我们以古典概型，对上式加以说明.

设所有可能的试验结果数为 n，它们都是基本事件. 其中有利于事件 A 的基本事件有 m_1 个，有利于事件 B 的基本事件有 m_2 个，有利于事件 AB 的基本事件有 m_3 个，则

$$P(A) = \frac{m_1}{n}, P(AB) = \frac{m_3}{n},$$

而 $P(B\mid A)$ 是在事件 A 已发生的条件下考虑问题的. 已知事件 A 发生了,则表明有利于 A 的 m_1 个基本事件中必有一个发生. 这种情况下,所有可能的试验结果数可看成有利于 A 的基本事件数 m_1,而这时,有利于 B 的基本事件就是有利于 AB 的那些基本事件,则有利于 B 的基本事件有 m_3 个,所以

$$P(B\mid A)=\frac{m_3}{m_1}=\frac{\dfrac{m_3}{n}}{\dfrac{m_1}{n}}=\frac{P(AB)}{P(A)}.$$

由此推得

$$P(AB)=P(A)P(B\mid A)\quad(P(A)>0),$$

类似地可得

$$P(AB)=P(B)P(A\mid B)\quad(P(B)>0),$$

以上两式称为概率的乘法公式.

概率的乘法公式可推广到有限多个事件的情况. 例如,对于三个事件 A,B,C,有

$$\begin{aligned}P(ABC)&=P[(AB)C]\\&=P(AB)P(C\mid AB)\\&=P(A)P(B\mid A)P(C\mid AB).\end{aligned}$$

例 7.3.2 一批零件共 100 个,其中有 10 个次品,接连两次从其中任取一个零件,第一次取出的零件不放回,求第二次才取出正品的概率.

解 由题意,知第一次取出的零件是次品(设为事件 A),不放回,第二次取出的零件是正品(设为事件 B),则

$$P(A)=\frac{10}{100},P(B\mid A)=\frac{90}{99},$$

因而,所求概率为

$$P(AB)=P(A)P(B\mid A)=\frac{10}{100}\times\frac{90}{99}=\frac{1}{11}.$$

例 7.3.3 资料表明,某地居民活到 60 岁的概率为 0.8,活到 70 岁的概率为 0.4,试求现年 60 岁的该地居民活到 70 岁的概率.

解 用 A 表示"活到 60 岁",B 表示"活到 70 岁",显然 $AB=B$. 由题意得

$$P(A)=0.8,P(AB)=P(B)=0.4,$$

因而,所求概率为

$$P(B \mid A) = \frac{P(AB)}{P(A)} = \frac{0.4}{0.8} = 0.5.$$

这表明现年 60 岁的该地居民中,大约有一半人可活到 70 岁.

三、独立事件的概率乘法公式

如果事件 A 的发生与否不影响事件 B 发生的概率,即 $P(B \mid A) = P(B)$,那么称事件 B 对事件 A 是独立的.

容易证明,如果 B 对 A 独立,这时如果还有 $P(A \mid B) = P(A)$,即 A 对 B 也独立,那么 A,B 互相独立.

当 A,B 互相独立时,由公式 $P(AB) = P(A)P(B \mid A)$ 可得到 $P(AB) = P(A)P(B)$.

上式称为独立事件的概率乘法公式.

在应用上式时,特别要注意事件 A,B 必须互相独立.

一般,两个事件 A,B 是否独立,可根据下列三个等价的形式:

$$P(A) = P(A \mid B),$$

$$P(B) = P(B \mid A),$$

$$P(AB) = P(A)P(B)$$

中的任何一个是否成立来判别.

例 7.3.4 有一种新药,据说能有效地治愈流行性感冒.在 500 名流感病人中,有的服了这种药(事件 A),有的没服这种药(事件 $\overline{A}$),5 天后有的痊愈(事件 B),有的未痊愈(事件 $\overline{B}$).各种情况的人数记录见表 7-3.

表 7-3

疗　效	服药(A)	未服($\overline{A}$)	合　计
痊愈(B)	$n_{AB} = 170$	$n_{\overline{A}B} = 230$	400
未愈($\overline{B}$)	$n_{A\overline{B}} = 40$	$n_{\overline{A}\,\overline{B}} = 60$	100
合　计	210	290	500

其中 n_{AB} 表示发生事件 AB 的人数,即服药后痊愈的人数.$n_{A\overline{B}}, n_{\overline{A}B}, n_{\overline{A}\,\overline{B}}$ 的意义类似.试判断这种新药对流感是否有效.

解 我们从观察服药与痊愈这两个事件是否独立着手,如果相互独立,那么痊愈与服药无关.由于试验了 500 例,试验次数已相当大,故可用频率近似估计概

率,即

$$P(B) \approx \frac{n_{AB} + n_{\overline{A}B}}{N} = \frac{400}{500} = 80.0\%,$$

$$P(B|A) \approx \frac{n_{AB}}{n_{AB} + n_{A\overline{B}}} = \frac{170}{210} \approx 81.0\%.$$

因 $P(B)$ 和 $P(B|A)$ 几乎相等,故可认为事件 B 和事件 A 互相独立,这表明此药没有什么疗效.

在实际应用中,事件的独立性,往往不是根据定义来判别而是根据事件的实际意义,依靠直观认识和实践经验来判别. 当事件相互间没有什么影响时,就可认为它们是相互独立的.

例 7.3.5 对某地区进行普查,发现患结核病的概率为 0.003,患沙眼的概率为 0.05,现从该地区任意抽一人,试求他患结核病且患沙眼的概率.

解 用 A 表示"患结核病",B 表示"患沙眼",显然 A 和 B 是互相独立的,则"患结核病且患沙眼"的事件即是 AB. 因此,患结核病且患沙眼的概率为

$$P(AB) = P(A)P(B) = 0.003 \times 0.05 = 0.000\ 15,$$

即该地区估计每 10 万人中大约有 15 人同时患这两种病.

事件独立性的概念可以推广到多个事件的情况.

如果 n 个事件 $A_1, A_2, \cdots, A_n$ 互相独立,那么有

$$P(A_1 A_2 \cdots A_n) = P(A_1)P(A_2) \cdots P(A_n).$$

例 7.3.6 某药厂的针剂车间灌装一批合格的注射液常经四道工序. 由长期生产经验知,由于割锯时掉入玻璃屑而成为废品的概率为 0.4%,由于安瓿不洁而成为废品的概率为 0.2%,由于灌装时污染剂液而成为废品的概率为 0.1%,由于封口不良而成为废品的概率为 0.6%. 求四道工序全部合格的概率.

解 在这个问题中,一道工序结果的好坏与另一道工序无关,即造成废品的四个因素是相互独立的. 根据以上讨论,四道工序全部合格的概率等于每一道工序都合格的概率之积,故所求概率为

$$(1 - 0.4\%)(1 - 0.2\%)(1 - 0.1\%)(1 - 0.6\%) \approx 98.7\%.$$

例 7.3.7 若每人血清中含肝炎病毒的概率为 0.4%,现混合 100 人的血清,试求其中含肝炎病毒的概率.

解 用 $A_i (i = 1, 2, \cdots, 100)$ 表示"第 i 个人的血清中含肝炎病毒",B 表示"混合血清含肝炎病毒". 由题意,得

$$P(A_i) = 0.004,$$

即
$$P(\overline{A}_i) = 1 - P(A_i) = 0.996.$$

由于 $\overline{B} = \overline{A}_1 \overline{A}_2 \cdots \overline{A}_{100}$，且 $\overline{A}_1, \overline{A}_2, \cdots, \overline{A}_{100}$ 这 100 个事件互相独立，因此所求概率为

$$\begin{aligned}
P(B) &= 1 - P(\overline{B}) = 1 - P(\overline{A}_1 \overline{A}_2 \cdots \overline{A}_{100}) \\
&= 1 - P(\overline{A}_1) P(\overline{A}_2) \cdots P(\overline{A}_{100}) \\
&= 1 - 0.996^{100} \approx 0.33.
\end{aligned}$$

四、全概率公式

同时利用概率的加法公式和乘法公式，就可以得到全概率公式，以计算一些比较复杂的事件的概率.

设事件 B 能且只能和有限个两两互斥的事件 $A_1, A_2, \cdots, A_n$ 中的一个同时发生，则

$$B = BA_1 + BA_2 + \cdots + BA_n.$$

因为 $A_1, A_2, \cdots, A_n$ 两两互斥，所以 $BA_1, BA_2, \cdots, BA_n$ 也两两互斥. 因而，由加法公式得

$$\begin{aligned}
P(B) &= P(BA_1 + BA_2 + \cdots + BA_n) \\
&= P(BA_1) + P(BA_2) + \cdots + P(BA_n),
\end{aligned}$$

再由乘法公式得

$$P(BA_i) = P(A_i) P(B|A_i) \quad (i = 1, 2, \cdots, n),$$

则得

$$P(B) = P(A_1) P(B|A_1) + P(A_2) P(B|A_2) + \cdots + P(A_n) P(B|A_n).$$

这个公式称为全概率公式. 当诸 $P(A_i) P(B|A_i)$ 比较容易计算时，可利用这个公式来计算 $P(B)$.

例 7.3.8 某医院仓库中有 10 盒同样规格的 X 光片，其中有 5 盒，3 盒，2 盒分别是甲、乙、丙三厂生产的，且甲、乙、丙三厂生产的该种 X 光片的次品率依次为 $\frac{1}{10}, \frac{1}{15}, \frac{1}{20}$. 从这 10 盒中任取 1 盒，再从取得的这盒中任取 1 张 X 光片，试求取得正品的概率.

解 依次用 A_1, A_2, A_3 表示取得的这盒 X 光片是甲厂、乙厂、丙厂生产的，用

B 表示"取得的 X 光片为正品",则

$$B = BA_1 + BA_2 + BA_3.$$

由题意,得

$$P(A_1) = \frac{5}{10}, P(A_2) = \frac{3}{10}, P(A_3) = \frac{2}{10},$$

$$P(B|A_1) = \frac{9}{10}, P(B|A_2) = \frac{14}{15},$$

$$P(B|A_3) = \frac{19}{20}.$$

由全概率公式得所求概率为

$$P(B) = P(A_1)P(B|A_1) + P(A_2)P(B|A_2) + P(A_3)P(B|A_3)$$
$$= \frac{5}{10} \times \frac{9}{10} + \frac{3}{10} \times \frac{14}{15} + \frac{2}{10} \times \frac{19}{20} = 0.92.$$

例 7.3.9　某地区成人中肥胖体型(A_1)的人占 10%;瘦小体型(A_2)的人占 8%;中等体型(A_3)的人占 82%. 又知该地区肥胖者中患高血压的占 20%;瘦小者中患高血压的占 5%;中等体型者中患高血压的占 10%,试求该地区成人患高血压(B)的概率.

解　由题意,得

$$B = BA_1 + BA_2 + BA_3,$$

$$P(A_1) = 0.10, P(A_2) = 0.08, P(A_3) = 0.82,$$

$$P(B|A_1) = 0.20, P(B|A_2) = 0.05, P(B|A_3) = 0.10.$$

由全概率公式得所求概率为

$$P(B) = P(A_1)P(B|A_1) + P(A_2)P(B|A_2) + P(A_3)P(B|A_3)$$
$$= 0.10 \times 0.20 + 0.08 \times 0.05 + 0.82 \times 0.10$$
$$= 0.106.$$

五、贝叶斯公式

全概率公式给出了事件 B 随着两两互斥的事件 $A_1, A_2, \cdots, A_n$ 中某一个的发生而发生的概率. 而反过来,如知道事件 B 已发生,要求出事件 $A_i (i = 1, 2, \cdots, n)$ 发生的概率,即 $P(A_i|B)$,这样的问题就要用贝叶斯公式来解决.

设事件 B 能且只能和有限个两两互斥的事件 $A_1, A_2, \cdots, A_n$ 中的一个同时发生,且 $P(A_i) > 0(i = 1, 2, \cdots, n)$,$P(B) > 0$,那么,由乘法公式得

$$P(B)P(A_i|B) = P(A_i)P(B|A_i),$$

所以
$$P(A_i|B) = \frac{P(A_i)P(B|A_i)}{P(B)}.$$

再由全概率公式得

$$P(B) = P(A_1)P(B|A_1) + P(A_2)P(B|A_2) + \cdots + P(A_n)P(B|A_n),$$

因而,得到用 $P(A_1), P(A_2), \cdots, P(A_n)$ 和 $P(B|A_1), P(B|A_2), \cdots, P(B|A_n)$ 表示 $P(A_i|B)$ 的公式:

$$P(A_i|B) = \frac{P(A_i)P(B|A_i)}{P(A_1)P(B|A_1) + P(A_2)P(B|A_2) + \cdots + P(A_n)P(B|A_n)}$$
$$(i = 1, 2, \cdots, n).$$

这个公式称为贝叶斯公式(也称逆概率公式).它在理论上和应用上都十分重要.

例 7.3.10 经大量临床应用获知,某种诊断肝癌的试验有下列效果:若记"试验反应为阳性"为事件 B,记"被诊断者患肝癌"为事件 A,则其真阳性率为 $P(B|A) = 0.94$,真阴性率为 $P(\overline{B}|\overline{A}) = 0.96$.现对一个人群进行肝癌普查,假设被试验的人中患肝癌的概率估计为 0.003,现有一人经试验反应为阳性,求此人患肝癌的概率.

解 我们首先注意到,$n = 2$ 的情况下,贝叶斯公式为

$$P(A|B) = \frac{P(A)P(B|A)}{P(A)P(B|A) + P(\overline{A})P(B|\overline{A})}.$$

现已知 $P(A) = 0.003$,$P(B|A) = 0.94$,$P(\overline{A}) = 1 - P(A) = 0.997$,$P(B|\overline{A}) = 0.04$,将其代入上式即得所求的概率为

$$P(A|B) = \frac{0.003 \times 0.94}{0.003 \times 0.94 + 0.997 \times 0.04} \approx 0.066.$$

可见,虽然这种检查法相当可靠,但试验反应为阳性的人确实患肝癌的可能性并不大,仅为 6.6%.

贝叶斯公式在临床医学研究中常用于鉴别诊断.如果将 $A_1, A_2, \cdots, A_n$ 看成是几种互不相容的疾病,将 B 看成是有关这些疾病的诸重要症候表现的一种组合,同时,根据以往积累的临床资料,可对 A_i 发生的概率 $P(A_i)$——称为事前概率,以及在 A_i 发生的条件下 B 发生的概率 $P(B|A_i)$ 做出估计,那么在诸症候表现

的一种具体的组合确已出现的条件下,各种疾病发生的概率 $P(A_i|B)$——称为事后概率,便可按贝叶斯公式计算. 然后比较这几个事后概率的大小,若其中某种病 A_k 的事后概率 $P(A_k|B)$ 显著地大于其他各种病的事后概率,则我们便做出病人患疾病 A_k 的诊断.

例 7.3.11 为探讨乳腺肿块的鉴别诊断,调查了 186 个病例,依据病理报告,其中乳癌(A_1)29 例,纤维腺瘤(A_2)92 例,乳腺病(A_3)65 例,由此可对各病的事前概率估计如下:

$$P(A_1) = \frac{29}{186} \approx 0.155\ 9;$$

$$P(A_2) = \frac{92}{186} \approx 0.494\ 6;$$

$$P(A_3) = \frac{65}{186} \approx 0.349\ 5.$$

在各种病发生的条件下,有关诸重要症候表现(B)出现的概率 $P(B/A_i)$ 的经验估计如表 7-4 所示.

表 7-4

症候表现		乳癌(29 例)		纤维腺瘤(92 例)		乳腺病(65 例)	
		例数	条件概率	例数	条件概率	例数	条件概率
年龄/岁	<40	4	0.137 9	74	0.804 3	54	0.830 8
	≥40	25	0.862 1	18	0.195 7	11	0.169 2
肿块表面	整齐	2	0.069 0	45	0.489 1	30	0.461 5
	不整齐	27	0.931 0	47	0.510 9	35	0.538 5
硬度	中	4	0.137 9	6	0.065 2	12	0.184 6
	偏硬	16	0.551 7	77	0.837 0	49	0.753 8
	硬	9	0.310 4	9	0.097 8	4	0.061 6
增大速度	慢	3	0.103 4	4	0.043 5	16	0.246 2
	中	16	0.551 7	79	0.858 7	46	0.707 7
	快	10	0.344 8	9	0.097 8	3	0.046 1
边界	清楚	1	0.034 5	51	0.554 4	19	0.292 3
	欠清楚	24	0.827 6	38	0.413 0	36	0.553 8
	不清楚	4	0.137 9	3	0.032 6	10	0.153 9
肿块长度/cm	≤2.75	6	0.206 9	69	0.750 0	56	0.861 5
	>2.75	23	0.793 1	23	0.250 0	9	0.138 5

现有一病例,35 岁,乳腺肿块表面整齐,偏硬,近期未见明显增大,边界不清楚,长约 2 厘米.

我们根据贝叶斯公式对此病例做出鉴别诊断.

该病例所出现的有关症候表现具体组合可用符号表示如下:

$$B = B_{11}B_{21}B_{32}B_{41}B_{53}B_{61}.$$

假定各症候表现的出现与否彼此独立,根据独立事件的概率乘法公式,得

$$P(B) = P(B_{11})P(B_{21})P(B_{32})P(B_{41})P(B_{53})P(B_{61}).$$

在 A_1(乳癌)发生的条件下,B 发生的概率 $P(B|A_1)$ 便为

$$\begin{aligned}
P(B|A_1) &= P(B_{11}|A_1)P(B_{21}|A_1)P(B_{32}|A_1) \cdot \\
&\quad P(B_{41}|A_1)P(B_{53}|A_1)P(B_{61}|A_1) \\
&= 0.137\,9 \times 0.069\,0 \times 0.551\,7 \times 0.103\,4 \times \\
&\quad 0.137\,9 \times 0.206\,9 \\
&\approx 1.548\,7 \times 10^{-5},
\end{aligned}$$

同理可算得

$$P(B|A_2) \approx 3.501\,9 \times 10^{-4},$$

$$P(B|A_3) \approx 9.434\,2 \times 10^{-3}.$$

进而算得

$$\begin{aligned}
P(A_1)P(B|A_1) &= 0.155\,9 \times 1.548\,7 \times 10^{-5} \\
&\approx 2.414 \times 10^{-6},
\end{aligned}$$

$$\begin{aligned}
P(A_2)P(B|A_2) &= 0.494\,6 \times 3.501\,9 \times 10^{-4} \\
&\approx 1.732\,0 \times 10^{-4},
\end{aligned}$$

$$\begin{aligned}
P(A_3)P(B|A_3) &= 0.349\,5 \times 9.434\,2 \times 10^{-3} \\
&\approx 3.297\,3 \times 10^{-3}.
\end{aligned}$$

注意到贝叶斯公式中分母不变,所以 $P(A_1|B),P(A_2|B),P(A_3|B)$ 的相对大小,取决于相应分子的大小.由以上计算结果可知 $P(A_3|B)$ 显著地大于 $P(A_1|B)$ 和 $P(A_2|B)$,因而可以诊断该病人患 A_3(乳腺病).

六、二项概率公式

在实际工作中,经常会遇到相同试验的多次重复问题.

在同样的条件下,一个试验重复进行 n 次,且各次试验的结果互不影响,即每次试验中事件发生的概率都不依赖于其他各次的结果,则称这 n 次试验是重复独立试验.

在 n 次重复独立试验的每次试验中,仅考虑某一事件 A 是否发生.若每次试验中 A 发生的概率 $P(A)=p$,则 A 不发生的概率 $P(\overline{A})=1-p$.如何求出 n 次重复独立试验中,事件 A 恰好发生 k 次的概率 $P_n(k)(0\leqslant k\leqslant n)$ 呢?

先讨论 $n=3,k=2$ 的情况.

在 3 次重复独立试验中,A 恰好出现 2 次,有 $\mathrm{C}_3^2=3$ 种情形:

$$A_1 A_2 \overline{A}_3, A_1 \overline{A}_2 A_3, \overline{A}_1 A_2 A_3,$$

其中 $A_i(i=1,2,3)$ 表示在第 i 次试验中 A 出现,$\overline{A}_i$ 表示在第 i 次试验中 A 不出现,则

$$P_3(2)=P(A_1 A_2 \overline{A}_3 + A_1 \overline{A}_2 A_3 + \overline{A}_1 A_2 A_3).$$

因为以上三种情况是两两互斥的,所以由互斥事件的概率加法公式,得

$$P_3(2)=P(A_1 A_2 \overline{A}_3)+P(A_1 \overline{A}_2 A_3)+P(\overline{A}_1 A_2 A_3),$$

而各次试验的结果互不影响,由独立事件的概率乘法公式,得

$$P(A_1 A_2 \overline{A}_3)=P(A_1)P(A_2)P(\overline{A}_3)=p^2(1-p).$$

同理

$$P(A_1 \overline{A}_2 A_3)=p^2(1-p),$$

$$P(\overline{A}_1 A_2 A_3)=p^2(1-p),$$

因而得
$$P_3(2)=\mathrm{C}_3^2 p^2(1-p).$$

考虑一般情况,在 n 次重复独立试验中,事件 A 恰好出现 k 次,可以是 n 次中的任何 k 次,而在 n 次中任取 k 次有 C_n^k 种不同取法,所以应有 C_n^k 种情况.因为各次试验的结果互不影响,所以由独立事件的概率乘法公式,事件 A 在指定的 k 次试验中发生,而在其余的 $n-k$ 次试验中不发生的概率为

$$p^k(1-p)^{n-k}.$$

所以根据概率的加法公式,在 n 次重复独立试验中,事件 A 恰好发生 k 次的概率为

$$P_n(k)=\mathrm{C}_n^k p^k(1-p)^{n-k} \quad (k=0,1,2,\cdots,n).$$

由于 $\mathrm{C}_n^k p^k(1-p)^{n-k}$ 恰好是 $[p+(1-p)]^n$ 按二项公式展开时的各项,因此上述公式称为二项概率公式,也称贝努里公式.

例 7.3.12　某地区人群中患沙眼的概率是 0.05,现有四个互不相识的人,求四人中有两人患沙眼的概率.

解 把对每个人是否患沙眼的检查看作一次试验,显然他们之间是独立的.按二项概率公式计算得所求的概率为

$$P_4(2) = C_4^2(0.05)^2(1-0.05)^2 \approx 0.013\ 5.$$

例 7.3.13 据以往资料的分析,某种家畜感染某疾病的概率为 0.3,为评价一种血清的预防效果,有人对 20 只健康的该种家畜注射这种血清,结果仅有一只受感染. 问:能否认为这种血清有一定的预防效果?

解 假设这种血清毫无预防作用,那么注射后的家畜感染某疾病的概率仍为 0.3,20 只家畜中有 1 只受感染或出现更好的情况 —— 全部没有受感染的概率为

$$C_{20}^1(0.3) \times (1-0.3)^{20-1} + (1-0.3)^{20} \approx 0.006\ 8 + 0.000\ 8$$
$$= 0.007\ 6.$$

这个概率相当小,就是说实际出现这种情况的可能性非常小,在一次试验中发生几乎是不可能的,而我们却在一次试验中遇上了,因而有理由认为,注射这种血清后家畜感染该疾病的概率仍为 0.3 的假设是不能成立的,即我们不能认为这种血清无预防效果.

§7.4 随机变量及其概率分布

一、随机变量

为了更深入地研究随机现象,我们把随机试验的结果数量化. 事实上,很多随机事件的结果是能直接用数量表示的,例如,用某种治疗方案治疗 50 名病人,治愈的人数;落入 1 毫升水中的细菌数目;某地区成年男子的收缩血压等.

还有一些随机试验的结果尽管不是数量形式的,然而可以予以数量化. 例如,在毒性试验中,给老鼠注射一定剂量的药物,其结果是"老鼠死了"或"老鼠没死",如果我们用"0"来表示"老鼠死了",用"1"来表示"老鼠没死"这两个结果,那么这个试验的结果就是"0"或"1",也就是表现为数量形式了.

因而,我们看到,任何一个随机试验,其每一个结果都能用一定的数量来刻画,试验的结果不同,数量的值也就不同,这种根据试验的不同结果取不同数值的量称为随机变量.

随机变量是随着试验的结果而取不同数值的,因而,试验之前,我们不能事先预报确实取什么值,但一旦试验以后,它的值也就相应地确定了.

随机变量是概率论中又一极其重要的基本概念. 有了随机变量的概念,事件就可以用随机变量的关系式来表示了. 例如,用某种治疗方案治疗 50 名病人,治愈的

人数是一个随机变量,如用 ξ 来表示,那么,"治愈了 10 人"这一事件就可以用 $\{\xi = 10\}$ 来表示;"治愈的人数 ξ 不少于 20 人"这一事件就可用 $\{\xi \geqslant 20\}$ 来表示等.

二、离散型随机变量及其概率分布

可能的取值能按一定次序一一列举出来的随机变量,称为离散型随机变量.

如 X 是一个离散型随机变量,可能取的值是 $x_1, x_2, \cdots, x_n, \cdots$.

为能全面地描述随机变量 X,不仅要知道 X 可能取的值是什么,更重要的还必须要知道它取各个值的概率,即要知道

$$P\{X = x_1\}, P\{X = x_2\}, \cdots, P\{X = x_n\}, \cdots$$

这一串概率的值. 记

$$P\{X = x_i\} = p_i \quad (i = 1, 2, \cdots),$$

这样的等式称为离散型随机变量 X 的概率分布.

概率分布也可用表格的形式给出. 将 X 可能取的值及相应的概率列成表格的形式,见表 7 - 5.

表 7 - 5

X	x_1	x_2	$\cdots$	x_n	$\cdots$
P	p_1	p_2	$\cdots$	p_n	$\cdots$

这样的表格称为离散型随机变量 X 的概率分布表(也称分布列). 它清楚而完整地表示了离散型随机变量的概率分布情况.

由概率的定义,任一概率分布都应满足以下两条性质:

(1) 随机变量取任何值时,其概率都不会是负数,即 $p_1 \geqslant 0, p_2 \geqslant 0, \cdots, p_n \geqslant 0, \cdots$;

(2) 随机变量取尽所有可取的值时,相应的概率之和为 1,即

$$p_1 + p_2 + \cdots + p_n + \cdots = 1.$$

例 7.4.1 袋中有相同大小的 10 个球,其中 6 个是白的,4 个是黑的,从中任取 3 个,那么"取得的黑球数" X 是一个随机变量,试写出 X 的概率分布.

解 X 的所有可能取的值为 0,1,2,3. $\{X = k\}$ 表示从 10 个球中任取 3 个,其中恰有 k 个黑球的事件($k = 0, 1, 2, 3$). 这是一个古典概型的问题,因此得概率分布为

$$P\{X = 0\} = \frac{C_6^3}{C_{10}^3} = \frac{1}{6},$$

$$P\{X=1\}=\frac{C_4^1 C_6^2}{C_{10}^3}=\frac{1}{2},$$

$$P\{X=2\}=\frac{C_4^2 C_6^1}{C_{10}^3}=\frac{3}{10},$$

$$P\{X=3\}=\frac{C_4^3}{C_{10}^3}=\frac{1}{30}.$$

如写成分布列的形式,则见表 7-6.

表 7-6

X	0	1	2	3
P	$\frac{1}{6}$	$\frac{1}{2}$	$\frac{3}{10}$	$\frac{1}{30}$

例 7.4.2 设随机变量 X 的概率分布为

$$P\{X=k\}=\frac{a}{10} \quad (k=1,2,\cdots,10),$$

试确定常数 a 的数值.

解 因为 $P\{X=1\}+P\{X=2\}+\cdots+P\{X=10\}=1$,

即

$$10\times\frac{a}{10}=1,$$

所以

$$a=1.$$

下面介绍几种常见的离散型随机变量的概率分布(简称为分布).

1. 两点分布

若随机变量 X 仅可取两个值 a,b,其分布列见表 7-7:

表 7-7

X	a	b
P	$1-p$	p

则称 X 的分布为两点分布.当其中的 a,b 依次为 $0,1$ 时,则称 X 的分布为(0—1)分布.

显然,一个(0—1)分布仅依赖于一个在区间 $(0,1)$ 内的常数 p.例如,在毒性试验中,给老鼠注射一定剂量的药物,老鼠死亡的可能性为 80%,不死亡的可能性为 20%,那么,定义随机变量 X 为

$$X = \begin{cases} 0, & \text{老鼠死了}, \\ 1, & \text{老鼠没死}, \end{cases}$$

则 $\qquad P\{X=0\}=0.8, P\{X=1\}=0.2$

服从(0—1)分布,分布列见表 7-8.

表 7-8

X	0	1
P	0.8	0.2

当一组条件下只有两个可能结果,且都有正概率时,就能确定一个服从两点分布的随机变量.

2. 二项分布

如果在某试验中,事件 A 发生的概率为 $p(0<p<1)$,重复独立地做这个试验 n 次,那么在这 n 次试验中,A 发生的次数 X 就是一个随机变量. 显然,X 可能的取值为 $0,1,2,\cdots,n$. 由二项概率公式可知,随机变量 X 的概率分布为

$$P\{X=k\}=C_n^k p^k (1-p)^{n-k} \quad (k=0,1,2,\cdots,n).$$

写成分布列的形式见表 7-9.

表 7-9

X	0	1	2	$\cdots$	i	$\cdots$	n
P	$(1-p)^n$	$C_n^1 p(1-p)^{n-1}$	$C_n^2 p^2 (1-p)^{n-2}$	$\cdots$	$C_n^i p^i (1-p)^{n-i}$	$\cdots$	p^n

这个离散型分布称为二项分布,它依赖于自然数 n 和介于 $0,1$ 之间的常数 p.

例7.4.3 8门炮同时向某一目标各射出一发炮弹,有不少于2发炮弹命中时,目标即被摧毁. 在一次射击中,如果每门炮命中目标的概率都是 0.6,求摧毁目标的概率.

解 每门炮命中目标的概率为 0.6,则命不中目标的概率为 0.4,且每门炮的射击是互相独立的. 设 X 为在一次射击中命中目标的炮弹发数,则 X 服从二项分布:

$$P\{X=k\}=C_8^k (0.6)^k (0.4)^{8-k} \quad (k=0,1,\cdots,8).$$

所求的概率为

$$\begin{aligned} P\{X \geqslant 2\} &= 1 - P\{X<2\} \\ &= 1 - P\{X=0\} - P\{X=1\} \\ &= 1 - (0.4)^8 - C_8^1 0.6 \times (0.4)^7 \approx 0.991. \end{aligned}$$

例 7.4.4 某种传染病进入羊群,已知此种传染病发病的概率为 $\dfrac{2}{3}$,求在 50 只已受感染的羊中发病只数的概率分布.

解 把观察一只羊是否发病作为一次试验,则发病的概率为 $\dfrac{2}{3}$,不发病的概率为 $\dfrac{1}{3}$,观察 50 只羊,相当于做 50 次独立试验,所以这群羊发病的只数 X 服从二项分布:

$$P\{X=k\}=C_{50}^{k}\left(\frac{2}{3}\right)^{k}\left(\frac{1}{3}\right)^{50-k} \quad (k=0,1,2,\cdots,50).$$

经计算可得其分布列如表 7-10 所示.

表 7-10

k	$P_{50}(k)$	k	$P_{50}(k)$
<20	0.000 0	33	0.117 8
20	0.000 1	34	0.117 8
21	0.000 2	35	0.107 7
22	0.000 5	36	0.087 9
23	0.001 2	37	0.067 9
24	0.002 8	38	0.047 0
25	0.005 9	39	0.028 7
26	0.011 3	40	0.015 7
27	0.020 2	41	0.007 7
28	0.033 2	42	0.003 3
29	0.050 3	43	0.001 2
30	0.070 4	44	0.000 4
31	0.091 0	45	0.000 1
32	0.108 0	>45	0.000 0

3. 泊松分布

对于服从二项分布的随机变量,在 n 很大时,计算其取值的概率是相当麻烦的.当 n 很大,p 很小,$np=\lambda$ 又是一个较小的常数时,可用泊松分布来近似计算二项分布.

对随机变量 X 来说,如果它的概率分布为

$$P\{X=k\}=\frac{\lambda^k}{k!}e^{-\lambda} \quad (k=0,1,2,\cdots),$$

那么称这个离散型的随机变量 X 服从泊松分布.其中 λ 是一个正常数,称为泊松分布常数.在近似计算二项分布时,取 $\lambda=np$.

服从泊松分布的随机变量有很多.许多事件,如稀有元素的含量,低发病的发病人数,放射性物质放射出的粒子在一段时间内到达指定区域的个数,细胞、微生物等的计数等,都服从或近似服从泊松分布.

泊松分布有专门的表可查(见附表三).

例 7.4.5 400 毫升微生物溶液中含微生物的浓度是 0.5 只/毫升,抽出 1 毫升,其中所含微生物的只数 X 服从什么分布? 含 3 只及 3 只以上微生物的可能性有大?

解 在微生物浓度测定中,常常遇到这一类问题.

400 毫升微生物溶液中共有 $400 \times 0.5 = 200$(只) 微生物.

如果把 400 毫升溶液看成是 400 个 1 毫升,那么根据古典概型,对每一只微生物来说,落入抽验的 1 毫升中的概率为

$$p=\frac{1}{400},$$

不落入抽验的 1 毫升中的概率为

$$q=1-p=\frac{399}{400}.$$

依次考察这 200 只微生物,看其是否落在抽验的 1 毫升溶液中,就相当于一个 $n=200$ 的重复独立试验,则

$$P\{X=k\}=C_{200}^k \left(\frac{1}{400}\right)^k \left(\frac{399}{400}\right)^{200-k} \quad (k=0,1,2,\cdots,200).$$

由上式知 X 服从二项分布.因为 $n=200$ 较大, $p=\frac{1}{400}$ 较小, $\lambda=np=0.5$ 是一较小的常数,所以可用泊松分布来近似,其中泊松分布常数 $\lambda=0.5$,即

$$P\{X=k\} \approx \frac{(0.5)^k}{k!}e^{-0.5}.$$

查泊松分布表中 $\lambda=0.5$ 一列,有

$$P\{X=0\} \approx 0.6065,$$

$$P\{X=1\} \approx 0.303\ 3,$$

$$P\{X=2\} \approx 0.075\ 8,$$

因而,所求的概率为

$$P\{X \geqslant 3\} = 1 - P\{X < 3\}$$
$$= 1 - P\{X=0\} - P\{X=1\} - P\{X=2\}$$
$$\approx 0.014.$$

这就是说,在浓度为 0.5 只／毫升的条件下,抽验的 1 毫升溶液中,有 3 只或 3 只以上微生物的可能性很小. 反之,如果抽检 1 毫升溶液,其中竟有 3 只或 3 只以上微生物,那么就很自然地使我们想到,溶液原来的浓度可能已大大超过 0.5 只／毫升.

例 7.4.6 人类生三胞胎的概率是 10^{-4},试求在 5 万次分娩中,

(1) 有 0,1,2 次三胞胎的概率;

(2) 不超过 5 次生三胞胎的概率.

解 用 X 表示 5 万次分娩中三胞胎的次数.

依次考察 5 万次分娩,看其是否生三胞胎,这相当于 5 万次重复独立试验. 由于每次分娩生三胞胎的概率是 10^{-4},因此 X 服从 $n=50\ 000, p=10^{-4}$ 的分布.

因为 n 很大,p 很小,$\lambda = np = 5$ 又是一个较小的常数,所以可用泊松分布来近似,其中泊松分布常数 $\lambda = 5$,即

$$P\{X=k\} \approx \frac{5^k}{k!}\mathrm{e}^{-5}.$$

查泊松分布表 $\lambda = 5$ 一列,则所求概率为

$$P\{X=0\} \approx 0.006\ 7, P\{X=1\} \approx 0.033\ 7,$$

$$P\{X=2\} \approx 0.084\ 2, P\{X=3\} \approx 0.140\ 4,$$

$$P\{X=4\} \approx 0.175\ 5, P\{X=5\} \approx 0.175\ 5.$$

所以
$$P\{X \leqslant 5\} = P\{X=0\} + P\{X=1\} + P\{X=2\} +$$
$$P\{X=3\} + P\{X=4\} + P\{X=5\}$$
$$= 0.616\ 0.$$

三、连续型随机变量及其概率密度函数

实践中遇到的随机变量,很多不是离散型的,即它们可能的取值是不能一一列举出来的,这样的随机变量称为非离散型的,例如成年女性(男性)的身高或体重;

同一批号的各支注射液的实际失效时间;正常人和各种病人的体温或血压等.

对于非离散型的随机变量 X,一般考虑它在某个区间 (a,b) 内取值的概率 $P\{a<X<b\}$.

对于随机变量 X,如果存在一个非负的可积函数 $p(x)(-\infty<x<+\infty)$,使对任意 $a,b(a<b)$ 都有

$$P\{a<X<b\}=\int_a^b p(x)\mathrm{d}x,$$

那么称 X 为连续型随机变量,$p(x)$ 称为 X 的概率密度函数(简称概率密度或密度),在几何上表示为一条曲线,称之为分布曲线.

根据定积分的几何意义,$P\{a<X<b\}$ 即是分布曲线 $p(x)$,x 轴,直线 $x=a$ 和直线 $x=b$ 所围成的曲边梯形的面积.

由于 $\{-\infty<X<+\infty\}$ 是必然事件,其概率为 1,因此

$$P\{-\infty<X<+\infty\}=\int_{-\infty}^{+\infty}p(x)\mathrm{d}x=1,$$

即分布曲线下横轴上面的全部面积等于 1.

因为

$$P\{X=a\}\leqslant P\{a-\Delta x<X\leqslant a\}=\int_{a-\Delta x}^a p(x)\mathrm{d}x,$$

$$\lim_{\Delta x\to 0}\int_{a-\Delta x}^a p(x)\mathrm{d}x=0,$$

所以

$$0\leqslant P(X=a)\leqslant 0,$$

即

$$P\{X=a\}=0.$$

这表明连续型随机变量取任一个别值的概率为 0.因而,计算连续型随机变量在某一区间内取值的概率时,不必计较是开区间还是闭区间.

例 7.4.7 设 X 为连续型随机变量,其概率密度为

$$p(x)=\frac{a}{1+x^2},$$

试确定常数 a 的数值,并求 $P\{-1<X<1\}$.

解 因为 $\int_{-\infty}^{+\infty}p(x)=1$,即

$$\int_{-\infty}^{+\infty} \frac{a}{1+x^2} \mathrm{d}x = a \cdot \arctan x \Big|_{-\infty}^{+\infty} = 1,$$

则

$$a \cdot \left[\frac{\pi}{2} - \left(-\frac{\pi}{2} \right) \right] = 1,$$

所以得

$$a = \frac{1}{\pi}.$$

因而有

$$P\{-1 < X < 1\} = \int_{-1}^{1} \frac{1}{\pi(1+x^2)} \mathrm{d}x$$
$$= \frac{1}{\pi} \arctan x \Big|_{-1}^{1} = \frac{1}{2}.$$

实际工作中遇到的非离散型随机变量大多是连续型的.

下面介绍几种常见的连续型分布.

1. 均匀分布

如果随机变量 X 的概率密度为

$$p(x) = \begin{cases} \lambda, & a \leqslant x \leqslant b, \\ 0, & \text{其他}, \end{cases}$$

那么称 X 在区间 $[a,b]$ 上服从均匀分布.

由 $\int_{-\infty}^{+\infty} p(x)\mathrm{d}x = \int_{a}^{b} \lambda \mathrm{d}x = \lambda(b-a) = 1$,可知

$$\lambda = \frac{1}{b-a}.$$

因而,如果 X 在 $[a,b]$ 上服从均匀分布,那么对任意满足 $a \leqslant c \leqslant d \leqslant b$ 的 c,d 有

$$P\{c < X < d\} = \int_{c}^{d} p(x)\mathrm{d}x = \frac{d-c}{b-a},$$

即 X 取值于 $[a,b]$ 中任意小区间的概率和该小区间的长度成正比,而和该小区间的具体位置无关.

2. 指数分布

如果随机变量 X 的概率密度函数为

$$p(x) = \begin{cases} \lambda e^{-\lambda x}, & x \geqslant 0, \\ 0, & x < 0, \end{cases}$$

那么称 X 服从指数分布，λ 为正参数.

如果 X 服从指数分布，那么对于任何 $0 \leqslant a \leqslant b$ 有

$$P\{a < X < b\} = \lambda \int_a^b e^{-\lambda x} dx = e^{-\lambda a} - e^{-\lambda b}.$$

3. 正态分布

正态分布是概率论中最重要的一个分布. 经验表明，在实践中遇到的许多随机变量，如测量误差、人的身高、体重、红细胞数、海洋波浪的高度、产品质量的各项指标、农作物的产量等都服从或近似服从正态分布.

对随机变量 X 来说，如果它的概率密度为

$$p(x) = \frac{1}{\sqrt{2\pi}\,\sigma} e^{-\frac{1}{2\sigma^2}(x-\mu)^2} \quad (-\infty < x < +\infty),$$

其中 μ, σ 都是常数，且 $\sigma > 0$，那么称这个连续型的随机变量 X 服从正态分布，简记为 $X \sim N(\mu, \sigma^2)$.

一般地说，如果随机变量受到为数众多的相互独立的随机因素的影响，而每一个因素的影响都是微小的，且这些影响可以叠加，那么就可以认为这个随机变量服从（或近似服从）正态分布.

图 7-8 画出了三条 σ 都不同的曲线 $p(x)$.

从图 7-8 中可以看出：

（1）服从正态分布的随机变量，取值区域是整个数轴. 根据概率密度函数的性质，分布曲线下 x 轴上的面积都等于 1.

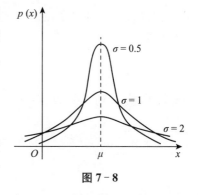

图 7-8

（2）当 $x = \mu$ 时，曲线处于最高点，x 向左右远离时，曲线不断降低，越来越接近于 x 轴，但不与之相交，呈现"中间高，两头低"的形状. 这意味着随机变量以最大的可能取 μ 附近的数值，离 μ 越远，取值的可能性越小，乃至趋于零.

（3）曲线以 $x = \mu$ 为对称轴，即与 μ 等远的数值具有同样的概率密度.

（4）σ 越大，曲线越平缓；σ 越小，曲线越陡峭. 这表明 σ 越小，随机变量的取值比较集中，σ 越大，随机变量的取值比较分散.

$\mu = 0, \sigma^2 = 1$ 的正态分布，即 $N(0,1)$ 称为标准正态分布，它的概率密度函数为

$$p(x) = \frac{1}{\sqrt{2\pi}} e^{-\frac{x^2}{2}}.$$

可以利用"标准正态分布表"来解决所有的正态分布概率计算问题(标准正态分布表见附表四).标准正态分布表中列出的,实际上是当 x 为不同值时,服从正态分布的随机变量 X 落在 $(-\infty, x)$ 中的概率,即表上不同 x 所列的是

$$p\{-\infty < X < x\} = \int_{-\infty}^{x} \frac{1}{\sqrt{2\pi}} e^{-\frac{t^2}{2}} dt$$

的数值,反映在图形上,就是从 $-\infty$ 到 x 标准正态曲线下的面积(图 7-9).

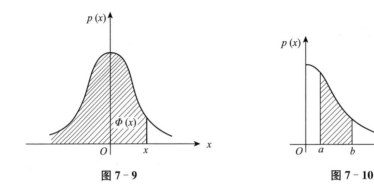

图 7-9   图 7-10

我们用一个特殊的函数 $\Phi(x)$(称为标准正态分布函数)来表示正态分布表中的数值,即

$$\Phi(x) = P\{-\infty < X < x\},$$

式中 X 服从 $N(0,1)$ 分布,则有

$$P\{a < X < b\} = \int_{a}^{b} \frac{1}{\sqrt{2\pi}} e^{-\frac{x^2}{2}} dx$$

$$= \int_{-\infty}^{b} \frac{1}{\sqrt{2\pi}} e^{-\frac{x^2}{2}} dx - \int_{-\infty}^{a} \frac{1}{\sqrt{2\pi}} e^{-\frac{x^2}{2}} dx$$

$$= \Phi(b) - \Phi(a).$$

参看图 7-10.

例 7.4.8 若 X 服从 $N(0,1)$ 分布,求 $P\{1 < X < 2\}$.

解 $P\{1 < X < 2\} = \Phi(2) - \Phi(1)$.

查标准正态分布表,得

$$\Phi(2) = 0.977\ 25, \Phi(1) = 0.841\ 34,$$

所以 $P\{1 < X < 2\} = 0.977\ 25 - 0.841\ 34 = 0.135\ 91$.

正态分布表中,没有列出 x 为负数时 $\Phi(x)$ 的值. 但由于标准正态分布曲线的对称性(参看图 7-11),可得

$$\Phi(-x)=1-\Phi(x).$$

通过这个公式,即可求出当 x 为负数时 $\Phi(x)$ 的值.

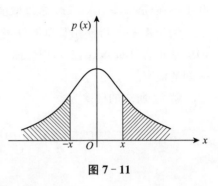

图 7-11

例 7.4.9 若 X 服从 $N(0,1)$ 分布,求 $P\{-2.0<X<1.0\}$.

解 $\begin{aligned}P\{-2.0<X<1.0\}&=\Phi(1.0)-\Phi(-2.0)\\&=\Phi(1.0)-[1-\Phi(2.0)]\\&=0.841\ 34-1+0.977\ 25\\&=0.818\ 59.\end{aligned}$

对于一般正态分布 $N(\mu,\sigma^2)$ 的概率计算问题也可利用"标准正态分布表"来完成.

设 $X\sim N(\mu,\sigma^2)$,则

$$P\{a<X<b\}=\int_a^b\frac{1}{\sqrt{2\pi}\,\sigma}\mathrm{e}^{-\frac{1}{2\sigma^2}(x-\mu)^2}\,\mathrm{d}x\,,$$

$$=\frac{1}{\sqrt{2\pi}}\int_{\frac{a-\mu}{\sigma}}^{\frac{b-\mu}{\sigma}}\mathrm{e}^{-\frac{t^2}{2}}\,\mathrm{d}t\quad\left(令\frac{x-\mu}{\sigma}=t\right),$$

所以,得

$$P\{a<X<b\}=\Phi\left(\frac{b-\mu}{\sigma}\right)-\Phi\left(\frac{a-\mu}{\sigma}\right).$$

例 7.4.10 若 $X\sim N(\mu,\sigma^2)$,求 $P\{\mu-\sigma<X<\mu+\sigma\}$.

解 $\begin{aligned}P\{\mu-\sigma<X<\mu+\sigma\}&=\Phi\left(\frac{\mu+\sigma-\mu}{\sigma}\right)-\Phi\left(\frac{\mu-\sigma-\mu}{\sigma}\right)\\&=\Phi(1)-\Phi(-1)=2\Phi(1)-1\\&=2\times0.841\ 3-1=0.682\ 6.\end{aligned}$

类似地可求得

$$P\{\mu-2\sigma<X<\mu+2\sigma\}=0.954\ 5,$$

$$P\{\mu-3\sigma<X<\mu+3\sigma\}=0.997\ 3.$$

可见,服从正态分布的随机变量 X 的值,基本上落在区间 $(\mu-2\sigma,\mu+2\sigma)$ 之中,而

几乎不在$(\mu-3\sigma,\mu+3\sigma)$之外取值.

例 7.4.11 对使用甘草的许多中药方进行分析. 如每次的甘草用量 X（单位：g）服从正态分布 $N(8,2^2)$，现任抽一张含甘草的处方，试求甘草的用量在 $5\sim10$ g 之间的概率.

解 所求的概率为

$$P\{5\leqslant X\leqslant10\}=\Phi\left(\frac{10-8}{2}\right)-\Phi\left(\frac{5-8}{2}\right)$$
$$=\Phi(1)-\Phi(-1.5)$$
$$=\Phi(1)-[1-\Phi(1.5)],$$

查正态分布表，得

$$P\{5\leqslant X\leqslant10\}=0.841\ 34-1+0.933\ 19=0.774\ 53.$$

这可理解为，平均 100 张处方中，大约有 77 张甘草的用量在 $5\sim10$ g 之间.

§7.5　随机变量的数字特征

知道了随机变量的概率分布或概率密度，随机变量的全部概率特征就知道了. 但是，在一般情况下，要求出其概率分布或概率密度是很困难的，有时是无法办到的. 另外，在实用中，常常并不需要了解概率特征的全貌，只需要了解随机变量的某些特征，这时，往往可以用一个或几个数字来描述它. 这种描述随机变量的某些特征的数字，就称为随机变量的数字特征. 下面我们介绍几个常用的数字特征.

一、随机变量的数学期望

1. 数学期望的概念及其性质

在实际问题中，为了描述一组事物的大致情况，人们经常使用平均值这个概念.

我们看下面这样一个例子.

现有甲、乙两名化验员，在某次重复试验的考核中得分的分布如表 7-11 所示.

表 7-11

得分		1	2	3	4
概率	甲	0.1	0.3	0.4	0.2
	乙	0	0.3	0.6	0.1

其中以 4 分为最好,那么在这次考核中甲和乙哪一个成绩更好一些呢? 显然,如果直接根据分布列来比较,不容易得出结论.

为了估计他们的水平,用某一次试验的结果来进行比较,显然是不合理的. 而应根据一系列试验的平均结果,即平均得分来判断.

假如各做 100 次试验,那么根据分布列可估计出,甲化验员得 1 分,2 分,3 分,4 分的次数大约分别为 10 次,30 次,40 次,20 次;乙化验员得 1 分,2 分,3 分,4 分的次数大约分别为 0 次,30 次,60 次,10 次. 因而,平均得分为

$$甲:\frac{1}{100}(1\times10+2\times30+3\times40+4\times20)$$

$$=1\times0.1+2\times0.3+3\times0.4+4\times0.2=2.7(分),$$

$$乙:\frac{1}{100}(1\times0+2\times30+3\times60+4\times10)$$

$$=1\times0+2\times0.3+3\times0.6+4\times0.1=2.8(分).$$

由以上两式可见,乙的成绩比甲较好一些,同时也可发现这里反映随机变量(得分)取值的"平均"意义的特征的数值,恰好是随机变量的所有可能的取值与相应概率乘积的和.

由这个例子,可以看出:

如果离散型随机变量 X 的所有可能取值为 $x_1,x_2,\cdots,x_n,\cdots$,它们相应的概率为 $p_1,p_2,\cdots,p_n,\cdots$,那么反映 X 取值平均意义的数字特征为 $x_1p_1+x_2p_2+\cdots+x_np_n+\cdots$. 我们把这个和数称为随机变量 X 的数学期望(又称 X 的期望或均值),记为 $E(X)$,即

$$E(X)=\sum_{k=1}^{+\infty}x_kp_k=x_1p_1+x_2p_2+\cdots+x_np_n+\cdots.$$

当然,当 X 的所有可能取值有无穷多个时,按照严格的定义,将要求 $\sum\limits_{k=1}^{+\infty}|x_k|p_k$ 的和存在.

对于连续性的随机变量,从离散型随机变量数学期望的定义出发,结合积分的概念,不难得到:

如果连续性的随机变量 X 的概率密度为 $p(x)$,那么 X 的数学期望为

$$E(X)=\int_{-\infty}^{+\infty}xp(x)\mathrm{d}x.$$

当然,按照严格的定义,将要求积分 $\int_{-\infty}^{+\infty}|x|p(x)\mathrm{d}x$ 存在.

数学期望具有下列性质:

(1) 常数 C 的数学期望是 C 本身,即

$$E(C) = C.$$

(2) 如果 C 是常数,则

$$E(CX) = CE(X),$$

即常数与随机变量乘积的数学期望等于这个常数和随机变量期望的乘积.

(3) 设 X_1, X_2 是任意两个随机变量,则

$$E(X_1 \pm X_2) = E(X_1) \pm E(X_2),$$

即两个随机变量的代数和的数学期望等于它们数学期望的代数和.

这一性质可推广到有限个随机变量代数和的情况.

(4) 若随机变量 X_1 和 X_2 互相独立(即它们取值时互不影响),则

$$E(X_1 X_2) = E(X_1) E(X_2),$$

即两个互相独立的随机变量乘积的数学期望等于它们各自数学期望的乘积.

这一性质也可推广到有限个互相独立的随机变量的乘积的情况.

例 7.5.1 某病手术治疗情况见表 7－12.

表 7－12

手术效果	痊愈	轻度并发症	严重并发症	死亡
概　　率	0.35	0.25	0.15	0.25
效益得分	100	70	50	0

试问:施行这种手术的效益如何?

解 用 X 表示效益得分,则其数学期望为

$$E(X) = 100 \times 0.35 + 70 \times 0.25 + 50 \times 0.15 + 0 \times 0.25$$
$$= 60 (\text{分}),$$

即施行这种手术平均效益得分为 60 分.因此,施行这种手术效益一般.

例 7.5.2 在 N 个人中为普查某种疾病,进行抽血化验.化验的方法可以有如下两种:(1) 分别对每个人的血进行化验,这时一共要化验 N 次.(2) 把 k 个人分为一组,把同一组的 k 个人的血混合在一起进行化验,若呈阴性反应,则说明该组 k 个人的血都呈阴性反应,因而这 k 个人只需化验一次.若混合的血呈阳性反应,则对这 k 个人逐一进行化验,这时,这 k 个人共需化验 $k+1$ 次.这样,对每个人来说,化验的次数取值为 $\dfrac{1}{k}$ 或 $\dfrac{k+1}{k}$.

假设对所有的人来说,化验呈阳性反应的概率 p 较小,且各个人的反应互相独立.试说明用第二种方法进行化验可减少化验次数,并确定 k 的取值,以使化验的次数最少.

解 用 X 表示按第二种方法进行化验时,每个人的血需化验的次数,取值为 $\dfrac{1}{k}$ 或 $\dfrac{k+1}{k}$.

记 $q=1-p$,即 q 表示每个人的血呈阴性反应的概率,则 k 个人的血混合在一起呈阴性反应的概率为 q^k,呈阳性反应的概率为 $1-q^k$,因此

$$P\left\{X=\frac{1}{k}\right\}=q^k, P\left\{X=\frac{k+1}{k}\right\}=1-q^k.$$

写出 X 的分布列见表 $7-13$.

表 7 - 13

X	$\dfrac{1}{k}$	$\dfrac{k+1}{k}$
概率	q^k	$1-q^k$

因而,X 的数学期望为

$$E(X)=\frac{1}{k}\times q^k+\frac{k+1}{k}\times(1-q^k)=1-q^k+\frac{1}{k},$$

这即是每个人的平均化验次数.

因而,N 个人平均需化验的次数为

$$N\left(1-q^k+\frac{1}{k}\right).$$

由此可见,只要选择 k,使

$$N\left(1-q^k+\frac{1}{k}\right)<N,$$

即

$$\left(1-q^k+\frac{1}{k}\right)<1,$$

$$q^k-\frac{1}{k}>0,$$

就能减少化验次数.当 p 为已知时,选择适当的 k 值,就能使 $E(X)$ 达到最小值,从而使化验的次数最少.

例如,当 $N=1\,000$, $p=0.1$, $q=0.9$ 时,取 $k=4$, $E(X)$ 达到最小值. 这时,平均只需化验

$$1\,000\times\left(1-0.9^4+\frac{1}{4}\right)\approx 594(次),$$

即约减少了 40% 的工作量.

表 7-14 给出了对于不同的阳性反应概率 p,按第二种方法进行化验时的最佳分组人数 k.

表 7-14

阳性反应概率 p	最佳分组人数 k	阳性反应概率 p	最佳分组人数 k
0.001	32	$0.011\sim 0.012$	10
0.002	23	$0.013\sim 0.015$	9
0.003	19	$0.016\sim 0.02$	8
0.004	16	$0.03\sim 0.04$	6
0.005	15	$0.05\sim 0.06$	5
0.006	13	$0.07\sim 0.12$	4
$0.007\sim 0.008$	12	$0.13\sim 0.15$	3
$0.009\sim 0.010$	11		

2. 几种常用分布的数学期望

(1) (0—1)分布

设 X 服从(0—1)分布,分布列见表 7-15.

表 7-15

X	0	1
概率	$1-p$	p

则 $$E(X)=0\times(1-p)+1\times p=p.$$

(2) 二项分布

设 X 服从二项分布,概率分布为

$$P\{X=k\}=C_n^k p^k(1-p)^{n-k}\quad(k=0,1,2,\cdots,n).$$

记 $q=1-p$,则

$$E(X)=\sum_{k=0}^{n}k C_n^k p^k q^{n-k}$$

$$= \sum_{k=0}^{n} k \cdot \frac{n!}{k!(n-k)!} p^k q^{n-k}$$

$$= np \sum_{k=1}^{n} \frac{(n-1)!}{(k-1)!(n-k)!} p^{k-1} q^{n-k}.$$

令 $i = k-1$, 则

$$E(X) = np \sum_{i=0}^{n-1} \frac{(n-1)!}{i![(n-1)-i]!} p^i q^{(n-1)-i}.$$

由牛顿二项式公式可知

$$\sum_{i=0}^{n-1} \frac{(n-1)!}{i![(n-1)-i]!} p^i q^{(n-1)-i} = (p+q)^{n-1} = 1^{n-1} = 1,$$

所以 $\qquad\qquad\qquad E(X) = np,$

即二项分布的数学期望等于参数 n 与 p 的乘积.

(3) 泊松分布

设 X 服从泊松分布, 概率分布为

$$P\{X = k\} = \frac{\lambda^k}{k!} e^{-\lambda} (\lambda > 0)(k = 0, 1, 2, \cdots),$$

则 $\qquad\qquad E(X) = \sum_{k=0}^{+\infty} k \frac{\lambda^k}{k!} e^{-\lambda}$

$$= \sum_{k=1}^{+\infty} k \frac{\lambda^k}{k!} e^{-\lambda}$$

$$= \lambda \sum_{k=1}^{+\infty} \frac{\lambda^{k-1}}{(k-1)!} e^{-\lambda}.$$

令 $i = k-1$, 则

$$E(X) = \lambda \sum_{i=0}^{+\infty} \frac{\lambda^i}{i!} e^{-\lambda}.$$

而由概率分布的性质可知

$$\sum_{i=0}^{+\infty} \frac{\lambda^i}{i!} e^{-\lambda} = \sum_{i=0}^{+\infty} p\{X = i\} = 1,$$

所以 $\qquad\qquad\qquad E(X) = \lambda,$

即泊松分布的数学期望就是其中的参数 λ.

(4) 均匀分布

设 X 服从均匀分布, 概率密度为

$$p(x) = \begin{cases} \dfrac{1}{b-a}, & a \leqslant x \leqslant b, \\ 0, & \text{其他}, \end{cases}$$

则

$$E(X) = \int_{-\infty}^{+\infty} x p(x)\,\mathrm{d}x = \int_a^b x \frac{1}{b-a}\,\mathrm{d}x$$

$$= \frac{1}{b-a} \cdot \frac{1}{2}x^2 \Big|_a^b = \frac{1}{2}(a+b),$$

即均匀分布的数学期望位于区间的中点.

（5）指数分布

设 X 服从指数分布,概率密度为

$$p(x) = \begin{cases} \lambda \mathrm{e}^{-\lambda x}, & x \geqslant 0, \\ 0, & x < 0, \end{cases} \quad (\lambda > 0),$$

则

$$E(X) = \int_{-\infty}^{+\infty} x p(x)\,\mathrm{d}x = \lambda \int_0^{+\infty} x\,\mathrm{e}^{-\lambda x}\,\mathrm{d}x$$

$$\xrightarrow{\;令\, t=\lambda x\;} \frac{1}{\lambda} \int_0^{+\infty} t\,\mathrm{e}^{-t}\,\mathrm{d}t = -\frac{1}{\lambda} \int_0^{+\infty} t\,\mathrm{d}(\mathrm{e}^{-t})$$

$$= -\frac{1}{\lambda} \left[t\,\mathrm{e}^{-t} \Big|_0^{+\infty} - \int_0^{+\infty} \mathrm{e}^{-t}\,\mathrm{d}t \right]$$

$$= \frac{1}{\lambda} \int_0^{+\infty} \mathrm{e}^{-t}\,\mathrm{d}t = \frac{1}{\lambda},$$

即指数分布的数学期望等于参数 λ 的倒数.

（6）正态分布

设 X 服从正态分布,概率密度为

$$p(x) = \frac{1}{\sqrt{2\pi}\,\sigma}\,\mathrm{e}^{-\frac{1}{2\sigma^2}(x-\mu)^2},$$

则

$$E(X) = \int_{-\infty}^{+\infty} x p(x)\,\mathrm{d}x$$

$$= \frac{1}{\sqrt{2\pi}\,\sigma} \int_{-\infty}^{+\infty} x\,\mathrm{e}^{-\frac{1}{2\sigma^2}(x-\mu)^2}\,\mathrm{d}x$$

$$= \int_{-\infty}^{+\infty} \frac{(\mu+\sigma t)}{\sqrt{2\pi}}\,\mathrm{e}^{-\frac{t^2}{2}}\,\mathrm{d}t \qquad \left(令 \frac{x-\mu}{\sigma}=t\right)$$

$$= \mu \cdot \frac{1}{\sqrt{2\pi}} \int_{-\infty}^{+\infty} \mathrm{e}^{-\frac{t^2}{2}}\,\mathrm{d}t + \frac{\sigma}{\sqrt{2\pi}} \int_{-\infty}^{+\infty} t\,\mathrm{e}^{-\frac{t^2}{2}}\,\mathrm{d}t.$$

由于 $\dfrac{1}{\sqrt{2\pi}}\mathrm{e}^{-\frac{t^2}{2}}$ 是标准正态分布的概率密度,因此

$$\frac{1}{\sqrt{2\pi}}\int_{-\infty}^{+\infty}\mathrm{e}^{-\frac{t^2}{2}}\,\mathrm{d}t=1.$$

因为

$$\int_{-\infty}^{+\infty}t\,\mathrm{e}^{-\frac{t^2}{2}}\,\mathrm{d}t=0,$$

所以

$$E(X)=\mu\times 1+\frac{\sigma}{\sqrt{2\pi}}\times 0=\mu,$$

即正态分布的数学期望就是其中的参数 μ.

二、随机变量的方差

1. 方差的概念及其性质

数学期望体现了随机变量取值的平均大小,是随机变量重要的数字特征.但在许多实际问题中,只知道随机变量的均值是不够的,还需知道随机变量取值的波动程度,或者说它在均值附近的离散程度.

实际工作中,我们都能体会到,数据的波动程度是反映客观现象的一种指标,例如生物的某种特征(血压、血球等)波动大,表示该生物处于病态.

所以对于随机变量,往往除了必须研究其数学期望之外,还必须研究随机变量的取值与数学期望之间偏差的大小,即了解其离散(或集中)的程度.

对于随机变量 X,它与数学期望 $E(X)$ 的差 $X-E(X)$ 仍是一个随机变量,因而,似乎可以考虑用 $X-E(X)$ 的均值作为描述离散程度的数字指标,但是 $X-E(X)$ 的取值可正也可负,符号相反的值可以互相抵消而显示不出离散的程度.事实上,由数学期望的性质可知

$$E[X-E(X)]=E(X)-E[E(X)],$$

而期望是一个常数,因而 $E[E(X)]=E(X)$,所以

$$E[X-E(X)]=E(X)-E(X)=0.$$

如果考虑 $|X-E(X)|$ 的均值,将由于绝对值的运算带来不便.因而,我们用 $[X-E(X)]^2$ 的均值作为描述随机变量 X 相对于它的数学期望 $E(X)$ 离散程度的一个数字指标,称为随机变量 X 的方差,记作 $D(X)$,即随机变量 X 的方差为

$$D(X)=E[X-E(X)]^2.$$

当然,我们应假设 $[X-E(X)]^2$ 的均值存在.

若 X 是离散型随机变量,所有的可能取值为 $x_1, x_2, \cdots, x_n, \cdots$,相应的概率为 $p_1, p_2, \cdots, p_n, \cdots$,则 $[X - E(X)]^2$ 也是一个离散型的随机变量. 由离散型随机变量期望的计算方法,不难推得其方差为

$$D(X) = \sum_{k=1}^{+\infty} [x_k - E(X)]^2 p_k.$$

同样,若 X 是连续型随机变量,概率密度为 $p(x)$,也不难推得其方差为

$$D(X) = \int_{-\infty}^{+\infty} [x - E(X)]^2 p(x) \mathrm{d}x.$$

利用期望的性质,可以得到计算方差的一个重要公式

$$\begin{aligned}
D(X) &= E[X - E(X)]^2 \\
&= E[X^2 - 2XE(X) + E^2(X)] \\
&= E(X^2) - E[2E(X)X] + E[E^2(X)] \\
&= E(X^2) - 2E(X)E(X) + E^2(X) \\
&= E(X^2) - E^2(X).
\end{aligned}$$

我们常用这个公式来计算一些随机变量的方差.

方差 $D(X)$ 的平方根 $\sqrt{D(X)}$ 称为随机变量 X 的均方差或标准差. 有时也用标准差来描述 X 取值的离散程度,它的量纲和 X 的量纲相同,而 $D(X)$ 的量纲是 X 量纲的平方.

方差具有下列性质:

(1) 常数 C 的方差为 0,即

$$D(C) = 0.$$

(2) 若 C 是常数,则

$$D(CX) = C^2 D(X),$$

即常数与随机变量乘积的方差等于这个常数的平方和随机变量方差的乘积.

(3) 若 C 是常数,则

$$D(X + C) = D(X),$$

即随机变量加上常数后,方差不变.

这个性质在实际计算中常用到,把所有数据都减去同一个常数常常可以减小计算量,而方差是不改变的.

(4) 若随机变量 X_1 和 X_2 互相独立,则

$$D(X_1 + X_2) = D(X_1) + D(X_2).$$

这一性质可推广到有限个互相独立的随机变量的和的情况,即若随机变量 $X_1, X_2, \cdots, X_n$ 互相独立,则

$$D(X_1 + X_2 + \cdots + X_n) = D(X_1) + D(X_2) + \cdots + D(X_n).$$

例 7.5.3 在同样的条件下,用两种方法测定某一容器内细菌的个数(单位:万个),由大量测定结果得到分布列如表 7-16 所示.

表 7-16

细菌个数 N	48	49	50	51	52
方法 1 概率	0.1	0.1	0.6	0.1	0.1
方法 2 概率	0.2	0.2	0.2	0.2	0.2

试比较哪一种方法的精确度较好.

解 用 X_1, X_2 分别表示方法 1 和方法 2 测得的结果,则 X_1, X_2 都是随机变量,容易算出它们的数学期望都是 50.

为了比较两种方法,我们要看哪一种方法测得的结果比较集中在期望的附近,越集中,精确度就越好,因而计算它们的方差.

对于方法 1:

$$D(X_1) = (48-50)^2 \times 0.1 + (49-50)^2 \times 0.1 +$$
$$(50-50)^2 \times 0.6 + (51-50)^2 \times 0.1 +$$
$$(52-50)^2 \times 0.1 = 1.$$

对于方法 2:

$$D(X_2) = (48-50)^2 \times 0.2 + (49-50)^2 \times 0.2 +$$
$$(50-50)^2 \times 0.2 + (51-50)^2 \times 0.2 +$$
$$(52-50)^2 \times 0.2 = 2.$$

可见,方法 1 优于方法 2,因为方法 1 测得的数值与期望的偏离较小,所以数据比较稳定,精确度较好.

例 7.5.4 某产品共 100 件,内有 10 件是次品,试求从中任取 5 件,其中的次品数的期望和方差.

解 用 X 表示任取 5 件其中的次品数,则

$$P\{X=k\}=\frac{C_{10}^k C_{90}^{5-k}}{C_{100}^5} \qquad (k=0,1,2,3,4,5).$$

X 的分布列见表 7-17.

表 7-17

X	0	1	2	3	4	5
P	0.584	0.34	0.07	0.006	0	0

$$E(X)=1\times0.34+2\times0.07+3\times0.006\approx0.5.$$

X^2 的分布列见表 7-18.

表 7-18

X^2	0	1^2	2^2	3^2	4^2	5^2
P	0.584	0.34	0.07	0.006	0	0

$$E(X^2)=1^2\times0.34+2^2\times0.07+3^2\times0.006=0.674,$$

则得

$$D(X)=E(X^2)-E^2(X)=0.674-0.5^2=0.424.$$

2. 几种常用分布的方差

(1)（0—1）分布

设 X 服从（0—1）分布，分布列见表 7-19.

表 7-19

X	0	1
P	$1-p$	p

因为

$$E(X)=p,$$

$$E(X^2)=0^2\times(1-p)+1^2\times p=p,$$

所以

$$D(X)=E(X^2)-E^2(X)=p-p^2=p(1-p).$$

(2) 二项分布

设 X 服从二项分布，概率分布为

$$P\{X=k\}=C_n^k p^k(1-p)^{n-k} \qquad (k=0,1,2,\cdots,n).$$

记 $q=1-p$，则

$$E(X^2) = \sum_{k=0}^{n} k^2 C_n^k p^k q^{n-k} = \sum_{k=0}^{n} k(k-1)C_n^k p^k q^{n-k} + \sum_{k=0}^{n} k C_n^k p^k q^{n-k}.$$

因为
$$\sum_{k=0}^{n} k C_n^k p^k q^{n-k} = E(X) = np,$$

$$\sum_{k=0}^{n} k(k-1)C_n^k p^k q^{n-k} = \sum_{k=2}^{n} \frac{k(k-1)n!}{k!\,(n-k)!} p^k q^{n-k}$$

$$= n(n-1)p^2 \sum_{k=2}^{n} \frac{(n-2)!}{(k-2)!\,(n-k)!} p^{k-2} q^{n-k}$$

$$\xlongequal{令\,k-2=i} n(n-1)p^2 \sum_{i=0}^{n-2} \frac{(n-2)!}{i!\,[(n-2)-i]!} p^i q^{(n-2)-i}$$

$$= n(n-1)p^2 \sum_{i=0}^{n-2} C_{n-2}^i p^i q^{(n-2)-i}$$

$$= n(n-1)p^2 (p+q)^{n-2}$$

$$= n(n-1)p^2,$$

所以
$$E(X^2) = n(n-1)p^2 + np,$$

则
$$D(X) = E(X^2) - E^2(X)$$
$$= n(n-1)p^2 + np - (np)^2$$
$$= np - np^2 = np(1-p).$$

（3）泊松分布

设 X 服从泊松分布,概率分布为

$$P\{X=k\} = \frac{\lambda^k}{k!} e^{-\lambda} (\lambda > 0) \quad (k=0,1,2,\cdots).$$

因为
$$E(X) = \lambda,$$

$$E(X^2) = \sum_{k=0}^{+\infty} k^2 \frac{\lambda^k}{k!} e^{-\lambda}$$

$$= \sum_{k=1}^{+\infty} k \frac{\lambda^k}{(k-1)!} e^{-\lambda}$$

$$= \sum_{k=1}^{+\infty} \frac{(k-1+1)\lambda^k}{(k-1)!} e^{-\lambda}$$

$$= \sum_{k=1}^{+\infty} \frac{(k-1)\lambda^k}{(k-1)!} e^{-\lambda} + \sum_{k=1}^{+\infty} \frac{\lambda^k}{(k-1)!} e^{-\lambda}$$

$$=\lambda^2 \sum_{k=2}^{+\infty} \frac{\lambda^{k-2}}{(k-2)!} e^{-\lambda} + \lambda \sum_{k=1}^{+\infty} \frac{\lambda^{k-1}}{(k-1)!} e^{-\lambda},$$

且由概率分布的性质 $\sum_{k=0}^{+\infty} \frac{\lambda^k}{k!} e^{-\lambda} = 1$，可知

$$\sum_{k=2}^{+\infty} \frac{\lambda^{k-2}}{(k-2)!} e^{-\lambda} = \sum_{k=1}^{+\infty} \frac{\lambda^{k-1}}{(k-1)!} e^{-\lambda} = 1,$$

所以

$$E(X^2) = \lambda^2 + \lambda,$$

所以 $\quad D(X) = E(X^2) - E^2(X) = \lambda^2 + \lambda - \lambda^2 = \lambda.$

(4) 均匀分布

设 X 服从均匀分布，概率密度为

$$p(x) = \begin{cases} \dfrac{1}{b-a}, & a \leqslant x \leqslant b, \\ 0, & \text{其他}. \end{cases}$$

因为 $\qquad E(X) = \dfrac{1}{2}(a+b),$

$$\begin{aligned} E(X^2) &= \int_{-\infty}^{+\infty} x^2 p(x) \mathrm{d}x \\ &= \int_a^b x^2 \cdot \frac{1}{b-a} \mathrm{d}x \\ &= \frac{1}{b-a} \cdot \frac{1}{3} x^3 \Big|_a^b \\ &= \frac{1}{3}(b^2 + ab + a^2), \end{aligned}$$

所以 $\qquad D(X) = E(X^2) - E^2(X)$

$$\begin{aligned} &= \frac{1}{3}(b^2 + ab + a^2) - \frac{1}{4}(a+b)^2 \\ &= \frac{1}{12}(b-a)^2. \end{aligned}$$

(5) 指数分布

设 X 服从指数分布，概率密度为

$$p(x) = \begin{cases} \lambda e^{-\lambda x}, & x \geqslant 0, \\ 0, & x < 0, \end{cases} \quad (\lambda > 0).$$

因为
$$E(X) = \frac{1}{\lambda},$$

$$
\begin{aligned}
E(X^2) &= \int_{-\infty}^{+\infty} x^2 p(x)\,\mathrm{d}x \\
&= \int_0^{+\infty} \lambda x^2 \mathrm{e}^{-\lambda x}\,\mathrm{d}x \\
&= -\int_0^{+\infty} x^2 \mathrm{d}(\mathrm{e}^{-\lambda x}) \\
&= -x^2 \mathrm{e}^{-\lambda x}\,\Big|_0^{+\infty} + 2\int_0^{+\infty} x\mathrm{e}^{-\lambda x}\,\mathrm{d}x \\
&= \frac{2}{\lambda}\int_0^{+\infty} x\lambda\mathrm{e}^{-\lambda x}\,\mathrm{d}x \\
&= \frac{2}{\lambda}\int_{-\infty}^{+\infty} x p(x)\,\mathrm{d}x \\
&= \frac{2}{\lambda} E(X) = \frac{2}{\lambda} \cdot \frac{1}{\lambda} = \frac{2}{\lambda^2},
\end{aligned}
$$

所以
$$D(X) = E(X^2) - E^2(X) = \frac{2}{\lambda^2} - \left(\frac{1}{\lambda}\right)^2 = \frac{1}{\lambda^2}.$$

（6）正态分布

设 X 服从正态分布,概率密度为

$$p(x) = \frac{1}{\sqrt{2\pi}\,\sigma} \mathrm{e}^{-\frac{1}{2\sigma^2}(x-\mu)^2}.$$

因为
$$E(X) = \mu,$$

所以
$$
\begin{aligned}
D(X) &= \int_{-\infty}^{+\infty} (x-\mu)^2 \cdot \frac{1}{\sqrt{2\pi}\,\sigma} \mathrm{e}^{-\frac{1}{2\sigma^2}(x-\mu)^2}\,\mathrm{d}x \\
&= \frac{\sigma^2}{\sqrt{2\pi}} \int_{-\infty}^{+\infty} t^2 \mathrm{e}^{-\frac{t^2}{2}}\,\mathrm{d}t \quad \left(\diamondsuit\,\frac{x-\mu}{\sigma} = t\right) \\
&= -\frac{\sigma^2}{\sqrt{2\pi}} \int_{-\infty}^{+\infty} t\,\mathrm{d}\!\left(\mathrm{e}^{-\frac{t^2}{2}}\right) \\
&= -\frac{\sigma^2}{\sqrt{2\pi}} \left[(t\mathrm{e}^{-\frac{t^2}{2}})\,\Big|_{-\infty}^{+\infty} - \int_{-\infty}^{+\infty} \mathrm{e}^{-\frac{t^2}{2}}\,\mathrm{d}t \right] \\
&= \sigma^2 \int_{-\infty}^{+\infty} \frac{1}{\sqrt{2\pi}} \mathrm{e}^{-\frac{t^2}{2}}\,\mathrm{d}t \\
&= \sigma^2 \times 1 = \sigma^2.
\end{aligned}
$$

3. 契比雪夫不等式

对随机变量 X 来说,如果它的数学期望和方差分别是 $E(X)$ 和 $D(X)$,那么,对任意正数 ε,总有

$$P\{\,|\,X-E(X)\,|\geqslant\varepsilon\,\}\leqslant\frac{D(X)}{\varepsilon^2},$$

这个不等式称为契比雪夫不等式. 契比雪夫不等式在概率论中有着重要的作用. 它表明,若方差 $D(X)$ 越小,则事件 $\{\,|\,X-E(X)\,|\geqslant\varepsilon\,\}$ 的概率也就越小,即 X 的取值就越集中在 $E(X)$ 的附近. 由此可进一步体会到方差的确刻画了随机变量取值的离散程度.

如果设 $E(X)=\mu$,$D(X)=\sigma^2$,那么对于任意正整数 k,若取 $\varepsilon=k\sigma$,代入契比雪夫不等式,则有

$$P\{\,|\,X-\mu\,|\geqslant k\sigma\,\}\leqslant\frac{\sigma^2}{k^2\sigma^2}=\frac{1}{k^2}.$$

若取 $k=3$,则有 $P\{\,|\,X-\mu\,|\geqslant3\sigma\,\}\leqslant\dfrac{1}{9}$. 也就是说,$X$ 落在区间 $(\mu-3\sigma,\mu+3\sigma)$ 以外的概率不超过 $\dfrac{1}{9}$,而落在 $(\mu-3\sigma,\mu+3\sigma)$ 之间的概率大于 $\dfrac{8}{9}$(约 90%).

利用契比雪夫不等式,只要随机变量 X 的期望 $E(X)$ 和方差 $D(X)$ 存在,我们可以不讨论 X 服从怎样的分布,而大致估计出 X 落在 $(E(X)-\varepsilon,E(X)+\varepsilon)$ 之间的概率.

例 7.5.5 据长期积累的经验,正常男性成人血液中,每毫升中白细胞数 X 的均值和均方差分别是 7 300 和 700,记 $E(X)=7\ 300$,$\sqrt{D(X)}=\sigma=700$,求正常男性成人血液中的白细胞数在每毫升 5 200 ~ 9 400 之间的概率.

解 不管 X 服从什么分布,由契比雪夫不等式,总可以得到

$$P\{\,|\,X-7\ 300\,|\geqslant2\ 100\,\}\leqslant\frac{1}{9},$$

则

$$P\{\,|\,X-7\ 300\,|<2\ 100\,\}>1-\frac{1}{9}=\frac{8}{9},$$

即

$$P\{7\ 300-2\ 100<X<7\ 300+2\ 100\}>\frac{8}{9},$$

$$P\{5\ 200<X<9\ 400\}>\frac{8}{9}.$$

也就是说,大约百分之九十(以上)正常男性成人血液中的白细胞数在每毫升 5 200～9 400 之间.

三、变异系数

若两个随机变量的均值相差较大,或者量纲不同,这时比较它们的离散程度,单凭方差或标准差的绝对值的大小将无法做出判断.类似于把计算中的绝对误差和近似值之比称为相对误差一样,我们考虑标准差和数学期望的比值,称为随机变量 X 的变异系数,记作 $CV(X)$,即

$$CV(X) = \frac{\sqrt{D(X)}}{E(X)}.$$

显然,变异系数是没有量纲的,通常用百分数来表示.

例 7.5.6 某地 17 岁男子身高(X_1)的均值为 166.06 cm,标准差为 4.95 cm;体重(X_2)的均值为 53.72 kg,标准差为 4.96 kg.试比较身高和体重的离散程度.

解 由题意知

$$E(X_1) = 166.06 \text{ cm}, \sqrt{D(X_1)} = 4.95 \text{ cm},$$

$$E(X_2) = 53.72 \text{ kg}, \sqrt{D(X_2)} = 4.96 \text{ kg}.$$

由于 X_1 和 X_2 的量纲不同,因此不能直接用方差或标准差来比较,可以用变异系数来比较,即

$$CV(X_1) = \frac{4.95}{166.06} \times 100\% \approx 2.98\%,$$

$$CV(X_2) = \frac{4.96}{53.72} \times 100\% \approx 9.23\%.$$

由此可见体重(X_2)的离散程度较大.

习 题 七

1. 盒中装有 5 个球(3 个白球,2 个黑球),从中任取 1 个,问:取到白球的概率是多少?

2. 一批产品共 100 件,其中 5 件是次品,现从中任取 50 件,问:无次品的概率是多少?

3. 甲、乙同时向一架敌机炮击,已知甲击中敌机的概率为 0.6,乙击中敌机的

概率为 0.5,求敌机被击中的概率.又设甲、乙都击中时敌机才坠毁,求敌机坠毁的概率.

4. 某型号的高射炮,每一门炮(发射一次)击中敌机的概率为 0.6,若干门炮同时发射(每门发射一发炮弹),欲以 99% 的把握击中来侵犯的一架敌机,至少应配置几门高射炮?

5. 某产品的加工由两道工序组成,第一道工序的废品率为 0.015,第二道工序的废品率为 0.02,假定两道工序出废品是彼此无关的,求产品的合格率.

6. 甲、乙、丙三人向同一飞机射击,甲、乙、丙射中的概率分别为 0.4,0.5,0.7.若只有一人射中,飞机坠毁的概率为 0.2;若两人射中,飞机坠毁的概率为 0.6;若三人射中,飞机必坠毁,求飞机坠毁的概率.

7. 两台机器加工同样的产品,第一台出现废品的概率是 0.03,第二台出现废品的概率是 0.02,加工出来的产品放在一起,并且已知第一台加工的产品比第二台加工的产品多一倍,求任意取出的产品是合格品的概率.又若任意取出的产品是废品,求它是第二台机器加工的概率.

8. 某类产品使用时间在 1 000 小时以上的概率为 0.2,求三个该产品在使用 1 000 小时以后最多只有一个损坏的概率.

9. 某个人群中患沙眼的概率为 0.04,现抽查 20 人,求其中 2 人患沙眼的概率.

10. 人的血型为 O,A,B,AB 型的概率分别为 0.46,0.40,0.11,0.03. 现任意挑选 5 人,求下列事件的概率:

(1) 恰有 2 人为 O 型;

(2) 3 人为 O 型,2 人为 A 型;

(3) 没有一人为 AB 型;

(4) 2 人为 O 型,其他 3 人分别为其他 3 种血型.

11. 3 人独立地去破译一个密码,他们单独译出密码的概率分别为 $\frac{1}{5}$,$\frac{1}{3}$,$\frac{1}{4}$,问:能将此密码译出的概率为多少?

12. 从一副扑克牌中抽出 5 张,求其中黑桃张数的概率分布(无王).

13. 抛掷一枚硬币,直到出现"正面朝上"为止,求抛掷次数的概率分布.

14. 某射手每次射击击中目标的概率是 0.8,现连续射击 5 次,求击中 3 次的概率.

15. 某产品的次品率是 0.01,从中抽取 4 个,分别求出没有次品,有一个次品,有两个次品,有三个次品,全是次品的概率.

16. 生三胞胎的概率为 10^{-4},求在 10 万次生育中最多有 3 次生三胞胎的概率.

17. 设随机变量 X 的概率密度为 $p(x) = \begin{cases} Cx, & 0 \leqslant x \leqslant 1, \\ 0, & \text{其他,} \end{cases}$ 求：(1) 常数 C；

(2) X 落在 $(0.3, 0.7)$ 内的概率.

18. 设 $X \sim N(0,1)$，求 $P\{0.5 < X < 2.4\}$.

19. 设 $X \sim N(1, 0.6^2)$，求 $P\{X > 0\}$ 和 $P\{0.2 < X < 1.8\}$.

20. 设某射手每次射击击中目标的概率是 0.8，现连续射击 30 次，则"击中目标次数" X 是一个随机变量，求 X 的概率分布.

第八章　线性代数初步

高等代数学是高等数学的一个重要分支,而线性代数则是高等代数学的基础和重要的组成部分.本章将介绍行列式和矩阵的基本概念和基本运算以及线性方程组的求解方法.

§8.1　行　列　式

一、行列式的概念

在初等代数学中,我们在用消元法解二元、三元方程组时,对于所得结果为了书写、计算方便,曾引入了行列式的概念,并且可以通过它们的展开式来进行具体计算.二阶、三阶行列式的展开式定义如下

$$D = \begin{vmatrix} a_{11} & a_{12} \\ a_{21} & a_{22} \end{vmatrix} = a_{11}a_{22} - a_{12}a_{21},$$

$$D = \begin{vmatrix} a_{11} & a_{12} & a_{13} \\ a_{21} & a_{22} & a_{23} \\ a_{31} & a_{32} & a_{33} \end{vmatrix}$$

$$= a_{11}a_{22}a_{33} + a_{12}a_{23}a_{31} + a_{13}a_{21}a_{32} - a_{13}a_{22}a_{31} - a_{23}a_{32}a_{11} - a_{33}a_{12}a_{21}.$$

将二阶、三阶行列式的概念延拓至 n 阶行列式:

$$D = \begin{vmatrix} a_{11} & a_{12} & \cdots & a_{1n} \\ a_{21} & a_{22} & \cdots & a_{2n} \\ \vdots & \vdots & & \vdots \\ a_{n1} & a_{n2} & \cdots & a_{nn} \end{vmatrix},$$

或者简记为 $D = |a_{ij}|(i,j=1,2,\cdots,n)$,其中 $a_{ij}(i,j=1,2,\cdots,n)$ 称为 D 的元素.

由于 n 阶行列式的定义比较复杂,这里我们只介绍它的形式,具体计算方法放在行列式性质之后再做介绍.

这里请大家注意,无论是几阶行列式,都仅仅是一个数值,为了方便记忆和理解才引入行列式这样一种表示形式.

二、行列式的性质

性质 8.1 行列式中行列互换，行列式的值不变，即

$$\begin{vmatrix} a_{11} & a_{12} & \cdots & a_{1n} \\ a_{21} & a_{22} & \cdots & a_{2n} \\ \vdots & \vdots & & \vdots \\ a_{n1} & a_{n2} & \cdots & a_{nn} \end{vmatrix} = \begin{vmatrix} a_{11} & a_{21} & \cdots & a_{n1} \\ a_{12} & a_{22} & \cdots & a_{n2} \\ \vdots & \vdots & & \vdots \\ a_{1n} & a_{2n} & \cdots & a_{nn} \end{vmatrix}.$$

性质 8.1 表明了行列式中行、列的对称性，因而，行列式中行的性质对于列也同样成立.

性质 8.2 行列式的两行(列)互换，所得行列式与原行列式反号，即

$$\begin{vmatrix} a_{11} & a_{12} & \cdots & a_{1n} \\ \vdots & \vdots & & \vdots \\ a_{i1} & a_{i2} & \cdots & a_{in} \\ \vdots & \vdots & & \vdots \\ a_{j1} & a_{j2} & \cdots & a_{jn} \\ \vdots & \vdots & & \vdots \\ a_{n1} & a_{n2} & \cdots & a_{nn} \end{vmatrix} = - \begin{vmatrix} a_{11} & a_{12} & \cdots & a_{1n} \\ \vdots & \vdots & & \vdots \\ a_{j1} & a_{j2} & \cdots & a_{jn} \\ \vdots & \vdots & & \vdots \\ a_{i1} & a_{i2} & \cdots & a_{in} \\ \vdots & \vdots & & \vdots \\ a_{n1} & a_{n2} & \cdots & a_{nn} \end{vmatrix}.$$

性质 8.1、性质 8.2 的证明涉及行列式的定义，这里省略. 读者可以自行对具体行列式进行验证.

性质 8.3 行列式中某一行(列)的元素乘常数 k，等于行列式本身乘常数 k，即

$$\begin{vmatrix} a_{11} & \cdots & a_{1n} \\ \vdots & & \vdots \\ ka_{i1} & \cdots & ka_{in} \\ \vdots & & \vdots \\ a_{n1} & \cdots & a_{nn} \end{vmatrix} = k \begin{vmatrix} a_{11} & \cdots & a_{1n} \\ \vdots & & \vdots \\ a_{i1} & \cdots & a_{in} \\ \vdots & & \vdots \\ a_{n1} & \cdots & a_{nn} \end{vmatrix}.$$

证明 略.

由性质 8.3 可知行列式中某一行(列)为零，则此行列式等于零.

性质 8.4 若行列式中的某一行(列)是两组数之和，则可以将原行列式拆成两个行列式的和，即

$$
\begin{vmatrix}
a_{11} & \cdots & a_{1j} & \cdots & a_{1n} \\
\vdots & & \vdots & & \vdots \\
b_{i1}+c_{i1} & \cdots & b_{ij}+c_{ij} & \cdots & b_{in}+c_{in} \\
\vdots & & \vdots & & \vdots \\
a_{n1} & \cdots & a_{nj} & \cdots & a_{nn}
\end{vmatrix}
$$

$$
=\begin{vmatrix}
a_{11} & \cdots & a_{1j} & \cdots & a_{1n} \\
\vdots & & \vdots & & \vdots \\
b_{i1} & \cdots & b_{ij} & \cdots & b_{in} \\
\vdots & & \vdots & & \vdots \\
a_{n1} & \cdots & a_{nj} & \cdots & a_{nn}
\end{vmatrix}
+\begin{vmatrix}
a_{11} & \cdots & a_{1j} & \cdots & a_{1n} \\
\vdots & & \vdots & & \vdots \\
c_{i1} & \cdots & c_{ij} & \cdots & c_{in} \\
\vdots & & \vdots & & \vdots \\
a_{n1} & \cdots & a_{nj} & \cdots & a_{nn}
\end{vmatrix}.
$$

证明 略.

性质 8.5 行列式中若有两行(列)成比例,则此行列式等于零.

证明 当比例系数 $k=1$ 时,将行列式 D 中相同两行(列)互换,由性质 8.2 可知行列式反号,即所得行列式为 $-D$. 但是因为交换的两行(列)相同,所以行列式本身没有改变,因此有 $D=-D$,故 $D=0$. 对于一般的情形,根据性质 8.3 可以将其化简成以上特殊形式,亦有行列式的值为零.

性质 8.6 用一常数 k 遍乘行列式的某一行(列)元素后再加到另一行(列)上,行列式值不变.

证明
$$
\begin{vmatrix}
a_{11} & a_{12} & \cdots & a_{1n} \\
\vdots & \vdots & & \vdots \\
a_{i1}+ka_{j1} & a_{i2}+ka_{j2} & \cdots & a_{in}+ka_{jn} \\
\vdots & \vdots & & \vdots \\
a_{j1} & a_{j2} & \cdots & a_{jn} \\
\vdots & \vdots & & \vdots \\
a_{n1} & a_{n2} & \cdots & a_{nn}
\end{vmatrix}
$$

$$
=\begin{vmatrix}
a_{11} & a_{12} & \cdots & a_{1n} \\
\vdots & \vdots & & \vdots \\
a_{i1} & a_{i2} & \cdots & a_{in} \\
\vdots & \vdots & & \vdots \\
a_{j1} & a_{j2} & \cdots & a_{jn} \\
\vdots & \vdots & & \vdots \\
a_{n1} & a_{n2} & \cdots & a_{nn}
\end{vmatrix}
+\begin{vmatrix}
a_{11} & a_{12} & \cdots & a_{1n} \\
\vdots & \vdots & & \vdots \\
ka_{j1} & ka_{j2} & \cdots & ka_{jn} \\
\vdots & \vdots & & \vdots \\
a_{j1} & a_{j2} & \cdots & a_{jn} \\
\vdots & \vdots & & \vdots \\
a_{n1} & a_{n2} & \cdots & a_{nn}
\end{vmatrix}
$$

$$= \begin{vmatrix} a_{11} & a_{12} & \cdots & a_{1n} \\ \vdots & \vdots & & \vdots \\ a_{i1} & a_{i2} & \cdots & a_{in} \\ \vdots & \vdots & & \vdots \\ a_{j1} & a_{j2} & \cdots & a_{jn} \\ \vdots & \vdots & & \vdots \\ a_{n1} & a_{n2} & \cdots & a_{nn} \end{vmatrix} + 0$$

$$= \begin{vmatrix} a_{11} & a_{12} & \cdots & a_{1n} \\ \vdots & \vdots & & \vdots \\ a_{i1} & a_{i2} & \cdots & a_{in} \\ \vdots & \vdots & & \vdots \\ a_{j1} & a_{j2} & \cdots & a_{jn} \\ \vdots & \vdots & & \vdots \\ a_{n1} & a_{n2} & \cdots & a_{nn} \end{vmatrix}.$$

三、行列式的计算

我们在初等代数学里已经掌握了二阶、三阶行列式的算法,即将行列式展开再计算. 若能将三阶以上的行列式降阶化为三阶或二阶行列式,则我们将可以计算任意阶行列式. 为此,在这里引入余子式和代数余子式的概念.

定义 8.1 设 D 为 n 阶行列式,即

$$D = \begin{vmatrix} a_{11} & a_{12} & \cdots & a_{1j} & \cdots & a_{1n} \\ \vdots & \vdots & & \vdots & & \vdots \\ a_{i1} & a_{i2} & \cdots & a_{ij} & \cdots & a_{in} \\ \vdots & \vdots & & \vdots & & \vdots \\ a_{n1} & a_{n2} & \cdots & a_{nj} & \cdots & a_{nn} \end{vmatrix},$$

在 D 中删去元素 a_{ij} 所在行和列的元素后所剩下的 $n-1$ 阶行列式称为 a_{ij} 的余子式,记为 M_{ij}. 而 $(-1)^{i+j}M_{ij}$ 称为 a_{ij} 的代数余子式,记为 A_{ij},即 $A_{ij}=(-1)^{i+j}M_{ij}$.

例如,四阶行列式

$$D = \begin{vmatrix} 7 & 2 & 8 & 4 \\ 3 & 1 & -3 & 6 \\ -3 & -1 & -4 & 0 \\ 4 & -2 & 2 & -5 \end{vmatrix}$$

中,元素 a_{23} 的余子式 M_{23} 为

$$M_{23} = \begin{vmatrix} 7 & 2 & 4 \\ -3 & -1 & 0 \\ 4 & -2 & -5 \end{vmatrix}.$$

代数余子式 A_{23} 为

$$A_{23} = (-1)^{2+3}M_{23} = -\begin{vmatrix} 7 & 2 & 4 \\ -3 & -1 & 0 \\ 4 & -2 & -5 \end{vmatrix}.$$

定义了代数余子式以后,我们就可以通过如下定理将 n 阶行列式展开计算.

定理 8.1 n 阶行列式 D 等于它任一行(列)的各元素与其代数余子式乘积的和.

证明 略.

例如将行列式 D 按第 i 行展开,得

$$D = |a_{ij}|$$
$$= a_{i1}A_{i1} + a_{i2}A_{i2} + \cdots + a_{in}A_{in}$$
$$= \sum_{k=1}^{n} a_{ik}A_{ik}.$$

定理 8.2 n 阶行列式的某一行(列)各元素与另一行(列)各元素对应的代数余子式乘积之和为零.

证明 略.

综合定理 8.1、定理 8.2,对于 n 阶行列式 D 有

$$\sum_{k=1}^{n} a_{ik}A_{jk} = a_{i1}A_{j1} + a_{i2}A_{j2} + \cdots + a_{in}A_{jn}$$
$$= \begin{cases} 0 & (i \neq j), \\ D & (i = j), \end{cases}$$

或

$$\sum_{k=1}^{n} a_{ki}A_{kj} = a_{1i}A_{1j} + a_{2i}A_{2j} + \cdots + a_{ni}A_{nj}$$
$$= \begin{cases} 0 & (i \neq j), \\ D & (i = j). \end{cases}$$

例 8.1.1 计算行列式

$$D = \begin{vmatrix} 1 & 0 & -1 \\ 1 & 2 & 0 \\ -1 & 3 & 2 \end{vmatrix}$$

的值.

解 D 按第 2 行展开,得

$$D = a_{21}A_{21} + a_{22}A_{22} + a_{23}A_{23}$$

$$= 1 \times (-1)^{2+1} \begin{vmatrix} 0 & -1 \\ 3 & 2 \end{vmatrix} + 2 \times (-1)^{2+2} \begin{vmatrix} 1 & -1 \\ -1 & 2 \end{vmatrix} + 0 \times (-1)^{2+3} \begin{vmatrix} 1 & 0 \\ -1 & 3 \end{vmatrix}$$

$$= 1 \times (-3) + 2 \times 1 + 0 = -1.$$

推论 n 阶行列式 D,如果其中第 i 行(j 列)所有元素除 a_{ij} 外均为零,那么此行列式等于 a_{ij} 与 A_{ij} 的乘积,即 $D = a_{ij}A_{ij}$.

以上推论可以由定理 8.1 很容易得证,请读者自行证明.

对于复杂行列式的计算,可以先利用行列式的性质将其简化,再利用展开公式进行计算.

例 8.1.2 计算行列式

$$D = \begin{vmatrix} a & b & c & d \\ a & a+b & a+b+c & a+b+c+d \\ a & 2a+b & 3a+2b+c & 4a+3b+2c+d \\ a & 3a+b & 6a+3b+c & 10a+6b+3c+d \end{vmatrix}$$

的值.

解 为了方便,我们用记号 r_i 表示行列式中的第 i 行.

$$D \xlongequal[\substack{r_2-r_1}]{\substack{r_4-r_3 \\ r_3-r_2}} \begin{vmatrix} a & b & c & d \\ 0 & a & a+b & a+b+c \\ 0 & a & 2a+b & 3a+2b+c \\ 0 & a & 3a+b & 6a+3b+c \end{vmatrix}$$

$$= a \begin{vmatrix} a & a+b & a+b+c \\ a & 2a+b & 3a+2b+c \\ a & 3a+b & 6a+3b+c \end{vmatrix}$$

$$\xlongequal[\substack{r_2-r_1}]{\substack{r_3-r_2}} a \begin{vmatrix} a & a+b & a+b+c \\ 0 & a & 2a+b \\ 0 & a & 3a+b \end{vmatrix}$$

$$=a^2\begin{vmatrix} a & 2a+b \\ a & 3a+b \end{vmatrix}$$

$$\xrightarrow{r_2-r_1} a^2\begin{vmatrix} a & 2a+b \\ 0 & a \end{vmatrix}=a^4.$$

在 n 阶行列式中,主对角线下(上)的元素都是零的行列式称为上(下)三角行列式.主对角线以外的元素都为零的行列式称为对角行列式,它是三角行列式的特例.

对于三角行列式连续运用定理 8.1 的推论,可知其值等于主对角线上元素的乘积,即

$$\begin{vmatrix} a_{11} & a_{12} & \cdots & a_{1n} \\ 0 & a_{22} & \cdots & a_{2n} \\ \vdots & \vdots & & \vdots \\ 0 & 0 & \cdots & a_{nn} \end{vmatrix}=a_{11}a_{22}\cdots a_{nn}$$

或

$$\begin{vmatrix} a_{11} & 0 & \cdots & 0 \\ a_{21} & a_{22} & \cdots & 0 \\ \vdots & \vdots & & \vdots \\ a_{n1} & a_{n2} & \cdots & a_{nn} \end{vmatrix}=a_{11}a_{22}\cdots a_{nn}.$$

由此,可以得到一种计算一般行列式值的方法,即先利用行列式的性质将行列式化简成三角行列式,再利用如上公式得到结果.

例 8.1.3 计算行列式

$$D=\begin{vmatrix} 1 & 1 & 1 & 1 \\ a_1 & a & a_2 & a_3 \\ a_2 & a_2 & a & a_3 \\ a_3 & a_3 & a_3 & a \end{vmatrix}$$

的值.

解 把 D 的第 1 行乘 $-a_1$ 加到第二行,乘 $-a_2$ 加到第三行,乘 $-a_3$ 加到第四行,得

$$D=\begin{vmatrix} 1 & 1 & 1 & 1 \\ 0 & a-a_1 & a_2-a_1 & a_3-a_1 \\ 0 & 0 & a-a_2 & a_3-a_2 \\ 0 & 0 & 0 & a-a_3 \end{vmatrix}$$

$$= (a-a_1)(a-a_2)(a-a_3).$$

四、n 元线性方程组的行列式解法

行列式来源于线性方程组的求解,那么如何利用 n 阶行列式来求解 n 元线性方程组呢? 在这里我们只考虑方程个数与未知量个数相等的情况,即设 n 元线性方程组为

$$\begin{cases} a_{11}x_1 + a_{12}x_2 + \cdots + a_{1n}x_n = b_1, \\ a_{21}x_1 + a_{22}x_2 + \cdots + a_{2n}x_n = b_2, \\ \vdots \\ a_{n1}x_1 + a_{n2}x_2 + \cdots + a_{nn}x_n = b_n. \end{cases}$$

定理 8.3(克莱姆法则) n 元线性方程组当其系数行列式 $D = |a_{ij}| \neq 0 (i, j = 1, 2, \cdots, n)$ 时,有唯一解 $x_i = \dfrac{D_i}{D} (i = 1, 2, 3 \cdots, n)$,其中 D_i 为行列式 D 中第 i 列元素换成方程组的常数项列 $b_1, b_2, \cdots, b_n$ 所成的行列式.

证明 略.

例 8.1.4 解线性方程组

$$\begin{cases} x_1 + 2x_2 + 3x_3 + 4x_4 = -1, \\ x_1 + x_2 + 2x_3 + 3x_4 = -1, \\ x_1 + 5x_2 + x_3 + 2x_4 = 4, \\ x_1 + 5x_2 + 5x_3 + 2x_4 = 4. \end{cases}$$

解 方程组的系数行列式 $D = \begin{vmatrix} 1 & 2 & 3 & 4 \\ 1 & 1 & 2 & 3 \\ 1 & 5 & 1 & 2 \\ 1 & 5 & 5 & 2 \end{vmatrix} = -20 \neq 0,$

$$D_1 = \begin{vmatrix} -1 & 2 & 3 & 4 \\ -1 & 1 & 2 & 3 \\ 4 & 5 & 1 & 2 \\ 4 & 5 & 5 & 2 \end{vmatrix} = -20,$$

$$D_2 = \begin{vmatrix} 1 & -1 & 3 & 4 \\ 1 & -1 & 2 & 3 \\ 1 & 4 & 1 & 2 \\ 1 & 4 & 5 & 2 \end{vmatrix} = -20,$$

$$D_3 = \begin{vmatrix} 1 & 2 & -1 & 4 \\ 1 & 1 & -1 & 3 \\ 1 & 5 & 4 & 2 \\ 1 & 5 & 4 & 2 \end{vmatrix} = 0,$$

$$D_4 = \begin{vmatrix} 1 & 2 & 3 & -1 \\ 1 & 1 & 2 & -1 \\ 1 & 5 & 1 & 4 \\ 1 & 5 & 5 & 4 \end{vmatrix} = 20.$$

因此,由克莱姆法则,得方程组的唯一解为

$$x_1 = \frac{D_1}{D} = 1, x_2 = \frac{D_2}{D} = 1,$$

$$x_3 = \frac{D_3}{D} = 0, x_4 = \frac{D_4}{D} = -1.$$

§8.2 矩　　阵

矩阵是线性代数中的一个重要概念,它不仅是讨论线性方程组的主要工具,而且在线性代数的其他方面也具有不可替代的作用.

一、矩阵的概念

定义 8.2　由 $m \times n$ 个元素按一定顺序排成 m 行 n 列的矩形表

$$A = \begin{bmatrix} a_{11} & a_{12} & \cdots & a_{1n} \\ a_{21} & a_{22} & \cdots & a_{2n} \\ \vdots & \vdots & & \vdots \\ a_{m1} & a_{m2} & \cdots & a_{mn} \end{bmatrix},$$

称 A 为 m 行 n 列矩阵,或 $m \times n$ 矩阵.简记为 $A = (a_{ij})_{m \times n}(i = 1, 2, \cdots, m; j = 1, 2, \cdots, n)$,其中 a_{ij} 为 A 中第 i 行第 j 列上的元素.

通常,用大写字母 $A, B, \cdots$ 代表矩阵.

当 $m = n$ 时,A 称为 n 阶方阵.

当 $m = 1$ 时,A 称为行矩阵或行向量.

当 $n = 1$ 时,A 称为列矩阵或列向量.

所有元素都为零的矩阵称为零矩阵,记为 $\mathbf{0}$.

除主对角线上元素外,其余元素均为零的 n 阶方阵,称为对角矩阵,即

$$A = \begin{bmatrix} a_{11} & & & 0 \\ & a_{22} & & \\ & & \ddots & \\ 0 & & & a_{nn} \end{bmatrix}.$$

若对角矩阵中的 $a_{ii} = 1(i = 1, 2, \cdots, n)$,则称之为单位矩阵,或幺阵,记为 E,即

$$E = \begin{bmatrix} 1 & 0 & \cdots & 0 \\ 0 & 1 & \cdots & 0 \\ \vdots & \vdots & & \vdots \\ 0 & 0 & \cdots & 1 \end{bmatrix}.$$

主对角线以下的元素都是零的方阵称为上三角形矩阵(即当 $i > j$ 时,$a_{ij} = 0$).同样,当主对角线以上的元素全部为零时,称为下三角形矩阵(即当 $i < j$ 时,$a_{ij} = 0$).

若 n 阶方阵 $A = (a_{ij})_{n \times n}$ 中对任意 i, j 有 $a_{ij} = a_{ji}$,则称 A 为对称矩阵.

矩阵与行列式从表面上看很相似,但实质上是两个不同的概念.行列式仅是一个运算式的简化形式,即它最终表示一个数值.而矩阵不是一个数,是由一组数据按一定顺序排列的矩形表.

二、矩阵的运算

1. 矩阵相等

定义 8.3 设矩阵 $A = (a_{ij})_{m \times n}$,$B = (b_{ij})_{m \times n}$,则 $A = B$ 的充分必要条件是对于任意的 $i, j(i = 1, 2, \cdots, m; j = 1, 2, \cdots, n)$,有 $a_{ij} = b_{ij}$.

由定义 8.3 可知,矩阵相等即为对应元素相等.两个矩阵必须在行、列数均相等的前提下才有可能相等.另外,与行列式相等相比,矩阵相等条件更为强烈.行列式相等仅需行列式的值相等即可,不用考虑行列式的元素是否相等.

2. 矩阵的加减法

定义 8.4 设矩阵 $A = (a_{ij})_{m \times n}$,矩阵 $B = (b_{ij})_{m \times n}$,则矩阵 $C = (c_{ij})_{m \times n}$ 称为 A 与 B 的和,记为 $C = A + B$,其中 $c_{ij} = a_{ij} + b_{ij}$;矩阵 $D = (d_{ij})_{m \times n}$ 称为 A 与 B 的差,记为 $D = A - B$,其中 $d_{ij} = a_{ij} - b_{ij}$.

由定义 8.4 可知,两个矩阵相加减就是对应元素相加减,并且保持元素间的相对位置不变.同样,两个矩阵可以相加减的前提条件是它们的行、列数均相等.

不难验证,矩阵加减法满足下列运算规律:

（1）结合律：$A \pm (B \pm C) = (A \pm B) \pm C$；

（2）交换律：$A + B = B + A$.

定义 8.5 设矩阵 $A = (a_{ij})_{m \times n}$，若有矩阵 $B = (b_{ij})_{m \times n}$ 使得 $A + B = 0$，则称 B 是 A 的负矩阵，记为 $B = -A$.

根据数的加法不难推出：对于任意的 i, j，有 $b_{ij} = -a_{ij}$.

3. 矩阵的数乘

定义 8.6 矩阵 $A = (a_{ij})_{m \times n}$ 与数 k 的数量乘积 $(k \cdot a_{ij})_{m \times n}$ 记为 kA.

由定义 8.6 可知，矩阵的数乘运算即为用数 k 乘矩阵中的每一个元素，并且保持元素间的相对位置不变.

不难验证，矩阵的数乘运算满足下列运算规律，其中 k, λ 均为实常数：

（1）关于数的乘法分配律：$(k + \lambda)A = kA + \lambda A$；

（2）关于矩阵的乘法分配律：$k(A + B) = kA + kB$；

（3）结合律：$k(\lambda A) = (k\lambda)A$.

例 8.2.1 已知 $A = \begin{bmatrix} 3 & 4 \\ 5 & 6 \end{bmatrix}$，$B = \begin{bmatrix} 7 & 8 \\ 2 & 1 \end{bmatrix}$，求 $3A - 4B$.

解 $3A - 4B = 3\begin{bmatrix} 3 & 4 \\ 5 & 6 \end{bmatrix} - 4\begin{bmatrix} 7 & 8 \\ 2 & 1 \end{bmatrix}$

$$= \begin{bmatrix} 9 & 12 \\ 15 & 18 \end{bmatrix} - \begin{bmatrix} 28 & 32 \\ 8 & 4 \end{bmatrix}$$

$$= \begin{bmatrix} -19 & -20 \\ 7 & 14 \end{bmatrix}.$$

例 8.2.2 已知 $A = \begin{bmatrix} 1 & 0 & -1 & 2 \\ -1 & 1 & 3 & 0 \\ 0 & 5 & -1 & 4 \end{bmatrix}$，$B = \begin{bmatrix} 7 & 5 & 2 & 0 \\ 5 & 1 & 2 & 4 \\ 3 & 2 & 1 & 5 \end{bmatrix}$，且 $2A + X = B$，求矩阵 X.

解 由 $2A + X = B$，得 $X = B - 2A$，则

$$X = B - 2A$$

$$= \begin{bmatrix} 7 & 5 & 2 & 0 \\ 5 & 1 & 2 & 4 \\ 3 & 2 & 1 & 5 \end{bmatrix} - 2\begin{bmatrix} 1 & 0 & -1 & 2 \\ -1 & 1 & 3 & 0 \\ 0 & 5 & -1 & 4 \end{bmatrix}$$

$$= \begin{bmatrix} 7 & 5 & 2 & 0 \\ 5 & 1 & 2 & 4 \\ 3 & 2 & 1 & 5 \end{bmatrix} - \begin{bmatrix} 2 & 0 & -2 & 4 \\ -2 & 2 & 6 & 0 \\ 0 & 10 & -2 & 8 \end{bmatrix}$$

$$= \begin{bmatrix} 5 & 5 & 4 & -4 \\ 7 & -1 & -4 & 4 \\ 3 & -8 & 3 & -3 \end{bmatrix}.$$

4. 矩阵的乘法

定义 8.7　设矩阵 $\boldsymbol{A} = (a_{ik})_{m \times l}$, $\boldsymbol{B} = (b_{kj})_{l \times n}$, 则矩阵 $\boldsymbol{C} = (c_{ij})_{m \times n}$ 称为 $\boldsymbol{A}$ 与 $\boldsymbol{B}$ 的乘积, 其中 $c_{ij} = a_{i1}b_{1j} + a_{i2}b_{2j} + \cdots + a_{il}b_{lj} = \sum_{k=1}^{l} a_{ik} \cdot b_{kj}$.

由定义 8.7 可知, 所得乘积 $\boldsymbol{C}$ 中元素 c_{ij} 为 $\boldsymbol{A}$ 中第 i 行与 $\boldsymbol{B}$ 中第 j 列对应元素乘积之和, 其中 $\boldsymbol{A}, \boldsymbol{B}$ 必须满足 $\boldsymbol{A}$ 的列数与 $\boldsymbol{B}$ 的行数相等, 而乘积 $\boldsymbol{C}$ 的行数等于 $\boldsymbol{A}$ 的行数, $\boldsymbol{C}$ 的列数等于 $\boldsymbol{B}$ 的列数.

例 8.2.3　设 $\boldsymbol{A} = \begin{bmatrix} 1 & 0 & 3 \\ 2 & 1 & 0 \end{bmatrix}$, $\boldsymbol{B} = \begin{bmatrix} 4 & 1 \\ -1 & 1 \\ 2 & 0 \end{bmatrix}$, 求 $\boldsymbol{AB}$.

解　$\boldsymbol{AB} = \begin{bmatrix} 1 & 0 & 3 \\ 2 & 1 & 0 \end{bmatrix} \begin{bmatrix} 4 & 1 \\ -1 & 1 \\ 2 & 0 \end{bmatrix} = \begin{bmatrix} 10 & 1 \\ 7 & 3 \end{bmatrix}.$

若 $\boldsymbol{A}, \boldsymbol{B}$ 不满足矩阵相乘条件, 则认为 $\boldsymbol{AB}$ 运算没有意义. 矩阵乘法 $\boldsymbol{AB}$ 有意义, 不能得出 $\boldsymbol{BA}$ 一定有意义, 即使 $\boldsymbol{AB}, \boldsymbol{BA}$ 均有意义, 亦不能得出 $\boldsymbol{AB} = \boldsymbol{BA}$, 所以矩阵乘法不满足交换律.

矩阵的乘法满足下列运算规律(在运算有意义的前提下):

(1) 结合律: $(\boldsymbol{AB})\boldsymbol{C} = \boldsymbol{A}(\boldsymbol{BC})$;

(2) 左乘分配律: $\boldsymbol{A}(\boldsymbol{B} + \boldsymbol{C}) = \boldsymbol{AB} + \boldsymbol{AC}$,

　　右乘分配律: $(\boldsymbol{B} + \boldsymbol{C})\boldsymbol{A} = \boldsymbol{BA} + \boldsymbol{CA}$;

(3) 数乘结合律: $\lambda(\boldsymbol{AB}) = (\lambda\boldsymbol{A})\boldsymbol{B} = \boldsymbol{A}(\lambda\boldsymbol{B})$($\lambda$ 为实常数);

(4) $\boldsymbol{E}_m\boldsymbol{A} = \boldsymbol{A}\boldsymbol{E}_n = \boldsymbol{A}_{m \times n}$.

5. 矩阵的转置

定义 8.8　对于矩阵 $\boldsymbol{A} = (a_{ij})_{m \times n}$, 若矩阵 $\boldsymbol{B} = (b_{ij})_{n \times m}$ 有 $b_{ij} = a_{ji}$, 则称 $\boldsymbol{B}$ 为 $\boldsymbol{A}$ 的转置矩阵, 记为 $\boldsymbol{A}'$, 即

$$\boldsymbol{A} = \begin{bmatrix} a_{11} & a_{12} & \cdots & a_{1n} \\ a_{21} & a_{22} & \cdots & a_{2n} \\ \vdots & \vdots & & \vdots \\ a_{m1} & a_{m2} & \cdots & a_{mn} \end{bmatrix}_{m \times n} = (a_{ij})_{m \times n},$$

则
$$B = A' = \begin{bmatrix} a_{11} & a_{21} & \cdots & a_{m1} \\ a_{12} & a_{22} & \cdots & a_{m2} \\ \vdots & \vdots & & \vdots \\ a_{1n} & a_{2n} & \cdots & a_{mn} \end{bmatrix}_{n \times m} = (a_{ji})_{n \times m}.$$

由定义 8.8 可知,矩阵的转置运算即为将 A 的行列互换得到新的矩阵.

矩阵的转置满足如下规律:

(1) $(A')' = A$;

(2) $(A+B)' = A' + B'$;

(3) $(AB)' = B'A'$;

(4) $(\lambda A)' = \lambda A'$($\lambda$ 为实常数).

6. 方阵的行列式及其性质

定义 8.9 保持 n 阶方阵 A 的元素的相对位置不变,所构成的行列式称为矩阵 A 的行列式,记作 $|A|$.

由矩阵及行列式的性质可知 n 阶方阵 A,B 对应的行列式 $|A|$,$|B|$ 和常数满足以下运算规律:

(1) $|E| = 1$;

(2) $|A'| = |A|$;

(3) $|\lambda A| = \lambda^n |A|$;

(4) $|AB| = |A||B|$.

由(4)知,对 n 阶方阵 A,B,一般地 $AB \neq BA$,但 $|AB| = |BA|$.

例 8.2.4 设 $A = \begin{bmatrix} 1 & 3 \\ 2 & -2 \end{bmatrix}, B = \begin{bmatrix} 2 & 5 \\ 3 & 4 \end{bmatrix}$,求 $|AB|$.

解法 1 $AB = \begin{bmatrix} 1 & 3 \\ 2 & -2 \end{bmatrix} \begin{bmatrix} 2 & 5 \\ 3 & 4 \end{bmatrix}$

$$= \begin{bmatrix} 11 & 17 \\ -2 & 2 \end{bmatrix},$$

所以
$$|AB| = 56.$$

解法 2 $|AB| = |A||B|$

$$= \begin{vmatrix} 1 & 3 \\ 2 & -2 \end{vmatrix} \begin{vmatrix} 2 & 5 \\ 3 & 4 \end{vmatrix}$$

$$= (-8) \times (-7) = 56.$$

§8.3 逆 矩 阵

本节讨论的矩阵如无特别说明,都是 $n \times n$ 矩阵,即 n 阶方阵.

一、逆矩阵的概念

由前节知识,我们看到,矩阵与复数相仿,有加、减、乘三种运算.矩阵的乘法是否如复数乘法一样有逆运算呢? 我们注意到对于任意的 n 阶方阵 A,都有 $AE = EA = A$. 这里 E 是 n 阶单位矩阵.因而,从乘法的角度看,单位矩阵 E 在矩阵乘法中的地位类似于 1 在复数乘法中的地位.

在复数中,一个复数 $a \neq 0$ 的倒数 a^{-1} 可以用等式 $a \cdot a^{-1} = a^{-1} \cdot a = 1$ 来刻画.相似地,我们引入矩阵的逆矩阵概念.

定义 8.10 若存在 B 使得 $AB = BA = E$,这里 E 是 n 阶单位矩阵,则称 A 可逆,且称 B 为 A 的逆矩阵,记作 A^{-1}.

由定义 8.10 可知 A 可逆,B 亦可逆,$B^{-1} = A$.

定义 8.11 若 A 的行列式 $|A| = 0$,则称 A 为奇异阵或退化阵.若 $|A| \neq 0$,则称 A 为非奇异阵或正则阵.

定义 8.12 设 A_{ij} 是行列式 $|A|$ 中元素 a_{ij} 的代数余子式,则矩阵 A^* 称为 A 的伴随矩阵,即

$$A^* = \begin{bmatrix} A_{11} & A_{21} & \cdots & A_{n1} \\ A_{12} & A_{22} & \cdots & A_{n2} \\ \vdots & \vdots & & \vdots \\ A_{1n} & A_{2n} & \cdots & A_{nn} \end{bmatrix}.$$

由行列式的展开公式立即得出

$$AA^* = A^*A = \begin{bmatrix} d & 0 & \cdots & 0 \\ 0 & d & \cdots & 0 \\ \vdots & \vdots & & \vdots \\ 0 & 0 & \cdots & d \end{bmatrix} = dE, \tag{8.1}$$

其中 $d = |A|$.

二、逆矩阵的性质

定理 8.4 可逆矩阵 A 的逆阵具有唯一性,即若 $B = A^{-1}, C = A^{-1}$,则 $B = C$.

证明　$B = BE = B(AC) = (BA)C = EC = C.$

由定理 8.4 知,我们可以用 A^{-1} 统一表示 A 的逆矩阵.

定理 8.5　若 A 可逆,则 $|A| \neq 0$,即 A 为非奇异阵.

证明　因为 $AA^{-1} = E$,所以 $|A| \cdot |A^{-1}| = |E| = 1$,所以 $|A| \neq 0$.

由(8.1)式知,若 $|A| \neq 0$,即 $d \neq 0$,则有 $A\left(\dfrac{A^*}{d}\right) = \left(\dfrac{A^*}{d}\right)A = E$. 因此有如下定理.

定理 8.6　矩阵 A 可逆的充要条件为 A 是非奇异阵,且 $A^{-1} = \dfrac{A^*}{|A|}$.

除了以上定理,逆矩阵还具有如下几条性质:

(1) 若 A 可逆,则 A^{-1} 可逆,且 $(A^{-1})^{-1} = A$;

(2) 若 A 可逆,数 $\lambda \neq 0$,则 $(\lambda A)^{-1} = \lambda^{-1} A^{-1}$;

(3) 若 A 可逆,则 A' 可逆,且 $(A')^{-1} = (A^{-1})'$;

(4) 若矩阵 A, B 可逆且同阶,则 AB 可逆,且 $(AB)^{-1} = B^{-1}A^{-1}$.

三、逆矩阵的计算

定理 8.6 不仅给出了矩阵可逆的条件,而且给出了求逆矩阵的公式,我们可以通过计算伴随矩阵来求逆矩阵.

例 8.3.1　已知 $A = \begin{bmatrix} 1 & 2 & 3 \\ 2 & 4 & 5 \\ 3 & 5 & 6 \end{bmatrix}$,求 A^{-1}.

解　$|A| = \begin{vmatrix} 1 & 2 & 3 \\ 2 & 4 & 5 \\ 3 & 5 & 6 \end{vmatrix} = -1 \neq 0$,因而 A 可逆.

因为　$A_{11} = \begin{vmatrix} 4 & 5 \\ 5 & 6 \end{vmatrix} = -1, A_{12} = -\begin{vmatrix} 2 & 5 \\ 3 & 6 \end{vmatrix} = 3,$

$A_{13} = \begin{vmatrix} 2 & 4 \\ 3 & 5 \end{vmatrix} = -2, A_{21} = -\begin{vmatrix} 2 & 3 \\ 5 & 6 \end{vmatrix} = 3,$

$A_{22} = \begin{vmatrix} 1 & 3 \\ 3 & 6 \end{vmatrix} = -3, A_{23} = -\begin{vmatrix} 1 & 2 \\ 3 & 5 \end{vmatrix} = 1,$

$A_{31} = \begin{vmatrix} 2 & 3 \\ 4 & 5 \end{vmatrix} = -2, A_{32} = -\begin{vmatrix} 1 & 3 \\ 2 & 5 \end{vmatrix} = 1,$

$A_{33} = \begin{vmatrix} 1 & 2 \\ 2 & 4 \end{vmatrix} = 0,$

所以
$$\boldsymbol{A}^{-1}=\frac{1}{|\boldsymbol{A}|}\begin{bmatrix} A_{11} & A_{21} & A_{31} \\ A_{12} & A_{22} & A_{32} \\ A_{13} & A_{23} & A_{33} \end{bmatrix}=\frac{1}{-1}\begin{bmatrix} -1 & 3 & -2 \\ 3 & -3 & 1 \\ -2 & 1 & 0 \end{bmatrix}$$

$$=\begin{bmatrix} 1 & -3 & 2 \\ -3 & 3 & -1 \\ 2 & -1 & 0 \end{bmatrix}.$$

由上例可见,利用伴随矩阵求逆矩阵,计算量较大,过程较为复杂,下一节我们将利用另一种方法来计算逆矩阵.

§8.4　矩阵的初等变换

一、矩阵的秩

定义 8.13　在 $m\times n$ 矩阵 $\boldsymbol{A}$ 中任取 k 行与 k 列($k\leqslant\min\{m,n\}$),位于选定 k 行 k 列交点处的 k^2 个元素,保持相对位置不变,所组成的 $k\times k$ 矩阵的行列式称为 $\boldsymbol{A}$ 的一个 k 阶子式.

例如,$\boldsymbol{A}=\begin{bmatrix} 3 & 1 & 0 & 2 \\ 1 & -1 & 2 & -1 \\ 1 & 3 & -4 & 4 \end{bmatrix}$ 的一个二阶子式为 $\begin{vmatrix} 1 & -1 \\ 1 & 4 \end{vmatrix}=5$(由第 $2,3$ 行,第 $1,4$ 列相交的元素构成).

一个 $m\times n$ 矩阵 $\boldsymbol{A}$ 的 k 阶子式共有 $C_m^k\cdot C_n^k$ 个.

定义 8.14　在 $m\times n$ 矩阵 $\boldsymbol{A}$ 中,若所有的 $r+1$ 阶子式都为零,而有一个 r 阶子式不为零,则称 r 为矩阵 $\boldsymbol{A}$ 的秩,记为 $\mathrm{Rank}(\boldsymbol{A})=r$ 或 $R(\boldsymbol{A})=r$. 当 $\boldsymbol{A}=\boldsymbol{0}$ 时规定 $R(\boldsymbol{A})=0$.

定义 8.15　当 $R(\boldsymbol{A})=\min\{m,n\}$ 时,称 $m\times n$ 矩阵 $\boldsymbol{A}$ 为满秩矩阵.

二、矩阵的初等变换

定义 8.16　以下三种矩阵变换称为矩阵的初等变换:

(1) 对调矩阵的两行(列);

(2) 用一非零常数 k 乘矩阵的某一行(列);

(3) 把矩阵的某一行(列) 的 k 倍加到另一行(列)上.

定义 8.17　若矩阵 $\boldsymbol{B}$ 可以由矩阵 $\boldsymbol{A}$ 经过有限次初等变换得到,则称 $\boldsymbol{A}$ 与 $\boldsymbol{B}$ 等价,记作 $\boldsymbol{A}\sim\boldsymbol{B}$.

定理 8.7　若 $A \sim B$，则 $R(A) = R(B)$.

定理 8.8　阶梯形矩阵的秩等于矩阵中非零行(列)的个数.

这里所谓的阶梯形矩阵是指在矩阵中可以画出一条折线，在折线以下的元素全部为零，且折线形状类似台阶逐渐下降.

例如，$\begin{bmatrix} 0 & 1 & 2 & -1 \\ 0 & 0 & 0 & 1 \\ 0 & 0 & 0 & 0 \end{bmatrix}$，$\begin{bmatrix} 1 & 0 & -1 \\ 0 & 2 & 3 \\ 0 & 0 & 5 \end{bmatrix}$ 就是阶梯形矩阵.

由定义 8.14，我们得到一种求矩阵秩的方法，但是这种方法的计算量太大，很难用于实际计算. 由定理 8.7 及定理 8.8 知，可以利用初等变换化为阶梯形矩阵来求矩阵的秩，这种方法可以大大减少计算量.

例 8.4.1　求矩阵 $A = \begin{bmatrix} 2 & -3 & 8 & 2 \\ 2 & 12 & -2 & 12 \\ 1 & 3 & 1 & 4 \end{bmatrix}$ 的秩.

解　用符号 $\leftrightarrow$ 表示两行对调.

$$A = \begin{bmatrix} 2 & -3 & 8 & 2 \\ 2 & 12 & -2 & 12 \\ 1 & 3 & 1 & 4 \end{bmatrix}$$

$$\xrightarrow{r_1 \leftrightarrow r_3} \begin{bmatrix} 1 & 3 & 1 & 4 \\ 2 & 12 & -2 & 12 \\ 2 & -3 & 8 & 2 \end{bmatrix}$$

$$\xrightarrow[r_3 - 2r_1]{r_2 - 2r_1} \begin{bmatrix} 1 & 3 & 1 & 4 \\ 0 & 6 & -4 & 4 \\ 0 & -9 & 6 & -6 \end{bmatrix}$$

$$\xrightarrow{r_3 + \frac{3}{2}r_2} \begin{bmatrix} 1 & 3 & 1 & 4 \\ 0 & 6 & -4 & 4 \\ 0 & 0 & 0 & 0 \end{bmatrix},$$

所以 $R(A) = 2$.

例 8.4.2　求矩阵 $A = \begin{bmatrix} 1 & -2 & -1 & 0 & 2 \\ -2 & 4 & 2 & 6 & -6 \\ 2 & -1 & 0 & 2 & 3 \\ 3 & 3 & 3 & 3 & 4 \end{bmatrix}$ 的秩.

解 $\quad \boldsymbol{A} = \begin{bmatrix} 1 & -2 & -1 & 0 & 2 \\ -2 & 4 & 2 & 6 & -6 \\ 2 & -1 & 0 & 2 & 3 \\ 3 & 3 & 3 & 3 & 4 \end{bmatrix}$

$\xrightarrow[\substack{r_2+2r_1 \\ r_3-2r_1 \\ r_4-3r_1}]{} \begin{bmatrix} 1 & -2 & -1 & 0 & 2 \\ 0 & 0 & 0 & 6 & -2 \\ 0 & 3 & 2 & 2 & -1 \\ 0 & 9 & 6 & 3 & -2 \end{bmatrix}$

$\xrightarrow[r_4-3r_3]{} \begin{bmatrix} 1 & -2 & -1 & 0 & 2 \\ 0 & 0 & 0 & 6 & -2 \\ 0 & 3 & 2 & 2 & -1 \\ 0 & 0 & 0 & -3 & 1 \end{bmatrix}$

$\xrightarrow[r_4+\frac{1}{2}r_2]{} \begin{bmatrix} 1 & -2 & -1 & 0 & 2 \\ 0 & 0 & 0 & 6 & -2 \\ 0 & 3 & 2 & 2 & -1 \\ 0 & 0 & 0 & 0 & 0 \end{bmatrix}$

$\xrightarrow[r_2 \leftrightarrow r_3]{} \begin{bmatrix} 1 & -2 & -1 & 0 & 2 \\ 0 & 3 & 2 & 2 & -1 \\ 0 & 0 & 0 & 6 & -2 \\ 0 & 0 & 0 & 0 & 0 \end{bmatrix}$,

所以 $R(\boldsymbol{A}) = 3$.

以上两例都是通过初等行变换来求矩阵的秩. 同样, 我们亦可以用初等列变换来求矩阵的秩. 此时矩阵的秩即是阶梯形矩阵中非零列的个数. 可以证明, 对 n 阶方阵 $\boldsymbol{A}$, $R(\boldsymbol{A}) = n$ 的充分必要条件是 $|\boldsymbol{A}| \neq 0$.

三、用初等变换来求逆矩阵

定理 8.9 任意一个矩阵 $\boldsymbol{A}$ 都与一个形如 $\boldsymbol{I}$ 的矩阵等价, 称 $\boldsymbol{I}$ 为矩阵 $\boldsymbol{A}$(在等价关系下) 的标准形式. 主对角线上 1 的个数等于 $\boldsymbol{A}$ 的秩. 其中

$$\boldsymbol{I} = \begin{bmatrix} 1 & 0 & \cdots & 0 & \cdots & 0 \\ 0 & 1 & \cdots & 0 & \cdots & 0 \\ \vdots & & & \vdots & & \vdots \\ 0 & 0 & \cdots & 1 & \cdots & 0 \\ 0 & 0 & \cdots & 0 & \cdots & 0 \\ \vdots & \vdots & & \vdots & & \vdots \\ 0 & 0 & \cdots & 0 & \cdots & 0 \end{bmatrix}$$

推论 可逆矩阵 A 的标准形 $I = E$.

可以证明,可逆矩阵 A 经一系列初等行变换化为单位矩阵时,E 经同一系列的初等行变换,即可变为 A^{-1}. 因此 A,E 构成的一个 $n \times 2n$ 矩阵 (A,E), 经一系列初等行变换后即变成 (E,A^{-1}).

例 8.4.3 设 $A = \begin{bmatrix} 0 & 2 & 1 \\ -1 & 1 & 4 \\ 2 & -1 & -3 \end{bmatrix}$, 求 A^{-1}.

解 $\begin{bmatrix} 0 & 2 & 1 & \vdots & 1 & 0 & 0 \\ -1 & 1 & 4 & \vdots & 0 & 1 & 0 \\ 2 & -1 & -3 & \vdots & 0 & 0 & 1 \end{bmatrix}$

$\xrightarrow{r_1 \leftrightarrow r_2} \begin{bmatrix} -1 & 1 & 4 & \vdots & 0 & 1 & 0 \\ 0 & 2 & 1 & \vdots & 1 & 0 & 0 \\ 2 & -1 & -3 & \vdots & 0 & 0 & 1 \end{bmatrix}$

$\xrightarrow{r_3 + 2r_1} \begin{bmatrix} -1 & 1 & 4 & \vdots & 0 & 1 & 0 \\ 0 & 2 & 1 & \vdots & 1 & 0 & 0 \\ 0 & 1 & 5 & \vdots & 0 & 2 & 1 \end{bmatrix}$

$\xrightarrow{r_2 \leftrightarrow r_3} \begin{bmatrix} -1 & 1 & 4 & \vdots & 0 & 1 & 0 \\ 0 & 1 & 5 & \vdots & 0 & 2 & 1 \\ 0 & 2 & 1 & \vdots & 1 & 0 & 0 \end{bmatrix}$

$\xrightarrow{r_3 - 2r_2} \begin{bmatrix} -1 & 1 & 4 & \vdots & 0 & 1 & 0 \\ 0 & 1 & 5 & \vdots & 0 & 2 & 1 \\ 0 & 0 & -9 & \vdots & 1 & -4 & -2 \end{bmatrix}$

$\xrightarrow[-\frac{1}{9}r_3]{-r_1} \begin{bmatrix} 1 & -1 & -4 & \vdots & 0 & -1 & 0 \\ 0 & 1 & 5 & \vdots & 0 & 2 & 1 \\ 0 & 0 & 1 & \vdots & -\frac{1}{9} & \frac{4}{9} & \frac{2}{9} \end{bmatrix}$

$\xrightarrow{r_2 - 5r_3} \begin{bmatrix} 1 & -1 & -4 & \vdots & 0 & -1 & 0 \\ 0 & 1 & 0 & \vdots & \frac{5}{9} & -\frac{2}{9} & -\frac{1}{9} \\ 0 & 0 & 1 & \vdots & -\frac{1}{9} & \frac{4}{9} & \frac{2}{9} \end{bmatrix}$

$$\xrightarrow[\substack{r_1+r_2\\r_1+4r_3}]{} \begin{bmatrix} 1 & 0 & 0 & \vdots & \dfrac{1}{9} & -\dfrac{5}{9} & \dfrac{7}{9} \\ 0 & 1 & 0 & \vdots & \dfrac{5}{9} & -\dfrac{2}{9} & -\dfrac{1}{9} \\ 0 & 0 & 1 & \vdots & -\dfrac{1}{9} & \dfrac{4}{9} & \dfrac{2}{9} \end{bmatrix},$$

即

$$\boldsymbol{A}^{-1} = \begin{bmatrix} \dfrac{1}{9} & -\dfrac{5}{9} & \dfrac{7}{9} \\ \dfrac{5}{9} & -\dfrac{2}{9} & -\dfrac{1}{9} \\ -\dfrac{1}{9} & \dfrac{4}{9} & \dfrac{2}{9} \end{bmatrix}.$$

由以上两例可以看出,利用初等变换求逆矩阵比用伴随矩阵求逆矩阵要简单得多,且计算量大大减少.

§8.5 线性方程组

线性方程组的一般形式为

$$\begin{cases} a_{11}x_1 + a_{12}x_2 + \cdots + a_{1n}x_n = b_1, \\ a_{21}x_1 + a_{22}x_2 + \cdots + a_{2n}x_n = b_2, \\ \quad\vdots \\ a_{m1}x_1 + a_{m2}x_2 + \cdots + a_{mn}x_n = b_m. \end{cases}$$

可用矩阵表示为

$$\begin{bmatrix} a_{11} & a_{12} & \cdots & a_{1n} \\ a_{21} & a_{22} & \cdots & a_{2n} \\ \vdots & \vdots & & \vdots \\ a_{m1} & a_{m2} & \cdots & a_{mn} \end{bmatrix} \begin{bmatrix} x_1 \\ x_2 \\ \vdots \\ x_n \end{bmatrix} = \begin{bmatrix} b_1 \\ b_2 \\ \vdots \\ b_m \end{bmatrix},$$

简记作 $\boldsymbol{AX} = \boldsymbol{b}$,

其中

$$\boldsymbol{A} = \begin{bmatrix} a_{11} & a_{12} & \cdots & a_{1n} \\ a_{21} & a_{22} & \cdots & a_{2n} \\ \vdots & \vdots & & \vdots \\ a_{m1} & a_{m2} & \cdots & a_{mn} \end{bmatrix},$$

$$X = \begin{bmatrix} x_1 \\ x_2 \\ \vdots \\ x_n \end{bmatrix}, b = \begin{bmatrix} b_1 \\ b_2 \\ \vdots \\ b_m \end{bmatrix}.$$

记 $\overline{A} = (A, b) = \begin{bmatrix} a_{11} & a_{12} & \cdots & a_{1n} & b_1 \\ a_{21} & a_{22} & \cdots & a_{2n} & b_2 \\ \vdots & \vdots & & \vdots & \vdots \\ a_{m1} & a_{m2} & \cdots & a_{mn} & b_m \end{bmatrix}$,称 $\overline{A}$ 为方程组的增广矩阵.

在 §8.1 中我们已知,当 $m = n$,且 $|A| \neq 0$ 时,方程组 $AX = b$ 有唯一解. 那么一般情况下,方程组 $AX = b$ 在什么条件下有解? 如果有解,究竟有多少解? 又该怎样求解?

在中学里,我们学过用加减消元法解二元、三元线性方程组. 这种方法实际上是反复地对方程组施以以下的变换:

(1) 用非零常数乘某一方程;

(2) 把一个方程的倍数加到另一个方程上去;

(3) 互换两个方程的位置.

可以看出,以上所做的变换实际上相当于对方程组的增广矩阵施以相应的初等行变换,而得到的新的方程组和原方程组是同解的. 因此可以通过对增广矩阵施以初等行变换来求解线性方程组.

下面我们就利用增广矩阵来研究线性方程组的求解问题.

一、线性方程组解的研究

定理 8.10 线性方程组 $AX = b$ 有解的充要条件为它的系数矩阵 A 的秩等于其增广矩阵 $\overline{A}$ 的秩,即

$$R(A) = R(A, b).$$

当线性方程组有解时,我们称之为相容的,否则称之为不相容的.

例 8.5.1 判断下列方程组是否相容:

(1) $\begin{cases} x_1 - 2x_2 + 3x_3 - x_4 = 1, \\ 3x_1 - x_2 + 5x_3 - 3x_4 = 6, \\ 2x_1 + x_2 + 2x_3 - 2x_4 = 8; \end{cases}$

(2) $\begin{cases} x_1 - 2x_2 + 3x_3 - 4x_4 = 4, \\ x_2 - x_3 + x_4 = -3, \\ x_1 + 3x_2 - 3x_4 = 1, \\ -7x_2 + 3x_3 + x_4 = -3. \end{cases}$

解 (1) $\begin{bmatrix} 1 & -2 & 3 & -1 & 1 \\ 3 & -1 & 5 & -3 & 6 \\ 2 & 1 & 2 & -2 & 8 \end{bmatrix}$

$\xrightarrow[r_3-2r_1]{r_2-3r_1} \begin{bmatrix} 1 & -2 & 3 & -1 & 1 \\ 0 & 5 & -4 & 0 & 3 \\ 0 & 5 & -4 & 0 & 6 \end{bmatrix}$

$\xrightarrow{r_3-r_2} \begin{bmatrix} 1 & -2 & 3 & -1 & 1 \\ 0 & 5 & -4 & 0 & 3 \\ 0 & 0 & 0 & 0 & 3 \end{bmatrix}$,

因为 $R(\boldsymbol{A})=2, R(\boldsymbol{A},\boldsymbol{b})=3$，所以方程组(1)不相容，即方程组无解.

(2) $\begin{bmatrix} 1 & -2 & 3 & -4 & 4 \\ 0 & 1 & -1 & 1 & -3 \\ 1 & 3 & 0 & -3 & 1 \\ 0 & -7 & 3 & 1 & -3 \end{bmatrix}$

$\xrightarrow{r_3-r_1} \begin{bmatrix} 1 & -2 & 3 & -4 & 4 \\ 0 & 1 & -1 & 1 & -3 \\ 0 & 5 & -3 & 1 & -3 \\ 0 & -7 & 3 & 1 & -3 \end{bmatrix}$

$\xrightarrow[r_4+7r_2]{r_3-5r_2} \begin{bmatrix} 1 & -2 & 3 & -4 & 4 \\ 0 & 1 & -1 & 1 & -3 \\ 0 & 0 & 2 & -4 & 12 \\ 0 & 0 & -4 & 8 & -24 \end{bmatrix}$

$\xrightarrow{r_4+2r_3} \begin{bmatrix} 1 & -2 & 3 & -4 & 4 \\ 0 & 1 & -1 & 1 & -3 \\ 0 & 0 & 2 & -4 & 12 \\ 0 & 0 & 0 & 0 & 0 \end{bmatrix}$

因为 $R(\boldsymbol{A})=R(\boldsymbol{A},\boldsymbol{b})=3$，所以方程组(2)是相容的，即方程组有解.

二、齐次线性方程组

形如 $\boldsymbol{AX}=\boldsymbol{0}$ 的线性方程组称为齐次线性方程组，其中

$$\boldsymbol{A}=\begin{bmatrix} a_{11} & a_{12} & \cdots & a_{1n} \\ a_{21} & a_{22} & \cdots & a_{2n} \\ \vdots & \vdots & & \vdots \\ a_{m1} & a_{m2} & \cdots & a_{mn} \end{bmatrix}, \boldsymbol{X}=\begin{bmatrix} x_1 \\ x_2 \\ \vdots \\ x_n \end{bmatrix},$$

常数项全为零.

由于齐次线性方程组系数矩阵 A 的秩总等于其增广矩阵 $\bar{A}$ 的秩,因此齐次线性方程组总是相容的. 显然,它至少有一组零解.

那么齐次线性方程组有没有非零解呢?

定理 8.11 n 元齐次线性方程组,当它的系数矩阵的秩 $R(A) = n$ 时,只有零解;当 $R(A) < n$ 时,有无穷多个非零解.

例 8.5.2 解线性方程组

$$\begin{cases} x_1 - x_2 + 5x_3 - x_4 = 0, \\ x_1 + x_2 - 2x_3 + 3x_4 = 0, \\ 3x_1 - x_2 + 8x_3 + x_4 = 0. \end{cases}$$

解 因为 $A = \begin{bmatrix} 1 & -1 & 5 & -1 \\ 1 & 1 & -2 & 3 \\ 3 & -1 & 8 & 1 \end{bmatrix}$,只有三行,所以 $R(A) < 4$,故原方程组

有非零解.

求解过程如下:

$$\begin{bmatrix} 1 & -1 & 5 & -1 \\ 1 & 1 & -2 & 3 \\ 3 & -1 & 8 & 1 \end{bmatrix} \xrightarrow[r_3 - 3r_1]{r_2 - r_1} \begin{bmatrix} 1 & -1 & 5 & -1 \\ 0 & 2 & -7 & 4 \\ 0 & 2 & -7 & 4 \end{bmatrix}$$

$$\xrightarrow{r_3 - r_2} \begin{bmatrix} 1 & -1 & 5 & -1 \\ 0 & 2 & -7 & 4 \\ 0 & 0 & 0 & 0 \end{bmatrix}$$

$$\xrightarrow{\frac{1}{2}r_2} \begin{bmatrix} 1 & -1 & 5 & -1 \\ 0 & 1 & -\dfrac{7}{2} & 2 \\ 0 & 0 & 0 & 0 \end{bmatrix}$$

$$\xrightarrow{r_1 + r_2} \begin{bmatrix} 1 & 0 & \dfrac{3}{2} & 1 \\ 0 & 1 & -\dfrac{7}{2} & 2 \\ 0 & 0 & 0 & 0 \end{bmatrix},$$

最后一个矩阵对应于方程组

$$\begin{cases} x_1 + \dfrac{3}{2}x_3 + x_4 = 0, \\[2mm] x_2 - \dfrac{7}{2}x_3 + 2x_4 = 0, \end{cases}$$

解出 x_1, x_2, x_3, x_4 得

$$\begin{cases} x_1 = -\dfrac{3}{2}x_3 - x_4, \\[2mm] x_2 = \quad \dfrac{7}{2}x_3 - 2x_4, \\[2mm] x_3 = \qquad x_3, \\[1mm] x_4 = \qquad\qquad x_4, \end{cases}$$

其中 x_3, x_4 可独立地任取一组数值,我们称其为自由未知数.

如果令 $x_3 = C_1, x_4 = C_2 (C_1, C_2$ 为任意常数),那么原方程组的解为

$$\begin{cases} x_1 = -\dfrac{3}{2}C_1 - C_2, \\[2mm] x_2 = \quad \dfrac{7}{2}C_1 - 2C_2, \\[2mm] x_3 = \qquad C_1, \\[1mm] x_4 = \qquad\qquad C_2. \end{cases}$$

例 8.5.3　若方程组

$$\begin{cases} x_1 + ax_2 + a^2 x_3 = 0, \\ ax_1 + a^2 x_2 + x_3 = 0, \\ a^2 x_1 + x_2 + ax_3 = 0 \end{cases}$$

有非零解,问: a 应为何值?

解　$A = \begin{bmatrix} 1 & a & a^2 \\ a & a^2 & 1 \\ a^2 & 1 & a \end{bmatrix}$,

若该方程组有非零解,则 $R(A) < 3$,也就是 $|A| = 0$. 因为

$$\begin{aligned} |A| &= \begin{vmatrix} 1 & a & a^2 \\ a & a^2 & 1 \\ a^2 & 1 & a \end{vmatrix} \\ &= a^3 + a^3 + a^3 - a^6 - a^3 - 1 \\ &= -a^6 + 2a^3 - 1, \end{aligned}$$

所以由 $|\boldsymbol{A}|=-a^6+2a^3-1=0$,得 $a=1$.

所以当 $a=1$ 时,该方程组有非零解.

三、非齐次线性方程组

形如 $\boldsymbol{AX}=\boldsymbol{b}$ 的线性方程组,其中

$$\boldsymbol{A}=\begin{bmatrix} a_{11} & a_{12} & \cdots & a_{1n} \\ a_{21} & a_{22} & \cdots & a_{2n} \\ \vdots & \vdots & & \vdots \\ a_{m1} & a_{m2} & \cdots & a_{mn} \end{bmatrix},$$

$$\boldsymbol{X}=\begin{bmatrix} x_1 \\ x_2 \\ \vdots \\ x_n \end{bmatrix},\boldsymbol{b}=\begin{bmatrix} b_1 \\ b_2 \\ \vdots \\ b_m \end{bmatrix},$$

若 $b_1,b_2,\cdots,b_m$ 不全为零,则称之为非齐次线性方程组.

对于非齐次线性方程组解的情况有下面的定理.

定理 8.12 在方程组 $\boldsymbol{AX}=\boldsymbol{b}$ 中,若 $R(\boldsymbol{A})=R(\boldsymbol{A},\boldsymbol{b})$ 且

(1) $R(\boldsymbol{A})=n$,则 $\boldsymbol{AX}=\boldsymbol{b}$ 有唯一解.

(2) $R(\boldsymbol{A})<n$,则 $\boldsymbol{AX}=\boldsymbol{b}$ 有无穷多组解.

例 8.5.4 λ 为何值时,线性方程组

$$\begin{cases} \lambda x_1+ x_2+ x_3=1, \\ x_1+\lambda x_2+ x_3=\lambda, \\ x_1+ x_2+\lambda x_3=\lambda^2 \end{cases}$$

有唯一解? 有无穷多个解? 无解?

解 因为 $\boldsymbol{A}=\begin{bmatrix} \lambda & 1 & 1 \\ 1 & \lambda & 1 \\ 1 & 1 & \lambda \end{bmatrix},$

$$(\boldsymbol{A},\boldsymbol{b})=\begin{bmatrix} \lambda & 1 & 1 & 1 \\ 1 & \lambda & 1 & \lambda \\ 1 & 1 & \lambda & \lambda^2 \end{bmatrix},$$

$$|\boldsymbol{A}|=\begin{vmatrix} \lambda & 1 & 1 \\ 1 & \lambda & 1 \\ 1 & 1 & \lambda \end{vmatrix}$$

$$=\lambda^3-3\lambda+2=(\lambda-1)^2(\lambda+2),$$

所以当 $\lambda\neq 1$ 且 $\lambda\neq -2$ 时，$|A|\neq 0$，$R(A)=R(A,b)=3$，这时该方程组有唯一解.

当 $\lambda=1$ 时，$|A|=0$，$R(A)<3$，$R(A)=R(A,b)=1$，该方程组有无穷多组解.

当 $\lambda=-2$ 时，$R(A)=2$，$R(A,b)=3$，该方程组无解.

例 8.5.5 解线性方程组

$$\begin{cases} x_1- x_2+x_3- x_4= 1, \\ x_1- x_2-x_3+ x_4= 0, \\ 2x_1-2x_2-x_3+4x_4=-1. \end{cases}$$

解 对于方程组的增广矩阵施行如下初等变换

$$\begin{bmatrix} 1 & -1 & 1 & -1 & 1 \\ 1 & -1 & -1 & 1 & 0 \\ 2 & -2 & -1 & 4 & -1 \end{bmatrix}$$

$$\xrightarrow[r_3-2r_1]{r_2-r_1} \begin{bmatrix} 1 & -1 & 1 & -1 & 1 \\ 0 & 0 & -2 & 2 & -1 \\ 0 & 0 & -3 & 6 & -3 \end{bmatrix}$$

$$\xrightarrow{r_2-r_3} \begin{bmatrix} 1 & -1 & 1 & -1 & 1 \\ 0 & 0 & 1 & -4 & 2 \\ 0 & 0 & -3 & 6 & -3 \end{bmatrix}$$

$$\xrightarrow{r_3+3r_2} \begin{bmatrix} 1 & -1 & 1 & -1 & 1 \\ 0 & 0 & 1 & -4 & 2 \\ 0 & 0 & 0 & -6 & 3 \end{bmatrix}$$

$$\xrightarrow{-\frac{1}{6}r_3} \begin{bmatrix} 1 & -1 & 1 & -1 & 1 \\ 0 & 0 & 1 & -4 & 2 \\ 0 & 0 & 0 & 1 & -\frac{1}{2} \end{bmatrix}$$

$$\xrightarrow[r_2+4r_3]{r_1+r_3} \begin{bmatrix} 1 & -1 & 1 & 0 & \frac{1}{2} \\ 0 & 0 & 1 & 0 & 0 \\ 0 & 0 & 0 & 1 & -\frac{1}{2} \end{bmatrix}$$

$$\xrightarrow{r_1-r_2} \begin{bmatrix} 1 & -1 & 0 & 0 & \dfrac{1}{2} \\ 0 & 0 & 1 & 0 & 0 \\ 0 & 0 & 0 & 1 & -\dfrac{1}{2} \end{bmatrix},$$

最后一个矩阵对应于方程组

$$\begin{cases} x_1 - x_2 = \dfrac{1}{2}, \\ x_3 = 0, \\ x_4 = -\dfrac{1}{2}, \end{cases}$$

取 x_2 为自由未知数,得原方程组的解为

$$\begin{cases} x_1 = C_1 + \dfrac{1}{2}, \\ x_2 = C_1, \\ x_3 = 0, \\ x_4 = -\dfrac{1}{2} \end{cases} \quad (C_1 \text{ 为任意常数}).$$

例 8.5.6 解线性方程组

$$\begin{cases} x_1 + 2x_2 - 3x_3 = 13, \\ 2x_1 + 3x_2 + x_3 = 4, \\ 3x_1 - x_2 + 2x_3 = -1, \\ x_1 - x_2 + 3x_3 = -8. \end{cases}$$

解 对于方程组的增广矩阵施行如下初等变换

$$\begin{bmatrix} 1 & 2 & -3 & 13 \\ 2 & 3 & 1 & 4 \\ 3 & -1 & 2 & -1 \\ 1 & -1 & 3 & -8 \end{bmatrix}$$

$$\xrightarrow[\substack{r_3-3r_1 \\ r_4-r_1}]{r_2-2r_1} \begin{bmatrix} 1 & 2 & -3 & 13 \\ 0 & -1 & 7 & -22 \\ 0 & -7 & 11 & -40 \\ 0 & -3 & 6 & -21 \end{bmatrix}$$

$$\xrightarrow[\substack{r_3-7r_2 \\ r_4-3r_2}]{} \begin{bmatrix} 1 & 2 & -3 & 13 \\ 0 & -1 & 7 & -22 \\ 0 & 0 & -38 & 114 \\ 0 & 0 & -15 & 45 \end{bmatrix}$$

$$\xrightarrow[\substack{-r_2 \\ -\frac{1}{38}\times r_3 \\ -\frac{1}{15}\times r_4}]{} \begin{bmatrix} 1 & 2 & -3 & 13 \\ 0 & 1 & -7 & 22 \\ 0 & 0 & 1 & -3 \\ 0 & 0 & 1 & -3 \end{bmatrix}$$

$$\xrightarrow[\substack{r_4-r_3}]{} \begin{bmatrix} 1 & 2 & -3 & 13 \\ 0 & 1 & -7 & 22 \\ 0 & 0 & 1 & -3 \\ 0 & 0 & 0 & 0 \end{bmatrix}.$$

由最后一个矩阵可知 $R(A)=R(A,b)=3$,所以原方程组有唯一解. 继续对最后一个矩阵前三行所构成的矩阵施行行的初等变换:

$$\begin{bmatrix} 1 & 2 & -3 & 13 \\ 0 & 1 & -7 & 22 \\ 0 & 0 & 1 & -3 \end{bmatrix}$$

$$\xrightarrow[\substack{r_1+3r_3 \\ r_2+7r_3}]{} \begin{bmatrix} 1 & 2 & 0 & 4 \\ 0 & 1 & 0 & 1 \\ 0 & 0 & 1 & -3 \end{bmatrix}$$

$$\xrightarrow[\substack{r_1-2r_2}]{} \begin{bmatrix} 1 & 0 & 0 & 2 \\ 0 & 1 & 0 & 1 \\ 0 & 0 & 1 & -3 \end{bmatrix},$$

于是,原方程组的解为

$$\begin{cases} x_1=2, \\ x_2=1, \\ x_3=-3. \end{cases}$$

当非齐次线性方程组有唯一解时,也可利用逆矩阵来解方程组. 现举例说明如下:

例 8.5.7 用逆矩阵解方程组

$$\begin{cases} 2x_1 + 2x_2 + 3x_3 = 5, \\ x_1 - x_2 = 1, \\ -x_1 + 2x_2 + x_3 = -1. \end{cases}$$

解 $\boldsymbol{A} = \begin{bmatrix} 2 & 2 & 3 \\ 1 & -1 & 0 \\ -1 & 2 & 1 \end{bmatrix}, \boldsymbol{b} = \begin{bmatrix} 5 \\ 1 \\ -1 \end{bmatrix},$

由 $\boldsymbol{A}^{-1} = \begin{bmatrix} 1 & -4 & -3 \\ 1 & -5 & -3 \\ -1 & 6 & 4 \end{bmatrix},$

得 $\boldsymbol{X} = \boldsymbol{A}^{-1}\boldsymbol{b} = \begin{bmatrix} 1 & -4 & -3 \\ 1 & -5 & -3 \\ -1 & 6 & 4 \end{bmatrix} \begin{bmatrix} 5 \\ 1 \\ -1 \end{bmatrix} = \begin{bmatrix} 4 \\ 3 \\ -3 \end{bmatrix},$

即 $\begin{cases} x_1 = 4, \\ x_2 = 3, \\ x_3 = -3 \end{cases}$ 为方程组的唯一解.

习　题　八

1. 计算下列行列式的值:

(1) $\begin{vmatrix} 1 & 2 & 3 & 4 \\ -2 & 1 & -4 & 3 \\ 3 & -4 & -1 & 2 \\ 4 & 3 & -2 & -1 \end{vmatrix};$

(2) $\begin{vmatrix} 2 & 1 & 4 & 1 \\ 3 & -1 & 2 & 1 \\ 1 & 2 & 3 & 2 \\ 5 & 0 & 6 & 2 \end{vmatrix};$

(3) $\begin{vmatrix} 1 & 1 & 1 & 1 \\ 1 & 1+a & 1 & 1 \\ 1 & 1 & 1+b & 1 \\ 1 & 1 & 1 & 1+c \end{vmatrix};$

$(4)\begin{vmatrix} x & -1 & 0 & 0 \\ 0 & x & -1 & 0 \\ 0 & 0 & x & -1 \\ a_0 & a_1 & a_2 & x+a_3 \end{vmatrix}.$

2. 证明下列等式：

$(1)\begin{vmatrix} -ab & ac & ae \\ bd & -cd & ed \\ bf & cf & -ef \end{vmatrix}=4abcdef;$

$(2)\begin{vmatrix} a^2 & (a+1)^2 & (a+2)^2 & (a+3)^2 \\ b^2 & (b+1)^2 & (b+2)^2 & (b+3)^2 \\ c^2 & (c+1)^2 & (c+2)^2 & (c+3)^2 \\ d^2 & (d+1)^2 & (d+2)^2 & (d+3)^2 \end{vmatrix}=0.$

3. 解下列线性方程组：

$(1)\begin{cases} 2x_1-x_2+3x_3=3, \\ 3x_1+x_2-5x_3=0, \\ 4x_1-x_2+x_3=3; \end{cases}$

$(2)\begin{cases} 3x_1+2x_2 & =1, \\ x_1+3x_2+2x_3 & =0, \\ x_2+3x_3+2x_4 & =0, \\ x_3+3x_4 & =-2. \end{cases}$

4. 设 $\boldsymbol{A}=\begin{bmatrix} 1 & 0 & 2 \\ -1 & -2 & 3 \\ 3 & 1 & 2 \end{bmatrix}, \boldsymbol{B}=\begin{bmatrix} 1 & 2 & 0 \\ 2 & -1 & 1 \\ -1 & 2 & 0 \end{bmatrix}$，求：(1) $3\boldsymbol{A}+2\boldsymbol{B}$；(2) $\boldsymbol{A}'\boldsymbol{B}$；

(3) $\boldsymbol{B}'\boldsymbol{A}'$.

5. 计算下列矩阵的乘积：

$(1)\begin{bmatrix} 1 & 2 \\ 3 & 4 \end{bmatrix}\begin{bmatrix} 1 & -1 \\ 1 & 2 \end{bmatrix};$

$(2)\begin{bmatrix} 4 & 3 & 1 \\ 1 & -2 & 3 \\ 5 & 7 & 0 \end{bmatrix}\begin{bmatrix} 7 \\ 2 \\ 1 \end{bmatrix};$

$(3)\begin{bmatrix} 1 & -1 & 1 \\ 2 & 0 & 1 \\ 3 & 1 & -2 \\ -1 & 2 & 1 \end{bmatrix}\begin{bmatrix} 1 & 1 \\ 0 & 1 \\ 1 & 0 \end{bmatrix};$

(4) $\begin{bmatrix} x_1 & x_2 & x_3 \end{bmatrix} \begin{bmatrix} a_{11} & a_{12} & a_{13} \\ a_{21} & a_{22} & a_{23} \\ a_{31} & a_{32} & a_{33} \end{bmatrix} \begin{bmatrix} x_1 \\ x_2 \\ x_3 \end{bmatrix}$,其中 $a_{ij} = a_{ji}(i,j=1,2,3)$.

6. 根据矩阵乘法性质,说明下列矩阵恒等式是否成立,若不成立,指出成立的条件.

(1) $(A+B)^2 = A^2 + 2AB + B^2$;

(2) $A^2 - B^2 = (A+B)(A-B)$.

7. 计算矩阵乘积:

(1) $\begin{bmatrix} 1 & 1 & 0 \\ 0 & 1 & 0 \\ 0 & 0 & 1 \end{bmatrix}^n$;

(2) $\begin{bmatrix} \lambda & 1 & 0 \\ 0 & \lambda & 1 \\ 0 & 0 & \lambda \end{bmatrix}^n$ (n 为正整数,λ 为常数).

8. 求下列矩阵的秩:

(1) $\begin{bmatrix} 3 & 2 & -1 \\ 6 & 4 & -2 \\ 1 & 1 & 2 \end{bmatrix}$;

(2) $\begin{bmatrix} 1 & 1 & 1 & 1 & 1 \\ 3 & 2 & 1 & 0 & -3 \\ 0 & 1 & 2 & 3 & 6 \\ 5 & 4 & 3 & 2 & 6 \end{bmatrix}$.

9. 利用初等变换求下列矩阵的逆矩阵:

(1) $\begin{bmatrix} 2 & 1 & 7 \\ 5 & 3 & -1 \\ -4 & -3 & 2 \end{bmatrix}$;

(2) $\begin{bmatrix} 2 & 1 & 0 & 0 \\ 3 & 2 & 0 & 0 \\ 5 & 7 & 1 & 8 \\ -1 & -3 & -1 & -6 \end{bmatrix}$.

10. 利用初等变换,求下列方程组的解:

(1) $\begin{cases} 2x_1 + 3x_2 + 11x_3 + 5x_4 = 2, \\ x_1 + x_2 + 5x_3 + 2x_4 = 1, \\ 2x_1 + x_2 + 3x_3 + 2x_4 = -3, \\ x_1 + x_2 + 3x_3 + 4x_4 = -3; \end{cases}$

(2) $\begin{cases} 2x_1 - 4x_2 + 3x_3 + 4x_4 = -3, \\ 3x_1 - 2x_2 + 6x_3 + 5x_4 = -1, \\ 5x_1 + 8x_2 + 9x_3 + 3x_4 = 9, \\ x_1 - 10x_2 - 3x_3 - 7x_4 = 2. \end{cases}$

11. 按下列要求解线性方程组

$$\begin{cases} x_1 + 2x_2 + 3x_3 = 2, \\ x_1 + x_2 + x_3 = 0, \\ -3x_1 + x_2 + x_3 = 4. \end{cases}$$

(1) 用克莱姆法则；

(2) 用逆矩阵；

(3) 用初等变换.

12. 解线性方程组：

(1) $$\begin{cases} 3x_1 + x_2 - 8x_3 + 2x_4 + x_5 = 0, \\ 2x_1 - 2x_2 - 3x_3 - 7x_4 - 2x_5 = 0, \\ x_1 + 11x_2 - 12x_3 + 34x_4 - 5x_5 = 0, \\ x_1 - 5x_2 + 2x_3 - 16x_4 + 3x_5 = 0; \end{cases}$$

(2) $$\begin{cases} x_1 + x_2 - 3x_3 - x_4 = 1, \\ 3x_1 - x_2 - 3x_3 + 4x_4 = 4, \\ x_1 + 5x_2 - 9x_3 - 8x_4 = 0. \end{cases}$$

13. λ 为何值时，齐次线性方程组

$$\begin{cases} \lambda x_1 + x_2 + x_3 = 0, \\ x_1 + \lambda x_2 - x_3 = 0, \\ 2x_1 - x_2 + x_3 = 0 \end{cases}$$

有非零解.

14. l, m 取何值，方程组

$$\begin{cases} x_1 + 2x_2 + 3x_3 = 6, \\ 2x_1 + 3x_2 + x_3 = -1, \\ x_1 + x_2 + lx_3 = -7, \\ 3x_1 + 5x_2 + 4x_3 = m \end{cases}$$

(1) 无解；

(2) 有无穷多组解；

(3) 有唯一解.

第九章　模糊数学

现实生活中,有一些概念是很精确的,比如人的性别"男""女". 这些精确的概念,界限是很分明的. 然而,我们几乎时时必须和界限不分明的概念打交道,比如年轻人、高个子、发高热等. 这些概念的界限是模糊的,没有一个确定的边界,这样的概念称为模糊概念.

模糊数学是研究和处理用模糊概念来定义的现象,即称为模糊现象的规律性的一门新兴的数学分支. 它虽诞生时间不长,但已在信息处理、医药卫生、图像识别、矿产预测、气象预报、环境保护、产品评价、农业生产、企事业管理、社会服务以及心理、经济、生态、语言、体育等各个领域得到了广泛的应用.

医学中充满了模糊现象,模糊数学在医学中的应用已取得不少成果,而且发展前景十分好.

本章介绍有关模糊数学的一些基本理论和方法.

§9.1　普 通 集 合

一、普通集合的概念

人们在讨论一个具体的问题时,总是把议论的对象局限在某一个范围,这个范围称为论域,常用大写字母 X,Y 等表示. 把论域中的每一个对象称为元素,元素常用小写字母 x,y,a,b 等表示. 对于某论域 X,其中的一部分(或全部)元素的全体,称为论域 X 中的一个集合,常用大写字母 A,B,C 等表示. 例如,用 X 表示某医学院全体成员所组成的论域,那么该学院的每一个成员是 X 中的一个元素,用 A 表示该学院中的全体教师,那么 A 即是 X 中的一个集合.

集合中所含元素的个数有限时,称为有限集;个数无限时,称为无限集.

对于集合,有下面三种常用的表示方法:

(1) 列举法

把集合中的元素全部列举出来,并用花括号括起来,这种表示集合的方法称为列举法. 如:

$$A = \{1,3,5,7,9\},$$

$$B = \{1,2,3,4,\cdots\}$$

就表示论域 X "全体整数"中的两个集合.

(2) 描述法

详细地说明一个元素属于某集合的条件,这种表示集合的方法称为描述法,也就是给出一个条件 $P(x)$,当且仅当一个元素使这个条件 $P(x)$ 成立时,该元素才属于该集合. 例如,

$$A = \{x \mid P(x)\},$$

即表示 A 是这样的集合,其中的元素 x 应使条件 $P(x)$ 成立. 反之,如果某一元素 x 使条件 $P(x)$ 成立了,那么这个元素 x 就是 A 中的元素. 那么上述两个集合就可表示为

$$A = \{x \mid x \text{ 为奇数且 } 1 \leqslant x \leqslant 9\},$$

$$B = \{x \mid x \text{ 是正整数}\}.$$

(3) 特征函数法

对于论域 X 中的任意一个元素 x 和任意一个集合 A,x 和 A 的关系只有两种:要么 x 是 A 中的元素,称为 x 属于 A,记作 $x \in A$;要么 x 不是 A 中的元素,称为 x 不属于 A,记作 $x \bar{\in} A$. 非此即彼,两者必居其一.

我们用一个数学式子

$$\mu_A(x) = \begin{cases} 1, & \text{当 } x \in A, \\ 0, & \text{当 } x \bar{\in} A \end{cases}$$

来表示论域 X 中的元素和 A 的这种关系,即定义了论域 X 上的一个函数,它的取值仅为 0 或 1. 对于论域中的某一个元素 x,如果函数值取 1,那么该元素 $x \in A$,表示 x 属于 A 的程度,称为隶属程度为 1;如果函数值取 0,那么表示 x 对 A 的隶属程度为 0,该元素 $x \bar{\in} A$. 反之,如果 $x \in A$,那么函数值为 1;如果 $x \bar{\in} A$,那么函数值为 0. 这样论域中的每一个元素 x 和集合 A 的关系就可以完全由函数 $\mu_A(x)$ 确定,我们就可以用这个函数 $\mu_A(x)$ 来描述集合 A,这个函数称为集合 A 的特征函数. 这种表示集合的方法称为特征函数法.

例如,上述集合 A, B 的特征函数分别为

$$\mu_A(x) = \begin{cases} 1, & x = 1, 3, 5, 7, 9 \text{ 时}, \\ 0, & x \text{ 为其他整数时}, \end{cases}$$

$$\mu_B(x) = \begin{cases} 1, & x \text{ 为正整数时}, \\ 0, & x \text{ 为 } 0 \text{ 或负整数时}. \end{cases}$$

二、普通集合的运算

1. 集合的包含和相等

设 A,B 为论域 X 上的两个集合,如果 A 的每一个元素都是 B 的元素,即若 $x \in A$,就有 $x \in B$,那么称 A 包含于 B 或 B 包含 A,记作 $A \subseteq B$ 或 $B \supseteq A$,也称 A 为 B 的子集,常用图 9-1 来表示这种关系.

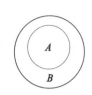

图 9-1

我们把论域的全体称为全集. 显然,每一个集合都是全集的子集.

如果 $A \subseteq B$ 且 $B \subseteq A$,即 A 和 B 具有完全相同的元素,那么称 A 和 B 相等,记作 $A = B$.

2. 集合的并

设 A,B 为论域 X 上的两个集合,定义集合 $\{x \mid x \in A \text{ 或 } x \in B\}$ 为 A 和 B 的并集,记作 $A \bigcup B$,即

$$A \bigcup B = \{x \mid x \in A \text{ 或 } x \in B\}.$$

这个定义说明,A 和 B 的并集包含了一切属于 A 或属于 B 的元素. 我们常用图 9-2 来表示这种关系. 例如,

$$A = \{a,b,c,d\},$$

$$B = \{c,d,e,f\},$$

那么 $A \bigcup B = \{a,b,c,d,e,f\}.$

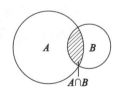

图 9-2

求集合并的运算,也称为求和运算或加法.

3. 集合的交

设 A,B 为论域 X 上的两个集合,定义集合 $\{x \mid x \in A \text{ 且 } x \in B\}$ 为 A 和 B 的交集,记作 $A \bigcap B$,即

$$A \bigcap B = \{x \mid x \in A \text{ 且 } x \in B\}.$$

这个定义说明,A 和 B 的交集包含的元素必定是同时属于集合 A 和集合 B 的元素,即是由集合 A 和集合 B 的公共元素组成的. 我们常用图 9-3 来表示这种关系. 例如,

$$A = \{a,b,c,d\},$$

$$B = \{c,d,e,f\},$$

那么 $A \bigcap B = \{c,d\}.$

我们把不包含任何元素的集合称为空集,用 Ø 来表示.显然,当 A 和 B 没有公共元素时, $A \bigcap B = Ø$,称为 A 和 B 不相交.

4. 集合的差

设 A,B 为论域 X 上的两个集合,定义集合 $\{x \mid x \in A \text{ 且 } x \not\in B\}$ 为 A 和 B 的差集,记作 $A - B$,即

$$A - B = \{x \mid x \in A \text{ 且 } x \not\in B\}.$$

这个定义说明, A 和 B 的差集包含了那些属于集合 A 而不属于集合 B 的元素.我们常用图 9-4 来表示这种关系.例如,

$$A = \{a, b, c, d\},$$

$$B = \{c, d, e, f\},$$

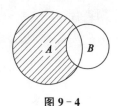

图 9-4

那么 $A - B = \{a, b\}$.

我们把全集 X 和 A 的差集 $X - A$ 称为 A 的补集,记作 $\overline{A}$,即

$$\overline{A} = \{x \mid x \in X \text{ 且 } x \not\in A\}.$$

这个定义说明, A 的补集所包含的是论域 X 中不属于 A 的元素.我们常用图 9-5 来表示这种关系.例如,

$$X = \{a, b, c, d, e, f, g\},$$

$$A = \{a, b, c, d\},$$

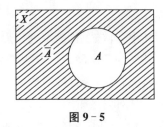

图 9-5

那么 $\overline{A} = \{e, f, g\}$.

§9.2 模 糊 集 合

一、模糊集和隶属函数

对普通集合来说,论域中的每一个元素和它的关系只有两种,要么属于它,要么不属于它,非此即彼没有其他的情况,我们可以用取值仅为 0 或 1 的特征函数来表示它.因而普通集合具有界限分明的特点,可以表达一些精确的,即界限分明的概念.但是这种非此即彼的关系对很多实际问题来说是不尽相符的,比如考虑论域 $X = \{a, b, c, d, e\}$(由五个图形组成,见图 9-6),"圆"的集合为 A.因 a 是一个标准圆,当然无争议地属于集合 A,对 A 的隶属程度为 1,即 100%. e 是一个正方形,可以认为它当然不属于 A,对 A 的隶属程度为 0.这些是容易判别的,那么对其他的三个图形 b, c, d 如何判别呢?比如说对半圆 c 怎样判别呢?显然,说半圆 c 就

是一个圆,即对 A 的隶属程度为 1,或说半圆完全不是圆,和圆毫不相关,即对 A 的隶属程度为 0,都不尽合理.不如说它隶属于"圆"的程度是 50% 更加符合实际.对于 b,d 也应如此考虑,比如说认为 b 隶属于"圆"的程度为 75%,d 隶属于"圆"的程度是 25%.可见,为了能更确切更合理地刻画"圆"这个集合,应该把隶属程度由普通集合中仅取"0"或"1"这两个数值推广到可以取实数区间 $[0,1]$ 中的任何一个数值.因而,我们看到,在讨论论域中这样一种界限不分明的集合时,应该考虑的是论域中的每一个元素对这个集合隶属的程度.这样,就将普通集合推广到所谓的模糊集合.

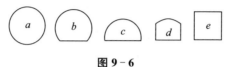

图 9-6

模糊集的定义如下:

定义 9.1　如果对论域 X 中的每一个元素 x,都规定了 $[0,1]$ 中的一个实数 $\mu_A(x)$,那么我们就在 X 上得到了一个模糊集(或称为模糊子集)

$$A = \left\{ \frac{\mu_A(x)}{x} \middle| x \in X \right\},$$

其中 $\mu_A(x)$ 称为 A 的隶属函数.

"A"这种表示方法是为了区别于普通集合 A,如果没有特别的需要,今后将省略标志"~",直接写成 A.

对论域中的某一元素 x,$\mu_A(x)$ 即表示 x 属于 A 的程度,称为 A 的隶属度,$\mu_A(x)$ 的值越接近于 1,即表示元素 x 属于 A 的程度越大.

模糊集的表示方法如下:

(1) 当 X 是有限集 $\{x_1, x_2, \cdots, x_n\}$ 时,X 上的模糊集 A 可表示为

$$A = \frac{\mu_A(x_1)}{x_1} + \frac{\mu_A(x_2)}{x_2} + \cdots + \frac{\mu_A(x_n)}{x_n},$$

这种表示法称为单点表示法,其中隶属度为 0 的可省略不写.也可表示为

$$A = (\mu_A(x_1), \mu_A(x_2), \cdots, \mu_A(x_n)),$$

这种表示方法称为向量表示法,这种向量称为模糊向量.还可表示为

$$A = \{(x_1, \mu_A(x_1)), (x_2, \mu_A(x_2)), \cdots, (x_n, \mu_A(x_n))\},$$

这种表示法称为序偶表示法.

(2) 当 X 是无限集时,X 上的模糊集 A 可表示为

$$A = \int_X \frac{\mu_A(x)}{x}.$$

在模糊集的表达式中,"+"或"$\int$"符号并不表示"加"或"积分"运算,仅表示元素的并列.分数线也不代表除法,分数线下面是元素,上面是相应的隶属度,分数线只是把元素和隶属度隔离开.

例 9.2.1　图 9-6 中五个图形组成的论域 $X = \{a, b, c, d, e\}$ 中,"圆"的集合 A 是 X 上的一个模糊集,规定 $\mu_A(a) = 1, \mu_A(b) = 0.75, \mu_A(c) = 0.5, \mu_A(d) = 0.25, \mu_A(e) = 0$,那么

$$A = \frac{1}{a} + \frac{0.75}{b} + \frac{0.5}{c} + \frac{0.25}{d} + \frac{0}{e}$$
$$= \frac{1}{a} + \frac{0.75}{b} + \frac{0.5}{c} + \frac{0.25}{d},$$

也可表示为

$$A = (1, 0.75, 0.5, 0.25, 0),$$

还可表示为

$$A = \{(a, 1), (b, 0.75), (c, 0.5), (d, 0.25), (e, 0)\}.$$

例 9.2.2　设 $X = \{1, 2, 3, 4\}$,那么"小的数"组成的集合 A 是 X 上的一个模糊集.

元素 1 是 X 中最小的,认为它是 100% 的"小的数",完全属于这个集合,则 $\mu_A(1) = 1$.

元素 4 是 X 中最大的,不算"小的数",不属于这个集合,则 $\mu_A(4) = 0$.

元素 2"也还小"或算"八成小",即认为它 80% 是"小的数",则 $\mu_A(2) = 0.8$.

元素 3"不是最大"或算"二成小",即认为它 20% 是"小的数",则 $\mu_A(3) = 0.2$.那么

$$A = \frac{1}{1} + \frac{0.8}{2} + \frac{0.2}{3} + \frac{0}{4} = \frac{1}{1} + \frac{0.8}{2} + \frac{0.2}{3}.$$

例 9.2.3　设 $X = [0, 100]$(论域为年龄从 0 到 100 岁),那么"年轻""年老"都是 X 上的模糊集,分别用 A 和 B 来表示,隶属函数定义为

$$\mu_A(x) = \begin{cases} 1, & 0 \leqslant x \leqslant 25, \\ \dfrac{1}{1 + \left(\dfrac{x-25}{5}\right)^2}, & 25 < x \leqslant 100, \end{cases}$$

$$\mu_B(x) = \begin{cases} 0, & 0 \leqslant x \leqslant 50, \\ \dfrac{1}{1 + \left(\dfrac{x-50}{5}\right)^{-2}}, & 50 < x \leqslant 100, \end{cases}$$

其图形如图 9－7 所示.

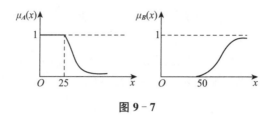

图 9－7

由图可见，按照这样定义的隶属函数，当 x 不超过 25 岁时，$\mu_A(x)=1$，即认为不超过 25 岁是标准的年轻，100% 属于"年轻"，超过 25 岁随年龄的增大，对于"年轻"的隶属度越来越小. 比如 $\mu_A(40)=0.1$，即认为年龄为 40 岁时，属于"年轻"的程度只有 10%.

对模糊集 B 来说，当 X 不超过 50 岁时，$\mu_B(x)=0$，即不超过 50 岁不算"年老"，超过 50 岁，随着年龄的增大，对于"年老"的隶属度越来越大. 比如 $\mu_B(70)=0.94$，即认为年龄为 70 岁时，属于"年老"的程度为 94%.

由以上叙述可知，隶属函数是模糊集合建立的基础，如何确定一个模糊集的隶属函数呢？实践中确定隶属函数的方法是多种多样的，没有统一的模式. 对同一个模糊集，往往可以确定出不同的隶属函数. 比如例 9.2.2 中的隶属函数如果取成

$$\mu_A(x)=\begin{cases} 1, & x=1, \\ \dfrac{2}{3}, & x=2, \\ \dfrac{1}{3}, & x=3, \\ 0, & x=4 \end{cases}$$

也是无可非议的. 在隶属函数的确定中，确实也包含着人的主观意志，其中包含某种心理过程. 因而，在具体确定一个模糊集的隶属函数的时候，应对所研究的问题有比较深刻的理解，以使选取的隶属函数尽可能合理、客观. 当然，这当中也需要一定的技巧. 读者如有兴趣，请查阅一些模糊数学的专著. 判别隶属函数优劣的标准，要看其是不是符合实际，由客观实践的效果加以检验和修正.

二、模糊集的运算

1. 模糊集的包含和相等

设 A，B 是论域 X 上的两个模糊集，若对于 X 中的每一个元素，都有 $\mu_A(x)\geqslant\mu_B(x)$，那么称 A 包含 B，记作 $A\supseteq B$.

如果 $A\supseteq B$ 且 $B\supseteq A$，即对于 X 中的每一个元素 x，都有 $\mu_A(x)=\mu_B(x)$，那

么称 A 和 B 相等,记作 $A = B$.

2. 模糊集的并

设 A, B 是论域 X 上的两个模糊集,那么 A 和 B 的并集 $A \bigcup B$ 也是 X 上的模糊集,其隶属函数定义为:对 X 中的所有 x,有

$$\mu_{A \cup B}(x) = \max\{\mu_A(x), \mu_B(x)\} = \mu_A(x) \bigvee \mu_B(x),$$

其中"$\bigvee$"表示在两个数中取大的.

3. 模糊集的交集

设 A, B 是论域 X 上的两个模糊集,那么 A 和 B 的交集 $A \bigcap B$ 也是 X 上的模糊集,其隶属函数定义为:对 X 中的所有 x,有

$$\mu_{A \cap B}(x) = \min\{\mu_A(x), \mu_B(x)\} = \mu_A(x) \bigwedge \mu_B(x),$$

其中"$\bigwedge$"表示在两个数中取小的.

4. 模糊集的补集

设 A 是论域 X 上的模糊集,那么 A 的补集 $\bar{A}$ 也是 X 上的模糊集,其隶属函数定义为:对 X 中的所有 x,有

$$\mu_{\bar{A}}(x) = 1 - \mu_A(x).$$

例 9.2.4 设 $X = \{$张,王,李,赵$\}$,"圆面孔"的人是 X 上的一个模糊集,记为 A;"高个子"的人也是 X 上的一个模糊集,记为 B. 又设

$$A = \{圆面孔\} = \frac{0.8}{张} + \frac{0.5}{王} + \frac{0.3}{李} + \frac{0.1}{赵},$$

$$B = \{高个子\} = \frac{0.6}{张} + \frac{0.3}{王} + \frac{0.9}{李} + \frac{0.5}{赵},$$

那么 $\quad A \bigcup B = \{圆面孔或高个子\}$

$$= \frac{0.8 \bigvee 0.6}{张} + \frac{0.5 \bigvee 0.3}{王} + \frac{0.3 \bigvee 0.9}{李} + \frac{0.1 \bigvee 0.5}{赵}$$

$$= \frac{0.8}{张} + \frac{0.5}{王} + \frac{0.9}{李} + \frac{0.5}{赵},$$

$A \bigcap B = \{圆面孔且高个子\}$

$$= \frac{0.8 \bigwedge 0.6}{张} + \frac{0.5 \bigwedge 0.3}{王} + \frac{0.3 \bigwedge 0.9}{李} + \frac{0.1 \bigwedge 0.5}{赵}$$

$$= \frac{0.6}{张} + \frac{0.3}{王} + \frac{0.3}{李} + \frac{0.1}{赵},$$

$\bar{A} = \{非圆面孔\}$

$$=\frac{1-0.8}{张}+\frac{1-0.5}{王}+\frac{1-0.3}{李}+\frac{1-0.1}{赵}$$

$$=\frac{0.2}{张}+\frac{0.5}{王}+\frac{0.7}{李}+\frac{0.9}{赵}.$$

由定义易证,模糊集的运算满足以下性质:

(1) 交换律

$$A \bigcup B = B \bigcup A, A \bigcap B = B \bigcap A;$$

(2) 结合律

$$A \bigcup (B \bigcup C) = (A \bigcup B) \bigcup C,$$

$$A \bigcap (B \bigcap C) = (A \bigcap B) \bigcap C;$$

(3) 分配律

$$A \bigcup (B \bigcap C) = (A \bigcup B) \bigcap (A \bigcup C),$$

$$A \bigcap (B \bigcup C) = (A \bigcap B) \bigcup (A \bigcap C);$$

(4) 对偶律

$$\overline{A \bigcup B} = \overline{A} \bigcap \overline{B},$$

$$\overline{A \bigcap B} = \overline{A} \bigcup \overline{B}.$$

这些运算规律在普通集合的运算中也是适用的.

三、模糊集的 λ - 截集

由模糊集的定义可知,对一个模糊集来说,论域中的每一个元素,我们考虑的是它属于这个集合的程度,即隶属度. 比如"年轻"是一个模糊集,按照某种隶属函数,我们说一位 28 岁的人属于"年轻"的程度为 70%. 这句话虽然没错,但听起来很别扭,在日常生活中也没有人会这样讲,而是我们每个人都会根据这个人的年龄等特征做出是否"年轻"的判断.

事实上,对于很多模糊现象,在实际中往往需要我们做出不模糊的判决,因而要有一座桥梁能把模糊集和普通集合沟通起来. 而在普通集合中,只有当隶属程度为 1,即 $\mu_A(x)=1$ 时,才把 x 看作是属于 A 的元素. 对模糊集来说,这样的标准太高了,我们把标准降低一些,将 1 改成 [0,1] 区间中的某一个数 λ. 认为当 $\mu_A(x) \geqslant \lambda$ 时,就判决 x 是 A 中的元素. 比如对"年轻"这个模糊集,当我们取 $\lambda=60\%$ 时,即隶属度不小于 60% 的,就认为是"年轻",那么在这种意义下,我们就可以认为 28 岁

的人是"年轻"的.

这样,对于模糊集 A,对应于每一个 $\lambda:0\leqslant\lambda\leqslant1$,都能从论域 X 中确定一个普通集合,记为 A_λ,即

$$A_\lambda = \{x \mid \mu_A(x) \geqslant \lambda\},$$

称 A_λ 为 A 的 λ - 截集.

对 X 中的每一个元素 x,当 $\mu_A(x)\geqslant\lambda$ 时,$x\in A_\lambda$;当 $\mu_A(x)<\lambda$ 时,$x\overline{\in}A_\lambda$.

例 9.2.5 设 $A=\dfrac{0.9}{x_1}+\dfrac{0.35}{x_2}+\dfrac{0.78}{x_3}+\dfrac{0.85}{x_4}+\dfrac{0.96}{x_5}$.

取 $\lambda_2=0.8$,满足 $\mu_A(x)\geqslant0.8$ 的元素全体为 x_1,x_4,x_5,因而 $A_{0.8}=\{x_1,x_4,x_5\}$.

取 $\lambda_1=0.6$,满足 $\mu_A(x)\geqslant0.6$ 的元素全体为 x_1,x_3,x_4,x_5,因而 $A_{0.6}=\{x_1,x_3,x_4,x_5\}$.

显然,当 $\lambda_1\leqslant\lambda_2$ 时,有 $A_{\lambda1}\supseteq A_{\lambda2}$.

当 λ 值取得越小时,A_λ 包含的元素越多;λ 值取得越大时,A_λ 包含的元素越少.λ 从 1 减小到 0 时,A_λ 逐渐扩大,最后变为整个的 X,即 $A_0=X$.这种按 λ 值选元素组成新集合的过程,实际上是一种分类过程.

模糊集的截集具有以下性质:

(1) $(A\bigcup B)_\lambda=A_\lambda\bigcup B_\lambda$;

(2) $(A\bigcap B)_\lambda=A_\lambda\bigcap B_\lambda$.

§9.3 模 糊 关 系

一、模糊关系的概念

关系是一个很普遍的概念.我们几乎每天都在使用"关系"这个名词,例如:同事关系、师生关系、函数关系、大小关系等.这些直观的概念,都从不同的侧面表示了事物之间的联系.

什么叫做关系呢? 在数学上我们是怎样定义的呢?

首先给出直积的概念.

设 X 和 Y 是两个普通集合.在 X 中取出一个元素 x,Y 中取出一个元素 y,组成一个配对 (x,y),称为二元有序配对.它们的顺序是不能改变的,一般来说,(x,y) 和 (y,x) 是两回事.所有这样的有序配对组成一个集合,称为 X 和 Y 的直积,记作 $X\times Y$,即

$$X \times Y = \{(x,y) \mid x \in X, y \in Y\}$$

把 $X \times Y$ 看作论域,那么 $X \times Y$ 上的一个集合 R 称为 X 到 Y 的一个二元关系,简称关系.

例 9.3.1 设 $X = \{0,1,2\}$,$Y = \{3,4\}$,把 X 中的每一元素和 Y 中的每一元素不加限制地搭配起来,所有这样的数对即构成

$$X \times Y = \{(0,3),(0,4),(1,3),(1,4),(2,3),(2,4)\}.$$

如果对 X 中的元素和 Y 中的元素的搭配加以某种限制,比如要求有序数对 (x,y) 中 y 是 x 的整数倍,这样就得到了 $X \times Y$ 上的一个集合 R,$R \subset X \times Y$,则

$$R = \{(1,3),(1,4),(2,4)\}$$

即是 X 到 Y 的一个关系,表示了 Y 中的元素是 X 中元素的整数倍这样一种关系.

可见,直积 $X \times Y$ 是集合 X 和集合 Y 的元素之间的无约束的搭配,而所谓关系是两个集合元素之间的一种有约束的搭配,描述了两个元素之间关系的有无. 两个元素之间要么有这种关系,具有这种关系的程度为 $1(100\%)$;要么一点也不具有这种关系,具有这种关系的程度为 0. 例如上例中,$(1,4) \in R$,即表示 4 和 1 之间有整数倍的关系,具有关系 R 的程度为 1. 而 $(2,3) \notin R$,即表示 3 不是 2 的整数倍,3 和 2 之间没有整数倍的关系,具有关系 R 的程度为 0.

对于 $X \times Y$ 中任意元素 (x,y),若 $(x,y) \in R$,则表示 x 和 y 具有关系 R,记作 xRy;若 $(x,y) \notin R$,则表示 x 和 y 不具有关系 R,记作 $x\overline{R}y$.

对上例这一关系 R 可用表格来表示,见表 $9-1$.

表 9 - 1

R \ Y / X	3	4
0	0	0
1	1	1
2	0	1

其中数值为 1 的表示 $(x,y) \in R$,数值为 0 的表示 $(x,y) \notin R$. 也可更简洁地表示为矩阵形式

$$R = \begin{bmatrix} 0 & 0 \\ 1 & 1 \\ 0 & 1 \end{bmatrix},$$

这样的矩阵称为关系矩阵,其中的元素仅取 0 或 1.

实际上,以上表格和矩阵中的数字 1 和 0,即表示了相应两个元素具有关系 $\mathbf{R}$ 的程度.

然而,很多事物之间的"关系"不是简单地用有或无所能表达的,即对事物之间具有这种关系的程度不是仅用 1 或 0 这两个数字所能表达的.

比如对人与人之间"了解"这样一种关系,我们常常这样来描述,如"我很了解他""我对他比较了解""我对他了解一些""我根本不了解他"等.

像这样的"关系"只用表示有无的普通关系来描述,即对 $\mathbf{X} \times \mathbf{Y}$ 中的任一元素 (x, y) 仅对应数字 1 或 0,即仅用 1 和 0 来表示 x 和 y 具有这种关系的程度就不恰当了,而应该取 $[0, 1]$ 中的一个数字来对应 (x, y),这个数字即表示 x 和 y 具有这种关系的多少. 按照模糊集合的定义,实际上就在 $\mathbf{X} \times \mathbf{Y}$ 上建立了一个模糊集合. 这样类似于把普通集合推广到模糊集合,就把普通的关系推广到模糊关系. 模糊关系实际上是一种模糊集合.

定义 9.2 设 $\mathbf{X}$ 和 $\mathbf{Y}$ 是两个集合,以 $\mathbf{X} \times \mathbf{Y}$ 为论域的模糊集合 $\underset{\sim}{\mathbf{R}}$ 为 $\mathbf{X}$ 和 $\mathbf{Y}$ 的一个模糊关系,$\mathbf{R}$ 可表示为

$$\underset{\sim}{\mathbf{R}} = \left\{ \frac{\mu_{\underset{\sim}{\mathbf{R}}}(x, y)}{(x, y)} \mid x \in \mathbf{X}, y \in \mathbf{Y} \right\},$$

其中隶属度 $\mu_{\underset{\sim}{\mathbf{R}}}(x, y)$ 刻画了 x 和 y 具有关系 $\underset{\sim}{\mathbf{R}}$ 的多少.

例如,$\underset{\sim}{\mathbf{R}}$ 为"了解"这一模糊关系,那么 $\mu_{\underset{\sim}{\mathbf{R}}}(x_1, y_1) = 0.1$ 可理解为 x_1 基本上不了解 y_1,或者说 x_1 对 y_1 只有一点点了解;而 $\mu_{\underset{\sim}{\mathbf{R}}}(x_2, y_2) = 0.9$ 则表示 x_2 对 y_2 很了解.

我们把 $\mathbf{X}$ 到 $\mathbf{X}$ 的模糊关系称为 $\mathbf{X}$ 上的模糊关系.

$\underset{\sim}{\mathbf{R}}$ 这种表示方法是为了区别于普通关系 $\mathbf{R}$,如果没有特别的需要,今后也将省略标志"$\sim$",直接写成 $\mathbf{R}$.

例 9.3.2 设 $\mathbf{X} = \{1, 2, 3\}$,$\mathbf{Y} = \{1, 2, 3, 4, 5\}$,那么"$x$ 比 y 小得多"的关系 $\mathbf{R}$ 是 $\mathbf{X}$ 到 $\mathbf{Y}$ 的一个模糊关系. 规定

$$\mu_{\mathbf{R}}(1, 3) = \mu_{\mathbf{R}}(2, 4) = \mu_{\mathbf{R}}(3, 5) = 0.5,$$

$$\mu_{\mathbf{R}}(1, 4) = \mu_{\mathbf{R}}(2, 5) = 0.8,$$

$$\mu_{\mathbf{R}}(1, 5) = 1,$$

其他的 $\mu_{\mathbf{R}}(x, y) = 0$,则

$$\mathbf{R} = \frac{0.5}{(1, 3)} + \frac{0.8}{(1, 4)} + \frac{1}{(1, 5)} + \frac{0.5}{(2, 4)} + \frac{0.8}{(2, 5)} + \frac{0.5}{(3, 5)}.$$

例 9.3.3 医学上用

$$体重(千克) = 身高(厘米) - 100$$

来表示人的标准体重.

对于"非标准"的情况,应描述出其接近标准的程度. 为简单起见,设

$$身高集 \boldsymbol{X} = \{140, 150, 160, 170, 180\},$$

$$体重集 \boldsymbol{Y} = \{40, 50, 60, 70, 80\},$$

那么,身高和体重接近标准的程度这一模糊关系 $\boldsymbol{R}$ 可规定如表 9-2 所示.

表 9-2

$\mu_R(x, y)$ Y/千克 X/厘米	40	50	60	70	80
140	1	0.8	0.2	0.1	0
150	0.8	1	0.8	0.2	0.1
160	0.2	0.8	1	0.8	0.2
170	0.1	0.2	0.8	1	0.8
180	0	0.1	0.2	0.8	1

二、模糊矩阵及运算

当 $\boldsymbol{X}$ 和 $\boldsymbol{Y}$ 都是有限集时,$\boldsymbol{X} = \{x_1, x_2, \cdots, x_m\}$,$\boldsymbol{Y} = \{y_1, y_2, \cdots, y_n\}$,那么 $\boldsymbol{X}$ 到 $\boldsymbol{Y}$ 的模糊关系,即 $\boldsymbol{X} \times \boldsymbol{Y}$ 的模糊集合 $\boldsymbol{R}$ 可用矩阵

$$\begin{bmatrix} \mu_R(x_1, y_1) & \mu_R(x_1, y_2) & \cdots & \mu_R(x_1, y_n) \\ \mu_R(x_2, y_1) & \mu_R(x_2, y_2) & \cdots & \mu_R(x_2, y_n) \\ \vdots & \vdots & & \vdots \\ \mu_R(x_m, y_1) & \mu_R(x_m, y_2) & \cdots & \mu_R(x_m, y_n) \end{bmatrix}$$

来表示,其中的每个元素 $\mu_R(x_i, y_j)$ $(i = 1, 2, \cdots, m; j = 1, 2, \cdots, n)$ 都是 $[0, 1]$ 中的一个数. 这样的矩阵称为模糊矩阵,也记为 $\boldsymbol{R}$.

例如,例 9.3.3 中身高和体重的模糊关系就可以用模糊矩阵

$$\boldsymbol{R} = \begin{bmatrix} 1 & 0.8 & 0.2 & 0.1 & 0 \\ 0.8 & 1 & 0.8 & 0.2 & 0.1 \\ 0.2 & 0.8 & 1 & 0.8 & 0.2 \\ 0.1 & 0.2 & 0.8 & 1 & 0.8 \\ 0 & 0.1 & 0.2 & 0.8 & 1 \end{bmatrix}$$

来表示.

事实上,对于模糊关系,往往也需要做出不模糊的判决.而在普通关系中,仅当 $\mu_R(x,y)=1$ 时,才认为 x 和 y 具有关系 R.而对模糊关系 R,这样的标准太高了.我们把标准降低一些,将 1 改为[0,1]中的某一个数 λ,即认为只要 $\mu_R(x,y) \geqslant \lambda$,即认为 x 和 y 具有关系 R.

当模糊关系用模糊矩阵 R 来表示时,设 λ 为[0,1]中的一个数,类似于模糊集合的 λ-截集,把模糊矩阵 R 中凡元素 $\mu_R(x_i,y_j) \geqslant \lambda$ 的改为 1,其他的改为 0,这样,就把模糊矩阵变成普通的关系矩阵,模糊关系也就变成了普通的关系.这样的矩阵称为 R 的 λ-截矩阵,记作 R_λ.

例如,对上述矩阵 R,取 $\lambda=0.8$,得到

$$
R_{0.8}=\begin{bmatrix} 1 & 1 & 0 & 0 & 0 \\ 1 & 1 & 1 & 0 & 0 \\ 0 & 1 & 1 & 1 & 0 \\ 0 & 0 & 1 & 1 & 1 \\ 0 & 0 & 0 & 1 & 1 \end{bmatrix};
$$

取 $\lambda=0.2$,得到

$$
R_{0.2}=\begin{bmatrix} 1 & 1 & 1 & 0 & 0 \\ 1 & 1 & 1 & 1 & 0 \\ 1 & 1 & 1 & 1 & 1 \\ 0 & 1 & 1 & 1 & 1 \\ 0 & 0 & 1 & 1 & 1 \end{bmatrix}.
$$

模糊矩阵有下列基本运算:

1. 包含和相等

设 $A=(a_{ij})_{m \times n}$,$B=(b_{ij})_{m \times n}$,若 $a_{ij} \leqslant b_{ij}(i=1,2,\cdots,m;j=1,2,\cdots,n)$ 对所有的 i,j 都成立,则称 B 包含 A,记作 $A \subseteq B$.

若 $A \subseteq B$ 且 $B \subseteq A$,即 $a_{ij}=b_{ij}$ 对所有的 i,j 都成立,则称 A 和 B 相等,记作 $A=B$.

2. 模糊矩阵的并

设 $A=(a_{ij})_{m \times n}$,$B=(b_{ij})_{m \times n}$,那么 A 和 B 的并为

$$
A \bigcup B=(a_{ij} \vee b_{ij})_{m \times n},
$$

即两个模糊矩阵求并时,在对应元素之间做取大运算,结果仍是一个模糊矩阵.

3. 模糊矩阵的交

设 $A=(a_{ij})_{m\times n}$，$B=(b_{ij})_{m\times n}$，那么 A 和 B 的交为

$$A \bigcap B=(a_{ij} \wedge b_{ij})_{m\times n},$$

即两个模糊矩阵求交时，在对应元素之间做取小运算，结果仍是一个模糊矩阵.

4. 模糊矩阵的补

设 $A=(a_{ij})_{m\times n}$，那么 A 的补为

$$\bar{A}=(1-a_{ij})_{m\times n},$$

即模糊矩阵的补仍是一个模糊矩阵，其元素为 1 和原矩阵的对应元素的差.

例 9.3.4 设

$$A=\begin{bmatrix} 0.8 & 0.3 \\ 0.4 & 0.2 \end{bmatrix}, \qquad B=\begin{bmatrix} 0.7 & 0.5 \\ 0.3 & 0.6 \end{bmatrix},$$

那么

$$A \bigcup B=\begin{bmatrix} 0.8 \vee 0.7 & 0.3 \vee 0.5 \\ 0.4 \vee 0.3 & 0.2 \vee 0.6 \end{bmatrix}=\begin{bmatrix} 0.8 & 0.5 \\ 0.4 & 0.6 \end{bmatrix},$$

$$A \bigcap B=\begin{bmatrix} 0.8 \wedge 0.7 & 0.3 \wedge 0.5 \\ 0.4 \wedge 0.3 & 0.2 \wedge 0.6 \end{bmatrix}=\begin{bmatrix} 0.7 & 0.3 \\ 0.3 & 0.2 \end{bmatrix},$$

$$\bar{A}=\begin{bmatrix} 1-0.8 & 1-0.3 \\ 1-0.4 & 1-0.2 \end{bmatrix}=\begin{bmatrix} 0.2 & 0.7 \\ 0.6 & 0.8 \end{bmatrix}.$$

5. 模糊矩阵的合成

设 $A=(a_{ik})_{m\times n}$ 表示 X 到 Y 的模糊关系，$B=(b_{kj})_{n\times s}$ 表示 Y 到 Z 的模糊关系，那么 A 和 B 的合成 $C=A \circ B$ 表示 X 到 Z 的模糊关系. 这里 $C=(c_{ij})_{m\times s}$，即 C 的行数和 A 的行数相同，C 的列数和 B 的列数相同，而 A 的列数必须等于 B 的行数. 其中

$$c_{ij}=\max_{1\leqslant k\leqslant n}\{\min\{a_{ik},b_{kj}\}\}$$

$$=\bigvee_{k=1}^{n}(a_{ik} \wedge b_{kj}) \quad \{i=1,2,\cdots,m;j=1,2,\cdots,s\},$$

即模糊矩阵的合成运算类似于普通矩阵的乘法运算，其区别是把两元素的相乘换成取小运算，把相加换成取大运算.

例 9.3.5 设

$$A=\begin{bmatrix} 0.4 & 0.7 \\ 0.6 & 0.1 \end{bmatrix}, \qquad B=\begin{bmatrix} 0.3 & 0.5 \\ 0.4 & 0.8 \end{bmatrix},$$

那么

$$A \circ B = \begin{bmatrix} (0.4 \wedge 0.3) \vee (0.7 \wedge 0.4) & (0.4 \wedge 0.5) \vee (0.7 \wedge 0.8) \\ (0.6 \wedge 0.3) \vee (0.1 \wedge 0.4) & (0.6 \wedge 0.5) \vee (0.1 \wedge 0.8) \end{bmatrix}$$

$$= \begin{bmatrix} 0.3 \vee 0.4 & 0.4 \vee 0.7 \\ 0.3 \vee 0.1 & 0.5 \vee 0.1 \end{bmatrix} = \begin{bmatrix} 0.4 & 0.7 \\ 0.3 & 0.5 \end{bmatrix}.$$

例 9.3.6　设

$$A = \begin{bmatrix} 0.2 & 0.1 \\ 0.4 & 0.3 \\ 0.9 & 0.5 \\ 0.7 & 0.2 \end{bmatrix}, \quad B = \begin{bmatrix} 0.3 & 0.4 \\ 0.1 & 0.6 \end{bmatrix},$$

那么

$$A \circ B = \begin{bmatrix} (0.2 \wedge 0.3) \vee (0.1 \wedge 0.1) & (0.2 \wedge 0.4) \vee (0.1 \wedge 0.6) \\ (0.4 \wedge 0.3) \vee (0.3 \wedge 0.1) & (0.4 \wedge 0.4) \vee (0.3 \wedge 0.6) \\ (0.9 \wedge 0.3) \vee (0.5 \wedge 0.1) & (0.9 \wedge 0.4) \vee (0.5 \wedge 0.6) \\ (0.7 \wedge 0.3) \vee (0.2 \wedge 0.1) & (0.7 \wedge 0.4) \vee (0.2 \wedge 0.6) \end{bmatrix}$$

$$= \begin{bmatrix} 0.2 \vee 0.1 & 0.2 \vee 0.1 \\ 0.3 \vee 0.1 & 0.4 \vee 0.3 \\ 0.3 \vee 0.1 & 0.4 \vee 0.5 \\ 0.3 \vee 0.1 & 0.4 \vee 0.2 \end{bmatrix} = \begin{bmatrix} 0.2 & 0.2 \\ 0.3 & 0.4 \\ 0.3 & 0.5 \\ 0.3 & 0.4 \end{bmatrix}.$$

例 9.3.7　设 $X = \{x_1, x_2, x_3\}, Y = \{y_1, y_2, y_3, y_4, y_5\}, Z = \{z_1, z_2, z_3, z_4\}$，$R, S$ 分别表示 X 到 Y, Y 到 Z 的模糊关系，则

$$R = \begin{array}{c} \\ x_1 \\ x_2 \\ x_3 \end{array} \begin{array}{ccccc} y_1 & y_2 & y_3 & y_4 & y_5 \\ \begin{bmatrix} 0.1 & 0.2 & 0 & 1 & 0.7 \\ 0.3 & 0.5 & 0 & 0.2 & 1 \\ 0.3 & 0 & 1 & 0.4 & 0.3 \end{bmatrix} \end{array},$$

$$S = \begin{array}{c} \\ y_1 \\ y_2 \\ y_3 \\ y_4 \\ y_5 \end{array} \begin{array}{cccc} z_1 & z_2 & z_3 & z_4 \\ \begin{bmatrix} 0.9 & 0 & 0.3 & 0.4 \\ 0.2 & 1 & 0.8 & 0 \\ 0.8 & 0 & 0.7 & 1 \\ 0.4 & 0.2 & 0.3 & 0 \\ 0 & 1 & 0 & 0.8 \end{bmatrix} \end{array},$$

那么 $R \circ S$ 即表示 X 到 Z 的模糊关系,有

$$
R \circ S = \begin{array}{c} \\ x_1 \\ x_2 \\ x_3 \end{array} \begin{array}{cccc} z_1 & z_2 & z_3 & z_4 \\ \left[\begin{array}{cccc} 0.4 & 0.7 & 0.3 & 0.7 \\ 0.3 & 1 & 0.5 & 0.8 \\ 0.8 & 0.3 & 0.7 & 1 \end{array}\right]. \end{array}
$$

例如,$R \circ S$ 中第 3 行第 2 列的 0.3,即 $\mu_{R \circ S}(x_3, z_2)$ 是这样算出来的

$$
\mu_{R \circ S}(x_3, z_2) = (0.3 \wedge 0) \vee (0 \wedge 1) \vee (1 \wedge 0) \vee
$$
$$
(0.4 \wedge 0.2) \vee (0.3 \wedge 1)
$$
$$
= 0 \vee 0 \vee 0 \vee 0.2 \vee 0.3 = 0.3.
$$

如果 R 是 X 上的模糊关系,那么称 $R^2 = R \circ R$ 为 X 上的二级模糊关系.

三、模糊等价关系

设 R 是 X 上的一个模糊关系,如果对 X 中的任何一个元素 x,都有 $\mu_R(x, x) = 1$,那么称 R 具有自反性.

当 X 是有限集时,自反性可以从模糊矩阵 R 直观地看出来,凡其主对角线上的元素都是 1 的矩阵,它所表示的模糊关系具有自反性.

如果对 X 中的任何两个元素 x_1, x_2,都有 $\mu_R(x_1, x_2) = \mu_R(x_2, x_1)$,那么称 R 具有对称性.

当 X 是有限集时,对称性也可以从模糊矩阵 R 直观地看出来,这时候 R 应是一个对称矩阵.

如果对 X 中的任何两个元素 x_1, x_2,都有 $\mu_{R^2}(x_1, x_2) \leqslant \mu_R(x_1, x_2)$,即 $R^2 \subseteq R$,那么称 R 具有传递性.

传递性一般不易直观看出来,要通过计算 $R^2 = R \circ R$ 来验证.

满足自反性和对称性的模糊关系称为模糊相似关系. 如外貌的"相像"这一种模糊关系就是一个模糊相似关系.

当 X 是有限集时,模糊相似关系所对应的模糊矩阵称为模糊相似矩阵.

例如,

$$
R = \left[\begin{array}{ccc} 1 & 0.2 & 0.5 \\ 0.2 & 1 & 0.7 \\ 0.5 & 0.7 & 1 \end{array}\right]
$$

是一个模糊相似矩阵.

满足传递性的模糊相似关系称为模糊等价关系.

当 X 是有限集时,模糊等价关系所对应的模糊矩阵称为模糊等价矩阵.

在实际问题中所建立的模糊相似关系往往不是模糊等价关系,即不满足传递性. 而在应用上,常需将一个模糊相似关系"改造"成模糊等价关系.

当 X 是有限集时,可以按以下方法,把模糊相似关系 R "改造"成模糊等价关系 R^*,即把模糊相似矩阵 R "改造"成模糊等价矩阵 R^*.

当 X 是 n 个元素所组成的有限集时,X 上的模糊相似关系 R 可用 n 阶模糊相似矩阵 R 来表示. 设 $2^{k-1} < n-1 \leqslant 2^k$,这时,计算

$$R \circ R = R^2,$$

$$R^2 \circ R^2 = R^4,$$

$$R^4 \circ R^4 = R^8,$$

$$\vdots$$

那么最多用 k 步合成运算即可以求得 R^*,这时有 $R^* \circ R^* = R^*$,这样就把一个模糊相似关系 R "改造"成了模糊等价关系 R^*.

例如,当 $n=9$ 时,因为 $2^2 < 9-1 \leqslant 2^3$,所以最多用三步合成运算算到 R^8;当 $n=10$ 时,因为 $2^3 < 10-1 \leqslant 2^4$,所以最多用四步合成运算算到 R^{16},即可求得 R^*.

例 9.3.8　设 $R = \begin{bmatrix} 1 & 0.2 & 0.5 \\ 0.2 & 1 & 0.7 \\ 0.5 & 0.7 & 1 \end{bmatrix}$,则

$$R^2 = R \circ R = \begin{bmatrix} 1 & 0.5 & 0.5 \\ 0.5 & 1 & 0.7 \\ 0.5 & 0.7 & 1 \end{bmatrix}$$

(因为 $R^2 \neq R$,所以 R 不是模糊等价矩阵).

由于　　　　　　　　$R^2 \circ R^2 = \begin{bmatrix} 1 & 0.5 & 0.5 \\ 0.5 & 1 & 0.7 \\ 0.5 & 0.7 & 1 \end{bmatrix} = R^2,$

故　　　　　　　　　　　　　　$R^* = R^2.$

§9.4 综合评判

世界上的许多现象都是多种因素综合影响的结果.因而对某一事物进行评判,往往要考虑到多种因素,进行综合权衡,以比较客观地做出评价和判断,这就是综合评判问题.比如对某治疗方案的选择,既要考虑到治病的效果,又要考虑到可能产生的副作用,还要兼顾到费用的多少等.再比如日常生活中,人们挑选商品,既要考虑到花色款式,又要考虑其耐用的程度,还要考虑价格是否合理等.工作、科研和生活中,都存在着大量的综合评判的问题.那么综合评判如何进行,它的数学模型又如何表达呢?

综合评判一般包括下列几个步骤:

(1) 确定对某一事物的评判需要考虑的因素.设对其评判需要考虑 $u_1, u_2, \cdots, u_n$ 这 n 个因素,那么我们得到一个因素的集合 U,即因素集为

$$U = \{u_1, u_2, \cdots, u_n\}.$$

比如,对某商品的评判考虑了"花色式样""耐用程度""价格贵贱"这三个因素,分别用 u_1, u_2, u_3 来表示,那么即得到一个因素集

$$U = \{u_1(花色式样), u_2(耐用程度), u_3(价格贵贱)\}.$$

一般人们对各因素考虑的程度不一定是均衡的,对其中的有些因素可能考虑得多一点,看得重一些,对有些因素可能考虑得少一点,看得轻一些.也就是说,对这 n 个因素的考虑各有不同的"着眼点".这种"着眼点"是综合权衡的依据.将这种"着眼点"定量化,即用 n 个数字合理地表示对这 n 个因素"着眼点"的程度,记为 $a_1, a_2, \cdots, a_n$,我们把它们称为权重.它们的相对大小表示了评判时对各因素"着眼点"的程度.记

$$A = (a_1, a_2, \cdots, a_n),$$

这个向量称为权重向量.

如果 $\sum_{i=1}^{n} a_i = 1$,那么 A 称为是归一化的.

(2) 把评判的结果分成几个等级.设把评判的结果分成 $v_1, v_2, \cdots, v_m$ 这 m 个等级,那么组成一个抉择集(或结果集)V,即

抉择集 $V = \{v_1, v_2, \cdots, v_m\}.$

比如把某一商品的评判分成"很欢迎""比较欢迎""不太欢迎""不欢迎"四个等级,分别用 v_1, v_2, v_3, v_4 来表示,那么即得到一个抉择集

$$V = \{v_1(很欢迎), v_2(比较欢迎), v_3(不太欢迎), v_4(不欢迎)\}.$$

(3) 对 U 中的每一个元素 $u_i(i=1,2,\cdots,n)$ 进行评判,即单就 u_i 这一个因素,给出属于 $v_1, v_2, \cdots, v_m$ 各个等级的程度(即隶属度).若分别为 $u_{i1}, u_{i2}, \cdots, u_{im}$,则这样即得到对 u_i 这一个因素所做的评判向量

$$(u_{i1}, u_{i2}, \cdots, u_{im}).$$

因为这是对于单个因素的评判,所以比较容易客观地进行.

比如对某一商品,单就"花色式样"进行评判,可以请若干专门人员或顾客,单就该商品的"花色式样"表态.若有 20% 的人表示"很欢迎",70% 的人表示"比较欢迎",10% 的人表示"不太欢迎",没有人"不欢迎",那么可以认为,单就"花色式样"这个因素来说,属于 v_1(很欢迎),v_2(比较欢迎),v_3(不太欢迎)和 v_4(不欢迎)的程度(即隶属度)分别为 0.2,0.7,0.1 和 0.因而,单就"花色式样"所做的评判向量为

$$(0.2, 0.7, 0.1, 0),$$

其中各个数的和正好是 1.如果不是 1,那么可做归一化处理.对向量 $(b_1, b_2, \cdots, b_m)$ 做归一化处理,即为

$$\left[\frac{b_1}{\sum\limits_{i=1}^{m} b_i}, \frac{b_2}{\sum\limits_{i=1}^{m} b_i}, \cdots, \frac{b_m}{\sum\limits_{i=1}^{m} b_i} \right].$$

对每一个因素 $u_i(i=1,2,\cdots,n)$ 所做的评判向量归一化处理后,按 i 的大小顺序排成矩阵

$$R = \begin{bmatrix} u_{11} & u_{12} & \cdots & u_{1m} \\ u_{21} & u_{22} & \cdots & u_{2m} \\ \vdots & \vdots & & \vdots \\ u_{n1} & u_{n2} & \cdots & u_{nm} \end{bmatrix},$$

这个矩阵称为单因素评判矩阵.

(4) 把权重向量 A 和单因素评判矩阵 R 进行合成,得到

$$B = A \circ R,$$

即为对各因素的综合评判.

当 B 向量中的第 i 个数量最大时,即可判决该事物属 v_i 等级.这一原则称为最大隶属度原则.

比如对某一商品的综合评判为

$$B = (0.8, 0.6, 0.2, 0),$$

即属于"很欢迎"的程度为 0.8,"比较欢迎"的程度为 0.6,"不太欢迎"的程度为 0.2,"不欢迎"的程度为 0. 那么,即可以根据其中最大的来决定判断,认为该商品属于"很欢迎"这一等级.

例 9.4.1 对某一商品的综合评判.

设评判某一商品时,考虑三个因素:"花色式样"(u_1),"耐用程度"(u_2),"价格贵贱"(u_3).

评判的结果分为四个等级:"很欢迎"(v_1),"比较欢迎"(v_2),"不太欢迎"(v_3),"不欢迎"(v_4).

那么得到

因素集 $U = \{u_1, u_2, u_3\}$,

抉择集 $V = \{v_1, v_2, v_3, v_4\}$.

请一批顾客对 u_1, u_2, u_3 这三个因素分别做出评判,求出对 u_1, u_2, u_3 每一个因素的单因素评判向量,分别为

$$(0.2, 0.7, 0.1, 0\ ),$$
$$(0,\ \ 0.4, 0.5, 0.1),$$
$$(0.2, 0.3, 0.5, 0\ ).$$

那么,单因素评判矩阵为

$$R = \begin{bmatrix} 0.2 & 0.7 & 0.1 & 0 \\ 0 & 0.4 & 0.5 & 0.1 \\ 0.2 & 0.3 & 0.5 & 0 \end{bmatrix}.$$

若这批顾客对三个因素的权重分配为 0.3, 0.5, 0.2,则权重向量为

$$A = (0.3, 0.5, 0.2),$$

即这批顾客对耐用程度这个因素最重视,花色式样次之,对价格贵贱不太重视.

那么对该商品的综合评判为

$$B = A \circ R = (0.3 \quad 0.5 \quad 0.2) \circ \begin{bmatrix} 0.2 & 0.7 & 0.1 & 0 \\ 0 & 0.4 & 0.5 & 0.1 \\ 0.2 & 0.3 & 0.5 & 0 \end{bmatrix}$$
$$= (0.2, 0.4, 0.5, 0.1).$$

根据最大隶属度原则,这批顾客就三个因素进行综合评判,该商品属于"不太欢迎"这一等级.

如对 B 进行归一化处理,即为

$$\left(\frac{0.2}{1.2}, \frac{0.4}{1.2}, \frac{0.5}{1.2}, \frac{0.1}{1.2}\right) = (0.17, 0.33, 0.42, 0.08).$$

例 9.4.2 对健康情况的综合评判.

对某一个没有明显疾病的人的健康情况做出评判,根据经验,考虑五个因素:气色(u_1),力气(u_2),食欲(u_3),睡眠情况(u_4),精神状况(u_5).

评判的结果分成四个等级:健康(v_1),一般(v_2),较差(v_3),很坏(v_4).

那么 因素集 $U = \{u_1, u_2, u_3, u_4, u_5\}$,

抉择集 $V = \{v_1, v_2, v_3, v_4\}$.

先考虑每一个单因素,设单就气色(u_1)这一个因素来说,对"健康"(v_1)的隶属度是 0.7,对"一般"(v_2)的隶属度是 0.2,对"较差"(v_3)的隶属度是 0.1,对"很坏"(v_4)的隶属度是 0,则得到对 u_1 的单因素评判向量

$$(0.7, 0.2, 0.1, 0).$$

这一工作可以由有经验的医生或医生小组来完成.

类似地,对其他四个因素 u_2, u_3, u_4, u_5 分别做单因素评判,得到单因素评判向量,若分别为

$$(0.5, 0.4, 0.1, 0\ ),$$
$$(0.4, 0.4, 0.1, 0.1),$$
$$(0.3, 0.5, 0,\ \ 0.2),$$
$$(0.4, 0.3, 0.2, 0.1).$$

则单因素评判矩阵为

$$\boldsymbol{R} = \begin{bmatrix} 0.7 & 0.2 & 0.1 & 0 \\ 0.5 & 0.4 & 0.1 & 0 \\ 0.4 & 0.4 & 0.1 & 0.1 \\ 0.3 & 0.5 & 0 & 0.2 \\ 0.4 & 0.3 & 0.2 & 0.1 \end{bmatrix}.$$

根据专家的意见,对五个因素的权重分配为 0.2, 0.1, 0.3, 0.2, 0.2,那么权重向量为

$$\boldsymbol{A} = (0.2, 0.1, 0.3, 0.2, 0.2).$$

则对这个人健康情况的综合评判为

$$\boldsymbol{B} = \boldsymbol{A} \circ \boldsymbol{R} = (0.2, 0.1, 0.3, 0.2, 0.2) \circ \begin{bmatrix} 0.7 & 0.2 & 0.1 & 0 \\ 0.5 & 0.4 & 0.1 & 0 \\ 0.4 & 0.4 & 0.1 & 0.1 \\ 0.3 & 0.5 & 0 & 0.2 \\ 0.4 & 0.3 & 0.2 & 0.1 \end{bmatrix}$$

$$= (0.3, 0.3, 0.2, 0.2).$$

根据最大隶属度原则进行判决,此人健康情况属于中上水平.

以上两例中,在权重向量 A 和单因素评判矩阵 R 合成的时候,采用的是"取小,取大"的运算,即前面所介绍的模糊矩阵的合成运算,把这种运算形式记作 $M(\wedge,\vee)$.

这种"取小,取大"的运算,强调的是极值的作用,必然会丢掉一些数据所提供的信息,计算不精细,使评判的结果显得比较"粗糙".如综合评判的结果 $B=A\circ R$ 中,出现两个或两个以上的数字相当接近时,就给我们根据最大隶属度原则,做出最后的等级判别带来困难;强调"取小,取大",当 A 中的各个数字小于 R 中的各个数字时,合成的结果将使得 R 中的各个数字在第一步"取小"的过程中即全部被丢掉,使单因素评判失去作用,形成仅以权重的大小作为评判依据的现象.这在权重向量 A 做了归一化处理,A 中每个数字都很小的时候更易发生.因而,$M(\wedge,\vee)$ 这样一种合成的运算形式在应用中往往会出现一些令人不满意的情况,会影响评判的精度.

为对所有的因素按其权重的大小均衡兼顾地都加以考虑,在综合评判中,常采用这样的运算形式:把"$\wedge$"换成"$\cdot$"(乘),把"$\vee$"换成"$+$"(加),这样的运算形式记作 $M(\cdot,+)$.用这种运算合成权重向量和单因素评判矩阵,进行综合评判时,计算比较精细,在考虑总体因素时效果明显.例如对例 9.4.2 的综合评判,采用 $M(\cdot,+)$,得到

$$B=A\circ R=(0.45,0.36,0.10,0.09).$$

根据最大隶属度原则,即可给出明确的判决,即认为此人身体"健康".

在综合评判中有时也采用以下的运算形式:

把 $M(\wedge,\vee)$ 中的"$\wedge$"换成"$\cdot$","$\vee$"不变,这种运算形式记作 $M(\cdot,\vee)$;

把 $M(\wedge,\vee)$ 中的"$\vee$"换成"$\oplus$","$\wedge$"不变,其中 $\oplus$ 是这样的一种运算:$a\oplus b=\min\{a+b,1\}$.这种运算形式记作 $M(\wedge,\oplus)$.

这两种运算,在一定程度上考虑了非主要因素的作用,较 $M(\wedge,\vee)$ 精细一些.

有时,也可把 $M(\cdot,+)$ 改成 $M(\cdot,\oplus)$.

当进行综合评判时,如果采用一种运算形式觉得把握不准,或结果不太合理,那么可以同时采用多种运算分别评判,把各个评判结果进行比较,确定较优者.

以上所介绍的模型,需进行一次综合评判,称为一级模型.

在进行综合评判时,如果因素集中元素的个数有很多,那么权重的分配很难做到比较合理,难以真实反映各因素在整体中的地位.即权重分配时,当权重向量中的每一个数 a_i 都可能很小时,运用 $M(\wedge,\vee)$ 运算形式进行综合评判,将使单因素

评判矩阵失去作用,得不出有意义的结果.

因而,当因素集中元素的个数比较多的时候,可以按其属性分成 $U_1,U_2,\cdots,U_j$ 几类,首先在各类中分别进行综合评判,其次把 $U_1,U_2,\cdots,U_j$ 作为元素,确定权重的分配,然后把各类中综合评判的结果向量归一化后,组成单因素评判矩阵,最后再进行一次综合评判.这样的模型称为二级模型.类似地,还可推出更多级模型.

例 9.4.3　对某一事物进行综合评判,考虑九个因素,评判的结果分成四个等级,即

$$因素集\quad U=\{u_1,u_2,u_3,\cdots,u_9\},$$

$$抉择集\quad V=\{ \text{I},\text{II},\text{III},\text{IV}\}.$$

由有关人员组成单因素评判小组,得单因素评判矩阵

$$R=\begin{bmatrix} R_1 \\ R_2 \\ R_3 \end{bmatrix}_{9\times4},$$

其中

$$R_1=\begin{bmatrix} 0.36 & 0.24 & 0.13 & 0.27 \\ 0.20 & 0.32 & 0.25 & 0.23 \\ 0.40 & 0.22 & 0.26 & 0.12 \end{bmatrix},$$

$$R_2=\begin{bmatrix} 0.30 & 0.28 & 0.24 & 0.18 \\ 0.26 & 0.36 & 0.12 & 0.20 \\ 0.22 & 0.42 & 0.16 & 0.10 \end{bmatrix},$$

$$R_3=\begin{bmatrix} 0.38 & 0.24 & 0.08 & 0.20 \\ 0.34 & 0.25 & 0.30 & 0.11 \\ 0.24 & 0.28 & 0.30 & 0.18 \end{bmatrix}.$$

对九个因素进行权重分配,得权重向量

$$A=(0.1,0.12,0.07,0.07,0.16,0.1,0.1,0.1,0.18).$$

综合评判为

$$B=A\circ R=(0.18,0.18,0.18,0.18).$$

可见,对这个问题采用一级模型,无法进行判决.

我们采用二级模型.

首先按某种属性将因素进行分类. 比如我们在高等学校之间进行评判,考虑的九个因素若为风气,遵纪守法,环境卫生,教学设备,学生质量,师资,科研设备,研究生的培养,科研成果,则我们就可以分成 U_1(校风校貌),U_2(教学情况),U_3(科研情况)三类,其中 $U_1 = \{u_1, u_2, u_3\}$,$U_2 = \{u_4, u_5, u_6\}$,$U_3 = \{u_7, u_8, u_9\}$.

然后在各类中分别进行综合评判. 这里 U_1, U_2, U_3 所对应的单因素评判矩阵分别为上面的 R_1, R_2, R_3. 这时,因为每一类中的元素都比较少,所以权重的分配比较容易进行. 若权重向量分别为

$$A_1 = (0.3, 0.42, 0.28),$$

$$A_2 = (0.2, 0.5, 0.3),$$

$$A_3 = (0.3, 0.3, 0.4),$$

则进行第一级综合评判,得到

$$B_1 = A_1 \circ R_1 = (0.3, 0.32, 0.26, 0.27),$$

$$B_2 = A_2 \circ R_2 = (0.26, 0.36, 0.2, 0.2),$$

$$B_3 = A_3 \circ R_3 = (0.3, 0.28, 0.3, 0.2).$$

将 B_1, B_2, B_3 分别归一化为 B'_1, B'_2, B'_3,得到

$$B'_1 = (0.26, 0.28, 0.23, 0.23),$$

$$B'_2 = (0.25, 0.35, 0.20, 0.20),$$

$$B'_3 = (0.28, 0.26, 0.28, 0.18).$$

下面,我们取

$$R' = \begin{bmatrix} B'_1 \\ B'_2 \\ B'_3 \end{bmatrix} = \begin{bmatrix} 0.26 & 0.28 & 0.23 & 0.23 \\ 0.25 & 0.35 & 0.20 & 0.20 \\ 0.28 & 0.26 & 0.28 & 0.18 \end{bmatrix}$$

为 $U = \{U_1, U_2, U_3\}$ 的单因素评判矩阵,对 U_1, U_2, U_3 进行权重分配,得权重向量

$$A' = (0.2, 0.35, 0.45).$$

最后再进行第二级综合评判,得

$$B' = A' \circ R' = (0.28, 0.35, 0.28, 0.2).$$

根据最大隶属度原则,评判其等级为 Ⅱ 级.

§9.5 模糊聚类分析

聚类分析是对事物按一定的标准进行分类的一种数学方法.

在很多实际问题中,常需要把一些事物进行分类,即按某种属性,把比较接近的归入一类.因而,在聚类分析时,首先需要确定按什么样的标准来鉴别它们之间接近的程度.在实际问题中,很多事物之间接近的程度是无法用比较精确的标准来衡量的,比如人和人之间外貌的相像程度.像这样一种关系实际上是模糊相似关系.事实上,分类往往伴随着模糊性.在多数场合,一组事物是不是形成一类,某一个事物是不是属于某一类,界限都不是很分明的,因而用模糊数学的语言和方法来描述和解决聚类问题则更为自然和方便.

模糊聚类分析是在模糊等价关系上进行的.对 X 中的元素进行分类,首先要把 X 上所建立的模糊相似关系 R"改造"成为模糊等价关系 R^*."改造"成了模糊等价关系 R^* 以后,就可以利用 R^* 的 λ - 截集 R_λ^* 来进行分类.当 X 是有限集时,即可利用模糊等价矩阵 R^* 的 λ - 截矩阵 R_λ^* 来进行分类.这时,凡是 $\mu_{R^*}(x_1,x_2)\geqslant\lambda$ 的两个元素 x_1,x_2 就归入同一类,即把 R_λ^* 中同一行(列)中数字为 1 的对应元素归入同一类.这称为在 λ 水平上的聚类.

显然,随着 λ 的减小,分的类也越少.当 λ 取 0 时,所有的元素都归入同一类.

例 9.5.1 设 $X=\{x_1,x_2,x_3,x_4,x_5\}$,表示由父,子,女,邻居,母五人组成的集合.他们之间的相像程度表示为

$$R=\begin{array}{c} \\ x_1 \\ x_2 \\ x_3 \\ x_4 \\ x_5 \end{array}\begin{array}{c} \begin{array}{ccccc} x_1 & x_2 & x_3 & x_4 & x_5 \end{array} \\ \begin{bmatrix} 1 & 0.8 & 0.6 & 0.1 & 0.2 \\ 0.8 & 1 & 0.8 & 0.2 & 0.85 \\ 0.6 & 0.8 & 1 & 0 & 0.9 \\ 0.1 & 0.2 & 0 & 1 & 0.1 \\ 0.2 & 0.85 & 0.9 & 0.1 & 1 \end{bmatrix} \end{array},$$

其中,$\mu_R(x_i,x_i)=1$ 表示自己和自己完全相像,$\mu_R(x_1,x_5)=0.2$ 表示父母之间的相像程度为 0.2 等.这是 X 上的一个模糊相似关系,但不满足传递性,不是一个等价关系.因而首先必须把 R"改造"成模糊等价关系 R^*.

由合成运算,得

$$R^2 = R \circ R = \begin{bmatrix} 1 & 0.8 & 0.8 & 0.2 & 0.8 \\ 0.8 & 1 & 0.85 & 0.2 & 0.85 \\ 0.8 & 0.85 & 1 & 0.2 & 0.9 \\ 0.2 & 0.2 & 0.2 & 1 & 0.2 \\ 0.8 & 0.85 & 0.9 & 0.2 & 1 \end{bmatrix}.$$

因为 $R^2 \circ R^2 = R^2$，所以 R^2 已是模糊等价关系 R^* 了.

当取 $\lambda = 1$ 时,

$$R_1^* = \begin{bmatrix} 1 & 0 & 0 & 0 & 0 \\ 0 & 1 & 0 & 0 & 0 \\ 0 & 0 & 1 & 0 & 0 \\ 0 & 0 & 0 & 1 & 0 \\ 0 & 0 & 0 & 0 & 1 \end{bmatrix},$$

将 X 分成五类,即

$$X = \{x_1\} \bigcup \{x_2\} \bigcup \{x_3\} \bigcup \{x_4\} \bigcup \{x_5\}.$$

当取 $\lambda = 0.9$ 时,

$$R_{0.9}^* = \begin{bmatrix} 1 & 0 & 0 & 0 & 0 \\ 0 & 1 & 0 & 0 & 0 \\ 0 & 0 & 1 & 0 & 1 \\ 0 & 0 & 0 & 1 & 0 \\ 0 & 0 & 1 & 0 & 1 \end{bmatrix},$$

将 X 分成四类,即

$$X = \{x_1\} \bigcup \{x_2\} \bigcup \{x_3, x_5\} \bigcup \{x_4\}.$$

当取 $\lambda = 0.85$ 时,

$$R_{0.85}^* = \begin{bmatrix} 1 & 0 & 0 & 0 & 0 \\ 0 & 1 & 1 & 0 & 1 \\ 0 & 1 & 1 & 0 & 1 \\ 0 & 0 & 0 & 1 & 0 \\ 0 & 1 & 1 & 0 & 1 \end{bmatrix},$$

将 X 分成三类,即

$$X = \{x_1\} \bigcup \{x_2, x_3, x_5\} \bigcup \{x_4\}.$$

当取 $\lambda = 0.8$ 时,

$$\boldsymbol{R}_{0.8}{}^{*} = \begin{bmatrix} 1 & 1 & 1 & 0 & 1 \\ 1 & 1 & 1 & 0 & 1 \\ 1 & 1 & 1 & 0 & 1 \\ 0 & 0 & 0 & 1 & 0 \\ 1 & 1 & 1 & 0 & 1 \end{bmatrix},$$

将 $\boldsymbol{X}$ 分成两类,即

$$\boldsymbol{X} = \{x_1, x_2, x_3, x_5\} \bigcup \{x_4\}.$$

当取 $\lambda = 0.2$ 时,

$$\boldsymbol{R}_{0.2}{}^{*} = \begin{bmatrix} 1 & 1 & 1 & 1 & 1 \\ 1 & 1 & 1 & 1 & 1 \\ 1 & 1 & 1 & 1 & 1 \\ 1 & 1 & 1 & 1 & 1 \\ 1 & 1 & 1 & 1 & 1 \end{bmatrix},$$

将 $\boldsymbol{X}$ 归为一类,即

$$\boldsymbol{X} = \{x_1, x_2, x_3, x_4, x_5\}.$$

可见,只要 $\lambda > 0.2$,x_4 总是单独为一类,恰好将邻居和一家分开,这是符合实际意义的. 以上分类过程可以用聚类图(见图 9-8)加以表示.

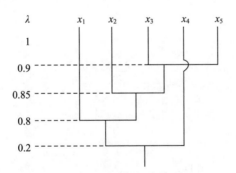

图 9-8 表示相像程度的聚类图

在聚类分析中,我们如何确定模糊相似关系呢? 也就是说,我们如何确定每两个元素 x_i 和 x_j 之间的相似程度 r_{ij} 呢?

设 $\boldsymbol{X} = \{x_1, x_2, \cdots, x_n\}$ 为待定分类的全体,根据 m 项指标,对其中的每一个元素 x_i,得 m 个特征数据

$$x_{i1}, x_{i2}, \cdots, x_{im}(i = 1, 2, \cdots, n),$$

可用下列一些方法来计算 r_{ij}.

（1）最大最小法

$$r_{ij} = \frac{\sum\limits_{k=1}^{m} \min\{x_{ik}, x_{jk}\}}{\sum\limits_{k=1}^{m} \max\{x_{ik}, x_{jk}\}}.$$

（2）算术平均最小法

$$r_{ij} = \frac{\sum\limits_{k=1}^{m} \min\{x_{ik}, x_{jk}\}}{\dfrac{1}{2}\sum\limits_{k=1}^{m}(x_{ik} + x_{jk})}.$$

（3）几何平均最小法

$$r_{ij} = \frac{\sum\limits_{k=1}^{m} \min\{x_{ik}, x_{jk}\}}{\sum\limits_{k=1}^{m} \sqrt{x_{ik}x_{jk}}}.$$

（4）绝对值指数法

$$r_{ij} = e^{-\sum\limits_{k=1}^{m}|x_{ik}-x_{jk}|}.$$

（5）夹角余弦法

$$r_{ij} = \frac{\sum\limits_{k=1}^{m} x_{ik}x_{jk}}{\left[\sum\limits_{k=1}^{m} x_{ik}^2 \sum\limits_{k=1}^{m} x_{jk}^2\right]^{\frac{1}{2}}}.$$

（6）绝对值减数法

$$r_{ij} = \begin{cases} 1, & i = j, \\ 1 - c\sum\limits_{k=1}^{m} |x_{ik} - x_{jk}|, & i \neq j, \end{cases}$$

其中，c 为适当选取的常数，应使所有的 r_{ij} 满足 $0 \leqslant r_{ij} \leqslant 1$.

（7）主观评分法

请有经验者或专家评定，用 $[0,1]$ 上的数来表示.

还有一些其他的方法，本书不列举了. 究竟选取什么样的方法来描述两个元素之间的相似程度，直接影响到分类的效果. 通常可同时选用几种方法，看各自的结果和实际吻合的情况,选择较优者.

例 9.5.2　环境单元聚类分析.

环境的污染状况是人们极为关心的问题,其优劣直接影响到人的身体健康和正常的生活.环境的分类是人们必须解决的问题.

考虑五个环境单元 $\boldsymbol{X} = \{ \mathrm{I}, \mathrm{II}, \mathrm{III}, \mathrm{IV}, \mathrm{V} \}$.

每个环境单元考虑空气,水,土壤,作物四个要素,其污染状况用污染物在四个要素中含量的超限集来描述.污染数据依次为

$$\mathrm{I} = (5,5,3,2),$$
$$\mathrm{II} = (2,3,4,5),$$
$$\mathrm{III} = (5,5,2,3),$$
$$\mathrm{IV} = (1,5,3,1),$$
$$\mathrm{V} = (2,4,5,1).$$

根据这些数据,用绝对值减数法求 r_{ij}. 选取 $c = 0.1$. 当 $i = j$ 时,$r_{ij} = 1$;当 $i \neq j$ 时,$r_{ij} = 1 - c \sum\limits_{k=1}^{4} | x_{ik} - x_{jk} |$.例如:

$$r_{12} = 1 - 0.1 \times (| 5 - 2 | + | 5 - 3 | + | 3 - 4 | + | 2 - 5 |)$$
$$= 1 - 0.9 = 0.1.$$

用类似的方法可求出所有的 r_{ij},从而得模糊相似关系

$$\boldsymbol{R} = \begin{bmatrix} 1 & 0.1 & 0.8 & 0.5 & 0.3 \\ 0.1 & 1 & 0.1 & 0.2 & 0.4 \\ 0.8 & 0.1 & 1 & 0.3 & 0.1 \\ 0.5 & 0.2 & 0.3 & 1 & 0.6 \\ 0.3 & 0.4 & 0.1 & 0.6 & 1 \end{bmatrix}.$$

它不是模糊等价关系.

把 $\boldsymbol{R}$"改造"成模糊等价关系.由合成运算,得

$$\boldsymbol{R}^2 = \boldsymbol{R} \circ \boldsymbol{R} = \begin{bmatrix} 1 & 0.3 & 0.8 & 0.5 & 0.5 \\ 0.3 & 1 & 0.2 & 0.4 & 0.4 \\ 0.8 & 0.2 & 1 & 0.5 & 0.3 \\ 0.5 & 0.4 & 0.5 & 1 & 0.6 \\ 0.5 & 0.4 & 0.3 & 0.6 & 1 \end{bmatrix},$$

$$\boldsymbol{R}^4 = \boldsymbol{R}^2 \circ \boldsymbol{R}^2 = \begin{bmatrix} 1 & 0.4 & 0.8 & 0.5 & 0.5 \\ 0.4 & 1 & 0.4 & 0.4 & 0.4 \\ 0.8 & 0.4 & 1 & 0.5 & 0.5 \\ 0.5 & 0.4 & 0.5 & 1 & 0.6 \\ 0.5 & 0.4 & 0.5 & 0.6 & 1 \end{bmatrix},$$

$$\boldsymbol{R}^8 = \boldsymbol{R}^4 \circ \boldsymbol{R}^4 = \boldsymbol{R}^4.$$

因而,$\boldsymbol{R}^4$ 即是模糊等价关系 $\boldsymbol{R}^*$.

利用 $\boldsymbol{R}^*$ 进行聚类分析.则当 $0.8 < \lambda \leqslant 1$ 时,$\boldsymbol{X}$ 分为五类,即

$$\boldsymbol{X} = \{ \text{I} \} \cup \{ \text{II} \} \cup \{ \text{III} \} \cup \{ \text{IV} \} \cup \{ \text{V} \}.$$

当 $0.6 < \lambda \leqslant 0.8$ 时,$\boldsymbol{X}$ 分为四类,即

$$\boldsymbol{X} = \{ \text{I}, \text{III} \} \cup \{ \text{II} \} \cup \{ \text{IV} \} \cup \{ \text{V} \}.$$

当 $0.5 < \lambda \leqslant 0.6$ 时,$\boldsymbol{X}$ 分为三类,即

$$\boldsymbol{X} = \{ \text{I}, \text{III} \} \cup \{ \text{II} \} \cup \{ \text{IV}, \text{V} \}.$$

当 $0.4 < \lambda \leqslant 0.5$ 时,$\boldsymbol{X}$ 分为两类,即

$$\boldsymbol{X} = \{ \text{I}, \text{III}, \text{IV}, \text{V} \} \cup \{ \text{II} \}.$$

当 $0 < \lambda \leqslant 0.4$ 时,$\boldsymbol{X}$ 归为一类,即

$$\boldsymbol{X} = \{ \text{I}, \text{II}, \text{III}, \text{IV}, \text{V} \}.$$

聚类图如图 9-9 所示.

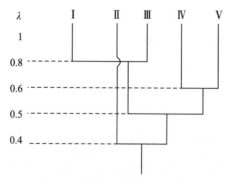

图 9-9 环境单元聚类分析的聚类图

而在被分类的元素比较多的时候,我们要把所建立的模糊相似关系"改造"成模糊等价关系是相当麻烦的.下面介绍一种比较简便的方法 —— 最大树法.

用最大树法进行模糊聚类分析的步骤如下：

我们先画出被分类的所有元素，直接从模糊相似矩阵 R 中按 r_{ij} 由大到小的顺序依次把这些元素用直线连起来，并标上 r_{ij} 的数值.如果某一步使图中出现了回路，就不画这一步，依次走下一步，直到所有元素连通为止.这样就得到了一棵所谓的最大树(最大树不是唯一的，但不影响分类的结果).然后，取定 $\lambda(0 \leqslant \lambda \leqslant 1)$，把 $r_{ij} < \lambda$ 的连线去掉，互相连通的元素归为一类，即可将元素分类.

例如，用最大树法把例 9.5.1 中的五个元素分类.

根据模糊相似矩阵

$$R = \begin{bmatrix} 1 & 0.8 & 0.6 & 0.1 & 0.2 \\ 0.8 & 1 & 0.8 & 0.2 & 0.85 \\ 0.6 & 0.8 & 1 & 0 & 0.9 \\ 0.1 & 0.2 & 0 & 1 & 0.1 \\ 0.2 & 0.85 & 0.9 & 0.1 & 1 \end{bmatrix}$$

画出最大树如图 9-10 所示：

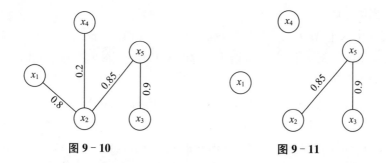

图 9-10　　　　　　　　　图 9-11

当取 $0.8 < \lambda \leqslant 0.85$ 时，得聚类图(如图 9-11 所示)，即 X 分成三类：

$$X = \{x_1\} \bigcup \{x_2, x_3, x_5\} \bigcup \{x_4\}.$$

§9.6　模式识别的模糊集方法

根据已知的各种类型来识别我们所考虑的对象属于哪一个类型的问题，这就是"模式识别"问题.

日常生活中，人们通过自己的感官识别图形、文字、语言的过程，都是模式识别的过程.医学上的诊断过程，实质上也是一个模式识别的过程.医生根据理论知识和实践经验，对各种疾病在自己的头脑里有各种相应的"模式"，由病人的症状判定病人患的是什么病，实际上是识别该病人的疾病属于哪一个模式的问题.

我们介绍模式识别的模糊集方法,原则上可这样进行:

设 X 是所有待判别的对象的集合,一共考虑 n 个模式(类型): $A_1, A_2, \cdots, A_n$. 对每一个待判别的对象考虑 m 个特征数据,根据这 m 个特征数据决定各个对象对 n 个模式 $A_1, A_2, \cdots, A_n$ 各自的隶属度.

设 x 是 X 中的任意一个元素,即 x 为任意一个待判别的对象,那么 x 究竟应属于哪一个模式呢?

根据对 x 抽取的 m 个特征数据 $x_1, x_2, \cdots, x_m$,决定 x 对各个 $A_i (i = 1, 2, \cdots, n)$ 的隶属度 $\mu_{A_1}(x), \mu_{A_2}(x), \cdots, \mu_{A_n}(x)$,那么,采用以下识别原则,判定 x 属于哪一个模式.

(1) 最大隶属度原则

如果对某一个 x,有

$$\mu_{A_i}(x) = \max\{\mu_{A_1}(x), \mu_{A_2}(x), \cdots, \mu_{A_n}(x)\}$$

那么将 x 归入 A_i 这一模式.

如对某一个 x,它对 A_3 的隶属度最大,则将这个 x 归入 A_3 这个模式.

(2) 阈值原则

规定一个水平 $M (0 \leqslant M \leqslant 1)$,如对某一个 x,若 $\max\{\mu_{A_1}(x), \mu_{A_2}(x), \cdots, \mu_{A_n}(x)\} < M$,则无法识别,即不能确定这个 x 应属于哪一个模式. 这时,应分析原因,以便另做处理. 若 $\max\{\mu_{A_1}(x), \mu_{A_2}(x), \cdots, \mu_{A_n}(x)\} \geqslant M$,其中有 k 个隶属度 $\mu_{A_{i1}}(x), \mu_{A_{i2}}(x), \cdots, \mu_{A_{ik}}(x)$ 都不小于 M,则判定这个 x 归入 $A_{i1} \bigcap A_{i2} \bigcap \cdots \bigcap A_{ik}$ 中.

如取 $M = 0.5$,若对于某一个 x,所有的 $\mu_{A_i}(x) < 0.5 (i = 1, 2, \cdots, n)$,则这时对 x 应归入哪一个模式不能下结论,应另行处理. 若 $\mu_{A_i}(x)$ 中有不小于 0.5 的,比如说有两个,$\mu_{A_1}(x) \geqslant 0.5$,$\mu_{A_3}(x) \geqslant 0.5$,则判定 x 归入 $A_1 \bigcap A_3$.

模式识别的应用十分广泛,方法也比较多样,我们仅举两例,用以说明利用模糊数学建立医疗诊断数学模型的一些基本方法.

例 9.6.1 关幼波肝病模型

用 A 表示脾虚迁延性肝炎,根据著名中医关幼波教授的经验,对诊断 A 有价值的 16 种症状如下:

a_1:GPT 异常 a_2:3T 高

a_3:纳呆或纳差 a_4:脘腹胀

a_5:肠鸣 a_6:矢气多

a_7:完谷不化 a_8:乏力

a_9:便溏或腹泻 a_{10}:怕冷

a_{11}:苔薄白或白 a_{12}:舌边有齿痕

a_{13}:脉沉缓或沉滑 a_{14}:月经错后色淡或淋漓不止

a_{15}:肝区累后疼 a_{16}:嗳气

权重分配为

$$\alpha_1=0.3, \quad \alpha_2=0.2, \quad \alpha_3=0.2, \quad \alpha_4=0.5,$$
$$\alpha_5=0.4, \quad \alpha_6=0.4, \quad \alpha_7=0.4, \quad \alpha_8=0.4,$$
$$\alpha_9=0.4, \quad \alpha_{10}=0.1, \quad \alpha_{11}=0.1, \quad \alpha_{12}=0.2,$$
$$\alpha_{13}=0.3, \quad \alpha_{14}=0.3, \quad \alpha_{15}=0.2, \quad \alpha_{16}=0.1.$$

对于某一就诊病人 x,根据16种症状的有无得到16个特征数据 $x_1,x_2,\cdots,x_{16}$,其中 $x_i(i=1,2,\cdots,16)$ 的取值为

$$x_i = \begin{cases} 1, & \text{有症状 } a_i, \\ 0, & \text{无症状 } a_i. \end{cases}$$

那么,该病人对 $\mathbf{A}$ 的隶属度定义为

$$\mu_{\mathbf{A}}(x) = \frac{\alpha_1 x_1 + \alpha_2 x_2 + \cdots + \alpha_{16} x_{16}}{\alpha_1 + \alpha_2 + \cdots + \alpha_{16}}.$$

取阈值 $M=0.5$,若 $\mu_{\mathbf{A}}(x) \geqslant 0.5$,则断言该病人 x 患脾虚迁延性肝炎.

若有某个病人 x 具症状如下:

腹胀,乏力,怕冷,纳差,腹泻,GPT=300(异常),3T=15(高),口干,苔薄黄,喜热饮,脉沉缓.

由于腹胀和脘腹胀近似,因此在这个病人的16个特征数据中,$x_1,x_2,x_3,x_4,$ x_8,x_9,x_{10},x_{13} 各取1,其余都取0.

口干,苔薄黄,喜热饮不在 $a_1,a_2,\cdots,a_{16}$ 这16个症状中,赋值都为0,实际上,此三症状对 $\mathbf{A}$ 无诊断价值,权重都为0.

计算得

$$\mu_{\mathbf{A}}(x) = \frac{2.4}{4.5} \approx 0.533 > M = 0.5,$$

因而,该病人患脾虚迁延性肝炎.

例 9.6.2 对某些疑难病做病理分析,也可运用模式识别的理论做出判断.

设对诊断该病有价值的症状有 n 个:$a_1,a_2,\cdots,a_n$,某病人对各症状的隶属度分别为 $\mu_1,\mu_2,\cdots,\mu_n$,根据各症状对诊断该病的重要程度赋以不同的权重 $\alpha_1,$ $\alpha_2,\cdots,\alpha_n$,其中 $0 \leqslant \alpha_i \leqslant 1(i=1,2,\cdots,n)$.根据类似病例的统计资料和实践经验确定阈值 M 和疑值 m.若

$$\sum_{i=1}^{n} \alpha_i \mu_i \geqslant M,$$

则此病成立；若

$$m \leqslant \sum_{i=1}^{n} \alpha_i \mu_i < M,$$

则此病可疑；若

$$\sum_{i=1}^{n} \alpha_i \mu_i < m,$$

则此病即可排除.

比如，对怀疑为肺结核的某病人做病理分析，见表 9-3.

表 9-3

症　状	a_1（咳嗽）	a_2（多痰）	a_3（气喘）	a_4（低烧）	a_5（吐血）
隶属度	$\mu_1 = 0.2$	$\mu_2 = 0.5$	$\mu_3 = 0.2$	$\mu_4 = 0.5$	$\mu_5 = 0.3$
权　重	$\alpha_1 = 0.3$	$\alpha_2 = 0.4$	$\alpha_3 = 0.2$	$\alpha_4 = 0.5$	$\alpha_5 = 0.5$

表中第一栏为症状，第二栏隶属度为该病人患各个症状的程度，第三栏权重是根据各症状对肺结核诊断的重要程度而定的.

由类似病例的统计资料，确定阈值 $M = 0.75$，疑值 $m = 0.45$. 计算得

$$\sum_{i=1}^{5} \alpha_i \mu_i = 0.70,$$

介于疑值和阈值之间，因而判定该病人肺结核可疑，需做出进一步的检查以便确诊.

显然，阈值和疑值的选取，是该模型的关键，应有可靠的科学基础，才有实用价值.

习　题　九

1. 设 A, B 是 $X = \{x_1, x_2, x_3\}$ 上的两个模糊集，

$$A = \frac{0.2}{x_1} + \frac{0.6}{x_2} + \frac{0.1}{x_3}, B = \frac{0.6}{x_1} + \frac{0.3}{x_2} + \frac{0.8}{x_3},$$

求 $A \bigcap B, A \bigcup B$.

2. 设 $X = \{x_1, x_2, x_3, x_4, x_5\}$，

$$A = \frac{0.5}{x_1} + \frac{0.3}{x_2} + \frac{0.4}{x_3} + \frac{0.2}{x_4},$$

$$B = \frac{0.2}{x_1} + \frac{0.6}{x_2} + \frac{1}{x_5},$$

求 $\overline{A}, \overline{B}$.

3. 设

$$X = \{a, b, c, d, e\},$$

$$A = \frac{1}{a} + \frac{0.9}{b} + \frac{0.4}{c} + \frac{0.2}{d} + \frac{0}{e},$$

求 $A_1, A_{0.8}, A_{0.6}, A_{0.4}, A_{0.2}, A_0$.

4. 设 $A = \begin{bmatrix} 0.8 & 1 \\ 0.4 & 0.6 \end{bmatrix}, B = \begin{bmatrix} 0.4 & 0 \\ 0.7 & 0.5 \end{bmatrix}$, 求 $A \bigcup B, A \bigcap B, \overline{A}, \overline{B}, A \circ B, B \circ A$.

5. 求 $(0.2, 0.4, 0.6) \circ \begin{bmatrix} 0.3 \\ 0 \\ 0.7 \end{bmatrix}, \begin{bmatrix} 0.3 \\ 0 \\ 0.7 \end{bmatrix} \circ (0.2, 0.4, 0.6)$.

6. 设 $R = \begin{bmatrix} 0.1 & 0.7 & 0 \\ 0.3 & 0.9 & 0.5 \\ 0.5 & 1 & 0.2 \end{bmatrix}$, 求 $R_1, R_{0.5}, R_{0.2}$.

7. 设 $A = \begin{bmatrix} 0.2 & 0.5 \\ 0.4 & 1 \end{bmatrix}$, 验证 $A^2 = A^3$.

8. 判断下列矩阵有无自反性、对称性和传递性:

(1) $\begin{bmatrix} 1 & 0.3 & 0 & 0.3 \\ 0.4 & 1 & 0.9 & 1 \\ 0 & 0.4 & 1 & 0 \\ 0.7 & 0.9 & 0.7 & 1 \end{bmatrix}$;

(2) $\begin{bmatrix} 0.5 & 0.3 & 1 & 0.6 \\ 0.3 & 0.1 & 0.8 & 0.7 \\ 1 & 0.8 & 1 & 0.6 \\ 0.6 & 0.7 & 0.6 & 1 \end{bmatrix}$.

9. 设在对某教师教学情况进行综合评判中,考虑四个因素:清楚易懂,熟悉教材,生动有趣,板书整洁.评判结果为优,良,中,差四个等级.单因素评判矩阵为

$$R = \begin{bmatrix} 0.4 & 0.5 & 0.1 & 0 \\ 0.6 & 0.3 & 0.1 & 0 \\ 0.1 & 0.2 & 0.6 & 0.1 \\ 0.1 & 0.2 & 0.5 & 0.2 \end{bmatrix},$$

权重分配为 $A = (0.5, 0.2, 0.2, 0.1)$，求对该教师的综合评判结果.

10. 设

$$R = \begin{bmatrix} 1 & 0.1 & 0.2 & 0.3 \\ 0.1 & 1 & 0.4 & 1 \\ 0.2 & 0.4 & 1 & 0 \\ 0.3 & 1 & 0 & 1 \end{bmatrix}$$

表示 X 中的模糊相似关系，请将 $X = \{x_1, x_2, x_3, x_4\}$ 进行分类.

11. 用最大树法对上题进行分类.

附表一　简明不定积分表

(一) 含有 $a+bx$ 的积分

1. $\displaystyle\int (a+bx)^n \mathrm{d}x = \begin{cases} \dfrac{(a+bx)^{n+1}}{b(n+1)} + C, & \text{当 } n \neq -1, \\[3mm] \dfrac{1}{b}\ln|a+bx| + C, & \text{当 } n = -1. \end{cases}$

2. $\displaystyle\int \frac{x\,\mathrm{d}x}{a+bx} = \frac{1}{b^2}[a+bx - a\ln|a+bx|] + C.$

3. $\displaystyle\int \frac{x^2\,\mathrm{d}x}{a+bx} = \frac{1}{b^3}\left[\frac{1}{2}(a+bx)^2 - 2a(a+bx) + a^2\ln|a+bx|\right] + C.$

4. $\displaystyle\int \frac{x\,\mathrm{d}x}{(a+bx)^2} = \frac{1}{b^2}\left[\frac{a}{a+bx} + \ln|a+bx|\right] + C.$

5. $\displaystyle\int \frac{x^2\,\mathrm{d}x}{(a+bx)^2} = \frac{1}{b^3}\left[(a+bx) - 2a\ln|a+bx| - \frac{a^2}{a+bx}\right] + C.$

6. $\displaystyle\int \frac{\mathrm{d}x}{x(a+bx)} = \frac{1}{a}\ln\left|\frac{x}{a+bx}\right| + C.$

7. $\displaystyle\int \frac{\mathrm{d}x}{x^2(a+bx)} = -\frac{1}{ax} + \frac{b}{a^2}\ln\left|\frac{a+bx}{x}\right| + C.$

8. $\displaystyle\int \frac{\mathrm{d}x}{x(a+bx)^2} = \frac{1}{a(a+bx)} - \frac{1}{a^2}\ln\left|\frac{a+bx}{x}\right| + C.$

(二) 含有 $\sqrt{a+bx}$ 的积分

9. $\displaystyle\int x\sqrt{a+bx}\,\mathrm{d}x = \frac{2(3bx-2a)(a+bx)^{\frac{3}{2}}}{15b^2} + C.$

10. $\displaystyle\int x^2\sqrt{a+bx}\,\mathrm{d}x = \frac{2(15b^2x^2 - 12abx + 8a^2)(a+bx)^{\frac{3}{2}}}{105b^3} + C.$

11. $\displaystyle\int \frac{x}{\sqrt{a+bx}}\,\mathrm{d}x = \frac{2(bx-2a)\sqrt{a+bx}}{3b^2} + C.$

12. $\displaystyle\int \frac{x^2\,\mathrm{d}x}{\sqrt{a+bx}} = \frac{2(3b^2x^2 - 4abx + 8a^2)\sqrt{a+bx}}{15b^3} + C.$

13. $\displaystyle\int \frac{\mathrm{d}x}{x\sqrt{a+bx}} = \begin{cases} \dfrac{1}{\sqrt{a}}\ln\dfrac{\sqrt{a+bx}-\sqrt{a}}{\sqrt{a+bx}+\sqrt{a}}+C, \text{当}\, a>0, \\[4mm] \dfrac{2}{\sqrt{-a}}\arctan\sqrt{\dfrac{a+bx}{-a}}+C, \text{当}\, a<0. \end{cases}$

14. $\displaystyle\int \frac{\mathrm{d}x}{x^2\sqrt{a+bx}} = -\frac{\sqrt{a+bx}}{ax} - \frac{b}{2a}\int \frac{\mathrm{d}x}{x\sqrt{a+bx}}.$

15. $\displaystyle\int \frac{\sqrt{a+bx}}{x}\mathrm{d}x = 2\sqrt{a+bx} + a\int \frac{\mathrm{d}x}{x\sqrt{a+bx}}.$

16. $\displaystyle\int \frac{\sqrt{a+bx}}{x^2}\mathrm{d}x = -\frac{\sqrt{a+bx}}{x} + \frac{b}{2}\int \frac{\mathrm{d}x}{x\sqrt{a+bx}}.$

(三) 含有 $a^2 \pm x^2$ 的积分

17. $\displaystyle\int \frac{\mathrm{d}x}{(a^2+x^2)^n} = \begin{cases} \dfrac{1}{a}\arctan\dfrac{x}{a}+C, \text{当}\, n=1, \\[4mm] \dfrac{x}{2(n-1)a^2(a^2+x^2)^{n-1}} + \dfrac{2n-3}{2(n-1)a^2}\displaystyle\int \dfrac{\mathrm{d}x}{(a^2+x^2)^{n-1}}, \text{当}\, n>1. \end{cases}$

18. $\displaystyle\int \frac{x\,\mathrm{d}x}{(a^2+x^2)^n} = \begin{cases} \dfrac{1}{2}\ln|a^2+x^2|+C, \text{当}\, n=1, \\[4mm] \dfrac{1}{2(n-1)(a^2+x^2)^{n-1}}+C, \text{当}\, n>1. \end{cases}$

19. $\displaystyle\int \frac{\mathrm{d}x}{a^2-x^2} = \frac{1}{2a}\ln\left|\frac{a+x}{a-x}\right|+C.$

(四) 含有 $\sqrt{a^2-x^2}$ 的积分

20. $\displaystyle\int \sqrt{a^2-x^2}\,\mathrm{d}x = \frac{x}{2}\sqrt{a^2-x^2} + \frac{a^2}{2}\arcsin\frac{x}{a}+C.$

21. $\displaystyle\int x\sqrt{a^2-x^2}\,\mathrm{d}x = -\frac{1}{3}(a^2-x^2)^{\frac{3}{2}}+C.$

22. $\displaystyle\int x^2\sqrt{a^2-x^2}\,\mathrm{d}x = \frac{x}{8}(2x^2-a^2)\sqrt{a^2-x^2} + \frac{a^4}{8}\arcsin\frac{x}{a}+C.$

23. $\displaystyle\int \frac{\mathrm{d}x}{\sqrt{a^2-x^2}} = \arcsin\frac{x}{a}+C.$

24. $\displaystyle\int \frac{x\,\mathrm{d}x}{\sqrt{a^2-x^2}} = -\sqrt{a^2-x^2}+C.$

25. $\displaystyle\int \frac{x^2\,\mathrm{d}x}{\sqrt{a^2-x^2}}=-\frac{x}{2}\sqrt{a^2-x^2}+\frac{a^2}{2}\arcsin\frac{x}{a}+C.$

26. $\displaystyle\int (a^2-x^2)^{\frac{3}{2}}\,\mathrm{d}x=\frac{x}{8}(5a^2-2x^2)\sqrt{a^2-x^2}+\frac{3a^4}{8}\arcsin\frac{x}{a}+C.$

27. $\displaystyle\int \frac{\mathrm{d}x}{(a^2-x^2)^{\frac{3}{2}}}=\frac{x}{a^2\sqrt{a^2-x^2}}+C.$

28. $\displaystyle\int \frac{x\,\mathrm{d}x}{(a^2-x^2)^{\frac{3}{2}}}=\frac{1}{\sqrt{a^2-x^2}}+C.$

29. $\displaystyle\int \frac{x^2\,\mathrm{d}x}{(a^2-x^2)^{\frac{3}{2}}}=\frac{x}{\sqrt{a^2-x^2}}-\arcsin\frac{x}{a}+C.$

30. $\displaystyle\int \frac{\mathrm{d}x}{x\sqrt{a^2-x^2}}=-\frac{1}{a}\ln\left|\frac{a+\sqrt{a^2-x^2}}{x}\right|+C.$

31. $\displaystyle\int \frac{\mathrm{d}x}{x^2\sqrt{a^2-x^2}}=-\frac{\sqrt{a^2-x^2}}{a^2x}+C.$

32. $\displaystyle\int \frac{\mathrm{d}x}{x^3\sqrt{a^2-x^2}}=-\frac{\sqrt{a^2-x^2}}{2a^2x^2}-\frac{1}{2a^3}\ln\left|\frac{a+\sqrt{a^2-x^2}}{x}\right|+C.$

33. $\displaystyle\int \frac{\sqrt{a^2-x^2}}{x}\,\mathrm{d}x=\sqrt{a^2-x^2}-a\ln\left|\frac{a+\sqrt{a^2-x^2}}{x}\right|+C.$

34. $\displaystyle\int \frac{\sqrt{a^2-x^2}}{x^2}\,\mathrm{d}x=-\frac{\sqrt{a^2-x^2}}{x}-\arcsin\frac{x}{a}+C.$

（五）含有 $\sqrt{x^2\pm a^2}$ 的积分

35. $\displaystyle\int \sqrt{x^2\pm a^2}\,\mathrm{d}x=\frac{x}{2}\sqrt{x^2\pm a^2}\pm\frac{a^2}{2}\ln\left|x+\sqrt{x^2\pm a^2}\right|+C.$

36. $\displaystyle\int x\sqrt{x^2\pm a^2}\,\mathrm{d}x=\frac{1}{3}(x^2\pm a^2)^{\frac{3}{2}}+C.$

37. $\displaystyle\int x^2\sqrt{x^2\pm a^2}\,\mathrm{d}x=\frac{x}{8}(2x^2\pm a^2)\sqrt{x^2\pm a^2}-\frac{a^4}{8}\ln\left|x+\sqrt{x^2\pm a^2}\right|+C.$

38. $\displaystyle\int \frac{x\,\mathrm{d}x}{\sqrt{x^2\pm a^2}}=\sqrt{x^2\pm a^2}+C.$

39. $\displaystyle\int \frac{x^2\,\mathrm{d}x}{\sqrt{x^2\pm a^2}}=\frac{x}{2}\sqrt{x^2\pm a^2}\mp\frac{a^2}{2}\ln\left|x+\sqrt{x^2\pm a^2}\right|+C.$

40. $\displaystyle\int (x^2\pm a^2)^{\frac{3}{2}}\,\mathrm{d}x=\frac{x}{8}(2x^2\pm 5a^2)\sqrt{x^2\pm a^2}+\frac{3a^4}{8}\ln\left|x+\sqrt{x^2\pm a^2}\right|+C.$

41. $\displaystyle\int \frac{\mathrm{d}x}{(x^2 \pm a^2)^{\frac{3}{2}}} = \pm \frac{x}{a^2 \sqrt{x^2 \pm a^2}} + C.$

42. $\displaystyle\int \frac{x\,\mathrm{d}x}{(x^2 \pm a^2)^{\frac{3}{2}}} = -\frac{1}{\sqrt{x^2 \pm a^2}} + C.$

43. $\displaystyle\int \frac{x^2\,\mathrm{d}x}{(x^2 \pm a^2)^{\frac{3}{2}}} = -\frac{x}{\sqrt{x^2 \pm a^2}} + \ln\left| x + \sqrt{x^2 \pm a^2} \right| + C.$

44. $\displaystyle\int \frac{\mathrm{d}x}{x^2 \sqrt{x^2 \pm a^2}} = \mp \frac{\sqrt{x^2 \pm a^2}}{a^2 x} + C.$

45. $\displaystyle\int \frac{\mathrm{d}x}{x^3 \sqrt{x^2 + a^2}} = -\frac{\sqrt{x^2 + a^2}}{2a^2 x^2} + \frac{1}{2a^3}\ln\left| \frac{a + \sqrt{x^2 + a^2}}{x} \right| + C.$

46. $\displaystyle\int \frac{\mathrm{d}x}{x^3 \sqrt{x^2 - a^2}} = \frac{\sqrt{x^2 - a^2}}{2a^2 x^2} + \frac{1}{2a^3}\arccos\frac{a}{x} + C.$

47. $\displaystyle\int \frac{\sqrt{x^2 + a^2}}{x}\mathrm{d}x = \sqrt{x^2 + a^2} - a\ln\left| \frac{a + \sqrt{x^2 + a^2}}{x} \right| + C.$

48. $\displaystyle\int \frac{\sqrt{x^2 - a^2}}{x}\mathrm{d}x = \sqrt{x^2 - a^2} - a\arccos\frac{a}{x} + C.$

49. $\displaystyle\int \frac{\sqrt{x^2 \pm a^2}}{x^2}\mathrm{d}x = -\frac{\sqrt{x^2 \pm a^2}}{x} + \ln\left| x + \sqrt{x^2 \pm a^2} \right| + C.$

50. $\displaystyle\int \frac{\mathrm{d}x}{x\sqrt{x^2 + a^2}} = \frac{1}{a}\ln\left| \frac{x}{a + \sqrt{x^2 + a^2}} \right| + C.$

51. $\displaystyle\int \frac{\mathrm{d}x}{x\sqrt{x^2 - a^2}} = \frac{1}{a}\arccos\frac{a}{x} + C.$

（六）含有 $a + bx + cx^2, b^2 \neq 4ac$ 的积分

52. $\displaystyle\int \frac{\mathrm{d}x}{a + bx + cx^2} = \begin{cases} \dfrac{2}{\sqrt{4ac - b^2}}\arctan\dfrac{2cx + b}{\sqrt{4ac - b^2}} + C, \text{当 } b^2 < 4ac, \\[3mm] \dfrac{1}{\sqrt{b^2 - 4ac}}\ln\left| \dfrac{-\sqrt{b^2 - 4ac} + b + 2cx}{\sqrt{b^2 - 4ac} + b + 2cx} \right| + C, \text{当 } b^2 > 4ac. \end{cases}$

（七）含有 $\sqrt{a + bx + cx^2}$ 的积分

53. $\displaystyle\int \frac{\mathrm{d}x}{\sqrt{a + bx + cx^2}} = \begin{cases} \dfrac{1}{\sqrt{c}}\ln\left| 2cx + b + 2\sqrt{c(a + bx + cx^2)} \right| + C, \text{当 } c > 0, \\[3mm] -\dfrac{1}{\sqrt{-c}}\arcsin\dfrac{2cx + b}{\sqrt{b^2 - 4ac}} + C, \text{当 } c < 0, b^2 > 4ac. \end{cases}$

54. $\int \sqrt{a+bx+cx^2}\,\mathrm{d}x = \dfrac{2cx+b}{4c}\sqrt{a+bx+cx^2} + \dfrac{4ac-b^2}{8a}\int \dfrac{\mathrm{d}x}{\sqrt{a+bx+cx^2}}.$

55. $\int \dfrac{x\,\mathrm{d}x}{\sqrt{a+bx+cx^2}} = \dfrac{1}{c}\sqrt{a+bx+cx^2} - \dfrac{b}{2c}\int \dfrac{\mathrm{d}x}{\sqrt{a+bx+cx^2}}.$

(八) 含有三角函数的积分

56. $\int \sin^2 ax\,\mathrm{d}x = \dfrac{1}{2a}(ax - \sin ax\cos ax) + C.$

57. $\int \cos^2 ax\,\mathrm{d}x = \dfrac{1}{2a}(ax + \sin ax\cos ax) + C.$

58. $\int \sin^n x\,\mathrm{d}x = -\dfrac{1}{n}\sin^{n-1}x\cos x + \dfrac{n-1}{n}\int \sin^{n-2}x\,\mathrm{d}x.$

59. $\int \cos^n x\,\mathrm{d}x = \dfrac{1}{n}\cos^{n-1}x\sin x + \dfrac{n-1}{n}\int \cos^{n-2}x\,\mathrm{d}x.$

60. $\int \tan x\,\mathrm{d}x = -\ln|\cos x| + C.$

61. $\int \cot x\,\mathrm{d}x = \ln|\sin x| + C.$

62. $\int \tan^n x\,\mathrm{d}x = \dfrac{\tan^{n-1}x}{n-1} - \int \tan^{n-2}x\,\mathrm{d}x.$

63. $\int \cot^n x\,\mathrm{d}x = -\dfrac{\cot^{n-1}x}{n-1} - \int \cot^{n-2}x\,\mathrm{d}x.$

64. $\int \sec x\,\mathrm{d}x = \ln|\sec x + \tan x| + C.$

65. $\int \csc x\,\mathrm{d}x = \ln|\csc x - \cot x| + C.$

66. $\int \sec^n x\,\mathrm{d}x = \dfrac{\tan x\sec^{n-2}x}{n-1} + \dfrac{n-2}{n-1}\int \sec^{n-2}x\,\mathrm{d}x.$

67. $\int \csc^n x\,\mathrm{d}x = -\dfrac{\cot x\csc^{n-2}x}{n-1} + \dfrac{n-2}{n-1}\int \csc^{n-2}x\,\mathrm{d}x.$

68. $\int \sec x\tan x\,\mathrm{d}x = \sec x + C.$

69. $\int \csc x\cot x\,\mathrm{d}x = -\csc x + C.$

70. $\int \sin ax\sin bx\,\mathrm{d}x = -\dfrac{\sin(a+b)x}{2(a+b)} + \dfrac{\sin(a-b)x}{2(a-b)} + C.$

71. $\int \sin ax\cos bx\,\mathrm{d}x = -\dfrac{\cos(a+b)x}{2(a+b)} - \dfrac{\cos(a-b)x}{2(a-b)} + C.$

72. $\int \cos ax \cos bx \, \mathrm{d}x = \dfrac{\sin(a+b)x}{2(a+b)} + \dfrac{\sin(a-b)x}{2(a-b)} + C.$

73. $\int \sin^m x \cos^n x \, \mathrm{d}x = \dfrac{\sin^{m+1} x \cos^{n-1} x}{m+n} + \dfrac{n-1}{m+n} \int \sin^m x \cos^{n-2} x \, \mathrm{d}x$

$$= -\dfrac{\sin^{m-1} x \cos^{n+1} x}{m+n} + \dfrac{m-1}{m+n} \int \sin^{m-2} x \cos^n x \, \mathrm{d}x.$$

74. $\int \dfrac{\mathrm{d}x}{a+b\cos x} = \begin{cases} \dfrac{2}{\sqrt{a^2-b^2}} \arctan\left(\sqrt{\dfrac{a-b}{a+b}} \tan \dfrac{x}{2}\right) + C, 当 a^2 > b^2, \\[4mm] = \dfrac{1}{\sqrt{b^2-a^2}} \ln\left| \dfrac{b+a\cos x + \sqrt{b^2-a^2}\,\sin x}{a+b\cos x} \right| + C, 当 a^2 < b^2. \end{cases}$

(九) 含有反三角函数的积分

75. $\int \arcsin \dfrac{x}{a} \mathrm{d}x = x \arcsin \dfrac{x}{a} + \sqrt{a^2 - x^2} + C.$

76. $\int x \arcsin \dfrac{x}{a} \mathrm{d}x = \left(\dfrac{x^2}{2} - \dfrac{a^2}{4}\right) \arcsin \dfrac{x}{a} + \dfrac{x}{4}\sqrt{a^2 - x^2} + C.$

77. $\int x^2 \arcsin \dfrac{x}{a} \mathrm{d}x = \dfrac{x^3}{3} \arcsin \dfrac{x}{a} + \dfrac{1}{9}(x^2 + 2a^2)\sqrt{a^2 - x^2} + C.$

78. $\int \arccos \dfrac{x}{a} \mathrm{d}x = x \arccos \dfrac{x}{a} - \sqrt{a^2 - x^2} + C.$

79. $\int x \arccos \dfrac{x}{a} \mathrm{d}x = \left(\dfrac{x^2}{2} - \dfrac{a^2}{4}\right) \arccos \dfrac{x}{a} - \dfrac{x}{4}\sqrt{a^2 - x^2} + C.$

80. $\int x^2 \arccos \dfrac{x}{a} \mathrm{d}x = \dfrac{x^3}{3} \arccos \dfrac{x}{a} - \dfrac{1}{9}(x^2 + 2a^2)\sqrt{a^2 - x^2} + C.$

81. $\int \arctan \dfrac{x}{a} \mathrm{d}x = x \arctan \dfrac{x}{a} - \dfrac{a}{2} \ln(a^2 + x^2) + C.$

82. $\int x \arctan \dfrac{x}{a} \mathrm{d}x = \dfrac{1}{2}(x^2 + a^2) \arctan \dfrac{x}{a} - \dfrac{ax}{2} + C.$

83. $\int x^2 \arctan \dfrac{x}{a} \mathrm{d}x = \dfrac{x^3}{3} \arctan \dfrac{x}{a} - \dfrac{ax^2}{6} + \dfrac{a^3}{6} \ln(a^2 + x^2) + C.$

(十) 含有指数函数、对数函数的积分

84. $\int x \mathrm{e}^{ax} \mathrm{d}x = \dfrac{1}{a^2} \mathrm{e}^{ax}(ax - 1) + C.$

85. $\int x^2 \mathrm{e}^{ax} \mathrm{d}x = \mathrm{e}^{ax}\left(\dfrac{x^2}{a} - \dfrac{2x}{a^2} + \dfrac{2}{a^2}\right) + C.$

86. $\int x^n \mathrm{e}^{ax}\,\mathrm{d}x = \dfrac{1}{a}x^n \mathrm{e}^{ax} - \dfrac{n}{a}\int x^{n-1}\mathrm{e}^{ax}\,\mathrm{d}x.$

87. $\int \dfrac{\mathrm{d}x}{b+c\mathrm{e}^{ax}} = \dfrac{1}{b}x - \dfrac{1}{ab}\ln|b+c\mathrm{e}^{ax}| + C, ab \neq 0.$

88. $\int \dfrac{x\mathrm{e}^{ax}}{(1+ax)^2}\,\mathrm{d}x = \dfrac{\mathrm{e}^{ax}}{a^2(1+ax)} + C.$

89. $\int \mathrm{e}^{ax}\sin bx\,\mathrm{d}x = \dfrac{1}{a^2+b^2}\mathrm{e}^{ax}(a\sin bx - b\cos bx) + C.$

90. $\int \mathrm{e}^{ax}\cos bx\,\mathrm{d}x = \dfrac{1}{a^2+b^2}\mathrm{e}^{ax}(a\cos bx + b\sin bx) + C.$

91. $\int \ln x\,\mathrm{d}x = x\ln x - x + C.$

92. $\int (\ln x)^2\,\mathrm{d}x = x(\ln x)^2 - 2x\ln x + 2x + C.$

93. $\int (\ln x)^3\,\mathrm{d}x = x(\ln x)^3 - 3x(\ln x)^2 + 6x\ln x - 6x + C.$

94. $\int x^m \ln x\,\mathrm{d}x = x^{m+1}\left[\dfrac{\ln x}{m+1} - \dfrac{1}{(m+1)^2}\right] + C, m \neq -1.$

附表二　拉普拉斯变换表

序号	象原函数 $f(x)$	象函数 $F(s)$
1	1	$\dfrac{1}{s}$
2	e^{ax}	$\dfrac{1}{s-a}$
3	x	$\dfrac{1}{s^2}$
4	x^n	$\dfrac{n!}{s^{n+1}}$
5	$x\mathrm{e}^{ax}$	$\dfrac{1}{(s-a)^2}$
6	$x^n\mathrm{e}^{ax}$	$\dfrac{n!}{(s-a)^{n+1}}$
7	$\sin\omega x$	$\dfrac{\omega}{s^2+\omega^2}$
8	$\cos\omega x$	$\dfrac{s}{s^2+\omega^2}$

续表

序号	象原函数 $f(x)$	象函数 $F(s)$
9	$\text{sh}\omega x$	$\dfrac{\omega}{s^2 - \omega^2}$
10	$\text{ch}\omega x$	$\dfrac{s}{s^2 - \omega^2}$
11	$x\sin\omega x$	$\dfrac{2\omega s}{(s^2 + \omega^2)^2}$
12	$x\cos\omega x$	$\dfrac{s^2 - \omega^2}{(s^2 + \omega^2)^2}$
13	$x\,\text{sh}\omega x$	$\dfrac{2\omega s}{(s^2 - \omega^2)^2}$
14	$x\,\text{ch}\omega x$	$\dfrac{s^2 + \omega^2}{(s^2 - \omega^2)^2}$
15	$e^{\lambda x}\sin\omega x$	$\dfrac{\omega}{(s-\lambda)^2 + \omega^2}$
16	$e^{\lambda x}\cos\omega x$	$\dfrac{s-\lambda}{(s-\lambda)^2 + \omega^2}$
17	$x\,e^{\lambda x}\sin\omega x$	$\dfrac{2\omega(s-\lambda)}{\left[(s-\lambda)^2 + \omega^2\right]^2}$
18	$x\,e^{\lambda x}\cos\omega x$	$\dfrac{(s-\lambda)^2 - \omega^2}{\left[(s-\lambda)^2 + \omega^2\right]^2}$
19	$\sin^2 x$	$\dfrac{1}{2}\left(\dfrac{1}{s} - \dfrac{s}{s^2 + 4}\right)$
20	$\cos^2 x$	$\dfrac{1}{2}\left(\dfrac{1}{s} + \dfrac{s}{s^2 + 4}\right)$
21	$\sin\omega x\sin\lambda x$	$\dfrac{2\omega\lambda s}{\left[s^2 + (\omega+\lambda)^2\right]\left[s^2 + (\omega-\lambda)^2\right]}$
22	$e^{ax} - e^{bx}$	$\dfrac{a-b}{(s-a)(s-b)}$
23	$a\,e^{ax} - b\,e^{bx}$	$\dfrac{(a-b)s}{(s-a)(s-b)}$
24	$\dfrac{1}{a}\sin ax - \dfrac{1}{b}\sin bx$	$\dfrac{b^2 - a^2}{(s^2 + a^2)(s^2 + b^2)}$
25	$\cos ax - \cos bx$	$\dfrac{(b^2 - a^2)s}{(s^2 + a^2)(s^2 + b^2)}$
26	$\dfrac{1}{a^2}(1 - \cos ax)$	$\dfrac{1}{s(s^2 + a^2)}$

附表三　泊松分布表

$$P(\xi=k)=\frac{\lambda^{k}}{k!}\mathrm{e}^{-\lambda}$$

k	λ							
	0.1	0.2	0.3	0.4	0.5	0.6	0.7	0.8
0	0.904 837	0.818 731	0.740 818	0.670 320	0.606 531	0.548 812	0.496 585	0.449 329
1	0.090 484	0.163 746	0.222 245	0.268 128	0.303 265	0.329 287	0.347 610	0.359 463
2	0.004 524	0.016 375	0.033 337	0.053 626	0.075 816	0.098 786	0.121 663	0.143 785
3	0.000 151	0.001 092	0.003 334	0.007 150	0.012 636	0.019 757	0.028 388	0.038 343
4	0.000 004	0.000 055	0.000 250	0.000 715	0.001 580	0.002 964	0.004 968	0.007 669
5	—	0.000 002	0.000 015	0.000 057	0.000 158	0.000 356	0.000 696	0.001 227
6	—	—	0.000 001	0.000 004	0.000 013	0.000 036	0.000 081	0.000 164
7	—	—	—	—	0.000 001	0.000 003	0.000 008	0.000 019
8	—	—	—	—	—	—	0.000 001	0.000 002

k	λ							
	0.9	1.0	1.5	2.0	2.5	3.0	3.5	4.0
0	0.406 570	0.367 879	0.223 130	0.135 335	0.082 085	0.049 787	0.030 197	0.018 316
1	0.365 913	0.367 879	0.334 695	0.270 671	0.205 212	0.149 361	0.150 091	0.073 263
2	0.164 661	0.183 940	0.251 021	0.270 671	0.256 516	0.224 042	0.184 959	0.146 525
3	0.049 398	0.061 313	0.125 510	0.180 447	0.213 763	0.224 042	0.215 785	0.195 367
4	0.011 115	0.015 328	0.047 067	0.090 224	0.133 602	0.168 031	0.188 812	0.195 367
5	0.002 001	0.003 066	0.014 120	0.036 039	0.066 801	0.100 819	0.132 169	0.156 293
6	0.000 300	0.000 511	0.003 530	0.012 030	0.027 834	0.050 409	0.077 098	0.104 196
7	0.000 039	0.000 073	0.000 756	0.003 437	0.009 941	0.021 604	0.038 549	0.059 540
8	0.000 004	0.000 009	0.000 142	0.000 859	0.003 106	0.008 102	0.016 865	0.029 770
9	—	0.000 001	0.000 024	0.000 191	0.000 863	0.002 701	0.006 559	0.013 231
10	—	—	0.000 004	0.000 038	0.000 216	0.000 810	0.002 296	0.005 292
11	—	—	—	0.000 007	0.000 049	0.000 221	0.000 730	0.001 925
12	—	—	—	0.000 001	0.000 010	0.000 055	0.000 213	0.000 642
13	—	—	—	—	0.000 02	0.000 013	0.000 057	0.000 197
14	—	—	—	—	—	0.000 003	0.000 014	0.000 056
15	—	—	—	—	—	0.000 001	0.000 003	0.000 015
16	—	—	—	—	—	—	0.000 001	0.000 004
17	—	—	—	—	—	—	—	0.000 001

续表

k	λ						
	4.5	5.0	6.0	7.0	8.0	9.0	10.0
0	0.011 109	0.006 738	0.002 479	0.000 912	0.000 335	0.000 123	0.000 045
1	0.049 990	0.033 690	0.014 873	0.006 383	0.002 684	0.001 111	0.000 454
2	0.112 479	0.084 224	0.044 618	0.022 341	0.010 735	0.004 998	0.002 270
3	0.168 718	0.140 374	0.089 235	0.082 129	0.028 626	0.014 994	0.007 567
4	0.189 808	0.175 467	0.133 853	0.091 226	0.057 252	0.033 737	0.018 917
5	0.170 827	0.175 467	0.160 623	0.127 717	0.091 604	0.060 727	0.037 833
6	0.128 120	0.146 223	0.160 623	0.149 003	0.122 138	0.091 090	0.063 055
7	0.082 363	0.104 445	0.137 677	0.149 003	0.139 587	0.117 116	0.090 079
8	0.046 329	0.065 278	0.103 258	0.130 337	0.139 587	0.131 756	0.112 599
9	0.023 165	0.036 266	0.068 838	0.101 405	0.124 077	0.131 756	0.125 110
10	0.010 424	0.018 133	0.041 303	0.070 983	0.099 262	0.118 580	0.125 110
11	0.004 264	0.008 242	0.022 529	0.045 171	0.072 190	0.097 020	0.113 736
12	0.001 599	0.003 434	0.011 264	0.026 350	0.048 127	0.072 765	0.094 780
13	0.000 554	0.001 321	0.005 199	0.014 188	0.029 616	0.050 376	0.072 908
14	0.000 178	0.000 472	0.002 228	0.007 094	0.016 924	0.032 384	0.052 077
15	0.000 053	0.000 157	0.000 891	0.003 311	0.009 026	0.019 431	0.034 718
16	0.000 015	0.000 049	0.000 334	0.001 448	0.004 513	0.010 930	0.021 699
17	0.000 004	0.000 014	0.000 118	0.000 596	0.002 124	0.005 786	0.012 764
18	0.000 001	0.000 004	0.000 039	0.000 232	0.000 944	0.002 893	0.007 091
19	—	0.000 001	0.000 012	0.000 085	0.000 397	0.001 370	0.003 732
20	—	—	0.000 001	0.000 030	0.000 159	0.000 617	0.001 866
21	—	—	0.000 001	0.000 010	0.000 061	0.000 264	0.000 899
22	—	—	—	0.000 003	0.000 022	0.000 108	0.000 404
23	—	—	—	0.000 001	0.000 008	0.000 042	0.000 176
24	—	—	—	—	0.000 003	0.000 016	0.000 073
25	—	—	—	—	0.000 001	0.000 006	0.000 029
26	—	—	—	—	—	0.000 002	0.000 011
27	—	—	—	—	—	0.000 001	0.000 004
28	—	—	—	—	—	—	0.000 001
29	—	—	—	—	—	—	0.000 001

附表四 标准正态分布表

$$\Phi(u) = \frac{1}{\sqrt{2\pi}} \int_{-\infty}^{u} e^{-\frac{x^2}{2}} dx \quad (u \geqslant 0)$$

u	0.00	0.01	0.02	0.03	0.04	0.05	0.06	0.07	0.08	0.09
0.0	0.500 0	0.504 0	0.508 0	0.512 0	0.516 0	0.519 9	0.523 9	0.527 9	0.531 9	0.535 9
0.1	0.539 8	0.543 8	0.547 8	0.551 7	0.555 7	0.559 6	0.563 6	0.567 5	0.571 4	0.575 3
0.2	0.579 3	0.583 2	0.587 1	0.591 0	0.594 8	0.598 7	0.602 6	0.606 4	0.610 3	0.614 1
0.3	0.617 9	0.621 7	0.625 5	0.629 3	0.633 1	0.636 8	0.640 6	0.644 3	0.648 0	0.651 7
0.4	0.655 4	0.659 1	0.662 8	0.666 4	0.670 0	0.673 6	0.677 2	0.680 8	0.684 4	0.687 9
0.5	0.691 5	0.695 0	0.698 5	0.701 9	0.705 4	0.708 8	0.712 3	0.715 7	0.719 0	0.722 4
0.6	0.725 7	0.729 1	0.732 4	0.735 7	0.738 9	0.742 2	0.745 4	0.748 6	0.751 7	0.754 9
0.7	0.758 0	0.761 1	0.764 2	0.767 3	0.770 3	0.773 4	0.776 4	0.779 4	0.782 3	0.785 2
0.8	0.788 1	0.791 0	0.793 9	0.796 7	0.799 5	0.802 3	0.805 1	0.807 8	0.810 6	0.813 3
0.9	0.815 9	0.818 6	0.821 2	0.823 8	0.826 4	0.828 9	0.831 5	0.834 0	0.836 5	0.838 9
1.0	0.841 3	0.843 8	0.846 1	0.848 5	0.850 8	0.853 1	0.855 4	0.857 7	0.859 9	0.862 1
1.1	0.864 3	0.866 5	0.868 6	0.870 8	0.872 9	0.874 9	0.877 0	0.879 0	0.881 0	0.883 0
1.2	0.884 9	0.886 9	0.888 8	0.890 7	0.892 5	0.894 4	0.896 2	0.898 0	0.899 7	0.901 47
1.3	0.903 20	0.904 90	0.906 58	0.908 24	0.909 88	0.911 49	0.913 09	0.914 66	0.916 21	0.917 74

续表

u	0.00	0.01	0.02	0.03	0.04	0.05	0.06	0.07	0.08	0.09	u
1.4	0.919 24	0.920 73	0.922 20	0.923 64	0.925 07	0.926 47	0.927 85	0.929 22	0.930 56	0.931 89	1.4
1.5	0.933 19	0.934 48	0.935 74	0.936 99	0.938 22	0.939 43	0.940 62	0.941 97	0.942 95	0.944 08	1.5
1.6	0.945 20	0.946 30	0.947 38	0.948 45	0.949 50	0.950 53	0.951 54	0.952 54	0.953 52	0.954 49	1.6
1.7	0.955 43	0.956 37	0.957 28	0.958 18	0.959 07	0.959 94	0.960 80	0.961 64	0.962 46	0.963 27	1.7
1.8	0.964 07	0.964 85	0.965 62	0.966 38	0.967 12	0.967 84	0.968 56	0.969 26	0.969 95	0.970 62	1.8
1.9	0.971 28	0.971 93	0.972 57	0.973 20	0.973 81	0.974 41	0.975 00	0.975 58	0.976 15	0.976 70	1.9
2.0	0.977 25	0.977 78	0.978 31	0.978 82	0.979 32	0.979 82	0.980 30	0.980 77	0.981 24	0.981 69	2.0
2.1	0.982 14	0.982 57	0.983 00	0.983 41	0.983 82	0.984 22	0.984 61	0.985 00	0.985 37	0.985 74	2.1
2.2	0.986 10	0.986 45	0.986 79	0.987 13	0.987 45	0.987 78	0.988 09	0.988 40	0.988 70	0.988 99	2.2
2.3	0.989 28	0.989 56	0.989 83	$0.9^2 0097$	$0.9^2 0358$	$0.9^2 0613$	$0.9^2 0863$	$0.9^2 1106$	$0.9^2 1344$	$0.9^2 1576$	2.3
2.4	$0.9^2 1802$ *	$0.9^2 2024$	$0.9^2 2240$	$0.9^2 2451$	$0.9^2 2656$	$0.9^2 2857$	$0.9^2 3053$	$0.9^2 3244$	$0.9^2 3431$	$0.9^2 3613$	2.4
2.5	$0.9^2 3790$	$0.9^2 3963$	$0.9^2 4132$	$0.9^2 4297$	$0.9^2 4457$	$0.9^2 4614$	$0.9^2 4766$	$0.9^2 4915$	$0.9^2 5060$	$0.9^2 5201$	
2.6	$0.9^2 5339$	$0.9^2 5473$	$0.9^2 5604$	$0.9^2 5731$	$0.9^2 5855$	$0.9^2 5975$	$0.9^2 6093$	$0.9^2 6207$	$0.9^2 6319$	$0.9^2 6427$	2.6
2.7	$0.9^2 6533$	$0.9^2 6636$	$0.9^2 6736$	$0.9^2 6833$	$0.9^2 6928$	$0.9^2 7020$	$0.9^2 7110$	$0.9^2 7197$	$0.9^2 7282$	$0.9^2 7365$	2.7
2.8	$0.9^2 7445$	$0.9^2 7523$	$0.9^2 7599$	$0.9^2 7673$	$0.9^2 7744$	$0.9^2 7814$	$0.9^2 7882$	$0.9^2 7948$	$0.9^2 8012$	$0.9^2 8174$	2.8
2.9	$0.9^2 8134$	$0.9^2 8193$	$0.9^2 8250$	$0.9^2 8305$	$0.9^2 8319$	$0.9^2 8411$	$0.9^2 8462$	$0.9^2 8511$	$0.9^2 8559$	$0.9^2 8605$	2.9
3.0	$0.9^2 8650$	$0.9^2 8694$	$0.9^2 8736$	$0.9^2 8777$	$0.9^2 8817$	$0.9^2 8856$	$0.9^2 8893$	$0.9^2 8930$	$0.9^2 8965$	$0.9^2 8999$	3.0

* 注:9 上面的指数代表有几个 9。

续表

u	0.00	0.01	0.02	0.03	0.04	0.05	0.06	0.07	0.08	0.09
3.1	$0.9^{3}0324$	$0.9^{3}0646$	$0.9^{3}0957$	$0.9^{3}1260$	$0.9^{3}1553$	$0.9^{3}1836$	$0.9^{3}2112$	$0.9^{3}2378$	$0.9^{3}2636$	$0.9^{3}2886$
3.2	$0.9^{3}3129$	$0.9^{3}3363$	$0.9^{3}3590$	$0.9^{3}3810$	$0.9^{3}4024$	$0.9^{3}4230$	$0.9^{3}4429$	$0.9^{3}4623$	$0.9^{3}4810$	$0.9^{3}4991$
3.3	$0.9^{3}5166$	$0.9^{3}5335$	$0.9^{3}5469$	$0.9^{3}5658$	$0.9^{3}5811$	$0.9^{3}5959$	$0.9^{3}6103$	$0.9^{3}6242$	$0.9^{3}6376$	$0.9^{3}6505$
3.4	$0.9^{3}6613$	$0.9^{3}6752$	$0.9^{3}6869$	$0.9^{3}6982$	$0.9^{3}7091$	$0.9^{3}7197$	$0.9^{3}7299$	$0.9^{3}7398$	$0.9^{3}7493$	$0.9^{3}7585$
3.5	$0.9^{3}7674$	$0.9^{3}7759$	$0.9^{3}7842$	$0.9^{3}7922$	$0.9^{3}7999$	$0.9^{3}8074$	$0.9^{3}8146$	$0.9^{3}8215$	$0.9^{3}8282$	$0.9^{3}8347$
3.6	$0.9^{3}8409$	$0.9^{3}8469$	$0.9^{3}8527$	$0.9^{3}8583$	$0.9^{3}8637$	$0.9^{3}8689$	$0.9^{3}8739$	$0.9^{3}8787$	$0.9^{3}8834$	$0.9^{3}8879$
3.7	$0.9^{3}8922$	$0.9^{3}8964$	$0.9^{4}0039$	$0.9^{4}0426$	$0.9^{4}0799$	$0.9^{4}1158$	$0.9^{4}1504$	$0.9^{4}1838$	$0.9^{4}2159$	$0.9^{4}2469$
3.8	$0.9^{4}2765$	$0.9^{4}3052$	$0.9^{4}3327$	$0.9^{4}3593$	$0.9^{4}3848$	$0.9^{4}4094$	$0.9^{4}4331$	$0.9^{4}4558$	$0.9^{4}4777$	$0.9^{4}4988$
3.9	$0.9^{4}5190$	$0.9^{4}5385$	$0.9^{4}5573$	$0.9^{4}5753$	$0.9^{4}5926$	$0.9^{4}6092$	$0.9^{4}6253$	$0.9^{4}6409$	$0.9^{4}6554$	$0.9^{4}6696$
4.0	$0.9^{4}6833$	$0.9^{4}6964$	$0.9^{4}7090$	$0.9^{4}7211$	$0.9^{4}7327$	$0.9^{4}7439$	$0.9^{4}7546$	$0.9^{4}7649$	$0.9^{4}7748$	$0.9^{4}7843$
4.1	$0.9^{4}7934$	$0.9^{4}8022$	$0.9^{4}8106$	$0.9^{4}8186$	$0.9^{4}8263$	$0.9^{4}8338$	$0.9^{4}8409$	$0.9^{4}8477$	$0.9^{4}8542$	$0.9^{4}8605$
4.2	$0.9^{4}8665$	$0.9^{4}8723$	$0.9^{4}8778$	$0.9^{4}8832$	$0.9^{4}8882$	$0.9^{4}8931$	$0.9^{4}8978$	$0.9^{5}0226$	$0.9^{5}0655$	$0.9^{5}1066$
4.3	$0.9^{5}1460$	$0.9^{5}1837$	$0.9^{5}2199$	$0.9^{5}2545$	$0.9^{5}2876$	$0.9^{5}3193$	$0.9^{5}3497$	$0.9^{5}3788$	$0.9^{5}4066$	$0.9^{5}4332$
4.4	$0.9^{5}4587$	$0.9^{5}4831$	$0.9^{5}5065$	$0.9^{5}5288$	$0.9^{5}5502$	$0.9^{5}5706$	$0.9^{5}5902$	$0.9^{5}6089$	$0.9^{5}6268$	$0.9^{5}6439$
4.5	$0.9^{5}6602$	$0.9^{5}6759$	$0.9^{5}6908$	$0.9^{5}7051$	$0.9^{5}7187$	$0.9^{5}7318$	$0.9^{5}7442$	$0.9^{5}7561$	$0.9^{5}7675$	$0.9^{5}7784$
4.6	$0.9^{5}7888$	$0.9^{5}7987$	$0.9^{5}8081$	$0.9^{5}8172$	$0.9^{5}8258$	$0.9^{5}8340$	$0.9^{5}8419$	$0.9^{5}8494$	$0.9^{5}8566$	$0.9^{5}8634$
4.7	$0.9^{5}8699$	$0.9^{5}8761$	$0.9^{5}8821$	$0.9^{5}8877$	$0.9^{5}8931$	$0.9^{5}8983$	$0.9^{6}0320$	$0.9^{6}0789$	$0.9^{6}1235$	$0.9^{6}1661$
4.8	$0.9^{6}2067$	$0.9^{6}2453$	$0.9^{6}2822$	$0.9^{6}3173$	$0.9^{6}3508$	$0.9^{6}3827$	$0.9^{6}4131$	$0.9^{6}4420$	$0.9^{6}4696$	$0.9^{6}4958$
4.9	$0.9^{6}5208$	$0.9^{6}5446$	$0.9^{6}5673$	$0.9^{6}5889$	$0.9^{6}6094$	$0.9^{6}6289$	$0.9^{6}6475$	$0.9^{6}6652$	$0.9^{6}6821$	$0.9^{6}6981$

附录五　习题参考答案

习题一

1. 下列各题中的两个函数是否相同？为什么？

(1) $y=x$，$y=\sqrt{x^2}$

【分析】　因为函数的定义域与对应规律是确定函数的两个要素，所以只有当两个函数的定义域与对应规律完全相同时，才能说它们是相同的（或相等的）.

解　因为 $y=\sqrt{x^2}=|x|$，与 $y=x$ 的对应规律不相同，所以 $y=x$ 与 $y=\sqrt{x^2}$ 不相同.

(2) $y=\lg x^2$，$y=2\lg x$

【分析】　分析同第(1)小题.

解　因为 $y=\lg x^2$ 的定义域为 $x\neq 0$ 的一切实数，而 $y=2\lg x$ 的定义域为 $x>0$ 的实数，所以 $y=\lg x^2$ 与 $y=2\lg x$ 不相同.

(3) $y=\sqrt{1-x^2}$，$x^2+y^2=1$

【分析】　分析同第(1)小题.

解　因为 $x^2+y^2=1$ 可以写成 $y=\pm\sqrt{1-x^2}$，所以 $x^2+y^2=1$ 与 $y=\sqrt{1-x^2}$ 是不相同的.

2. 求下列函数的定义域：

(1) $y=\dfrac{1}{x}-\sqrt{1-x^2}$

解　由 $\begin{cases}x\neq 0, \\ 1-x^2\geqslant 0\end{cases}$ 得 y 的定义域为

$$D=\{x\mid -1\leqslant x<0，且\ 0<x\leqslant 1\}.$$

(2) $y=\dfrac{1}{|x|-x}$

解　因为 $|x|-x\neq 0$，所以 $x<0$，于是 y 的定义域为

$$D=\{x\mid x<0\}.$$

(3) $y=\dfrac{1}{\lg x}$

解　由 $\begin{cases}x>0, \\ \lg x\neq 0\end{cases}$ 得 y 的定义域为

$$D = \{x \mid 0 < x < 1, 且 1 < x < +\infty\}.$$

（4） $y = \ln(x + \sqrt{x^2 + 1})$

解　由于 $x + \sqrt{x^2 + 1} > 0$，因此 y 的定义域为
$$D = \{x \mid -\infty < x < +\infty\}.$$

（5） $y = \sqrt{\sin x} + \sqrt{16 - x^2}$

解　由 $\begin{cases} \sin x \geqslant 0, \\ 16 - x^2 \geqslant 0 \end{cases}$ 得 y 的定义域为
$$D = \{x \mid 0 \leqslant x \leqslant \pi, 且 -4 \leqslant x \leqslant -\pi\}.$$

（6） $y = \arcsin \dfrac{x - 2}{5 - x}$

解　由 $\left| \dfrac{x - 2}{5 - x} \right| \leqslant 1$，得
$$D = \left\{ x \mid -\infty < x \leqslant \frac{7}{2} \right\}.$$

3. 设 $f(x)$ 的定义域是 $[0,1]$，问：$f(x^2)$，$f(\sin x)$，$f(x + a)(a > 0)$ 的定义域各是什么？

解　对于 $f(x^2)$，因为 $f(x)$ 的定义域是 $[0,1]$，所以 x^2 必须满足 $0 \leqslant x^2 \leqslant 1$，于是 x 只能在 $[-1,1]$ 中取值，$f(x^2)$ 的定义域为 $[-1,1]$.

同理，对于 $f(\sin x)$，因为 $\sin x$ 必须满足 $0 \leqslant \sin x \leqslant 1$，所以 $f(\sin x)$ 的定义域为 $[2k\pi, (2k+1)\pi]$，$k = 0, \pm 1, \pm 2, \cdots$.

对于 $f(x + a)$，因为 $0 \leqslant x + a \leqslant 1$，即 $-a \leqslant x \leqslant 1 - a$，所以其定义域为 $[-a, 1-a]$.

4. 设 $f(x) = \ln x$，证明：
$$\frac{f(x+h) - f(x)}{h} = \frac{1}{x} \ln\left(1 + \frac{h}{x}\right)^{\frac{x}{h}}.$$

证明　由 $f(x) = \ln x$，得 $f(x + h) = \ln(x + h)$.

于是
$$f(x + h) - f(x) = \ln(x + h) - \ln x$$
$$= \ln \frac{x + h}{x} = \ln\left(1 + \frac{h}{x}\right),$$
$$\frac{f(x+h) - f(x)}{h} = \frac{1}{h} \ln\left(1 + \frac{h}{x}\right)$$
$$= \frac{1}{x} \cdot \frac{x}{h} \ln\left(1 + \frac{h}{x}\right)$$
$$= \frac{1}{x} \ln\left(1 + \frac{h}{x}\right)^{\frac{x}{h}}.$$

5. 设
$$f(x)=\begin{cases}-1, & x<0,\\ 0, & x=0,\\ 2x, & x>0,\end{cases}$$

求 $f(-2),f(0),f(2)$,并作函数的图形.

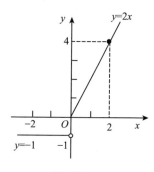

图习题 1 - 1

    解 因为 $x=-2<0$,

所以 $f(-2)=-1$.

    因为当 $x=0$ 时,$f(x)=0$,

所以 $f(0)=0$.

    因为 $x=2>0$,

所以 $f(2)=2\times2=4$.

    函数图形见图习题 1 - 1.

    6. 设婴儿出生时的体重平均为 3 000 g,从出生起至 6 个月,每月长 600 g,6 个月后至 12 个月,每月长 500 g,试写出婴儿从出生至 1 岁其体重与月龄的关系式. 若一婴儿刚满 10 个月,试估计其体重.

    解 从出生起至 6 个月期间,体重 W 与月龄 m 的关系式是
$$W=3\,000+600m.$$

在出生 6 个月后至 12 个月期间,体重 W 与月龄 m 的关系式是
$$W=3\,000+600\times6+500\times(m-6)=3\,600+500m.$$

所以,婴儿从出生至 1 岁其体重 W 与月龄 m 的关系式是
$$W=\begin{cases}3\,000+600m, & 0\leqslant m\leqslant6,\\ 3\,600+500m, & 6<m\leqslant12.\end{cases}$$

刚满 10 个月时的体重为 $W(10)=3\,600+500\times10=8\,600(\text{g})$.

    7. 在下列各题中,求由所给函数复合而成的函数:

    (1) $y=u^2,u=\sin x$

    解 $y=(\sin x)^2=\sin^2 x$.

    (2) $y=\sin u,u=x^2$

    解 $y=\sin x^2$.

    (3) $y=e^u,u=x^2$

    解 $y=e^{x^2}$.

    (4) $y=u^2,u=e^x$

    解 $y=(e^x)^2=e^{2x}$.

    8. 将下列复合函数分解成基本初等函数,或基本初等函数的和、差、积、商:

    (1) $y=\sin 2x$

解　$y=\sin u,u=2x.$

(2) $y=\cos^2 x$

解　$y=u^2,u=\cos x.$

(3) $y=\sin^3\dfrac{x}{2}$

解　$y=u^3,u=\sin v,v=\dfrac{x}{2}.$

(4) $y=\sqrt[3]{(1+x)^2}$

解　$y=u^{2/3},u=1+x.$

(5) $y=\ln\tan\dfrac{x}{2}$

解　$y=\ln u,u=\tan v,v=\dfrac{x}{2}.$

(6) $y=\mathrm{e}^{\tan\frac{1}{x}}$

解　$y=\mathrm{e}^u,u=\tan v,v=\dfrac{1}{x}.$

(7) $y=\arcsin\dfrac{1-x}{1+x}$

解　$y=\arcsin u,u=\dfrac{1-x}{1+x}.$

(8) $y=\ln\sqrt{\dfrac{1-x}{1+x}}$

解　因为 $y=\dfrac{1}{2}\ln\left(\dfrac{1-x}{1+x}\right)$，所以

$$y=\dfrac{1}{2}\ln u,u=\dfrac{1-x}{1+x},$$

或

$$y=\ln u,u=\sqrt{v},v=\dfrac{1-x}{1+x}.$$

(9) $y=\sqrt{\ln\dfrac{1-x}{1+x}}$

解　$y=\sqrt{u},u=\ln v,v=\dfrac{1-x}{1+x}.$

(10) $y=\dfrac{\mathrm{e}^{-x}}{1-\mathrm{e}^{-x}}$

解　$y = \dfrac{u}{1-u}, u = e^v, v = -x.$

或将函数变形为

$$y = \frac{1}{e^x - 1},$$

然后根据 $y = \dfrac{1}{e^x - 1}$ 分解成 $y = \dfrac{1}{u-1}, u = e^x.$

9. 求下列函数的极限：

(1) $\lim\limits_{x \to 0} \dfrac{x^2 - 2x + 1}{x^2 - 1}$

解　利用极限的四则运算法则可得

$$\lim_{x \to 0} \frac{x^2 - 2x + 1}{x^2 - 1} = \frac{\lim\limits_{x \to 0}(x^2 - 2x + 1)}{\lim\limits_{x \to 0}(x^2 - 1)}$$

$$= \frac{1}{-1} = -1.$$

(2) $\lim\limits_{x \to 1} \dfrac{x^2 - 2x + 1}{x^2 - 1}$

解　因为分母的极限为零，所以不能直接用极限的四则运算法则. 但分子、分母有公因式 $(x - 1)$，故分式可以约去 $(x - 1)$，于是

$$\lim_{x \to 1} \frac{x^2 - 2x + 1}{x^2 - 1} = \lim_{x \to 1} \frac{x - 1}{x + 1} = 0.$$

(3) $\lim\limits_{x \to \infty} \dfrac{x^2 - 2x + 1}{x^2 - 1}$

解　由第 9 页例 1.2.12，得

$$\lim_{x \to \infty} \frac{x^2 - 2x + 1}{x^2 - 1} = 1.$$

(4) $\lim\limits_{x \to -1} \dfrac{x^2 - 2x + 1}{x^2 - 1}$

解　$\lim\limits_{x \to 1} \dfrac{x^2 - 2x + 1}{x^2 - 1} = \lim\limits_{x \to 1} \dfrac{(x-1)^2}{(x-1)(x+1)} = \lim\limits_{x \to 1} \dfrac{x - 1}{x + 1} = \infty.$

上式最后一个等号是因为分式的分母趋于零，而分子趋于常数，所以极限为无穷大.

(5) $\lim\limits_{x \to \infty} \dfrac{x^2 - 1}{2x^2 - x - 1}$

【分析】　第(5)小题可利用第 9 页例 1.2.12 的结论.

解　$\lim\limits_{x\to\infty}\dfrac{x^2-1}{2x^2-x-1}=\dfrac{1}{2}.$

(6) $\lim\limits_{x\to\infty}\dfrac{100x^2+1}{x^3-100x}$

【分析】　第(6)小题可利用第 9 页例 1.2.12 的结论.

解　$\lim\limits_{x\to\infty}\dfrac{100x^2+1}{x^3-100x}=0.$

(7) $\lim\limits_{x\to1}\left(\dfrac{1}{1-x}-\dfrac{3}{1-x^3}\right)$

【分析】　因为 $x\to1$ 时，$\dfrac{1}{1-x}$ 和 $\dfrac{3}{1-x^3}$ 的极限都不存在，所以应该先变形，再取极限.

解　$\begin{aligned}\lim\limits_{x\to1}\left(\dfrac{1}{1-x}-\dfrac{3}{1-x^3}\right)&=\lim\limits_{x\to1}\dfrac{1+x+x^2-3}{1-x^3}\\&=\lim\limits_{x\to1}\dfrac{(x+2)(x-1)}{(1-x)(1+x+x^2)}\\&=-\lim\limits_{x\to1}\dfrac{x+2}{1+x+x^2}=-1.\end{aligned}$

(8) $\lim\limits_{x\to\infty}\left(1+\dfrac{1}{x}\right)\left(1-\dfrac{1}{x^2}\right)$

解　$\lim\limits_{x\to\infty}\left(1+\dfrac{1}{x}\right)\left(1-\dfrac{1}{x^2}\right)=\lim\limits_{x\to\infty}\left(1+\dfrac{1}{x}\right)\cdot\lim\limits_{x\to\infty}\left(1-\dfrac{1}{x^2}\right)=1.$

(9) $\lim\limits_{n\to+\infty}\dfrac{1+2+3+\cdots+n}{n^2}$

解　$\lim\limits_{n\to+\infty}\dfrac{1+2+3+\cdots+n}{n^2}=\lim\limits_{n\to+\infty}\dfrac{\frac{(n+1)n}{2}}{n^2}=\lim\limits_{n\to+\infty}\dfrac{n+1}{2n}=\dfrac{1}{2}.$

(10) $\lim\limits_{n\to+\infty}\left(1+\dfrac{1}{2}+\dfrac{1}{4}+\cdots+\dfrac{1}{2^n}\right)$

解　$\begin{aligned}\lim\limits_{n\to+\infty}\left(1+\dfrac{1}{2}+\dfrac{1}{4}+\cdots+\dfrac{1}{2^n}\right)&=\lim\limits_{n\to+\infty}\dfrac{1-\left(\frac{1}{2}\right)^{n+1}}{1-\frac{1}{2}}\\&=\lim\limits_{n\to+\infty}\left(1-\dfrac{1}{2^{n+1}}\right)\times2=2.\end{aligned}$

(11) $\lim\limits_{n\to\infty}\dfrac{(n+1)(n+2)(n+3)}{5n^3}$

解 $\lim\limits_{n\to\infty}\dfrac{(n+1)(n+2)(n+3)}{5n^3}=\lim\limits_{n\to\infty}\dfrac{\left(1+\dfrac{1}{n}\right)\left(1+\dfrac{2}{n}\right)\left(1+\dfrac{3}{n}\right)}{5}=\dfrac{1}{5}.$

(12) $\lim\limits_{n\to 0}\dfrac{(x+n)^2-x^2}{n}$

解 $\lim\limits_{n\to 0}\dfrac{(x+n)^2-x^2}{n}=\lim\limits_{n\to 0}\dfrac{2xn+n^2}{n}=\lim\limits_{n\to 0}(2x+n)=2x.$

10. 求下列函数的极限:

(1) $\lim\limits_{x\to 0}\dfrac{\sin ax}{x}\,(a\neq 0)$

解 $\lim\limits_{x\to 0}\dfrac{\sin ax}{x}=\lim\limits_{x\to 0}\dfrac{\sin ax}{ax}\cdot a=a\lim\limits_{x\to 0}\dfrac{\sin ax}{ax}=a.$

(2) $\lim\limits_{x\to 0}\dfrac{\tan 3x}{x}$

解 $\lim\limits_{x\to 0}\dfrac{\tan 3x}{x}=\lim\limits_{x\to 0}\dfrac{\sin 3x}{\cos 3x}\cdot\dfrac{1}{x}=\lim\limits_{x\to 0}\dfrac{\sin 3x}{x}\cdot\lim\limits_{x\to 0}\dfrac{1}{\cos 3x}=\lim\limits_{x\to 0}3\cdot\dfrac{\sin 3x}{3x}=3.$

(3) $\lim\limits_{x\to 0}\dfrac{\sin 2x}{\sin 5x}$

解 $\lim\limits_{x\to 0}\dfrac{\sin 2x}{\sin 5x}=\lim\limits_{x\to 0}\left(\dfrac{\sin 2x}{2x}\cdot 2x\cdot\dfrac{1}{\dfrac{\sin 5x}{5x}\cdot 5x}\right)$

$=\dfrac{2}{5}\lim\limits_{x\to 0}\dfrac{\sin 2x}{2x}\cdot\lim\limits_{x\to 0}\dfrac{1}{\dfrac{\sin 5x}{5x}}=\dfrac{2}{5}.$

(4) $\lim\limits_{x\to 0}\dfrac{1-\cos 2x}{x\sin x}$

解 $\lim\limits_{x\to 0}\dfrac{1-\cos 2x}{x\sin x}=\lim\limits_{x\to 0}\dfrac{2\sin^2 x}{x\sin x}=\lim\limits_{x\to 0}\dfrac{2\sin x}{x}=2.$

(5) $\lim\limits_{x\to 0}(x\cot x)$

解 $\lim\limits_{x\to 0}(x\cot x)=\lim\limits_{x\to 0}\left(x\cdot\dfrac{\cos x}{\sin x}\right)=\lim\limits_{x\to 0}\dfrac{x}{\sin x}\cdot\lim\limits_{x\to 0}\cos x=\lim\limits_{x\to 0}\dfrac{1}{\dfrac{\sin x}{x}}=1.$

(6) $\lim\limits_{t\to 0}\dfrac{\arcsin t}{t}$

解 $\lim\limits_{t\to 0}\dfrac{\arcsin t}{t}=\lim\limits_{t\to 0}\dfrac{\arcsin t}{\sin(\arcsin t)}.$

若记 $x=\arcsin t$,则当 $t\to 0$ 时, $x\to 0$,故有

$$原式 = \lim_{x \to 0} \frac{x}{\sin x} = 1.$$

(7) $\lim\limits_{n \to \infty} 2^n \sin \dfrac{x}{2^n}$（$x$ 为不等于零的常数）

解　$\lim\limits_{n \to \infty} 2^n \sin \dfrac{x}{2^n}$（$x$ 为不等于零的常数）$= \lim\limits_{n \to \infty} x \cdot \dfrac{\sin \dfrac{x}{2^n}}{\dfrac{x}{2^n}}$

$$= x \cdot 1 = x \quad (\because \dfrac{x}{2^n} \to 0).$$

(8) $\lim\limits_{x \to \frac{\pi}{2}} \dfrac{\cos x}{x - \dfrac{\pi}{2}}$

解　$\lim\limits_{x \to \frac{\pi}{2}} \dfrac{\cos x}{x - \dfrac{\pi}{2}} = \lim\limits_{x \to \frac{\pi}{2}} \dfrac{\cos\left(\dfrac{\pi}{2} + x - \dfrac{\pi}{2}\right)}{x - \dfrac{\pi}{2}} = \lim\limits_{x \to \frac{\pi}{2}} \dfrac{-\sin\left(x - \dfrac{\pi}{2}\right)}{x - \dfrac{\pi}{2}} = -1.$

11. 求下列函数的极限：

(1) $\lim\limits_{x \to 0} (1 - x)^{\frac{1}{x}}$

解　$\lim\limits_{x \to 0} (1 - x)^{\frac{1}{x}} = \lim\limits_{x \to 0} [1 + (-x)]^{\frac{1}{(-x)} \times (-1)} = \{\lim\limits_{x \to 0} [1 + (-x)]^{\frac{1}{(-x)}}\}^{-1} = e^{-1}.$

(2) $\lim\limits_{x \to 0} (1 + 2x)^{\frac{1}{x}}$

解　$\lim\limits_{x \to 0} (1 + 2x)^{\frac{1}{x}} = \lim\limits_{x \to 0} (1 + 2x)^{\frac{1}{2x} \cdot 2} = [\lim\limits_{x \to 0} (1 + 2x)^{\frac{1}{2x}}]^2 = e^2.$

(3) $\lim\limits_{x \to \infty} \left(1 + \dfrac{1}{x}\right)^{\frac{x}{2}}$

解　$\lim\limits_{x \to \infty} \left(1 + \dfrac{1}{x}\right)^{\frac{x}{2}} = \lim\limits_{x \to \infty} \left[\left(1 + \dfrac{1}{x}\right)^x\right]^{\frac{1}{2}} = e^{\frac{1}{2}} = \sqrt{e}.$

(4) $\lim\limits_{x \to \infty} \left(\dfrac{x}{1 + x}\right)^x$

解　$\lim\limits_{x \to \infty} \left(\dfrac{x}{1 + x}\right)^x = \lim\limits_{x \to \infty} \left(\dfrac{1}{1 + \dfrac{1}{x}}\right)^x = \lim\limits_{x \to \infty} \dfrac{1}{\left(1 + \dfrac{1}{x}\right)^x} = \dfrac{1}{e}.$

(5) $\lim\limits_{x \to 0} \left(1 + \dfrac{x}{2}\right)^{\frac{x-1}{x}}$

解　$\lim\limits_{x \to 0} \left(1 + \dfrac{x}{2}\right)^{\frac{x-1}{x}} = \lim\limits_{x \to 0} \left(1 + \dfrac{x}{2}\right) \cdot \lim\limits_{x \to 0} \left(1 + \dfrac{x}{2}\right)^{\left(-\frac{1}{x}\right)}$

$$= \lim_{x \to 0} \left(1 + \frac{x}{2}\right)^{\frac{2}{x} \cdot \left(-\frac{1}{2}\right)} = e^{-\frac{1}{2}}.$$

(6) $\lim_{x \to \infty} \left(1 - \frac{1}{x}\right)^{kx}$ (k 为正整数)

解 $\lim_{x \to \infty} \left(1 - \frac{1}{x}\right)^{kx}$ (k 为正整数) $= \lim_{x \to \infty} \left[\left(1 - \frac{1}{x}\right)^{-x}\right]^{(-k)} = e^{-k}.$

12. 考察函数 $f(x) = \frac{\sin x}{|x|}$，当 $x \to 0$ 时的极限.

解 因为
$$f(x) = \begin{cases} \dfrac{\sin x}{-x}, & x < 0, \\ \dfrac{\sin x}{x}, & x > 0, \end{cases}$$

所以
$$\lim_{x \to 0^-} f(x) = \lim_{x \to 0^-} \frac{\sin x}{-x} = -1,$$
$$\lim_{x \to 0^+} f(x) = \lim_{x \to 0^+} \frac{\sin x}{x} = 1.$$

左、右极限虽然存在,但不相等. 于是当 $x \to 0$ 时,$f(x)$ 的极限不存在.

13. 求符号函数
$$\mathrm{sgn}(x) = \begin{cases} -1, & x < 0, \\ 0, & x = 0, \\ 1, & x > 0, \end{cases}$$

当 $x \to 0$ 时的左、右极限,并说明当 $x \to 0$ 时 $\mathrm{sgn}(x)$ 的极限是否存在.

解 $\lim_{x \to 0^-} \mathrm{sgn}(x) = \lim_{x \to 0^-} (-1) = -1,$
$\lim_{x \to 0^+} \mathrm{sgn}(x) = \lim_{x \to 0^+} 1 = 1.$

于是当 $x \to 0$ 时,$\mathrm{sgn}(x)$ 的极限不存在.

14. 已知 n 次静脉注射某药后,血药浓度的最高水平和最低水平分别为:
$$C_{\max} = \frac{a(1 - r^n)}{1 - r} \text{ 和 } C_{\min} = \frac{ar(1 - r^n)}{1 - r},$$

其中 $r = e^{-kT}$,a,k 和 T 均为正的常数. 试求 $n \to +\infty$ 时,$C_{\max}$ 和 $C_{\min}$ 的极限;若临床要求血药浓度达到稳定状态(即达到极限浓度)时,最高血药浓度为 α,最低血药浓度为 β,问:a 和 T 应取什么值?

解 因为 $\lim_{n \to +\infty} r^n = \lim_{n \to +\infty} e^{-knT} = 0,$

所以 $\lim_{n \to +\infty} C_{\max} = \lim_{n \to +\infty} \frac{a(1 - r^n)}{1 - r} = \frac{a}{1 - r},$

$$\lim_{n \to +\infty} C_{\min} = \lim_{n \to +\infty} \frac{ar(1-r^n)}{1-r} = \frac{ar}{1-r}.$$

若
$$\lim_{n \to +\infty} C_{\max} = \alpha \ , \ \lim_{n \to +\infty} C_{\min} = \beta,$$

则
$$\begin{cases} \dfrac{a}{1-r} = \alpha, \\ \dfrac{ar}{1-r} = \beta, \end{cases}$$

于是
$$\begin{cases} a = \alpha - \beta, \\ r = \dfrac{\beta}{\alpha}. \end{cases}$$

所以 a 取 $\alpha - \beta$, T 取 $\dfrac{1}{k} \ln \dfrac{\alpha}{\beta}$.

15. 若要下列函数是无穷小,则 x 应各趋向于什么值? 若要下列函数是无穷大,则 x 又应各趋向于什么值?

(1) $\dfrac{x-1}{x^3-1}$

解　当 $x \to \infty$ 时, $\dfrac{x-1}{x^3-1} \to 0$,所以 $\dfrac{x-1}{x^3-1}$ 是当 $x \to \infty$ 时的无穷小量.

(2) $\dfrac{x^3 - 3x + 2}{x - 2}$

解　因为 $x^3 - 3x + 2 = (x-1)^2(x+2)$,

所以
$$\frac{x^2 - 3x + 2}{x - 2} = \frac{(x-1)^2(x+2)}{x-2}.$$

当 $x \to 1$ 或 $x \to -2$ 时, $\dfrac{x^3 - 3x + 2}{x - 2} \to 0$,

当 $x \to 2$ 或 $x \to \infty$ 时, $\left| \dfrac{x^3 - 3x + 2}{x - 2} \right| \to +\infty$.

所以,当 $x \to 1$ 或 $x \to -2$ 时, $\dfrac{x^3 - 3x + 2}{x - 2}$ 是无穷小量;当 $x \to 2$ 或 $x \to \infty$ 时, $\dfrac{x^3 - 3x + 2}{x - 2}$ 是无穷大量.

(3) $1 - \sin x$

解　因为当 $x \to 2k\pi + \dfrac{\pi}{2}(k = 0, \pm 1, \pm 2, \cdots)$ 时, $1 - \sin x \to 0$,所以当 $x \to 2k\pi + \dfrac{\pi}{2}(k = 0, \pm 1, \pm 2, \cdots)$ 时, $1 - \sin x$ 是无穷小量.

(4) e^x

解　因为当 $x \to +\infty$ 时,$\mathrm{e}^x \to +\infty$;当 $x \to -\infty$ 时,$\mathrm{e}^x \to 0$,所以当 $x \to +\infty$ 时,e^x 是无穷大量;当 $x \to -\infty$ 时,e^x 是无穷小量.

16. 当 $x \to 1$ 时,与 $1-x$ 相比,下列各函数哪些是高阶无穷小? 哪些是同阶无穷小? 哪些是等价无穷小?

(1) $1-x^3$

解　因为
$$\lim_{x \to 1} \frac{1-x^3}{1-x} = \lim_{x \to 1}(1+x+x^2) = 3,$$
所以 $1-x^3$ 与 $1-x$ 是同阶无穷小量.

(2) $\dfrac{1-x}{1+x}$

解　因为
$$\lim_{x \to 1} \frac{\frac{1-x}{1+x}}{1-x} = \lim_{x \to 1} \frac{1}{1+x} = \frac{1}{2},$$
所以 $\dfrac{1-x}{1+x}$ 与 $1-x$ 是同阶无穷小量.

(3) $2(1-\sqrt{x})$

解　因为
$$\lim_{x \to 1} \frac{2(1-\sqrt{x})}{1-x} = \lim_{x \to 1} \frac{2}{1+\sqrt{x}} = 1,$$
所以 $2(1-\sqrt{x})$ 与 $1-x$ 是等价无穷小量.

(4) $x^3 - 3x + 2$

解　因为
$$\lim_{x \to 1} \frac{x^3 - 3x + 2}{1-x} = \lim_{x \to 1} \frac{(x-1)^2(x+2)}{1-x} = 0,$$
所以 $x^3 - 2x + 2$ 是比 $1-x$ 高阶的无穷小量.

17. 当 $x \to 0$ 时,与 x 相比,下列函数中哪些是高阶无穷小? 哪些是同阶无穷小? 哪些是等价无穷小?

(1) $x^4 + \sin 2x$

解　因为
$$\lim_{x \to 0} \frac{x^4 + \sin 2x}{x} = \lim_{x \to 0} x^3 + \lim_{x \to 0} \frac{\sin 2x}{x}$$
$$= \lim_{x \to 0} 2 \cdot \frac{\sin 2x}{2x} = 2,$$
所以 $x^4 + \sin 2x$ 是与 x 同阶的无穷小量.

(2) $x^3 + 1\,000x^2$

解　因为
$$\lim_{x \to 0} \frac{x^3 + 1\,000x^2}{x} = \lim_{x \to 0}(x^2 + 1\,000x) = 0,$$
所以 $x^3 + 1\,000x^2$ 是比 x 高阶的无穷小量.

(3) $1-\cos 2x$

解　因为
$$\lim_{x\to 0}\frac{1-\cos 2x}{x}=\lim_{x\to 0}\frac{2\sin^2 x}{x}$$
$$=2\lim_{x\to 0}\frac{\sin x}{x}\cdot \lim_{x\to 0}\sin x=0,$$

所以 $1-\cos 2x$ 是比 x 高阶的无穷小量.

(4) $\dfrac{2}{\pi}\cos\left[\dfrac{\pi}{2}(1-x)\right]$

解　因为
$$\lim_{x\to 0}\frac{\dfrac{2}{\pi}\cos\left[\dfrac{\pi}{2}(1-x)\right]}{x}=\lim_{x\to 0}\frac{\sin\dfrac{\pi}{2}x}{\dfrac{\pi x}{2}}=1,$$

所以 $\dfrac{2}{\pi}\cos\left[\dfrac{\pi}{2}(1-x)\right]$ 是与 x 等价的无穷小量.

18. 求下列函数的极限:

(1) $\lim\limits_{x\to 0}\left(x^2\sin\dfrac{1}{x}\right)$

解　因为 x^2 是 $x\to 0$ 时的无穷小量,$\left|\sin\dfrac{1}{x}\right|\leqslant 1$,即 $\sin\dfrac{1}{x}$ 是有界函数,所以 $x^2\cdot\sin\dfrac{1}{x}$ 仍是 $x\to 0$ 时的无穷小量,即

$$\lim_{x\to 0}\left(x^2\sin\frac{1}{x}\right)=0.$$

(2) $\lim\limits_{x\to\infty}\dfrac{\arctan x}{x}$

解　类似于(1)可得 $\lim\limits_{x\to\infty}\dfrac{\arctan x}{x}=0.$

19. 求下列函数的极限:

(1) $\lim\limits_{x\to\infty}\dfrac{x^2}{2x+1}$

解　(1) $\lim\limits_{x\to\infty}\dfrac{x^2}{2x+1}=\infty.$

(2) $\lim\limits_{x\to\infty}(x^2-100x+1)$

解　$\lim\limits_{x\to\infty}(x^2-100x+1)=\lim\limits_{x\to\infty}\left[x^2\cdot\left(1-\dfrac{100}{x}+\dfrac{1}{x^2}\right)\right]=+\infty.$

20. 函数 $f(x)$ 在 $x=x_0$ 点有定义、有极限以及在该点连续,这三者的关系如何?

解 若 $f(x)$ 在 $x=x_0$ 点连续,则 $f(x)$ 在 $x=x_0$ 点一定有定义,且当 $x \to x_0$ 时,$f(x)$ 的极限存在,并且 $\lim\limits_{x \to x_0} f(x) = f(x_0)$.

若 $f(x)$ 在 $x=x_0$ 点有定义,当 $x \to x_0$ 时,$f(x)$ 的极限存在,则只有极限值与 $f(x)$ 在 $x=x_0$ 点的函数值相同时,$f(x)$ 在 $x=x_0$ 点连续,否则 $f(x)$ 在 $x=x_0$ 点间断.

21. 求下列函数的间断点及连续区间:

(1) $f(x) = \dfrac{x-1}{x^2-x-2}$

解 (1)因为 $f(x)$ 是初等函数,所以在其定义域内是连续的,所以 $f(x)$ 的间断点为 $x=-1, x=2$,连续区间为 $(-\infty, -1), (-1, 2)$ 与 $(2, +\infty)$.

(2) $f(x) = \dfrac{x}{\tan x}$

解 类似于(1),可得 $f(x)$ 的间断点为 $x = \dfrac{k\pi}{2}, k=0, \pm 1, \pm 2, \cdots$,连续区间为 $\left(\dfrac{k\pi}{2}, \dfrac{1}{2}(k+1)\pi \right), k=0, \pm 1, \pm 2, \cdots$.

22. 研究下列函数的连续性并画出函数的图形:

(1) $f(x) = \begin{cases} x^2, & 0 \leqslant x \leqslant 1, \\ 2-x, & 1 < x \leqslant 2 \end{cases}$

解 (1)因为在 $[0,1]$ 区间上,$f(x)$ 是初等函数,所以 $f(x)$ 在 $[0,1]$ 区间上连续,同理 $f(x)$ 在 $(1,2]$ 区间上连续.

由
$$\lim_{x \to 1^-} f(x) = \lim_{x \to 1^-} x^2 = 1,$$
$$\lim_{x \to 1^+} f(x) = \lim_{x \to 1^+} (2-x) = 1,$$

得 $\lim\limits_{x \to 1} f(x) = 1 = f(1)$,故 $f(x)$ 在 $x=1$ 点连续.

综上所述,$f(x)$ 在定义域 $[0,2]$ 上连续.

函数图形如图习题 $1-2$ 所示.

(2) $f(x) = \begin{cases} x, & -1 \leqslant x \leqslant 1, \\ 1, & x < -1 \text{ 或 } x > 1 \end{cases}$

解 因为 $\lim\limits_{x \to -1^-} f(x) = 1$,
$$\lim_{x \to -1^+} f(x) = -1,$$

所以当 $x \to -1$ 时,$f(x)$ 的极限不存在,故 $x=-1$ 是间断点,$f(x)$ 在 $(-\infty, -1)$ 与 $(-1, +\infty)$ 上连续.

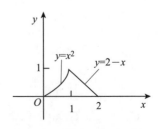

图习题 1-2

函数图形如图习题 1-3 所示.

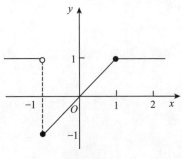

图习题 1-3

23. 考察函数

$$f(x)=\begin{cases} \arctan\dfrac{1}{x}, & x\neq 0, \\ \dfrac{\pi}{2}, & x=0, \end{cases}$$

在 $x=0$ 点的连续性.

解 因为

$$\lim_{x\to 0^-}\arctan\frac{1}{x}=-\frac{\pi}{2},$$

$$\lim_{x\to 0^+}\arctan\frac{1}{x}=\frac{\pi}{2},$$

所以当 $x\to 0$ 时,$\arctan\dfrac{1}{x}$ 的极限不存在,$x=0$ 点是间断点.

24. a 取何值时,函数

$$f(x)=\begin{cases} x+a, & x\leqslant 0, \\ \dfrac{1-\cos x}{x^2}, & x>0 \end{cases}$$

在 $(-\infty,+\infty)$ 内为连续函数.

解 因为 $f(x)$ 在 $(-\infty,0]$ 内为初等函数,所以 $f(x)$ 在 $(-\infty,0]$ 内是连续的.同理 $f(x)$ 在 $(0,+\infty)$ 内连续,下面考察 $x=0$ 点的连续性.

因为 $\displaystyle\lim_{x\to 0^-}f(x)=\lim_{x\to 0^-}(x+a)=a$,$\displaystyle\lim_{x\to 0^+}f(x)=\lim_{x\to 0^+}\frac{1-\cos x}{x^2}=\lim_{x\to 0}\frac{2\sin^2\dfrac{x}{2}}{4\cdot\left(\dfrac{x}{2}\right)^2}=$

$\dfrac{1}{2}$,所以若要使 $f(x)$ 在 $x=0$ 点连续,则必须取 $a=\dfrac{1}{2}$. 当 $a=\dfrac{1}{2}$ 时,$\displaystyle\lim_{x\to 0^-}f(x)=$

$\displaystyle\lim_{x\to 0^+}f(x)=\dfrac{1}{2}=f(0)$,$f(x)$ 在 $x=0$ 处连续,从而 $f(x)$ 在 $(-\infty,+\infty)$ 内为连续

函数.

25. 求下列函数的极限:

(1) $\lim\limits_{x\to 1}\sqrt{x^2+2x+3}$

【分析】 第(1)小题中函数是初等函数,在其定义域内是连续的,因此,求极限可以转化为求函数值.

解 (1) $\lim\limits_{x\to 1}\sqrt{x^2+2x+3}=\sqrt{1^2+2\times 1+3}=\sqrt{6}$.

(2) $\lim\limits_{x\to 0}(e^x+\cos x)$

【分析】 分析同第(1)小题.

解 $\lim\limits_{x\to 0}(e^x+\cos x)=e^0+\cos 0=2$.

(3) $\lim\limits_{x\to 0}\dfrac{\sqrt{x+1}-1}{x}$

【分析】 第(3)小题中,因为分母、分子的极限都是零,所以必须先作一些变形.

解 把分子有理化,可得

$$\lim_{x\to 0}\frac{\sqrt{x+1}-1}{x}=\lim_{x\to 0}\frac{x}{x(\sqrt{x+1}+1)}$$
$$=\lim_{x\to 0}\frac{1}{\sqrt{x+1}+1}=\frac{1}{2}.$$

(4) $\lim\limits_{x\to 4}\dfrac{\sqrt{1+2x}-3}{\sqrt{x}-2}$

【分析】 分析同第(3)小题.

解 分子、分母同时有理化,可得

$$\lim_{x\to 4}\frac{\sqrt{1+2x}-3}{\sqrt{x}-2}=\lim_{x\to 4}\frac{(1+2x-9)(\sqrt{x}+2)}{(x-4)(\sqrt{1+2x}+3)}$$
$$=\lim_{x\to 4}\frac{2(\sqrt{x}+2)}{\sqrt{1+2x}+3}=\frac{4}{3}.$$

(5) $\lim\limits_{x\to 0}\ln\dfrac{\sin x}{x}$

解 因为 $\ln u$ 在 $u=1$ 处连续,而 $\lim\limits_{x\to 0}\dfrac{\sin x}{x}=1$,所以

$$\lim_{x\to 0}\ln\frac{\sin x}{x}=\ln\left(\lim_{x\to 0}\frac{\sin x}{x}\right)=\ln 1=0.$$

*(6) $\lim\limits_{x\to 0}\dfrac{\tan x-\sin x}{x^3}$

解　$\lim\limits_{x\to 0}\dfrac{\tan x-\sin x}{x^3}=\lim\limits_{x\to 0}\dfrac{\dfrac{\sin x}{\cos x}-\sin x}{x^3}$

$$=\lim_{x\to 0}\frac{\sin x}{x}\cdot\frac{1-\cos x}{x^2}\cdot\frac{1}{\cos x}$$

$$=\lim_{x\to 0}\frac{\sin x}{x}\cdot\lim_{x\to 0}\frac{1-\cos x}{x^2}\cdot\lim_{x\to 0}\frac{1}{\cos x}$$

$$=\lim_{x\to 0}\frac{1-\cos x}{x^2}=\lim_{x\to 0}\frac{2\sin^2\dfrac{x}{2}}{x^2}=\frac{1}{2}.$$

*(7) $\lim\limits_{x\to e}\left(\dfrac{1}{x-e}\ln\dfrac{x}{e}\right)$　[提示:令 $x-e=y$]

解　令 $y=x-e$,则当 $x\to e$ 时,$y\to 0$,于是有

$$\lim_{x\to e}\left(\frac{1}{x-e}\ln\frac{x}{e}\right)=\lim_{y\to 0}\left[\frac{1}{y}\ln\left(\frac{e+y}{e}\right)\right]$$

$$=\lim_{y\to 0}\left[\frac{1}{y}\ln\left(1+\frac{y}{e}\right)\right]$$

$$=\lim_{y\to 0}\ln\left(1+\frac{y}{e}\right)^{\frac{e}{y}\cdot\frac{1}{e}}$$

$$=\lim_{y\to 0}\left[\frac{1}{e}\ln\left(1+\frac{y}{e}\right)^{\frac{e}{y}}\right]$$

$$=\frac{1}{e}\left[\lim_{y\to 0}\ln\left(1+\frac{y}{e}\right)^{\frac{e}{y}}\right]$$

$$=\frac{1}{e}\ln e=\frac{1}{e}.$$

(8) 若 $f(x)=\dfrac{1}{x}$,求 $\lim\limits_{\Delta x\to 0}\dfrac{f(x+\Delta x)-f(x)}{\Delta x}$

解　若 $f(x)=\dfrac{1}{x}$,则

$$\lim_{\Delta x\to 0}\frac{f(x+\Delta x)-f(x)}{\Delta x}=\lim_{\Delta x\to 0}\frac{\dfrac{1}{x+\Delta x}-\dfrac{1}{x}}{\Delta x}$$

$$=\lim_{\Delta x\to 0}\frac{-1}{x(x+\Delta x)}=-\frac{1}{x^2}.$$

习题二

1. 质点沿直线运动的运动规律为
$$s = 10t + 5t^2,$$
t 的单位是秒(s)，s 的单位是米(m)，试求：

(1) 在 $20 \leqslant t \leqslant 20 + \Delta t$ 秒内质点运动的平均速度，并计算当 $\Delta t = 1, 0.1, 0.01$ 秒(s) 时的平均速度；

(2) 当 $t = 20$ 秒(s) 时，质点的瞬时速度．

解 (1) 在 $20 \leqslant t \leqslant 20 + \Delta t$ 秒内质点运动的平均速度为

$$\bar{v} = \frac{s(20 + \Delta t) - s(20)}{\Delta t}$$

$$= \frac{10 \cdot (20 + \Delta t) + 5 \cdot (20 + \Delta t)^2 - 10 \times 20 - 5 \times 20^2}{\Delta t}$$

$$= 10 + 200 + 5\Delta t = 210 + 5\Delta t.$$

当 $\Delta t = 1$ s 时，$\bar{v} = 215 \text{(m/s)}$；

当 $\Delta t = 0.1$ s 时，$\bar{v} = 210.5 \text{(m/s)}$；

当 $\Delta t = 0.01$ s 时，$\bar{v} = 210.05 \text{(m/s)}$．

(2) 当 $t = 20$ s 时，质点的瞬时速度为

$$\bar{v} = \lim_{\Delta t \to 0} \frac{s(20 + \Delta t) - s(20)}{\Delta t}$$

$$= \lim_{\Delta t \to 0}(210 + 5\Delta t) = 210 \text{(m/s)}.$$

2. 设函数 $f(x)$ 在点 x_0 可导，试证：$\lim\limits_{x \to x_0} \dfrac{f(x) - f(x_0)}{x - x_0} = f'(x_0)$．

证明 记 $\Delta x = x - x_0$，则当 $x \to x_0$ 时，$\Delta x \to 0$，$f(x) = f(x_0 + \Delta x)$，于是

$$\lim_{x \to x_0} \frac{f(x) - f(x_0)}{x - x_0} = \lim_{\Delta x \to 0} \frac{f(x_0 + \Delta x) - f(x_0)}{\Delta x} = f'(x_0).$$

3. 按导数的定义，求 $y = \sqrt{x + 1}$ 的导数．

解 因为
$$\Delta y = \sqrt{x + \Delta x + 1} - \sqrt{x + 1},$$

$$\frac{\Delta y}{\Delta x} = \frac{\sqrt{x + \Delta x + 1} - \sqrt{x + 1}}{\Delta x},$$

所以
$$y' = \lim_{\Delta x \to 0} \frac{\sqrt{x + \Delta x + 1} - \sqrt{x + 1}}{\Delta x}$$

$$= \lim_{\Delta x \to 0} \frac{1}{\sqrt{x + \Delta x + 1} + \sqrt{x + 1}} = \frac{1}{2\sqrt{x + 1}}.$$

4. 求下列函数的导数(其中 a, b, ω, φ 为常数):

(1) $y = 3x^2 - \dfrac{2}{x} + b$

【分析】　本题中所有小题的函数都是由基本初等函数与常数经过有限次四则运算得到的初等函数,因此,利用导数的基本公式及函数四则运算的求导法则,可以计算出这些函数的导数.

解　$y' = (3x^2)' - \left(\dfrac{2}{x}\right)' + (b)'$

$\qquad = 3(x^2)' - 2(x^{-1})' + (b)'$

$\qquad = 6x + 2x^{-2}$

$\qquad = 6x + \dfrac{2}{x^2}.$

(2) $y = x(2 + \sqrt{x})$

解　$y' = [x(2 + \sqrt{x})]'$

$\qquad = (2x + x^{\frac{3}{2}})'$

$\qquad = (2x)' + (x^{\frac{3}{2}})'$

$\qquad = 2 + \dfrac{3}{2}\sqrt{x},$

或者

$\qquad y' = [x(2 + \sqrt{x})]'$

$\qquad = x' \cdot (2 + \sqrt{x}) + x \cdot (2 + \sqrt{x})'$

$\qquad = 2 + \sqrt{x} + x \cdot [(2)' + (\sqrt{x})']$

$\qquad = 2 + \sqrt{x} + x \cdot \left(\dfrac{1}{2}x^{-\frac{1}{2}}\right)$

$\qquad = 2 + \dfrac{3}{2}\sqrt{x}.$

(3) $y = \dfrac{x^5 + 2\sqrt{x} - 1}{x^3}$

解　该题可以利用两个函数商的求导公式

$$\left(\frac{u}{v}\right)' = \frac{u'v - uv'}{v^2} \quad (v \neq 0)$$

进行求导.

$$y' = \left(\frac{x^5 + 2\sqrt{x} - 1}{x^3}\right)'$$

$$= \frac{(x^5 + 2\sqrt{x} - 1)' x^3 - (x^5 + 2\sqrt{x} - 1)(x^3)'}{x^6}$$

$$= \frac{\left(5x^4 + \frac{1}{\sqrt{x}}\right)x^3 - 3x^2(x^5 + 2\sqrt{x} - 1)}{x^6}$$

$$= \frac{5x^5 + \sqrt{x} - 3x^5 - 6\sqrt{x} + 3}{x^4}$$

$$= \frac{2x^5 - 5\sqrt{x} + 3}{x^4}.$$

如果我们把 y 变形为 $y = x^2 + 2x^{-\frac{5}{2}} - x^{-3}$,那么

$$y' = (x^2)' + 2(x^{-\frac{5}{2}})' - (x^{-3})'$$

$$= 2x - 5x^{-\frac{7}{2}} + 3x^{-4}$$

$$= \frac{2x^5 - 5\sqrt{x} + 3}{x^4}.$$

可见,把 y 变形后,可以避免利用商的求导公式,运算能简便一些.

(4) $y = 2\ln x + \ln 2$

解 $y' = (2\ln x + \ln 2)'$

$\quad\quad = 2(\ln x)' + (\ln 2)'$

$\quad\quad = \dfrac{2}{x}.$

【注】:$\ln 2$ 是常数,所以 $(\ln 2)' = 0$.

(5) $y = (x^2 + 1)\sin x$

解 $y' = [(x^2 + 1)\sin x]'$

$\quad\quad = (x^2 + 1)'\sin x + (x^2 + 1)(\sin x)'$

$\quad\quad = 2x\sin x + (x^2 + 1)\cos x.$

(6) $y = x\tan x - \sec x$

解 $y' = (x\tan x)' - (\sec x)'$

$\quad\quad = x'\tan x + x(\tan x)' - (\sec x)'$

$\quad\quad = \tan x + x\sec^2 x - \sec x\tan x.$

(7) $y = (x - 1)\ln x$

解 $y' = (x - 1)'\ln x + (x - 1)(\ln x)'$

$$= \ln x + \frac{x-1}{x}$$

$$= \ln x - \frac{1}{x} + 1.$$

(8) $y = x \cos x \ln x$

解　这是三个函数的乘积,我们可以先把它看成是两个函数的乘积,再利用乘积的求导法则,可得

$$y' = (x \cos x)' \ln x + (x \cos x)(\ln x)'$$

$$= [x' \cos x + x(\cos x)'] \ln x + (x \cos x)(\ln x)'$$

$$= \cos x \ln x - x \sin x \ln x + \cos x,$$

或

$$y' = (x \ln x)' \cos x + (x \ln x)(\cos x)'$$

$$= [x' \ln x + x(\ln x)'] \cos x - x \ln x \sin x$$

$$= (\ln x + 1) \cos x - x \sin x \ln x.$$

(9) $y = \dfrac{ax+b}{a+b}$

解　把 y 写成 $y = \dfrac{ax}{a+b} + \dfrac{b}{a+b}$,其中 $\dfrac{a}{a+b}, \dfrac{b}{a+b}$ 都是常数,因此

$$y' = \left(\frac{ax}{a+b}\right)' + \left(\frac{b}{a+b}\right)' = \frac{a}{a+b}.$$

(10) $y = \dfrac{a+b}{ax+b}$

解　$y' = \left(\dfrac{a+b}{ax+b}\right)'$

$$= -(a+b)\frac{(ax+b)'}{(ax+b)^2}$$

$$= -\frac{a(a+b)}{(ax+b)^2}.$$

(11) $y = \dfrac{x-1}{x+1}$

解　$y' = \left(\dfrac{x-1}{x+1}\right)'$

$$= \frac{(x-1)'(x+1) - (x-1)(x+1)'}{(x+1)^2}$$

$$= \frac{x+1-(x-1)}{(x+1)^2}$$

$$= \frac{2}{(x+1)^2}.$$

(12) $y = x^3 \cdot \sqrt[5]{x}$

解　$y = x^3 \cdot \sqrt[5]{x} = x^{\frac{16}{5}}$,

$$y' = \frac{16}{5} x^{\frac{11}{5}}.$$

5. 设 $f(x) = \sin x$，求 $f'\left(\dfrac{\pi}{3}\right)$，$f'(0)$.

解　因为　　　　　　　　　$f'(x) = \cos x$，

所以　　　　　　　　　$f'\left(\dfrac{\pi}{3}\right) = \cos \dfrac{\pi}{3} = \dfrac{1}{2}$，

$$f'(0) = \cos 0 = 1.$$

6. 求过曲线 $y = 2x^2$ 上点 $(1,2)$ 的切线方程.

解　对 $y = 2x^2$ 求导得

$$y' = 4x，$$

切线斜率为　　　　　　　$k = 4 \times 1 = 4$，

切线方程为　　　　　　　$y - 2 = 4(x-1)$，

即　　　　　　　　　　　$4x - y - 2 = 0$.

7. 函数 $y = \sqrt[3]{x}$ 在 $x = 0$ 处是否连续？是否可导？

解　因为 $y = \sqrt[3]{x}$ 在其定义域 $(-\infty, +\infty)$ 内连续，所以在 $x = 0$ 处也连续.

为了考察 $y = \sqrt[3]{x}$ 在 $x = 0$ 处是否可导，只需考虑当 $\Delta x \to 0$ 时，$\dfrac{\Delta y}{\Delta x} =$

$\dfrac{\sqrt[3]{0 + \Delta x} - \sqrt[3]{0}}{\Delta x} = \dfrac{1}{\sqrt[3]{\Delta x^2}}$ 的极限是否存在. 显然，这个极限是不存在的，故 $y = \sqrt[3]{x}$

在 $x = 0$ 处不可导.

8. 求下列函数的导数：

(1) $y = (2x + 3)^5$

解　(1) $y' = 5(2x+3)^4 (2x+3)' = 10(2x+3)^4$.

(2) $y = \ln(1-x)$

解　$y' = \dfrac{1}{1-x}(1-x)' = \dfrac{-1}{1-x} = \dfrac{1}{x-1}$，

(3) $y = \sin(\omega t + \varphi)$

解　$y' = \cos(\omega t + \varphi)(\omega t + \varphi)' = \omega \cos(\omega t + \varphi)$，

(4) $y = \ln\ln x$

解 $y' = \dfrac{1}{\ln x}(\ln x)' = \dfrac{1}{x \ln x}$.

(5) $y = \cos^2 \dfrac{x}{2}$

解 $y' = 2\cos \dfrac{x}{2}\left(\cos \dfrac{x}{2}\right)'$

$\qquad = 2\cos \dfrac{x}{2}\left(-\sin \dfrac{x}{2}\right)\left(\dfrac{x}{2}\right)'$

$\qquad = -\dfrac{1}{2}\sin x$.

(6) $y = \sin^2 x \cos 2x$

解 本题中函数 y 是两个函数的乘积,所以利用函数乘积的求导公式,可得

$y' = (\sin^2 x)'\cos 2x + \sin^2 x(\cos 2x)'$

$\qquad = 2\sin x(\sin x)'\cos 2x + \sin^2 x \cdot (-\sin 2x)(2x)'$

$\qquad = 2\sin x \cos x \cos 2x - 2\sin^2 x \sin 2x$

$\qquad = 2\sin x(\cos x \cos 2x - \sin x \sin 2x)$

$\qquad = 2\sin x \cos 3x$.

(7) $y = \dfrac{1}{\sqrt{1-x^2}}$

解 $y' = \left[(1-x^2)^{-\frac{1}{2}}\right]'$

$\qquad = -\dfrac{1}{2}(1-x^2)^{-\frac{3}{2}}(1-x^2)'$

$\qquad = x(1-x^2)^{-\frac{3}{2}}$.

(8) $y = \dfrac{x}{2}\sqrt{a^2-x^2}$

解 $y' = \left(\dfrac{x}{2}\right)'\sqrt{a^2-x^2} + \dfrac{x}{2}(\sqrt{a^2-x^2})'$

$\qquad = \dfrac{1}{2}\sqrt{a^2-x^2} + \dfrac{x}{2}\cdot \dfrac{1}{2}(a^2-x^2)^{-\frac{1}{2}}(a^2-x^2)'$

$\qquad = \dfrac{1}{2}\sqrt{a^2-x^2} + \dfrac{x(-2x)}{4\sqrt{a^2-x^2}}$

$\qquad = \dfrac{a^2-x^2-x^2}{2\sqrt{a^2-x^2}}$

$\qquad = \dfrac{a^2-2x^2}{2\sqrt{a^2-x^2}}$.

(9) $y = x^{10} + 10^x - \ln 10$

解 $y' = (x^{10})' + (10^x)' - (\ln 10)'$

$= 10x^9 + 10^x \ln 10.$

【注】 在求导数时，x^{10} 的导数利用幂函数的求导公式计算，10^x 的导数利用指数函数的求导公式计算，两个公式不能混淆.

(10) $y = 2x\mathrm{e}^x + \mathrm{e}^2$

解 $y' = (2x\mathrm{e}^x)' + (\mathrm{e}^2)'$

$= 2[x'\mathrm{e}^x + x(\mathrm{e}^x)']$

$= 2(\mathrm{e}^x + x\mathrm{e}^x)$

$= 2(1+x)\mathrm{e}^x.$

(11) $y = \mathrm{e}^{2x} + \mathrm{e}^{x^2}$

解 $y' = (\mathrm{e}^{2x})' + (\mathrm{e}^{x^2})'$

$= \mathrm{e}^{2x} \cdot (2x)' + \mathrm{e}^{x^2}(x^2)'$

$= 2\mathrm{e}^{2x} + 2x\mathrm{e}^{x^2}.$

(12) $y = \mathrm{e}^{-at}\cos(\omega t + \varphi)$

解 $y' = (\mathrm{e}^{-at})'\cos(\omega t + \varphi) + \mathrm{e}^{-at}[\cos(\omega t + \varphi)]'$

$= \mathrm{e}^{-at}(-at)'\cos(\omega t + \varphi) + \mathrm{e}^{-at}[-\sin(\omega t + \varphi)](\omega t + \varphi)'$

$= -a\mathrm{e}^{-at}\cos(\omega t + \varphi) - \omega\mathrm{e}^{-at}\sin(\omega t + \varphi)$

$= -\mathrm{e}^{-at}[a\cos(\omega t + \varphi) + \omega\sin(\omega t + \varphi)].$

(13) $y = \arcsin x + \arccos x$

解 $y' = (\arcsin x)' + (\arccos x)'$

$= \dfrac{1}{\sqrt{1-x^2}} - \dfrac{1}{\sqrt{1-x^2}} = 0.$

(14) $y = \arctan x^2 - \mathrm{arccot}\dfrac{1}{x}$

解 $y' = (\arctan x^2)' - \left(\mathrm{arccot}\dfrac{1}{x}\right)'$

$= \dfrac{(x^2)'}{1+x^4} + \dfrac{1}{1+\left(\dfrac{1}{x}\right)^2}\left(\dfrac{1}{x}\right)'$

$= \dfrac{2x}{1+x^4} + \dfrac{x^2}{1+x^2}\left(-\dfrac{1}{x^2}\right)$

$= \dfrac{2x}{1+x^4} - \dfrac{1}{1+x^2}.$

(15) $y = \arctan\dfrac{1-x}{1+x}$

解 $y' = \dfrac{1}{1+\left(\dfrac{1-x}{1+x}\right)^2}\left(\dfrac{1-x}{1+x}\right)'$

$\qquad = \dfrac{(1+x)^2}{(1+x)^2+(1-x)^2}\,\dfrac{(1-x)'(1+x)-(1-x)(1+x)'}{(1+x)^2}$

$\qquad = \dfrac{1}{2(1+x^2)}\left[-(1+x)-(1-x)\right]$

$\qquad = -\dfrac{1}{1+x^2}.$

(16) $y = (1+x^2)^{\sin x}$

解 这是一个幂指函数，我们可以利用对数求导法进行求导. 在 $y=(1+x^2)^{\sin x}$ 的两边取对数，得

$$\ln y = \sin x \ln(1+x^2).$$

上式两边对 x 求导数，得

$$\frac{y'_x}{y} = (\sin x)'\ln(1+x^2) + \sin x\left[\ln(1+x^2)\right]'$$

$$= \cos x\ln(1+x^2) + \frac{\sin x}{1+x^2}(1+x^2)',$$

故 $\qquad y'_x = (1+x^2)^{\sin x}\left[\cos x\ln(1+x^2) + \dfrac{2x\sin x}{1+x^2}\right].$

(17) $y = \left(\dfrac{x}{1+x}\right)^x$

解 $y = \left(\dfrac{x}{1+x}\right)^x$ 是幂指函数，利用对数求导法进行求导. 在 $y=\left(\dfrac{x}{1+x}\right)^x$ 的两边取对数，得

$$\ln y = x\ln\left(\frac{x}{1+x}\right),$$

即 $\qquad \ln y = x\left[\ln x - \ln(1+x)\right].$

两边对 x 求导数，得

$$\frac{y'_x}{y} = x'\left[\ln x - \ln(1+x)\right] + x\left[\ln x - \ln(1+x)\right]'$$

$$= \left[\ln x - \ln(1+x)\right] + x\left[\frac{1}{x} - \frac{1}{1+x}\right],$$

故 $\qquad y'_x = \left(\dfrac{x}{1+x}\right)^x\left[\ln x - \ln(1+x) + \dfrac{1}{1+x}\right]$

$$= \left(\frac{x}{1+x}\right)^x\left(\ln\frac{x}{1+x} + \frac{1}{1+x}\right).$$

(18) $y = x e^{1-\cos x}$

解　$y' = x' e^{1-\cos x} + x \left[e^{(1-\cos x)} \right]'$

$= e^{1-\cos x} + x e^{1-\cos x} (1 - \cos x)'$

$= e^{1-\cos x} + x \sin x e^{1-\cos x}$

$= e^{1-\cos x} (1 + x \sin x).$

(19) $y = \ln(x + \sqrt{a^2 + x^2})$

解　$y' = \dfrac{1}{x + \sqrt{a^2 + x^2}} (x + \sqrt{a^2 + x^2})'$

$= \dfrac{1}{x + \sqrt{a^2 + x^2}} \left(1 + \dfrac{1}{2} \cdot \dfrac{2x}{\sqrt{a^2 + x^2}} \right)$

$= \dfrac{1}{x + \sqrt{a^2 + x^2}} \cdot \dfrac{\sqrt{a^2 + x^2} + x}{\sqrt{a^2 + x^2}}$

$= \dfrac{1}{\sqrt{a^2 + x^2}}.$

(20) $y = \ln(\sec x + \tan x)$

解　$y' = \dfrac{1}{\sec x + \tan x} (\sec x + \tan x)'$

$= \dfrac{\sec x \tan x + \sec^2 x}{\sec x + \tan x} = \sec x.$

9. 求下列方程所确定的隐函数的导数：

(1) $x^3 + y^3 - xy = a$（a 为常数）

解　两边对 x 求导数，得

$$3x^2 + 3y^2 y'_x - (x' y + x y'_x) = 0,$$

即　　　　　　$$3x^2 + 3y^2 y'_x - y - x y'_x = 0,$$

解出 y'_x，得

$$y'_x = \frac{y - 3x^2}{3y^2 - x}.$$

(2) $xy = e^{x+y}$

解　两边对 x 求导数，得

$$x' y + x y'_x = e^{x+y} (x + y)'_x,$$

即　　　　　　$$y + x y'_x = e^{x+y} (1 + y'_x),$$

解出 y'_x，得

$$y'_x = \frac{y - e^{x+y}}{e^{x+y} - x},$$

或
$$y'_x = \frac{e^{x+y} - y}{x - e^{x+y}},$$

或
$$y'_x = \frac{xy - y}{x - xy}.$$

（3）$y = 1 - x e^y$

解　两边对 x 求导数,得
$$y'_x = (-x)' e^y - x (e^y)'_x,$$

即
$$y'_x = -e^y - x e^y \cdot y'_x,$$

解出 y'_x 得
$$y'_x = -\frac{e^y}{1 + x e^y}.$$

*（4）$\arctan \dfrac{y}{x} = \ln\sqrt{x^2 + y^2}$

解　两边对 x 求导数,得
$$\frac{1}{1 + \left(\dfrac{y}{x}\right)^2} \left(\frac{y}{x}\right)'_x = \frac{1}{2} \cdot \frac{1}{x^2 + y^2} (x^2 + y^2)'_x,$$

即
$$\frac{x^2}{x^2 + y^2} \cdot \frac{y'_x x - y x'}{x^2} = \frac{x + y y'_x}{x^2 + y^2},$$

化简得
$$y'_x x - y = x + y y'_x,$$

解出 y'_x,得
$$y'_x = \frac{x + y}{x - y}.$$

*10. 已知 $y = y(x)$ 是由方程 $\sin y + x e^y = 0$ 所确定的函数,求 y'_x 及该方程的曲线在点 $(0,0)$ 处的切线斜率.

解　方程两边同时对 x 求导数,得
$$\cos y \cdot y'_x + e^y + x e^y \cdot y'_x = 0,$$

解出 y'_x,得
$$y'_x = -\frac{e^y}{\cos y + x e^y},$$

故该方程的曲线在点 $(0,0)$ 处的切线斜率为
$$y'_x \Big|_{\substack{x=0 \\ y=0}} = -\frac{e^0}{\cos 0 + 0 \times e^0} = -1.$$

11. 求下列函数的二阶导数:

（1）$y = e^{-x^2}$

解　$y' = e^{-x^2}(-x^2)' = -2x\,e^{-x^2}$,

$\quad y'' = -2(x\,e^{-x^2})'$

$\quad\quad = -2(e^{-x^2} + x(e^{-x^2})') = -2(e^{-x^2} - 2x^2 e^{-x^2})$.

(2) $y = x^2 \ln x$

解　$y' = 2x\ln x + x$,

$\quad y'' = 2(\ln x + 1) + 1 = 2\ln x + 3$.

(3) $y = x + \sin 2x$

解　$y' = (x)' + (\sin 2x)'$

$\quad\quad = 1 + \cos 2x\,(2x)'$

$\quad\quad = 1 + 2\cos 2x$,

$\quad y'' = 2(-\sin 2x)(2x)' = -4\sin 2x$.

*(4) $x^2 + xy + y^2 = 4$

【分析】本题中 y 是 x 的隐函数,先利用隐函数求导法则求出一阶导数.

解　方程两边同时对 x 求导数,得

$$2x + y + xy'_x + 2yy'_x = 0, \tag{2.1}$$

解出 y'_x,得

$$y'_x = -\frac{2x + y}{x + 2y}. \tag{2.2}$$

(2.1) 式两边同时对 x 求导数,得

$$2 + y'_x + y'_x + xy''_{xx} + 2(y'_x)^2 + 2yy''_{xx} = 0,$$

解出 y''_{xx},得

$$y''_{xx} = -2\frac{1 + y'_x + (y'_x)^2}{x + 2y}. \tag{2.3}$$

把 (2.2) 式代入 (2.3) 式,得

$$y''_{xx} = -2\frac{1}{x + 2y}\left[1 - \frac{2x + y}{x + 2y} + \frac{(2x + y)^2}{(x + 2y)^2}\right]$$

$$= -\frac{6(x^2 + xy + y^2)}{(x + 2y)^3}.$$

12. 确定下列函数的单调区间:

(1) $y = x^3 - 6x^2 + 9x + 2$

解　$y' = 3x^2 - 12x + 9 = 3(x - 1)(x - 3)$.

令 $y' = 0$,得驻点 $x_1 = 1, x_2 = 3$,见表习题 2-1.

表习题 **2－1**

x	$(-\infty,1)$	$(1,3)$	$(3,+\infty)$
$y'(x)$	$+$	$-$	$+$
$y(x)$	↗递增	↘递减	↗递增

在区间$(-\infty,1)$和$(3,+\infty)$内 y 单调递增,在区间$(1,3)$内 y 单调递减.

(2) $y=2x-\ln x$

解　$y'=2-\dfrac{1}{x}(x>0).$

令 $y'=0$,得驻点 $x=\dfrac{1}{2}$,见表习题 2－2.

表习题 **2－2**

x	$\left(0,\dfrac{1}{2}\right)$	$\left(\dfrac{1}{2},+\infty\right)$
$y'(x)$	$-$	$+$
$y(x)$	↘递减	↗递增

在区间$\left(0,\dfrac{1}{2}\right)$内 y 单调递减,在区间$\left(\dfrac{1}{2},+\infty\right)$内 y 单调递增.

【注】　在解此题时,要注意 y 的定义域为$\{x\mid x>0\}$,列表讨论时,不必考虑$(-\infty,0)$内 $y'(x)$ 的符号.

(3) $y=(x-1)(x+1)^3$

解　函数的定义域为$(-\infty,+\infty)$,
$$y'=(x+1)^3+3(x-1)(x+1)^2=(x+1)^2(4x-2).$$

令 $y'=0$,得 $x_1=-1,x_2=\dfrac{1}{2}.$

当 $x<\dfrac{1}{2}$ 时,$y'<0$;当 $x>\dfrac{1}{2}$ 时,$y'>0$,

所以函数在区间$\left(-\infty,\dfrac{1}{2}\right)$内单调减少,在区间$\left[\dfrac{1}{2},+\infty\right)$内单调增加.

13. 求下列函数的极值:

(1) $y=2x^3-3x^2$

解　(1) $y'=6x^2-6x=6x(x-1).$

令 $y'=0$,得驻点 $x_1=0,x_2=1$,见表习题 2－3.

表习题 2 - 3

x	$(-\infty,0)$	0	$(0,1)$	1	$(1,+\infty)$
$y'(x)$	+		−		+
$y(x)$	↗	极大值	↘	极小值	↗

当 $x=0$ 时,y 有极大值,且极大值为 $y(0)=0$;

当 $x=1$ 时,y 有极小值,且极小值为 $y(1)=-1$.

(2) $y=x-\ln(1+x)$

解 $y'=1-\dfrac{1}{1+x}=\dfrac{x}{1+x}(x>-1).$

令 $y'=0$,得驻点 $x=0$,见表习题 2 - 4.

表习题 2 - 4

x	$(-1,0)$	0	$(0,+\infty)$
$y'(x)$	−		+
$y(x)$	↘	极小值	↗

当 $x=0$ 时,有极小值,且极小值为 $y(0)=0$.

(3) $y=\dfrac{x}{1+x^2}$

解 $y'=\dfrac{x'(1+x^2)-x(1+x^2)'}{(1+x^2)^2}$

$=\dfrac{1+x^2-2x^2}{(1+x^2)^2}$

$=\dfrac{1-x^2}{(1+x^2)^2}.$

令 $y'=0$ 得驻点 $x_1=-1,x_2=1$,见表习题 2 - 5.

表习题 2 - 5

x	$(-\infty,-1)$	−1	$(-1,1)$	1	$(1,+\infty)$
y'	−		+		−
$y(x)$	↘	极小值	↗	极大值	↘

当 $x=-1$ 时,有极小值,且极小值为 $y(-1)=-\dfrac{1}{2}$;

当 $x=1$ 时,有极大值,且极大值为 $y(1)=\dfrac{1}{2}$.

(4) $y = x + \sqrt{1-x}$

解　函数的定义域为$\{x \mid x \leqslant 1\}$,

$$y' = (x + \sqrt{1-x})' = 1 - \frac{1}{2\sqrt{1-x}} = \frac{2\sqrt{1-x}-1}{2\sqrt{1-x}}.$$

令 $y' = 0, 2\sqrt{1-x} - 1 = 0, \sqrt{1-x} = \frac{1}{2}$,即 $x = \frac{3}{4}$.当 $x < \frac{3}{4}$ 时,$y' > 0$;

当 $x > \frac{3}{4}$ 时,$y' < 0$,所以 $x = \frac{3}{4}$ 为极大值点,极大值为 $y\left(\frac{3}{4}\right) = \frac{5}{4}$.

14. 求函数 $f(x) = 2x^3 - 3x^2$ 在$[-1,4]$上的最大值和最小值.

解　$f'(x) = 6x^2 - 6x = 6x(x-1)$.

令 $f'(x) = 0$,得驻点 $x_1 = 0, x_2 = 1$. 比较 $f(x)$ 在驻点和区间端点处的函数值,得

$$f(-1) = -5, f(0) = 0, f(1) = -1, f(4) = 80,$$

故函数 y 在$[-1,4]$上的最大值为 $f(4) = 80$,最小值为$f(-1) = -5$.

15. 已知口服一定剂量的某药后,血药浓度 C 与时间 t 的关系为

$$C = 40(\mathrm{e}^{-0.2t} - \mathrm{e}^{-2.3t}),$$

求达到最高血药浓度所需要的时间及最高血药浓度.

解　这是一个求最大值、最小值的问题.关系式两边求导,可得

$$C'(t) = 40(-0.2\mathrm{e}^{-0.2t} + 2.3\mathrm{e}^{-2.3t}).$$

令 $C'(t) = 0$,得

$$2.3\mathrm{e}^{-2.3t} = 0.2\mathrm{e}^{-0.2t},$$

即

$$\mathrm{e}^{2.1t} = \frac{2.3}{0.2},$$

解得

$$t = \frac{1}{2.1}\ln\frac{23}{2} \approx 1.16(\text{时间单位}).$$

这是$C(t)$的唯一驻点,由实际意义可知,在 $t = 1.16$ 时,血药浓度最高,最高血药浓度为 $C(1.16) = 40(\mathrm{e}^{-0.2 \times 1.16} - \mathrm{e}^{-2.3 \times 1.16}) \approx 28.94(\text{浓度单位})$.

16. 已知细胞繁殖的生长率为$V(t) = 36t - t^2$,求细胞繁殖的最大生长率及达到最大生长率的时间.

解　$V'(t) = 36 - 2t$.

令 $V'(t) = 0$,得 $t = 18$,且

当 $0 \leqslant t < 18$ 时,$V'(t) > 0$;

当 $t > 18$ 时,$V'(t) < 0$.

所以当 $t = 18$(时间单位) 时,细胞繁殖的生长率最大,最大生长率为

$$V(18) = 36 \times 18 - 18 \times 18 = 324(生长率单位).$$

17. 某流行病在一定时间内传播的数学模型可用

$$S(t) = \frac{90}{9 + e^{2t}}$$

表示,其中 $S(t)$ 表示易感人数,t 表示时间,求流行病的传播速率在什么时刻达到最大值.

解 首先计算传播速率,它可用 $-\dfrac{dS}{dt}$ 表示,即传播速率为

$$-\frac{dS}{dt} = \frac{90(9 + e^{2t})'}{(9 + e^{2t})^2} = 180 \frac{e^{2t}}{(9 + e^{2t})^2}.$$

为了计算 $-\dfrac{dS}{dt}$ 的最大值,那么就要计算 $\dfrac{d}{dt}\left(-\dfrac{dS}{dt}\right) = -\dfrac{d^2 S}{dt^2}$,计算得

$$-\frac{d^2 S}{dt^2} = 180 \cdot \frac{(e^{2t})'(9 + e^{2t})^2 - e^{2t} \cdot 2(9 + e^{2t})(9 + e^{2t})'}{(9 + e^{2t})^4}$$

$$= 360 e^{2t} \cdot \frac{9 + e^{2t} - 2e^{2t}}{(9 + e^{2t})^3} = \frac{360 e^{2t}(9 - e^{2t})}{(9 + e^{2t})^3}.$$

令 $-\dfrac{d^2 S}{dt^2} = 0$,得 $t = \dfrac{1}{2}\ln 9 = \ln 3$. 当 $t < \ln 3$ 时,$-\dfrac{d^2 S}{dt^2} > 0$;当 $t > \ln 3$ 时,$\dfrac{-d^2 S}{dt^2} < 0$,所以 $-\dfrac{dS}{dt}$ 在 $t = \ln 3$ 处达到最大值,即流行病的传播速率在 $t = \ln 3$ 处达到最大值.

18. 求下列函数图形的凹凸性及拐点:

(1) $y = x e^{-x}$

解 (1) $y' = e^{-x} + x e^{-x}(-x)' = e^{-x}(1 - x)$,

$$y'' = e^{-x}(-x)'(1 - x) + e^{-x}(1 - x)'$$

$$= -e^{-x}(1 - x) - e^{-x}$$

$$= (x - 2)e^{-x}.$$

令 $y'' = 0$,得 $x = 2$,见表习题 $2 - 6$.

表习题 2 - 6

x	$(-\infty, 2)$	2	$(2, +\infty)$
$y''(x)$	$-$	拐点	$+$
$y(x)$	$\frown$ 凸的	$\left(2, \dfrac{2}{e^2}\right)$	$\smile$ 凹的

函数在 $(-\infty, 2)$ 内是凸的,在 $(2, +\infty)$ 内是凹的,$\left(2, \dfrac{2}{e^2}\right)$ 是拐点.

(2) $y=\ln(1+x^2)$

解

$$y'=\frac{2x}{1+x^2},$$

$$y''=\frac{2(1+x^2)-2x\cdot 2x}{(1+x^2)^2}=\frac{2(1-x^2)}{(1+x^2)^2}.$$

令 $y''=0$,得 $x=\pm 1$,见表习题 2-7.

表习题 2-7

x	$(-\infty,-1)$	-1	$(-1,1)$	1	$(1,+\infty)$
$y''(x)$	$-$	拐点	$+$	拐点	$-$
$y(x)$	⌒凸的	$(-1,\ln2)$	⌣凹的	$(1,\ln2)$	⌒凸的

函数在 $(-\infty,-1)$ 与 $(1,+\infty)$ 内是凸的,在 $(-1,1)$ 内是凹的,$(-1,\ln2)$ 与 $(1,\ln2)$ 是拐点.

19. 描绘下列函数的图形:

(1) $y=x^3-x^2-x+1$

解 (1) 函数的定义域为 $(-\infty,+\infty)$,且在整个定义域上连续.

$$y'=3x^2-2x-1=(3x+1)(x-1),$$

$$y''=6x-2=6\left(x-\frac{1}{3}\right).$$

由 $y'=0$,得 $x_1=-\frac{1}{3}$,$x_2=1$. 由 $y''=0$,得 $x_3=\frac{1}{3}$.

将点 $x_1=-\frac{1}{3}$,$x_2=1$,$x_3=\frac{1}{3}$ 由小到大排列,依次把定义域分成四个子区间,考察情况列于表习题 2-8.

表习题 2-8

x	$(-\infty,-\frac{1}{3})$	$-\frac{1}{3}$	$(-\frac{1}{3},\frac{1}{3})$	$\frac{1}{3}$	$(\frac{1}{3},1)$	1	$(1,+\infty)$
$y'(x)$	$+$	0	$-$	$-$	$-$	0	$+$
$y''(x)$	$-$	$-$	$-$	0	$+$	$+$	$+$
$y(x)$	↗	$\frac{32}{27}$	↘	$\frac{16}{27}$	↘	0	↗
曲线性态	上升,凸	极大值	下降,凸	拐点 $\left(\frac{1}{3},\frac{16}{27}\right)$	下降,凹	极小值	上升,凹

当 $x\rightarrow+\infty$ 时,$y\rightarrow+\infty$;当 $x\rightarrow-\infty$ 时,$y\rightarrow-\infty$.

根据以上结果,再补充一些点,例如,$y(0)=1,y(-1)=0$,就可以比较准确地画出函数的图形,见图习题 2-1.

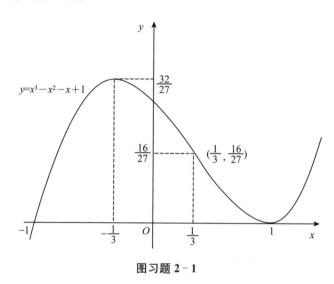

图习题 2-1

(2) $y=\mathrm{e}^{-x^2}$

解 函数的定义域为$(-\infty,+\infty)$,且在定义域上连续. 由于$f(-x)=f(x)$,故曲线关于 y 轴对称,因此只需在$[0,+\infty)$内讨论该函数的图形.

$$f'(x)=-2x\,\mathrm{e}^{-x^2},$$
$$f''(x)=2(2x^2-1)\mathrm{e}^{-x^2}.$$

由 $f'(x)=0$,得 $x_1=0$. 由 $f''(x)=0$,得 $x_2=\dfrac{1}{\sqrt{2}}$. 将考察情况列表,如表习题 2-9 所示.

表习题 2-9

x	0	$\left(0,\dfrac{1}{\sqrt{2}}\right)$	$\dfrac{1}{\sqrt{2}}$	$\left(\dfrac{1}{\sqrt{2}},+\infty\right)$
$f'(x)$	0	$-$	$-$	$-$
$f''(x)$	$-$	$-$	0	$+$
$y(x)$	1	↘	$\dfrac{1}{\sqrt{\mathrm{e}}}$	↘
曲线性态	极大值	下降,凸	拐点$\left(\dfrac{1}{\sqrt{2}},\dfrac{1}{\sqrt{\mathrm{e}}}\right)$	下降,凹

当 $x\to\infty$ 时,$y\to 0$,因此 $y=0$ 是曲线 $y=\mathrm{e}^{-x^2}$ 的水平渐近线.

根据以上结果,描点作图,如图习题 2-2 所示.

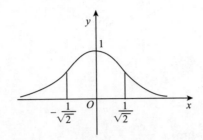

图习题 2-2

20. 用罗必塔法则求下列极限:

(1) $\lim\limits_{x \to 0} \dfrac{\ln(1+x)}{x}$

解　$\lim\limits_{x \to 0} \dfrac{\ln(1+x)}{x} = \lim\limits_{x \to 0} \dfrac{\dfrac{1}{1+x}}{1} = 1.$

(2) $\lim\limits_{x \to 0} \dfrac{e^x - e^{-x}}{\sin x}$

解　$\lim\limits_{x \to 0} \dfrac{e^x - e^{-x}}{\sin x} = \lim\limits_{x \to 0} \dfrac{e^x + e^{-x}}{\cos x} = 2.$

(3) $\lim\limits_{x \to 0} \dfrac{a^x - b^x}{x}$

解　$\lim\limits_{x \to 0} \dfrac{a^x - b^x}{x} = \lim\limits_{x \to 0} \dfrac{a^x \ln a - b^x \ln b}{1}$

$$= \ln a - \ln b = \ln \dfrac{a}{b}.$$

(4) $\lim\limits_{x \to \pi} \dfrac{\sin 3x}{\tan 5x}$

解　$\lim\limits_{x \to \pi} \dfrac{\sin 3x}{\tan 5x} = \lim\limits_{x \to \pi} \dfrac{3\cos 3x}{5\sec^2 5x} = -\dfrac{3}{5}.$

(5) $\lim\limits_{x \to \frac{\pi}{2}} \dfrac{\ln \sin x}{(\pi - 2x)^2}$

解　$\lim\limits_{x \to \frac{\pi}{2}} \dfrac{\ln \sin x}{(\pi - 2x)^2} = \lim\limits_{x \to \frac{\pi}{2}} \dfrac{\dfrac{1}{\sin x}\cos x}{2(\pi - 2x)(-2)}$

$$= -\dfrac{1}{4} \lim\limits_{x \to \frac{\pi}{2}} \dfrac{1}{\sin x} \cdot \lim\limits_{x \to \frac{\pi}{2}} \dfrac{\cos x}{\pi - 2x}$$

$$= -\frac{1}{4}\lim_{x\to\frac{\pi}{2}}\frac{\cos x}{\pi - 2x}$$

$$= -\frac{1}{4}\lim_{x\to\frac{\pi}{2}}\frac{(-\sin x)}{-2}$$

$$= -\frac{1}{4}\times\frac{1}{2} = -\frac{1}{8}.$$

(6) $\displaystyle\lim_{x\to 0}(x\cot 2x)$

解　$\displaystyle\lim_{x\to 0}(x\cot 2x) = \lim_{x\to 0}\left(x\cdot\frac{\cos 2x}{\sin 2x}\right)$

$$= \lim_{x\to 0}\cos 2x\cdot\lim_{x\to 0}\frac{x}{\sin 2x}$$

$$= \lim_{x\to 0}\frac{1}{2\cos 2x} = \frac{1}{2}.$$

*(7) $\displaystyle\lim_{x\to 0}\left(\frac{1}{x} - \frac{1}{e^x - 1}\right)$

解　$\displaystyle\lim_{x\to 0}\left(\frac{1}{x} - \frac{1}{e^x - 1}\right) = \lim_{x\to 0}\frac{e^x - 1 - x}{x(e^x - 1)}$

$$= \lim_{x\to 0}\frac{e^x - 1}{e^x - 1 + x e^x}$$

$$= \lim_{x\to 0}\frac{e^x}{2e^x + x e^x}$$

$$= \lim_{x\to 0}\frac{1}{2 + x} = \frac{1}{2}.$$

*(8) $\displaystyle\lim_{x\to +\infty}\frac{x^n}{e^x}$ (n 为正常数)

【分析】　连续 n 次利用罗必塔法则.

解　$\displaystyle\lim_{x\to +\infty}\frac{x^n}{e^x} = \lim_{x\to +\infty}\frac{nx^{n-1}}{e^x}$

$$= \lim_{x\to +\infty}\frac{n(n-1)x^{n-2}}{e^x}$$

$$= \cdots = \lim_{x\to +\infty}\frac{n!}{e^x} = 0.$$

(9) $\displaystyle\lim_{x\to +\infty}\frac{\ln\left(1 + \dfrac{1}{x}\right)}{\mathrm{arccot}x}$

解　$\displaystyle\lim_{x\to +\infty}\frac{\ln\left(1 + \dfrac{1}{x}\right)}{\mathrm{arccot}x} = \lim_{x\to +\infty}\frac{\ln(1 + x) - \ln x}{\mathrm{arccot}x}$

$$= \lim_{x \to +\infty} \frac{\dfrac{1}{1+x} - \dfrac{1}{x}}{-\dfrac{1}{1+x^2}}$$

$$= \lim_{x \to +\infty} \frac{1+x^2}{x(1+x)}$$

$$= \lim_{x \to +\infty} \frac{x^2+1}{x^2+x} = \lim_{x \to +\infty} \frac{2x}{2x+1}$$

$$= \lim_{x \to +\infty} \frac{2}{2} = 1.$$

(10) $\lim\limits_{x \to 0^+} x^{\sin x}$

解　$\lim\limits_{x \to 0^+} x^{\sin x} = \lim\limits_{x \to 0^+} \mathrm{e}^{\ln x^{\sin x}} = \lim\limits_{x \to 0^+} \mathrm{e}^{\sin x \cdot \ln x} = \mathrm{e}^{\lim\limits_{x \to 0^+} \frac{\ln x}{\frac{1}{\sin x}}}$

$$= \mathrm{e}^{\lim\limits_{x \to 0^+} \frac{\frac{1}{x}}{-\frac{1}{\sin^2 x} \cos x}} = \mathrm{e}^{\lim\limits_{x \to 0^+} \left(-\frac{\sin x}{\cos x} \cdot \frac{\sin x}{x}\right)} = \mathrm{e}^0 = 1.$$

21. 求下列函数的微分：

(1) $y = \dfrac{x}{1-x^2}$

解　$\mathrm{d}y = \left(\dfrac{x}{1-x^2}\right)' \mathrm{d}x = \dfrac{1-x^2 - x(1-x^2)'}{(1-x^2)^2} \mathrm{d}x = \dfrac{1+x^2}{(1-x^2)^2} \mathrm{d}x,$

或

$$\mathrm{d}y = \frac{(1-x^2)\mathrm{d}x - x\mathrm{d}(1-x^2)}{(1-x^2)^2} = \frac{1+x^2}{(1-x^2)^2} \mathrm{d}x.$$

(2) $y = \sin^2(3x+1)$

解　$\mathrm{d}y = (\sin^2(3x+1))' \mathrm{d}x$

$\qquad = 2\sin(3x+1)[\sin(3x+1)]' \mathrm{d}x$

$\qquad = 2\sin(3x+1)\cos(3x+1)(3x+1)' \mathrm{d}x$

$\qquad = 3\sin(6x+2)\mathrm{d}x,$

或

$$\mathrm{d}y = 2\sin(3x+1)\mathrm{d}[\sin(3x+1)]$$

$$\qquad = 2\sin(3x+1)\cos(3x+1)\mathrm{d}(3x+1)$$

$$\qquad = 3\sin(6x+2)\mathrm{d}x.$$

(3) $y = x^2 \mathrm{e}^{2x}$

解　$\mathrm{d}y = (x^2 \mathrm{e}^{2x})' \mathrm{d}x$

$\qquad = (2x\mathrm{e}^{2x} + 2x^2\mathrm{e}^{2x})\mathrm{d}x$

$$=2x(1+x)\mathrm{e}^{2x}\mathrm{d}x,$$

或

$$\mathrm{d}y=\mathrm{e}^{2x}\mathrm{d}(x^2)+x^2\mathrm{d}(\mathrm{e}^{2x})$$

$$=2x\mathrm{e}^{2x}\mathrm{d}x+2x^2\mathrm{e}^{2x}\mathrm{d}x$$

$$=2x(1+x)\mathrm{e}^{2x}\mathrm{d}x.$$

(4) $y=\arctan\dfrac{1-x^2}{1+x^2}$

解 $\mathrm{d}y=\left(\arctan\dfrac{1-x^2}{1+x^2}\right)'\mathrm{d}x$

$$=\dfrac{1}{1+\left(\dfrac{1-x^2}{1+x^2}\right)^2}\left(\dfrac{1-x^2}{1+x^2}\right)'\mathrm{d}x$$

$$=\dfrac{(1+x^2)^2}{(1+x^2)^2+(1-x^2)^2}\cdot\dfrac{-2x(1+x^2)-2x(1-x^2)}{(1+x^2)^2}\mathrm{d}x$$

$$=-\dfrac{4x}{2(1+x^4)}\mathrm{d}x$$

$$=-\dfrac{2x}{1+x^4}\mathrm{d}x,$$

或

$$\mathrm{d}y=\dfrac{1}{1+\left(\dfrac{1-x^2}{1+x^2}\right)^2}\mathrm{d}\left(\dfrac{1-x^2}{1+x^2}\right)$$

$$=\dfrac{(1+x^2)^2}{(1+x^2)^2+(1-x^2)^2}\cdot\dfrac{(1+x^2)\mathrm{d}(1-x^2)-(1-x^2)\mathrm{d}(1+x^2)}{(1+x^2)^2}$$

$$=\dfrac{-2x(1+x^2)\mathrm{d}x-2x(1-x^2)\mathrm{d}x}{2(1+x^4)}$$

$$=-\dfrac{2x}{1+x^4}\mathrm{d}x.$$

22. 将适当的函数填入下列括号内,使等式成立:

(1) $\mathrm{d}(\quad)=2\mathrm{d}x$

解 $\mathrm{d}(2x+C)=2\mathrm{d}x.$

(2) $\mathrm{d}(\quad)=\dfrac{1}{1+x}\mathrm{d}x$

解 $\mathrm{d}[\ln(1+x)+C]=\dfrac{1}{1+x}\mathrm{d}x.$

(3) $\mathrm{d}(\quad)=\sin2x\,\mathrm{d}x$

解　$d(-\dfrac{1}{2}\cos 2x + C) = \sin 2x\,dx.$

（4）$d(\qquad) = e^{-2x}\,dx$

解　$d(-\dfrac{1}{2}e^{-2x} + C) = e^{-2x}\,dx.$

（5）$d(\qquad) = \dfrac{1}{\sqrt{x}}\,dx$

解　$d(2\sqrt{x} + C) = \dfrac{1}{\sqrt{x}}\,dx.$

（6）$d(\qquad) = \dfrac{1}{x^2}\,dx$

解　$d\left(-\dfrac{1}{x} + C\right) = \dfrac{1}{x^2}\,dx.$

23. 利用微分计算下列各式的近似值：

（1）$\sqrt[3]{1.02}$

解　取 $f(x) = \sqrt[3]{x}$，则由
$$f(x_0 + \Delta x) \approx f(x_0) + f'(x_0)\Delta x$$
得
$$\sqrt[3]{x_0 + \Delta x} \approx \sqrt[3]{x_0} + \dfrac{1}{3\sqrt[3]{x_0^2}}\Delta x.$$

取 $x_0 = 1, \Delta x = 0.02$，得
$$\sqrt[3]{1.02} \approx 1 + \dfrac{1}{3} \times 0.02 \approx 1.006\ 7.$$

（2）$\arctan 0.97$

解　取 $f(x) = \arctan x$，则
$$\arctan(x_0 + \Delta x) \approx \arctan x_0 + \dfrac{1}{1 + x_0^2}\Delta x.$$

取 $x_0 = 1, \Delta x = -0.03$，得
$$\arctan 0.97 \approx \arctan 1 + \dfrac{(-0.03)}{2}$$

$$= \dfrac{\pi}{4} - 0.015 \approx 0.770\ 4.$$

习题三

1. 求下列不定积分：

(1) $\int \left(\sqrt[3]{x} + \dfrac{1}{x^2} \right) \mathrm{d}x$

解　$\int \left(\sqrt[3]{x} + \dfrac{1}{x^2} \right) \mathrm{d}x = \dfrac{3}{4} x^{\frac{4}{3}} - \dfrac{1}{x} + C.$

(2) $\int (x^2 + 1)^2 \mathrm{d}x$

解　$\int (x^2 + 1)^2 \mathrm{d}x = \int (x^4 + 2x^2 + 1) \mathrm{d}x$

$$= \dfrac{1}{5} x^5 + \dfrac{2}{3} x^3 + x + C.$$

(3) $\int \left(\mathrm{e}^x - \sin x + \dfrac{2}{x} \right) \mathrm{d}x$

解　$\int \left(\mathrm{e}^x - \sin x + \dfrac{2}{x} \right) \mathrm{d}x = \mathrm{e}^x + \cos x + 2\ln \mid x \mid + C.$

(4) $\int \dfrac{2x^2 + 3}{x^2 + 1} \mathrm{d}x$

解　$\int \dfrac{2x^2 + 3}{x^2 + 1} \mathrm{d}x = \int \dfrac{2(x^2 + 1) + 1}{x^2 + 1} \mathrm{d}x$

$$= \int \left(2 + \dfrac{1}{x^2 + 1} \right) \mathrm{d}x$$

$$= 2x + \arctan x + C.$$

(5) $\int \sin^2 \dfrac{x}{2} \mathrm{d}x$

解　$\int \sin^2 \dfrac{x}{2} \mathrm{d}x = \int \dfrac{1 - \cos x}{2} \mathrm{d}x = \dfrac{1}{2} x - \dfrac{1}{2} \sin x + C.$

(6) $\int \cot^2 x \, \mathrm{d}x$

解　$\int \cot^2 x \, \mathrm{d}x = \int (\csc^2 x - 1) \mathrm{d}x = -\cot x - x + C.$

(7) $\int \dfrac{\sqrt{1 + x^2}}{\sqrt{1 - x^4}} \mathrm{d}x$

解　$\displaystyle\int\frac{\sqrt{1+x^2}}{\sqrt{1-x^4}}\mathrm{d}x=\int\frac{1}{\sqrt{1-x^2}}\mathrm{d}x=\arcsin x+C.$

(8) $\displaystyle\int\frac{\cos2x}{\cos^2x\sin^2x}\mathrm{d}x$

解　$\displaystyle\int\frac{\cos2x}{\cos^2x\sin^2x}=\int\frac{\cos^2x-\sin^2x}{\cos^2x\sin^2x}\mathrm{d}x$

$$=\int(\csc^2x-\sec^2x)\mathrm{d}x$$

$$=-\cot x-\tan x+C.$$

(9) $\displaystyle\int\frac{\mathrm{d}x}{1+\cos2x}$

解　$\displaystyle\int\frac{\mathrm{d}x}{1+\cos2x}=\int\frac{1}{2\cos^2x}\mathrm{d}x=\frac{1}{2}\int\sec^2x\,\mathrm{d}x=\frac{1}{2}\tan x+C.$

(10) $\displaystyle\int\frac{2\cdot3^x-5\cdot2^x}{3^x}\mathrm{d}x$

解　$\displaystyle\int\frac{2\cdot3^x-5\cdot2^x}{3^x}\mathrm{d}x=\int\left[2-5\cdot\left(\frac{2}{3}\right)^x\right]\mathrm{d}x$

$$=2\int\mathrm{d}x-5\int\left(\frac{2}{3}\right)^x\mathrm{d}x$$

$$=2x-\frac{5\cdot\left(\frac{2}{3}\right)^x}{\ln\frac{2}{3}}+C.$$

2. 求下列不定积分：

(1) $\displaystyle\int(5-3x)^7\mathrm{d}x$

解　$\displaystyle\int(5-3x)^7\mathrm{d}x=-\frac{1}{3}\int(5-3x)^7\mathrm{d}(5-3x)$

$$=-\frac{1}{24}(5-3x)^8+C.$$

(2) $\displaystyle\int\frac{x^2}{(1-x)^{100}}\mathrm{d}x$

解　$\displaystyle\int\frac{x^2}{(1-x)^{100}}\mathrm{d}x=\int\left[\frac{1}{(1-x)^{100}}-\frac{1+x}{(1-x)^{99}}\right]\mathrm{d}x$

$$=-\int\frac{\mathrm{d}(1-x)}{(1-x)^{100}}-\int\frac{2}{(1-x)^{99}}\mathrm{d}x+\int\frac{1}{(1-x)^{98}}\mathrm{d}x$$

$$=\frac{1}{99(1-x)^{99}}-\frac{1}{49(1-x)^{98}}+\frac{1}{97(1-x)^{97}}+C.$$

(3) $\displaystyle\int \frac{\mathrm{d}x}{x^2 - 6x + 5}$

解 $\displaystyle\int \frac{\mathrm{d}x}{x^2 - 6x + 5} = \frac{1}{4}\int\left(\frac{1}{x-5} - \frac{1}{x-1}\right)\mathrm{d}x$

$$= \frac{1}{4}\ln\left|\frac{x-5}{x-1}\right| + C.$$

(4) $\displaystyle\int \frac{\mathrm{d}x}{\sqrt[4]{2 + 5x}}$

解 $\displaystyle\int \frac{\mathrm{d}x}{\sqrt[4]{2 + 5x}} = \frac{1}{5}\int \frac{\mathrm{d}(2 + 5x)}{\sqrt[4]{2 + 5x}} = \frac{4}{15}(2 + 5x)^{\frac{3}{4}} + C.$

(5) $\displaystyle\int \frac{\mathrm{d}x}{4x - 3}$

解 $\displaystyle\int \frac{\mathrm{d}x}{4x - 3} = \frac{1}{4}\int \frac{\mathrm{d}(4x - 3)}{4x - 3} = \frac{1}{4}\ln\mid 4x - 3 \mid + C.$

(6) $\displaystyle\int\left(\cos^4 x - \frac{1}{\cos x}\right)\sin x\,\mathrm{d}x$

解 $\displaystyle\int\left(\cos^4 x - \frac{1}{\cos x}\right)\sin x\,\mathrm{d}x = -\int\left(\cos^4 x - \frac{1}{\cos x}\right)\mathrm{d}(\cos x)$

$$= \ln\mid \cos x \mid - \frac{1}{5}\cos^5 x + C.$$

(7) $\displaystyle\int \sin^3 x \cos^5 x\,\mathrm{d}x$

解 $\displaystyle\int \sin^3 x \cos^5 x\,\mathrm{d}x = \int(\cos^2 x - 1)\cos^5 x\,\mathrm{d}(\cos x)$

$$= \int(\cos^7 x - \cos^5 x)\mathrm{d}(\cos x)$$

$$= \frac{1}{8}\cos^8 x - \frac{1}{6}\cos^6 x + C.$$

(8) $\displaystyle\int\left(\sqrt[3]{\sin x} + \frac{1}{\sqrt{\sin x}}\right)\cos x\,\mathrm{d}x$

解 $\displaystyle\int\left(\sqrt[3]{\sin x} + \frac{1}{\sqrt{\sin x}}\right)\cos x\,\mathrm{d}x = \int\left(\sqrt[3]{\sin x} + \frac{1}{\sqrt{\sin x}}\right)\mathrm{d}(\sin x)$

$$= \frac{3}{4}(\sin x)^{\frac{4}{3}} + 2\sqrt{\sin x} + C.$$

(9) $\displaystyle\int \frac{\cot x}{\sqrt{\sin x}}\mathrm{d}x$

解 $\displaystyle\int \frac{\cot x}{\sqrt{\sin x}}\mathrm{d}x = \int \frac{1}{\sqrt{\sin^3 x}}\mathrm{d}(\sin x) = -\frac{2}{\sqrt{\sin x}} + C.$

(10) $\int \sin^4 x \, dx$

解　$\int \sin^4 x \, dx = \int \left(\dfrac{1 - \cos 2x}{2} \right)^2 dx$

$$= \frac{1}{4} \int (1 - 2\cos 2x + \cos^2 2x) \, dx$$

$$= \frac{x}{4} - \frac{1}{4} \sin 2x + \frac{1}{8} \int (1 + \cos 4x) \, dx$$

$$= \frac{x}{4} - \frac{1}{4} \sin 2x + \frac{x}{8} + \frac{1}{32} \sin 4x + C$$

$$= \frac{3}{8} x - \frac{1}{4} \sin 2x + \frac{1}{32} \sin 4x + C.$$

(11) $\int (\ln x)^3 \dfrac{1}{x} dx$

解　$\int (\ln x)^3 \dfrac{1}{x} dx = \int (\ln x)^3 d(\ln x) = \dfrac{1}{4} (\ln x)^4 + C.$

(12) $\int (2x + 3) e^{x^2 + 3x + 2} \, dx$

解　$\int (2x + 3) e^{x^2 + 3x + 2} \, dx = \int e^{x^2 + 3x + 2} d(x^2 + 3x + 2)$

$$= e^{x^2 + 3x + 2} + C.$$

(13) $\int \dfrac{dx}{x(1 + \ln^2 x)}$

解　$\int \dfrac{dx}{x(1 + \ln^2 x)} = \int \dfrac{1}{1 + \ln^2 x} d(\ln x) = \arctan(\ln x) + C.$

(14) $\int e^x \tan e^x \, dx$

解　$\int e^x \tan e^x \, dx = \int \tan e^x d(e^x) = -\ln |\cos e^x| + C.$

(15) $\int \dfrac{2e^x}{1 + e^x} dx$

解　$\int \dfrac{2e^x}{1 + e^x} dx = 2 \int \dfrac{d(1 + e^x)}{1 + e^x} = 2\ln |1 + e^x| + C.$

(16) $\int \dfrac{x}{\sqrt{1 - x^2}} dx$

解　$\int \dfrac{x}{\sqrt{1 - x^2}} dx = -\dfrac{1}{2} \int \dfrac{1}{\sqrt{1 - x^2}} d(1 - x^2)$

$$= -\sqrt{1 - x^2} + C.$$

(17) $\displaystyle\int \frac{1}{x^2}\cot\frac{1}{x}\mathrm{d}x$

解 $\displaystyle\int \frac{1}{x^2}\cot\frac{1}{x}\mathrm{d}x = -\int\cot\frac{1}{x}\mathrm{d}\left(\frac{1}{x}\right) = -\ln\left|\sin\frac{1}{x}\right| + C.$

(18) $\displaystyle\int x^3\mathrm{e}^{x^4}\sec\mathrm{e}^{x^4}\mathrm{d}x$

解 $\displaystyle\int x^3\mathrm{e}^{x^4}\sec\mathrm{e}^{x^4}\mathrm{d}x = \frac{1}{4}\int\sec\mathrm{e}^{x^4}\mathrm{d}(\mathrm{e}^{x^4})$

$$= \frac{1}{4}\ln\mid\sec\mathrm{e}^{x^4}+\tan\mathrm{e}^{x^4}\mid + C.$$

(19) $\displaystyle\int x^5\csc(x^6+1)\mathrm{d}x$

解 $\displaystyle\int x^5\csc(x^6+1)\mathrm{d}x = \frac{1}{6}\int\csc(x^6+1)\mathrm{d}(x^6+1)$

$$= \frac{1}{6}\ln\mid\csc(x^6+1)-\cot(x^6+1)\mid + C.$$

(20) $\displaystyle\int x^5\sqrt[3]{(1+x^3)^2}\mathrm{d}x$

解 $\displaystyle\int x^5\sqrt[3]{(1+x^3)^2}\mathrm{d}x = \frac{1}{3}\int x^3\sqrt[3]{(1+x^3)^2}\mathrm{d}(1+x^3)$

$$= \frac{1}{3}\int\left[(1+x^3)\sqrt[3]{(1+x^3)^2}-\sqrt[3]{(1+x^3)^2}\right]\mathrm{d}(1+x^3)$$

$$= \frac{1}{8}(1+x^3)^{\frac{8}{3}}-\frac{1}{5}(1+x^3)^{\frac{5}{3}} + C.$$

(21) $\displaystyle\int \frac{2^{\arctan x}}{1+x^2}\mathrm{d}x$

解 $\displaystyle\int \frac{2^{\arctan x}}{1+x^2}\mathrm{d}x = \int 2^{\arctan x}\mathrm{d}(\arctan x) = \frac{2^{\arctan x}}{\ln 2} + C.$

(22) $\displaystyle\int \frac{\mathrm{d}x}{(\arcsin x)^2\sqrt{1-x^2}}$

解 $\displaystyle\int \frac{\mathrm{d}x}{(\arcsin x)^2\sqrt{1-x^2}} = \int\frac{\mathrm{d}(\arcsin x)}{(\arcsin x)^2} = -\frac{1}{\arcsin x} + C.$

(23) $\displaystyle\int \tan^5 x\sec^3 x\,\mathrm{d}x$

解 $\displaystyle\int \tan^5 x\sec^3 x\,\mathrm{d}x = \int\tan^4 x\sec^2 x\,\mathrm{d}(\sec x)$

$$= \int(\sec^2 x-1)^2\sec^2 x\,\mathrm{d}(\sec x)$$

$$= \int (\sec^6 x - 2\sec^4 x + \sec^2 x)\,\mathrm{d}(\sec x)$$

$$= \frac{1}{7}\sec^7 x - \frac{2}{5}\sec^5 x + \frac{1}{3}\sec^3 x + C.$$

(24) $\displaystyle\int \cot^5 x \csc^4 x\,\mathrm{d}x$

解　$\displaystyle\int \cot^5 x \csc^4 x\,\mathrm{d}x = -\int \cot^5 x (1 + \cot^2 x)\,\mathrm{d}(\cot x)$

$$= -\frac{1}{6}\cot^6 x - \frac{1}{8}\cot^8 x + C.$$

(25) $\displaystyle\int \frac{\mathrm{d}x}{\sqrt{4 - 9x^2}}$

解　$\displaystyle\int \frac{\mathrm{d}x}{\sqrt{4 - 9x^2}} = \frac{1}{2}\int \frac{\mathrm{d}x}{\sqrt{1 - \left(\dfrac{3}{2}x\right)^2}}$

$$= \frac{1}{3}\int \frac{1}{\sqrt{1 - \left(\dfrac{3}{2}x\right)^2}}\,\mathrm{d}\!\left(\frac{3}{2}x\right)$$

$$= \frac{1}{3}\arcsin \frac{3}{2}x + C.$$

(26) $\displaystyle\int \frac{\mathrm{d}x}{4 + 9x^2}$

解　$\displaystyle\int \frac{\mathrm{d}x}{4 + 9x^2} = \frac{1}{4}\int \frac{\mathrm{d}x}{1 + \left(\dfrac{3}{2}x\right)^2}$

$$= \frac{1}{6}\int \frac{1}{1 + \left(\dfrac{3}{2}x\right)^2}\,\mathrm{d}\!\left(\frac{3}{2}x\right)$$

$$= \frac{1}{6}\arctan \frac{3}{2}x + C.$$

(27) $\displaystyle\int x\sqrt[4]{2x + 3}\,\mathrm{d}x$

解　$\displaystyle\int x\sqrt[4]{2x + 3}\,\mathrm{d}x = \frac{1}{2}\int \left[2x(2x + 3)^{\frac{1}{4}} + 3(2x + 3)^{\frac{1}{4}} - 3(2x + 3)^{\frac{1}{4}}\right]\mathrm{d}x$

$$= \frac{1}{4}\int \left[(2x + 3)^{\frac{5}{4}} - 3(2x + 3)^{\frac{1}{4}}\right]\mathrm{d}(2x + 3)$$

$$= \frac{1}{9}(2x + 3)^{\frac{9}{4}} - \frac{3}{5}(2x + 3)^{\frac{5}{4}} + C.$$

(28) $\int \dfrac{\mathrm{d}x}{\mathrm{e}^x + \mathrm{e}^{-x}}$

解 $\int \dfrac{\mathrm{d}x}{\mathrm{e}^x + \mathrm{e}^{-x}} = \int \dfrac{\mathrm{e}^x}{1 + (\mathrm{e}^x)^2} \mathrm{d}x = \int \dfrac{1}{1 + (\mathrm{e}^x)^2} \mathrm{d}(\mathrm{e}^x)$

$\qquad = \arctan \mathrm{e}^x + C.$

(29) $\int \dfrac{\sin x + \cos x}{\sqrt[3]{\sin x - \cos x}} \mathrm{d}x$

解 $\int \dfrac{\sin x + \cos x}{\sqrt[3]{\sin x - \cos x}} \mathrm{d}x = \int \dfrac{\mathrm{d}(\sin x - \cos x)}{\sqrt[3]{\sin x - \cos x}}$

$\qquad\qquad\qquad = \dfrac{3}{2} (\sin x - \cos x)^{\frac{2}{3}} + C.$

(30) $\int \dfrac{\mathrm{d}x}{(1 - x^2)^{\frac{3}{2}}}$

解 $\int \dfrac{\mathrm{d}x}{(1 - x^2)^{\frac{3}{2}}} \xrightarrow{\text{令 } x = \sin t} \int \dfrac{\cos t}{\cos^3 t} \mathrm{d}t$

$\qquad\qquad = \int \sec^2 t \, \mathrm{d}t$

$\qquad\qquad = \tan t + C$

$\qquad\qquad = \dfrac{x}{\sqrt{1 - x^2}} + C.$

(31) $\int \dfrac{x^2 \mathrm{d}x}{\sqrt{a^2 - x^2}}$

解 $\int \dfrac{x^2 \mathrm{d}x}{\sqrt{a^2 - x^2}} \xrightarrow{\text{令 } x = a \sin t} \int \dfrac{a^2 \sin^2 t \cdot a \cos t}{a \cos t} \mathrm{d}t$

$\qquad\qquad = a^2 \int \dfrac{1 - \cos 2t}{2} \mathrm{d}t$

$\qquad\qquad = a^2 \left(\dfrac{t}{2} - \dfrac{1}{4} \sin 2t \right) + C$

$\qquad\qquad = \dfrac{a^2}{2} \arcsin \dfrac{x}{a} - \dfrac{x}{2} \sqrt{a^2 - x^2} + C.$

(32) $\int \dfrac{\mathrm{d}x}{(x^2 + a^2)^{\frac{3}{2}}}$

解 $\int \dfrac{\mathrm{d}x}{(x^2 + a^2)^{\frac{3}{2}}} \xrightarrow{\text{令 } x = a \tan t} \int \dfrac{a \sec^2 t}{a^3 \sec^3 t} \mathrm{d}t$

$$=\frac{1}{a^2}\int\cos t\,\mathrm{d}t$$

$$=\frac{1}{a^2}\sin t+C$$

$$=\frac{x}{a^2\sqrt{x^2+a^2}}+C.$$

(33) $\displaystyle\int\frac{\mathrm{d}x}{x^2\sqrt{x^2+1}}$

解　$\displaystyle\int\frac{\mathrm{d}x}{x^2\sqrt{x^2+1}}\xlongequal{\text{令 }x=\tan t}\int\frac{\sec^2 t}{\tan^2 t\sec t}\mathrm{d}t$

$$=\int\frac{\cos t}{\sin^2 t}\mathrm{d}t$$

$$=\int\frac{\mathrm{d}(\sin t)}{\sin^2 t}$$

$$=-\frac{1}{\sin t}+C$$

$$=-\frac{\sqrt{1+x^2}}{x}+C.$$

(34) $\displaystyle\int\frac{\mathrm{d}x}{x^2\sqrt{x^2-9}}$

解　$\displaystyle\int\frac{\mathrm{d}x}{x^2\sqrt{x^2-9}}\xlongequal{\text{令 }x=3\sec t}\int\frac{3\tan t\sec t}{9\sec^2 t\cdot 3\tan t}\mathrm{d}t$

$$=\frac{1}{9}\int\cos t\,\mathrm{d}t$$

$$=\frac{1}{9}\sin t+C$$

$$=\frac{\sqrt{x^2-9}}{9x}+C.$$

(35) $\displaystyle\int\frac{\sqrt{x^2-4}}{x}\mathrm{d}x$

解　$\displaystyle\int\frac{\sqrt{x^2-4}}{x}\mathrm{d}x\xlongequal{\text{令 }x=2\sec t}\int\frac{2\tan t\cdot 2\tan t\sec t}{2\sec t}\mathrm{d}t$

$$=2\int\tan^2 t\,\mathrm{d}t$$

$$=2\int(\sec^2 t-1)\mathrm{d}t$$

$$=2(\tan t - t) + C$$

$$=\sqrt{x^2-4} - 2\arcsin\frac{\sqrt{x^2-4}}{x} + C.$$

(36) $\displaystyle\int \frac{\sqrt[3]{x}}{x(\sqrt{x}+\sqrt[3]{x})}\mathrm{d}x$

解 $\displaystyle\int \frac{\sqrt[3]{x}}{x(\sqrt{x}+\sqrt[3]{x})}\mathrm{d}x \xlongequal{\text{令}\,x=t^6} \int \frac{t^2 \cdot 6t^5}{t^6(t^3+t^2)}\mathrm{d}t$

$$=6\int \frac{\mathrm{d}t}{t(t+1)}$$

$$=6\int \left(\frac{1}{t} - \frac{1}{t+1}\right)\mathrm{d}t$$

$$=6(\ln|t| - \ln|t+1|) + C$$

$$=6\ln\frac{\sqrt[6]{x}}{\sqrt[6]{x}+1} + C.$$

(37) $\displaystyle\int \frac{x^2}{\sqrt{1+x}}\mathrm{d}x$

解 $\displaystyle\int \frac{x^2}{\sqrt{1+x}}\mathrm{d}x \xlongequal{\text{令}\,x=t^2-1} \int \frac{(t^2-1)^2 \cdot 2t}{t}\mathrm{d}t$

$$=2\int (t^4 - 2t^2 + 1)\mathrm{d}t$$

$$=\frac{2}{5}t^5 - \frac{4}{3}t^3 + 2t + C$$

$$=\frac{2}{5}\sqrt{(1+x)^5} - \frac{4}{3}\sqrt{(1+x)^3} + 2\sqrt{1+x} + C.$$

(38) $\displaystyle\int \frac{x}{\sqrt[3]{1-3x}}\mathrm{d}x$

解 $\displaystyle\int \frac{x}{\sqrt[3]{1-3x}}\mathrm{d}x \xlongequal{\text{令}\,\sqrt[3]{1-3x}=t} \int \frac{\dfrac{1-t^3}{3}}{t}(-t^2)\mathrm{d}t$

$$=\frac{1}{3}\int (t^4 - t)\mathrm{d}t$$

$$=\frac{1}{15}t^5 - \frac{1}{6}t^2 + C$$

$$=\frac{1}{15}\sqrt[3]{(1-3x)^5} - \frac{1}{6}\sqrt[3]{(1-3x)^2} + C.$$

(39) $\displaystyle\int \frac{\mathrm{d}x}{x\sqrt{x^2-1}}$

解 $\displaystyle\int \frac{\mathrm{d}x}{x\sqrt{x^2-1}} \xlongequal{\text{令}x=\frac{1}{u}} \int \frac{\left(-\dfrac{1}{u^2}\right)\mathrm{d}u}{\dfrac{1}{u}\sqrt{\dfrac{1}{u^2}-1}}$

$\displaystyle =-\int \frac{\mathrm{d}u}{\sqrt{1-u^2}}$

$\displaystyle =-\arcsin u + C$

$\displaystyle =-\arcsin \frac{1}{x} + C.$

(40) $\displaystyle\int \frac{x^2}{\sqrt{4-x^2}}\mathrm{d}x$

解 $\displaystyle\int \frac{x^2}{\sqrt{4-x^2}}\mathrm{d}x \xlongequal{\text{令}x=2\sin t} \int \frac{4\sin^2 t \cdot 2\cos t}{2\cos t}\mathrm{d}t$

$\displaystyle =2\int (1-\cos 2t)\mathrm{d}t$

$\displaystyle =2t-\sin 2t + C$

$\displaystyle =2\arcsin \frac{x}{2} - \frac{x}{2}\sqrt{4-x^2} + C.$

(41) $\displaystyle\int \frac{\sqrt{1-x}}{x}\mathrm{d}x$

解 $\displaystyle\int \frac{\sqrt{1-x}}{x}\mathrm{d}x \xlongequal{\text{令}1-x=t^2} \int \frac{t(-2t)\mathrm{d}t}{1-t^2}$

$\displaystyle =2\int \frac{t^2}{t^2-1}\mathrm{d}t$

$\displaystyle =2\int \left(1+\frac{1}{t^2-1}\right)\mathrm{d}t$

$\displaystyle =2t-\ln\left|\frac{t+1}{t-1}\right| + C$

$\displaystyle =2\sqrt{1-x}-\ln\left|\frac{\sqrt{1-x}+1}{\sqrt{1-x}-1}\right| + C.$

(42) $\displaystyle\int \frac{\mathrm{d}x}{\sqrt{x(1+x)}}$

解 $\displaystyle\int \frac{\mathrm{d}x}{\sqrt{x(1+x)}} = \int \frac{\mathrm{d}x}{\sqrt{\left(x+\dfrac{1}{2}\right)^2-\dfrac{1}{4}}}$

$$= \int \frac{\mathrm{d}(2x+1)}{\sqrt{(2x+1)^2 - 1}}$$

$$= \ln \mid 2x+1+2\sqrt{x^2+x} \mid +C.$$

(43) $\int \dfrac{\sqrt{x^2-9}}{x}\mathrm{d}x$

解 $\displaystyle\int \frac{\sqrt{x^2-9}}{x}\mathrm{d}x \xrightarrow{\text{令} x=3\sec t} \int \frac{3\tan t \cdot 3\tan t \sec t}{3\sec t}\mathrm{d}t$

$$= 3\int \tan^2 t\,\mathrm{d}t$$

$$= 3\int (\sec^2 t - 1)\,\mathrm{d}t$$

$$= 3(\tan t - t) + C$$

$$= \sqrt{x^2-9} - 3\arccos\frac{3}{x} + C.$$

(44) $\int \dfrac{x+3}{\sqrt{x^2+2x+2}}\mathrm{d}x$

解 $\displaystyle\int \frac{x+3}{\sqrt{x^2+2x+2}}\mathrm{d}x$

$$= \frac{1}{2}\int \frac{2x+2+4}{\sqrt{x^2+2x+2}}\mathrm{d}x$$

$$= \frac{1}{2}\int \frac{\mathrm{d}(x^2+2x+2)}{\sqrt{x^2+2x+2}} + 2\int \frac{\mathrm{d}(x+1)}{\sqrt{(x+1)^2+1}}$$

$$= \sqrt{x^2+2x+2} + 2\ln \mid x+1+\sqrt{x^2+2x+2} \mid +C.$$

3. 求下列积分：

(1) $\int \ln x\,\mathrm{d}x$

解 $\displaystyle\int \ln x\,\mathrm{d}x = x\ln x - \int x \cdot \frac{1}{x}\mathrm{d}x = x\ln x - x + C.$

(2) $\int x^2 \mathrm{e}^x\,\mathrm{d}x$

解 $\displaystyle\int x^2 \mathrm{e}^x\,\mathrm{d}x = \int x^2\,\mathrm{d}(\mathrm{e}^x)$

$$= x^2\mathrm{e}^x - 2\int x\,\mathrm{e}^x\,\mathrm{d}x$$

$$= x^2\mathrm{e}^x - 2x\,\mathrm{e}^x + 2\int \mathrm{e}^x\,\mathrm{d}x$$

$$=x^2\mathrm{e}^x-2x\,\mathrm{e}^x+2\mathrm{e}^x+C.$$

（3）$\displaystyle\int\arctan x\,\mathrm{d}x$

解　$\begin{aligned}\displaystyle\int\arctan x\,\mathrm{d}x&=x\arctan x-\int\frac{x}{1+x^2}\mathrm{d}x\\&=x\arctan x-\frac{1}{2}\int\frac{\mathrm{d}(1+x^2)}{1+x^2}\\&=x\arctan x-\frac{1}{2}\ln(1+x^2)+C.\end{aligned}$

（4）$\displaystyle\int\arccos x\,\mathrm{d}x$

解　$\begin{aligned}\displaystyle\int\arccos x\,\mathrm{d}x&=x\arccos x+\int\frac{x}{\sqrt{1-x^2}}\mathrm{d}x\\&=x\arccos x-\frac{1}{2}\int\frac{\mathrm{d}(1-x^2)}{\sqrt{1-x^2}}\\&=x\arccos x-\sqrt{1-x^2}+C.\end{aligned}$

（5）$\displaystyle\int x\sin 2x\,\mathrm{d}x$

解　$\begin{aligned}\displaystyle\int x\sin 2x\,\mathrm{d}x&=-\frac{1}{2}\int x\,\mathrm{d}(\cos 2x)\\&=-\frac{1}{2}x\cos 2x+\frac{1}{2}\int\cos 2x\,\mathrm{d}x\\&=-\frac{1}{2}x\cos 2x+\frac{1}{4}\sin 2x+C.\end{aligned}$

（6）$\displaystyle\int\mathrm{e}^x\sin x\,\mathrm{d}x$

解　$\begin{aligned}\displaystyle\int\mathrm{e}^x\sin x\,\mathrm{d}x&=\int\sin x\,\mathrm{d}(\mathrm{e}^x)\\&=\mathrm{e}^x\sin x-\int\mathrm{e}^x\cos x\,\mathrm{d}x\\&=\mathrm{e}^x\sin x-\int\cos x\,\mathrm{d}(\mathrm{e}^x)\\&=\mathrm{e}^x\sin x-\mathrm{e}^x\cos x-\int\mathrm{e}^x\sin x\,\mathrm{d}x\end{aligned}$

所以 $\displaystyle\int\mathrm{e}^x\sin x\,\mathrm{d}x=\frac{1}{2}\mathrm{e}^x(\sin x-\cos x)+C.$

(7) $\int \dfrac{\ln^2 x}{x^2} \mathrm{d}x$

解 $\int \dfrac{\ln^2 x}{x^2}\mathrm{d}x = -\int \ln^2 x \,\mathrm{d}\left(\dfrac{1}{x}\right)$

$$= -\dfrac{1}{x}\ln^2 x + \int \dfrac{1}{x} \cdot 2\ln x \cdot \dfrac{1}{x}\mathrm{d}x$$

$$= -\dfrac{1}{x}\ln^2 x - 2\int \ln x \,\mathrm{d}\left(\dfrac{1}{x}\right)$$

$$= -\dfrac{1}{x}\ln^2 x - \dfrac{2}{x}\ln x + 2\int \dfrac{1}{x^2}\mathrm{d}x$$

$$= -\dfrac{1}{x}\ln^2 x - \dfrac{2}{x}\ln x - \dfrac{2}{x} + C.$$

(8) $\int (\arcsin x)^2 \mathrm{d}x$

解 $\int (\arcsin x)^2 \mathrm{d}x$

$$= x(\arcsin x)^2 - \int x \cdot 2\arcsin x \cdot \dfrac{1}{\sqrt{1-x^2}}\mathrm{d}x$$

$$= x(\arcsin x)^2 + \int \arcsin x \cdot \dfrac{1}{\sqrt{1-x^2}}\mathrm{d}(1-x^2)$$

$$= x(\arcsin x)^2 + 2\int \arcsin x \,\mathrm{d}(\sqrt{1-x^2})$$

$$= x(\arcsin x)^2 + 2\sqrt{1-x^2}\arcsin x - 2\int \dfrac{\sqrt{1-x^2}}{\sqrt{1-x^2}}\mathrm{d}x$$

$$= x(\arcsin x)^2 + 2\sqrt{1-x^2}\arcsin x - 2x + C.$$

(9) $\int (x^2 + 5x + 6)\sin 2x \,\mathrm{d}x$

解 $\int (x^2 + 5x + 6)\sin 2x \,\mathrm{d}x$

$$= -\dfrac{1}{2}\int (x^2 + 5x + 6)\mathrm{d}(\cos 2x)$$

$$= -\dfrac{1}{2}(x^2 + 5x + 6)\cos 2x + \dfrac{1}{2}\int (2x + 5)\cos 2x \,\mathrm{d}x$$

$$= -\dfrac{1}{2}(x^2 + 5x + 6)\cos 2x + \dfrac{1}{4}(2x + 5)\sin 2x - \dfrac{1}{4}\int 2\sin 2x \,\mathrm{d}x$$

$$= -\dfrac{1}{2}(x^2 + 5x + 6)\cos 2x + \dfrac{1}{4}(2x + 5)\sin 2x + \dfrac{1}{4}\cos 2x + C.$$

(10) $\int x\tan^2 x\,\mathrm{d}x$

解 $\int x\tan^2 x\,\mathrm{d}x = \int x(\sec^2 x - 1)\,\mathrm{d}x$

$$= \int x\sec^2 x\,\mathrm{d}x - \int x\,\mathrm{d}x$$

$$= \int x\,\mathrm{d}(\tan x) - \frac{1}{2}x^2$$

$$= -\frac{1}{2}x^2 + x\tan x - \int \tan x\,\mathrm{d}x$$

$$= -\frac{1}{2}x^2 + x\tan x + \ln|\cos x| + C.$$

(11) $\int x^5 \mathrm{e}^{x^3}\,\mathrm{d}x$

解 $\int x^5 \mathrm{e}^{x^3}\,\mathrm{d}x = \frac{1}{3}\int x^3 \mathrm{e}^{x^3}\,\mathrm{d}(x^3)$

$$\xrightarrow{\diamondsuit\, x^3 = t}\ \frac{1}{3}\int t\mathrm{e}^t\,\mathrm{d}t$$

$$= \frac{1}{3}\int t\,\mathrm{d}(\mathrm{e}^t)$$

$$= \frac{1}{3}t\mathrm{e}^t - \frac{1}{3}\int \mathrm{e}^t\,\mathrm{d}t$$

$$= \frac{1}{3}\mathrm{e}^t(t - 1) + C$$

$$= \frac{1}{3}\mathrm{e}^{x^3}(x^3 - 1) + C.$$

(12) $\int x^5 \ln x\,\mathrm{d}x$

解 $\int x^5 \ln x\,\mathrm{d}x = \frac{1}{6}\int \ln x\,\mathrm{d}(x^6)$

$$= \frac{1}{6}x^6 \ln x - \frac{1}{6}\int x^6 \cdot \frac{1}{x}\,\mathrm{d}x$$

$$= \frac{1}{6}x^6 \ln x - \frac{1}{6}\int x^5\,\mathrm{d}x$$

$$= \frac{1}{6}x^6 \ln x - \frac{1}{36}x^6 + C.$$

(13) $\int \mathrm{e}^{\sqrt[3]{x}}\,\mathrm{d}x$

解 设 $\sqrt[3]{x} = t$，则 $x = t^3, \mathrm{d}x = 3t^2\,\mathrm{d}t.$

$$\int e^{\sqrt[3]{x}} \, dx = \int e^t \cdot 3t^2 \, dt = 3\int t^2 \, d(e^t)$$

$$= 3(t^2 e^t - \int e^t \cdot 2t \, dt)$$

$$= 3t^2 e^t - 6\int t \, d(e^t)$$

$$= 3t^2 e^t - 6(t e^t - \int e^t \, dt)$$

$$= 3t^2 e^t - 6t e^t + 6 e^t + C$$

$$= 3e^t (t^2 - 2t + 2) + C$$

$$= 3e^{\sqrt[3]{x}} \left(\sqrt[3]{x^2} - 2\sqrt[3]{x} + 2 \right) + C.$$

(14) $\int \cos\ln x \, dx$

解 设 $\ln x = t$，则 $x = e^t$，$dx = e^t \, dt$.

$$\int \cos\ln x \, dx = \int \cos t \cdot e^t \, dt$$

$$= \int \cos t \, d(e^t)$$

$$= e^t \cos t - \int e^t \, d(\cos t)$$

$$= e^t \cos t + \int e^t \sin t \, dt$$

$$= e^t \cos t + \int \sin t \, d(e^t)$$

$$= e^t \cos t + e^t \sin t - \int e^t \, d(\sin t)$$

$$= e^t \cos t + e^t \sin t - \int e^t \cos t \, dt,$$

所以 $\int e^t \cos t \, dt = \dfrac{1}{2} e^t (\sin t + \cos t) + C$,

所以 $\int \cos\ln x \, dx = \dfrac{1}{2} x (\sin\ln x + \cos\ln x) + C.$

习题四

1. 计算下列定积分：

(1) $\displaystyle\int_{-1}^{1}(x^2-1)\mathrm{d}x$

解 $\displaystyle\int_{-1}^{1}(x^2-1)\mathrm{d}x=\left[\dfrac{1}{3}x^3-x\right]_{-1}^{1}=-\dfrac{4}{3}.$

(2) $\displaystyle\int_{-1}^{1}\dfrac{1}{1+x^2}\mathrm{d}x$

解 $\displaystyle\int_{-1}^{1}\dfrac{1}{1+x^2}\mathrm{d}x=\arctan x\,\Big|_{-1}^{1}=\dfrac{\pi}{2}.$

(3) $\displaystyle\int_{-1}^{1}\dfrac{2x-1}{x+2}\mathrm{d}x$

解 $\displaystyle\int_{-1}^{1}\dfrac{2x-1}{x+2}\mathrm{d}x=\int_{-1}^{1}\left(2-\dfrac{5}{x+2}\right)\mathrm{d}x$

$\qquad\qquad =[2x-5\ln(x+2)]_{-1}^{1}=4-5\ln3.$

(4) $\displaystyle\int_{-\frac{1}{2}}^{\frac{1}{2}}\dfrac{\mathrm{d}x}{\sqrt{1-x^2}}$

解 $\displaystyle\int_{-\frac{1}{2}}^{\frac{1}{2}}\dfrac{\mathrm{d}x}{\sqrt{1-x^2}}=\arcsin x\,\Big|_{-\frac{1}{2}}^{\frac{1}{2}}=\dfrac{\pi}{3}.$

(5) $\displaystyle\int_{0}^{\sqrt{3}a}\dfrac{\mathrm{d}x}{a^2+x^2}$

解 $\displaystyle\int_{0}^{\sqrt{3}a}\dfrac{\mathrm{d}x}{a^2+x^2}=\left(\dfrac{1}{a}\arctan\dfrac{x}{a}\right)\Big|_{0}^{\sqrt{3}a}$

$\qquad\qquad =\dfrac{1}{a}\arctan\sqrt{3}=\dfrac{\pi}{3a}.$

(6) $\displaystyle\int_{0}^{2\pi}\mid\sin x\mid\mathrm{d}x$

解 $\displaystyle\int_{0}^{2\pi}\mid\sin x\mid\mathrm{d}x=\int_{0}^{\pi}\mid\sin x\mid\mathrm{d}x+\int_{\pi}^{2\pi}\mid\sin x\mid\mathrm{d}x$

$\qquad\qquad =\int_{0}^{\pi}\sin x\,\mathrm{d}x+\int_{\pi}^{2\pi}(-\sin x)\mathrm{d}x$

$\qquad\qquad =[-\cos x]_{0}^{\pi}+[\cos x]_{\pi}^{2\pi}$

$\qquad\qquad =(-\cos\pi+\cos0)+(\cos2\pi-\cos\pi)=4.$

(7) $\int_0^1 (1-x)^3 \, dx$

解 $\int_0^1 (1-x)^3 \, dx = -\int_0^1 (1-x)^3 \, d(1-x)$

$$= -\frac{1}{4}(1-x)^4 \Big|_0^1 = \frac{1}{4}.$$

(8) $\int_0^2 x^2 \sqrt{1+x^3} \, dx$

解 $\int_0^2 x^2 \sqrt{1+x^3} \, dx = \frac{1}{3}\int_0^2 \sqrt{1+x^3} \, d(1+x^3)$

$$= \frac{2}{9}\left[(1+x^3)^{\frac{3}{2}}\right]_0^2 = \frac{52}{9}.$$

(9) $\int_{\frac{1}{2}}^1 \sqrt{3-2x} \, dx$

解 $\int_{\frac{1}{2}}^1 \sqrt{3-2x} \, dx = -\frac{1}{2}\int_{\frac{1}{2}}^1 \sqrt{3-2x} \, d(3-2x)$

$$= -\frac{1}{3}\left[(3-2x)^{\frac{3}{2}}\right]_{\frac{1}{2}}^1$$

$$= \frac{1}{3}(2\sqrt{2}-1).$$

(10) $\int_0^{\frac{\pi}{2}} \sin^3 x \, dx$

解 $\int_0^{\frac{\pi}{2}} \sin^3 x \, dx = -\int_0^{\frac{\pi}{2}} \sin^2 x \, d(\cos x)$

$$= \int_0^{\frac{\pi}{2}} (\cos^2 x - 1) \, d(\cos x)$$

$$= \left[\frac{1}{3}\cos^3 x - \cos x\right]_0^{\frac{\pi}{2}} = \frac{2}{3}.$$

(11) $\int_0^{\frac{\pi}{2}} \sin x \cos x \, dx$

解 $\int_0^{\frac{\pi}{2}} \sin x \cos x \, dx = \int_0^{\frac{\pi}{2}} \sin x \, d(\sin x)$

$$= \frac{1}{2}\sin^2 x \Big|_0^{\frac{\pi}{2}} = \frac{1}{2}.$$

(12) $\int_0^{\frac{\pi}{2}} \cos^5 x \sin x \, dx$

解 $\int_0^{\frac{\pi}{2}} \cos^5 x \sin x \, dx = -\int_0^{\frac{\pi}{2}} \cos^5 x \, d(\cos x)$

$$= -\frac{1}{6}\cos^6 x \Big|_0^{\frac{\pi}{2}} = \frac{1}{6}.$$

(13) $\displaystyle\int_0^1 \sqrt{4-x^2}\,\mathrm{d}x$

解　$\displaystyle\int_0^1 \sqrt{4-x^2}\,\mathrm{d}x \xlongequal{\text{令}\,x=2\sin t} \int_0^{\frac{\pi}{6}} 2\cos t \cdot 2\cos t\,\mathrm{d}t$

$$= 2\int_0^{\frac{\pi}{6}}(1+\cos 2t)\,\mathrm{d}t$$

$$= \left[2t + \sin 2t\right]_0^{\frac{\pi}{6}} = \frac{\pi}{3} + \frac{\sqrt{3}}{2}.$$

(14) $\displaystyle\int_0^1 x\sqrt{4+5x}\,\mathrm{d}x$

解　$\displaystyle\int_0^1 x\sqrt{4+5x}\,\mathrm{d}x \xlongequal{\text{令}\,4+5x=t^2} \int_2^3 \frac{t^2-4}{5} \cdot t \cdot \frac{2}{5}t\,\mathrm{d}t$

$$= \frac{2}{25}\int_2^3 (t^4 - 4t^2)\,\mathrm{d}t$$

$$= \frac{2}{25}\left[\frac{1}{5}t^5 - \frac{4}{3}t^3\right]_2^3 = \frac{506}{375}.$$

(15) $\displaystyle\int_{-1}^1 x\sqrt{1+x^2}\,\mathrm{d}x$

解　$\displaystyle\int_{-1}^1 x\sqrt{1+x^2}\,\mathrm{d}x = 0.$（被积函数为奇函数,积分区间关天原点对称）

(16) $\displaystyle\int_0^{\frac{\pi}{2}} \cos^5 x\,\mathrm{d}x$

解　$\displaystyle\int_0^{\frac{\pi}{2}} \cos^5 x\,\mathrm{d}x = \int_0^{\frac{\pi}{2}} (1-\sin^2 x)^2\,\mathrm{d}(\sin x)$

$$= \int_0^{\frac{\pi}{2}} (1 - 2\sin^2 x + \sin^4 x)\,\mathrm{d}(\sin x)$$

$$= \left[\sin x - \frac{2}{3}\sin^3 x + \frac{1}{5}\sin^5 x\right]_0^{\frac{\pi}{2}} = \frac{8}{15}.$$

(17) $\displaystyle\int_1^{e^2} \frac{\mathrm{d}x}{x\sqrt{1+\ln x}}$

解　$\displaystyle\int_1^{e^2} \frac{\mathrm{d}x}{x\sqrt{1+\ln x}} = \int_1^{e^2} \frac{\mathrm{d}(1+\ln x)}{\sqrt{1+\ln x}}$

$$= 2\sqrt{1+\ln x}\,\Big|_1^{e^2}$$

$$= 2\sqrt{3} - 2.$$

(18) $\int_0^2 f(x)\mathrm{d}x$，其中 $f(x)=\begin{cases} x+1, & x\leqslant 1, \\ \dfrac{1}{2}x^2, & x>1 \end{cases}$

解 $\displaystyle\int_0^2 f(x)\mathrm{d}x = \int_0^1 f(x)\mathrm{d}x + \int_1^2 f(x)\mathrm{d}x$

$$=\int_0^1 (x+1)\mathrm{d}x + \int_1^2 \frac{1}{2}x^2\mathrm{d}x$$

$$=\left(\frac{1}{2}x^2+x\right)\Big|_0^1 + \frac{1}{6}x^3\Big|_1^2 = \frac{8}{3}.$$

(19) $\displaystyle\int_0^4 \frac{\mathrm{d}x}{1+\sqrt{x}}$

解 $\displaystyle\int_0^4 \frac{\mathrm{d}x}{1+\sqrt{x}} \xrightarrow{\diamondsuit x=t^2} \int_0^2 \frac{2t}{1+t}\mathrm{d}t$

$$=2\int_0^2 \left(1-\frac{1}{1+t}\right)\mathrm{d}t$$

$$=2[t-\ln(1+t)]_0^2 = 2(2-\ln3).$$

(20) $\displaystyle\int_1^5 \frac{\sqrt{x-1}}{x}\mathrm{d}x$

解 $\displaystyle\int_1^5 \frac{\sqrt{x-1}}{x}\mathrm{d}x \xrightarrow{\diamondsuit x=t^2+1} \int_0^2 \frac{t}{1+t^2}2t\,\mathrm{d}t$

$$=2\int_0^2 \left(1-\frac{1}{1+t^2}\right)\mathrm{d}t$$

$$=2[t-\arctan t]_0^2 = 2(2-\arctan2).$$

(21) $\displaystyle\int_1^8 \frac{1+3x}{\sqrt[3]{x}}\mathrm{d}x$

解 $\displaystyle\int_1^8 \frac{1+3x}{\sqrt[3]{x}}\mathrm{d}x \xrightarrow{\diamondsuit x=t^3} \int_1^2 \frac{1+3t^3}{t}\cdot 3t^2\mathrm{d}t$

$$=\int_1^2 (3t+9t^4)\mathrm{d}t$$

$$=\left[\frac{3}{2}t^2+\frac{9}{5}t^5\right]_1^2$$

$$=\left(6+\frac{288}{5}\right)-\left(\frac{3}{2}+\frac{9}{5}\right)=60.3.$$

(22) $\displaystyle\int_0^1 \frac{x^2}{(1+x^2)^2}\mathrm{d}x$

解 $\displaystyle\int_0^1 \frac{x^2}{(1+x^2)^2}\mathrm{d}x \xrightarrow{\diamondsuit x=\tan t} \int_0^{\frac{\pi}{4}} \frac{\tan^2 t}{\sec^4 t}\cdot \sec^2 t\,\mathrm{d}t$

$$=\int_0^{\frac{\pi}{4}} \sin^2 t \, dt$$

$$=\int_0^{\frac{\pi}{4}} \frac{1-\cos 2t}{2} \, dt$$

$$=\frac{1}{2}\left[t - \frac{1}{2}\sin 2t\right]_0^{\frac{\pi}{4}} = \frac{\pi}{8} - \frac{1}{4}.$$

(23) $\int_1^e \dfrac{1+\ln x}{x} \, dx$

解　$\int_1^e \dfrac{1+\ln x}{x} \, dx = \int_1^e (1+\ln x) \, d(1+\ln x)$

$$=\frac{1}{2}(1+\ln x)^2 \Big|_1^e = \frac{3}{2}.$$

(24) $\int_0^2 \dfrac{x}{1+x^2} \, dx$

解　$\int_0^2 \dfrac{x}{1+x^2} \, dx = \dfrac{1}{2}\int_0^2 \dfrac{1}{1+x^2} \, d(1+x^2)$

$$=\frac{1}{2}\ln(1+x^2) \Big|_0^2 = \frac{1}{2}\ln 5.$$

(25) $\int_0^a \sqrt{a^2-x^2} \, dx$

解　$\int_0^a \sqrt{a^2-x^2} \, dx \x;\overset{令 \, x=a\sin t}{=\!=\!=\!=\!=\!=\!=\!=}\; \int_0^{\frac{\pi}{2}} a\cos t \cdot a\cos t \, dt$

$$=\frac{a^2}{2}\int_0^{\frac{\pi}{2}} (1+\cos 2t) \, dt$$

$$=\frac{a^2}{2}\left[t + \frac{1}{2}\sin 2t\right]_0^{\frac{\pi}{2}} = \frac{\pi a^2}{4}.$$

(26) $\int_1^e \ln x \, dx$

解　$\int_1^e \ln x \, dx = x\ln x \Big|_1^e - \int_1^e x \cdot \dfrac{1}{x} \, dx = e - x \Big|_1^e = 1.$

(27) $\int_0^1 x e^{-x} \, dx$

解　$\int_0^1 x e^{-x} \, dx = -\int_0^1 x \, d(e^{-x})$

$$=-x e^{-x} \Big|_0^1 + \int_0^1 e^{-x} \, dx$$

$$=-\frac{1}{e} - e^{-x} \Big|_0^1$$

$$=1-\frac{2}{e}.$$

(28) $\int_0^1 x\arctan x\,\mathrm{d}x$

解 $\int_0^1 x\arctan x\,\mathrm{d}x = \frac{1}{2}\int_0^1 \arctan x\,\mathrm{d}(x^2)$

$$=\frac{1}{2}x^2\arctan x\Big|_0^1 - \frac{1}{2}\int_0^1 \frac{x^2}{1+x^2}\mathrm{d}x$$

$$=\frac{\pi}{8} - \frac{1}{2}\big[x-\arctan x\big]_0^1$$

$$=\frac{\pi}{4} - \frac{1}{2}.$$

(29) $\int_0^{\frac{1}{2}} \arcsin x\,\mathrm{d}x$

解 $\int_0^{\frac{1}{2}} \arcsin x\,\mathrm{d}x = x\arcsin x\Big|_0^{\frac{1}{2}} - \int_0^{\frac{1}{2}} x\cdot\frac{1}{\sqrt{1-x^2}}\mathrm{d}x$

$$=\frac{1}{2}\times\frac{\pi}{6} + \frac{1}{2}\int_0^{\frac{1}{2}} \frac{\mathrm{d}(1-x^2)}{\sqrt{1-x^2}}$$

$$=\frac{\pi}{12} + \frac{1}{2}\cdot 2\sqrt{1-x^2}\Big|_0^{\frac{1}{2}}$$

$$=\frac{\pi}{12} + \frac{\sqrt{3}}{2} - 1.$$

(30) $\int_0^\pi x^2\cos 2x\,\mathrm{d}x$

解 $\int_0^\pi x^2\cos 2x\,\mathrm{d}x = \frac{1}{2}\int_0^\pi x^2\mathrm{d}(\sin 2x)$

$$=\frac{1}{2}x^2\sin 2x\Big|_0^\pi - \frac{1}{2}\int_0^\pi \sin 2x\cdot 2x\,\mathrm{d}x$$

$$=\frac{1}{2}\int_0^\pi x\,\mathrm{d}(\cos 2x)$$

$$=\frac{1}{2}x\cos 2x\Big|_0^\pi - \frac{1}{2}\int_0^\pi \cos 2x\,\mathrm{d}x$$

$$=\frac{\pi}{2} - \frac{1}{4}\sin 2x\Big|_0^\pi$$

$$=\frac{\pi}{2}.$$

(31) $\displaystyle\int_0^{\frac{\pi}{4}} \tan^3 x \, \mathrm{d}x$

解　$\displaystyle\int_0^{\frac{\pi}{4}} \tan^3 x \, \mathrm{d}x = \int_0^{\frac{\pi}{4}} \tan x (\sec^2 x - 1) \, \mathrm{d}x$

$$= \int_0^{\frac{\pi}{4}} \tan x \, \mathrm{d}(\tan x) - \int_0^{\frac{\pi}{4}} \tan x \, \mathrm{d}x$$

$$= \left[\frac{1}{2} \tan^2 x + \ln |\cos x| \right]_0^{\frac{\pi}{4}}$$

$$= \frac{1}{2} - \frac{1}{2} \ln 2.$$

(32) $\displaystyle\int_0^{\frac{\pi}{2}} x \sin x \, \mathrm{d}x$

解　$\displaystyle\int_0^{\frac{\pi}{2}} x \sin x \, \mathrm{d}x = -\int_0^{\frac{\pi}{2}} x \, \mathrm{d}(\cos x)$

$$= -x \cos x \Big|_0^{\frac{\pi}{2}} + \int_0^{\frac{\pi}{2}} \cos x \, \mathrm{d}x$$

$$= \sin x \Big|_0^{\frac{\pi}{2}}$$

$$= 1.$$

(33) $\displaystyle\int_{-1}^{1} \frac{7x^3 - 6x + 8}{x^2 + 1} \, \mathrm{d}x$

解　因为$\dfrac{7x^3 - 6x}{x^2 + 1}$是$[-1, 1]$上的奇函数，所以

$$\int_{-1}^{1} \frac{7x^3 - 6x + 8}{x^2 + 1} \, \mathrm{d}x = 8 \int_{-1}^{1} \frac{\mathrm{d}x}{x^2 + 1} = 16[\arctan x]_0^1 = 4\pi.$$

(34) $\displaystyle\int_{-1}^{1} (x^2 + 4x - \sin x \cos x) \, \mathrm{d}x$

解　因为$4x$，$\sin x \cos x$都是$[-1, 1]$上的奇函数，所以

$$\int_{-1}^{1} (x^2 + 4x - \sin x \cos x) \, \mathrm{d}x = \int_{-1}^{1} x^2 \, \mathrm{d}x = \frac{2}{3} x^3 \Big|_0^1 = \frac{2}{3}.$$

(35) $\displaystyle\int_{-\frac{1}{2}}^{\frac{1}{2}} \frac{(\arcsin x)^2}{\sqrt{1 - x^2}} \, \mathrm{d}x$

解　$\displaystyle\int_{-\frac{1}{2}}^{\frac{1}{2}} \frac{(\arcsin x)^2}{\sqrt{1 - x^2}} \, \mathrm{d}x = 2 \int_0^{\frac{1}{2}} (\arcsin x)^2 \, \mathrm{d}(\arcsin x)$

$$= \frac{2}{3} (\arcsin x)^3 \Big|_0^{\frac{1}{2}}$$

$$= \frac{\pi^3}{324}.$$

(36) $\int_{-\frac{\pi}{2}}^{\frac{\pi}{2}} \sqrt{\cos x - \cos^3 x}\, dx$

解 $\int_{-\frac{\pi}{2}}^{\frac{\pi}{2}} \sqrt{\cos x - \cos^3 x}\, dx = \int_{-\frac{\pi}{2}}^{\frac{\pi}{2}} \sqrt{\cos x(1 - \cos^2 x)}\, dx$

$$= \int_{-\frac{\pi}{2}}^{\frac{\pi}{2}} \sqrt{\cos x} \mid \sin x \mid dx$$

$$= 2\int_{0}^{\frac{\pi}{2}} \sqrt{\cos x} \sin x\, dx$$

$$= -2\int_{0}^{\frac{\pi}{2}} \sqrt{\cos x}\, d(\cos x)$$

$$= -\frac{4}{3}(\cos x)^{\frac{3}{2}} \Big|_{0}^{\frac{\pi}{2}}$$

$$= \frac{4}{3}.$$

2. 求下列各题中平面图形的面积：

(1) 曲线 $y = \dfrac{1}{x}$ 与直线 $y = x$ 及 $x = 2$ 所围成的图形.

解 曲线 $y = \dfrac{1}{x}$ 与直线 $y = x$ 及 $x = 2$ 所围成的

图形见图习题 4 - 1. 解方程组 $\begin{cases} y = \dfrac{1}{x}, \\ y = x \end{cases}$ 得交点 $(1,1)$.

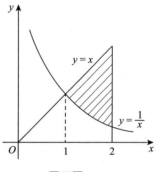

设所求面积为 S, 则

$$S = \int_{1}^{2} \left(x - \frac{1}{x}\right) dx$$

$$= \left(\frac{1}{2}x^2 - \ln \mid x \mid\right) \Big|_{1}^{2}$$

$$= \frac{3}{2} - \ln 2.$$

图习题 4 - 1

(2) 曲线 $y = e^x$, $y = e^{-x}$ 与直线 $x = 1$ 所围成的图形.

解 曲线 $y = e^x$, $y = e^{-x}$ 与直线 $x = 1$ 所

围成的图形见图习题 4 - 2. 解方程组 $\begin{cases} y = e^x, \\ y = e^{-x} \end{cases}$

得交点 $(0,1)$. 设所求面积为 S, 则

$$S = \int_{0}^{1} (e^x - e^{-x}) dx$$

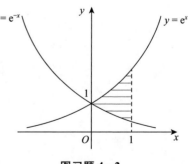

图习题 4 - 2

$$= (e^x + e^{-x}) \Big|_0^1$$

$$= e + e^{-1} - 2.$$

（3）在区间 $\left[0, \dfrac{3\pi}{2}\right]$ 上，曲线 $y = \cos x$ 和 x 轴，y 轴所围成的图形.

解　在区间 $\left[0, \dfrac{3\pi}{2}\right]$ 上，曲线 $y = \cos x$ 和 x 轴，y 轴所围成的图形见图习题 4-3，设所求面积为 S，则

$$S = \int_0^{\frac{\pi}{2}} \cos x \, \mathrm{d}x + \left| \int_{\frac{\pi}{2}}^{\frac{3\pi}{2}} \cos x \, \mathrm{d}x \right| = \sin x \Big|_0^{\frac{\pi}{2}} + \left| \sin x \Big|_{\frac{\pi}{2}}^{\frac{3\pi}{2}} \right| = 3.$$

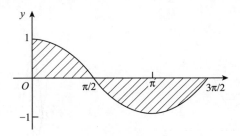

图习题 4-3

（4）曲线 $y = 1 - x^2$ 和直线 $y = \dfrac{3}{2}x$ 所围成的图形.

解　曲线 $y = 1 - x^2$ 和直线 $y = \dfrac{3}{2}x$ 所围成的图形见图习题 4-4. 解

$$\begin{cases} y = 1 - x^2, \\ y = \dfrac{3}{2}x \end{cases}$$
得交点 $(-2, -3)$，$\left(\dfrac{1}{2}, \dfrac{3}{4}\right)$. 设所求面积为 S，则

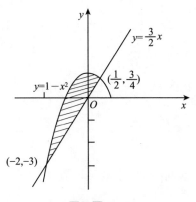

图习题 4-4

$$S = \int_{-2}^{\frac{1}{2}} \left[(1 - x^2) - \frac{3}{2}x \right] dx = \left[x - \frac{1}{3}x^3 - \frac{3}{4}x^2 \right]_{-2}^{\frac{1}{2}} = 2\frac{29}{48}.$$

(5) 曲线 $y^2 = 4x + 4$ 和直线 $2x - y - 2 = 0$ 所围成的图形.

解　曲线 $y^2 = 4x + 4$ 和直线 $2x - y - 2 = 0$ 所围成的图形见图习题 4 - 5. 解

$\begin{cases} y^2 = 4x + 4, \\ 2x - y - 2 = 0 \end{cases}$ 得交点 $(3, 4)$, $(0, -2)$. 设所求面积为 S, 则

$$S = \int_{-2}^{4} \left[\left(\frac{y}{2} + 1 \right) - \left(\frac{y^2}{4} - 1 \right) \right] dy = \int_{-2}^{4} \left(\frac{y}{2} - \frac{y^2}{4} + 2 \right) dy$$

$$= \left[\frac{y^2}{4} - \frac{y^3}{12} + 2y \right]_{-2}^{4} = 9.$$

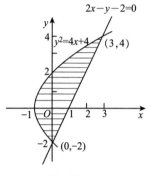

图习题 4 - 5

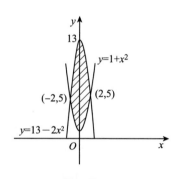

图习题 4 - 6

(6) 曲线 $y = 13 - 2x^2$ 和 $y = 1 + x^2$ 所围成的图形.

解　曲线 $y = 13 - 2x^2$ 和 $y = 1 + x^2$ 所围成的图形见图习题 4 - 6. 解

$\begin{cases} y = 13 - 2x^2, \\ y = 1 + x^2 \end{cases}$ 得交点 $(2, 5)$, $(-2, 5)$. 设所求面积为 S, 则

$$S = \int_{-2}^{2} \left[(13 - 2x^2) - (1 + x^2) \right] dx = \int_{-2}^{2} (12 - 3x^2) dx$$

$$= \left[12x - x^3 \right]_{-2}^{2} = 32.$$

3. 求函数 $y = \sin x$ 在区间 $\left[0, \frac{\pi}{2} \right]$ 上的平均值.

解　$\bar{y} = \dfrac{1}{\frac{\pi}{2} - 0} \int_0^{\frac{\pi}{2}} \sin x \, dx = \dfrac{2}{\pi}.$

4. 求函数 $y = x^2$ 在区间 $[0, 2]$ 上的平均值.

解　$\bar{y} = \dfrac{1}{2 - 0} \int_0^2 x^2 \, dx = \dfrac{1}{2} \left[\dfrac{1}{3}x^3 \right]_0^2 = \dfrac{4}{3}.$

5. 用梯形法与抛物线法计算下列积分(将积分区间分为 4 等份):

(1) $\int_0^1 \dfrac{\mathrm{d}x}{1+x}$

解　将计算过程列表如下:

$x_0 = 0$	$y_0 = 1$	$y_0 = 1$
$x_1 = 0.25$	$y_1 = 0.8$	$4y_1 = 3.2$
$x_2 = 0.5$	$y_2 = 0.67$	$2y_2 = 1.34$
$x_3 = 0.75$	$y_3 = 0.57$	$4y_3 = 2.28$
$x_4 = 1$	$y_4 = 0.5$	$y_4 = 0.5$

梯形法　$\int_0^1 \dfrac{\mathrm{d}x}{1+x} \approx \dfrac{1}{4}(0.5+0.8+0.67+0.57+0.25)=0.6975,$

抛物线法　$\int_0^1 \dfrac{\mathrm{d}x}{1+x} \approx \dfrac{1}{12}(1+0.5+3.2+2.28+1.34) \approx 0.6933.$

(2) $\int_1^9 \sqrt{x}\,\mathrm{d}x$

解　将计算过程列表如下:

$x_0 = 1$	$y_0 = 1$	$y_0 = 1$
$x_1 = 3$	$y_1 = 1.732$	$4y_1 = 6.928$
$x_2 = 5$	$y_2 = 2.236$	$2y_2 = 4.472$
$x_3 = 7$	$y_3 = 2.646$	$4y_3 = 10.584$
$x_4 = 9$	$y_4 = 3$	$y_4 = 3$

梯形法　$\int_1^9 \sqrt{x}\,\mathrm{d}x \approx \dfrac{8}{4}(0.5+1.732+2.236+2.646+1.5)=17.228,$

抛物线法　$\int_1^9 \sqrt{x}\,\mathrm{d}x \approx \dfrac{8}{12}(1+3+6.928+10.584+4.472) \approx 17.323.$

6. 求下列广义积分:

(1) $\int_1^{+\infty} \dfrac{1}{x^4}\mathrm{d}x$

解　$\int_1^{+\infty} \dfrac{1}{x^4}\mathrm{d}x = \lim\limits_{b \to +\infty} \int_1^b \dfrac{1}{x^4}\mathrm{d}x = \lim\limits_{b \to +\infty}\left[-\dfrac{1}{3}x^{-3}\right]_1^b$

$\qquad = \lim\limits_{b \to +\infty}\left[-\dfrac{1}{3}b^{-3}+\dfrac{1}{3}\right]=\dfrac{1}{3}.$

(2) $\displaystyle\int_{1}^{+\infty}\frac{1}{\sqrt{x}}\mathrm{d}x$

解 $\displaystyle\int_{1}^{+\infty}\frac{1}{\sqrt{x}}\mathrm{d}x=\lim_{b\to+\infty}\int_{1}^{b}\frac{1}{\sqrt{x}}\mathrm{d}x=\lim_{b\to+\infty}\left[2\sqrt{x}\,\right]_{1}^{b}$

$\displaystyle\qquad\qquad=\lim_{b\to+\infty}[2\sqrt{b}-2]=+\infty(发散).$

(3) $\displaystyle\int_{2}^{+\infty}\frac{\mathrm{d}x}{x\ln^2 x}$

解 $\displaystyle\int_{2}^{+\infty}\frac{\mathrm{d}x}{x\ln^2 x}=\lim_{b\to+\infty}\int_{2}^{b}\frac{1}{x\ln^2 x}\mathrm{d}x=\lim_{b\to+\infty}\int_{2}^{b}\frac{1}{\ln^2 x}\mathrm{d}(\ln x)$

$\displaystyle\qquad=\lim_{b\to+\infty}\left[-\frac{1}{\ln x}\right]_{2}^{b}=\lim_{b\to+\infty}\left(-\frac{1}{\ln b}+\frac{1}{\ln 2}\right)=\frac{1}{\ln 2}.$

(4) $\displaystyle\int_{-\infty}^{+\infty}\frac{\mathrm{d}x}{1+x^2}$

解 $\displaystyle\int_{-\infty}^{+\infty}\frac{\mathrm{d}x}{1+x^2}=\lim_{a\to-\infty}\int_{a}^{0}\frac{\mathrm{d}x}{1+x^2}+\lim_{b\to+\infty}\int_{0}^{b}\frac{\mathrm{d}x}{1+x^2}$

$\displaystyle\qquad=\lim_{a\to-\infty}\left[\arctan x\right]_{a}^{0}+\lim_{b\to+\infty}\left[\arctan x\right]_{0}^{b}$

$\displaystyle\qquad=\lim_{a\to-\infty}(-\arctan a)+\lim_{b\to+\infty}\arctan b=\pi.$

(5) $\displaystyle\int_{0}^{+\infty}\mathrm{e}^{-x}\mathrm{d}x$

解 $\displaystyle\int_{0}^{+\infty}\mathrm{e}^{-x}\mathrm{d}x=\lim_{b\to+\infty}\int_{0}^{b}\mathrm{e}^{-x}\mathrm{d}x=\lim_{b\to+\infty}\left[-\mathrm{e}^{-x}\right]_{0}^{b}$

$\displaystyle\qquad=\lim_{b\to+\infty}(-\mathrm{e}^{-b}+\mathrm{e}^{0})=1.$

(6) $\displaystyle\int_{0}^{1}\frac{1}{x^2}\sin\frac{1}{x}\mathrm{d}x$

解 $\displaystyle\int_{0}^{1}\frac{1}{x^2}\sin\frac{1}{x}\mathrm{d}x=\lim_{\varepsilon\to 0}\int_{\varepsilon}^{1}\sin\frac{1}{x}\mathrm{d}\left(-\frac{1}{x}\right)=-\lim_{\varepsilon\to 0}\left[-\cos\frac{1}{x}\right]_{\varepsilon}^{1}$

$\displaystyle\qquad\qquad=\lim_{\varepsilon\to 0}\left(\cos 1-\cos\frac{1}{\varepsilon}\right),$

因为$\displaystyle\lim_{\varepsilon\to 0}\cos\frac{1}{\varepsilon}$ 不存在,所以$\displaystyle\int_{0}^{1}\frac{1}{x^2}\sin\frac{1}{x}\mathrm{d}x$ 发散.

(7) $\displaystyle\int_{-1}^{1}\frac{\mathrm{d}x}{\sqrt[3]{x^2}}$

解 $\displaystyle\int_{-1}^{1}\frac{\mathrm{d}x}{\sqrt[3]{x^2}}=\lim_{\varepsilon_1\to 0}\int_{-1}^{-\varepsilon_1}\frac{\mathrm{d}x}{\sqrt[3]{x^2}}+\lim_{\varepsilon_2\to 0}\int_{\varepsilon_2}^{1}\frac{\mathrm{d}x}{\sqrt[3]{x^2}}$

$\displaystyle\qquad=\lim_{\varepsilon_1\to 0}[3\sqrt[3]{x}\,]_{-1}^{-\varepsilon_1}+\lim_{\varepsilon_2\to 0}[3\sqrt[3]{x}\,]_{\varepsilon_2}^{1}$

$$= \lim_{\varepsilon_1 \to 0}(3\sqrt[3]{-\varepsilon_1}+3)+\lim_{\varepsilon_2 \to 0}(3-3\sqrt[3]{\varepsilon_2})$$
$$=3+3=6.$$

(8) $\displaystyle\int_0^2 \frac{x^3}{\sqrt{4-x^2}}\mathrm{d}x$

解 $\displaystyle\int_0^2 \frac{x^3}{\sqrt{4-x^2}}\mathrm{d}x$

$$=\lim_{\varepsilon \to 0}\int_0^{2-\varepsilon}\frac{1}{2}\frac{(4-x^2-4)}{\sqrt{4-x^2}}\mathrm{d}(4-x^2)$$

$$=\frac{1}{2}\lim_{\varepsilon \to 0}\int_0^{2-\varepsilon}\sqrt{4-x^2}\,\mathrm{d}(4-x^2)-2\lim_{\varepsilon \to 0}\int_0^{2-\varepsilon}\frac{1}{\sqrt{4-x^2}}\mathrm{d}(4-x^2)$$

$$=\frac{1}{2}\lim_{\varepsilon \to 0}\frac{2}{3}(4-x^2)^{\frac{3}{2}}\Big|_0^{2-\varepsilon}-2\lim_{\varepsilon \to 0}[2\sqrt{4-x^2}]_0^{2-\varepsilon}$$

$$=\frac{1}{3}\lim_{\varepsilon \to 0}\{[4-(2-\varepsilon)^2]^{\frac{3}{2}}-4^{\frac{3}{2}}\}-4\lim_{\varepsilon \to 0}[\sqrt{4-(2-\varepsilon)^2}-\sqrt{4}]$$

$$=-\frac{8}{3}+8=\frac{16}{3}.$$

(9) $\displaystyle\int_1^e \frac{\mathrm{d}x}{x\sqrt{1-\ln^2 x}}$

解 $\displaystyle\int_1^e \frac{\mathrm{d}x}{x\sqrt{1-\ln^2 x}}=\lim_{\varepsilon \to 0}\int_1^{e-\varepsilon}\frac{1}{\sqrt{1-\ln^2 x}}\mathrm{d}(\ln x)$

$$=\lim_{\varepsilon \to 0}[\arcsin(\ln x)]_1^{e-\varepsilon}$$
$$=\lim_{\varepsilon \to 0}[\arcsin \ln(e-\varepsilon)-\arcsin(\ln 1)]$$
$$=\frac{\pi}{2}.$$

(10) $\displaystyle\int_{-1}^1 \frac{\mathrm{d}x}{\sqrt{1-x^2}}$

解 $\displaystyle\int_{-1}^1 \frac{\mathrm{d}x}{\sqrt{1-x^2}}=\lim_{\varepsilon_1 \to 0}\int_{\varepsilon_1-1}^0\frac{\mathrm{d}x}{\sqrt{1-x^2}}+\lim_{\varepsilon_2 \to 0}\int_0^{1-\varepsilon_2}\frac{\mathrm{d}x}{\sqrt{1-x^2}}$

$$=\lim_{\varepsilon_1 \to 0}[\arcsin x]_{\varepsilon_1-1}^0+\lim_{\varepsilon_2 \to 0}[\arcsin x]_0^{1-\varepsilon_2}$$

$$=\lim_{\varepsilon_1 \to 0}[-\arcsin(\varepsilon_1-1)]+\lim_{\varepsilon_2 \to 0}\arcsin(1-\varepsilon_2)$$

$$=\frac{\pi}{2}+\frac{\pi}{2}=\pi.$$

习题五

3. 验证函数 $y = C_1 e^{3x} + C_2 e^{-x}$ 是微分方程 $y'' - 2y' - 3y = 0$ 的通解(C_1, C_2 是任意常数).

证明　这里 $y = C_1 e^{3x} + C_2 e^{-x}$,则
$$y' = 3C_1 e^{3x} - C_2 e^{-x},$$
$$y'' = 9C_1 e^{3x} + C_2 e^{-x}.$$

将 y, y', y'' 分别代入方程左端得

$$y'' - 2y' - 3y = 9C_1 e^{3x} + C_2 e^{-x} - 6C_1 e^{3x} + 2C_2 e^{-x} - 3C_1 e^{3x} - 3C_2 e^{-x} = 0,$$

所以 $y = C_1 e^{3x} + C_2 e^{-x}$ 是微分方程 $y'' - 2y' - 3y = 0$ 的通解.

4. 求下列微分方程的通解:

(1) $y \ln y \, dx + x \ln x \, dy = 0$

解　分离变量得
$$\frac{dy}{y \ln y} = -\frac{dx}{x \ln x},$$

两边积分得
$$\ln(\ln y) = -\ln(\ln x) + \ln C,$$

所以通解为
$$\ln x \ln y = C.$$

(2) $y' - y \sin x = 0$

解　分离变量得
$$\frac{dy}{y} = \sin x \, dx,$$

两边积分得
$$\ln y = -\cos x + \ln C,$$

所以通解为
$$y = C e^{-\cos x}.$$

(3) $(1 - x^2) y \, dy = x(y^2 - 1) \, dx$

解　分离变量得
$$\frac{y \, dy}{y^2 - 1} = \frac{x \, dx}{1 - x^2},$$

两边积分得
$$\frac{1}{2} \ln(y^2 - 1) = -\frac{1}{2} \ln(1 - x^2) + \frac{1}{2} \ln C,$$

所以通解为
$$(1 - x^2)(y^2 - 1) = C.$$

(4) $e^x \, dx = dx + \sin 2y \, dy$

解　分离变量得
$$\sin 2y \, dy = (e^x - 1) \, dx,$$

两边积分得
$$-\frac{1}{2} \cos 2y = e^x - x + C,$$

所以通解为
$$-\frac{1}{2}\cos 2y = e^x - x + C.$$

（5）$\sin x \cos y \mathrm{d}x - \cos x \sin y \mathrm{d}y = 0$

解　分离变量得
$$\frac{\sin y \mathrm{d}y}{\cos y} = \frac{\sin x \mathrm{d}x}{\cos x},$$

两边积分得
$$-\ln \cos y = -\ln \cos x + \ln C,$$
所以通解为
$$\cos x = C\cos y.$$

（6）$\dfrac{\mathrm{d}y}{\mathrm{d}x} - \sqrt{\dfrac{1-y^2}{1-x^2}} = 0$

解　分离变量得
$$\frac{\mathrm{d}y}{\sqrt{1-y^2}} = \frac{\mathrm{d}x}{\sqrt{1-x^2}},$$

两边积分得
$$\arcsin y = \arcsin x + C,$$
所以通解为
$$\arcsin y = \arcsin x + C.$$

5. 求下列微分方程满足所给初始条件的特解：

（1）$y' = e^{3x-y}, x = 0$ 时 $y = 3$

解　分离变量得
$$e^y \mathrm{d}y = e^{3x} \mathrm{d}x,$$

两边积分得
$$e^y = \frac{1}{3}e^{3x} + C.$$

将 $x = 0, y = 3$ 代入上式得　$C = e^3 - \dfrac{1}{3}$,

所以满足所给初始条件的特解为
$$e^y = \frac{1}{3}e^{3x} + e^3 - \frac{1}{3}.$$

（2）$2xy\mathrm{d}x + (1+x^2)\mathrm{d}y = 0, x = 1$ 时 $y = 3$

解　分离变量得
$$\frac{\mathrm{d}y}{y} = -\frac{2x\mathrm{d}x}{1+x^2},$$

两边积分得
$$\ln y = -\ln(1+x^2) + \ln C,$$
所以通解为
$$y(1+x^2) = C.$$
将 $x = 1, y = 3$ 代入上式得 $C = 6$,
所以满足所给初始条件的特解为
$$y(1+x^2) = 6.$$

（3）$y' - \sin x(1+\cos x) = 0, x = \dfrac{\pi}{4}$ 时 $y = -1$

解　分离变量得
$$\mathrm{d}y = \sin x(1+\cos x)\mathrm{d}x,$$

两边积分得
$$y = -\frac{1}{2}(1+\cos x)^2 + C.$$

将 $x = \dfrac{\pi}{4}, y = -1$ 代入上式得 $C = \dfrac{\sqrt{2}}{2} - \dfrac{1}{4}$，

所以满足所给初始条件的特解为

$$y = -\dfrac{1}{2}(1 + \cos x)^2 + \dfrac{\sqrt{2}}{2} - \dfrac{1}{4}.$$

（4）$xy' + 1 = 4\mathrm{e}^{-y}, x = -2$ 时 $y = 0$

解 分离变量得 $\dfrac{\mathrm{e}^y \mathrm{d}y}{4 - \mathrm{e}^y} = \dfrac{\mathrm{d}x}{x}$，

两边积分得 $\ln(4 - \mathrm{e}^y) = -\ln x + \ln C$，

所以通解为 $x(4 - \mathrm{e}^y) = C.$

将 $x = -2, y = 0$ 代入上式得 $C = -6$，

所以满足所给初始条件的特解为

$$x(\mathrm{e}^y - 4) = -6.$$

6. 求下列齐次方程的通解：

（1）$\dfrac{\mathrm{d}y}{\mathrm{d}x} = \dfrac{y}{x}(1 + \ln y - \ln x).$

解 将原方程化为 $\dfrac{\mathrm{d}y}{\mathrm{d}x} = \dfrac{y}{x}\left(1 + \ln \dfrac{y}{x}\right).$

令 $\dfrac{y}{x} = u$，则 $\dfrac{\mathrm{d}y}{\mathrm{d}x} = u + x \dfrac{\mathrm{d}u}{\mathrm{d}x}$，代入上式得

$$u + x \dfrac{\mathrm{d}u}{\mathrm{d}x} = u(1 + \ln u).$$

分离变量得 $\dfrac{\mathrm{d}u}{u \ln u} = \dfrac{\mathrm{d}x}{x}$，

两边积分得 $\ln(\ln u) = \ln x + \ln C$，

即 $\ln u = Cx.$

将 $u = \dfrac{y}{x}$ 代入得 $\ln \dfrac{y}{x} = Cx$，

所以所求的通解为 $y = x\mathrm{e}^{Cx}.$

（2）$x^3 \mathrm{d}y - (x^2 y - y^3)\mathrm{d}x = 0$

解 将原方程化为 $\dfrac{\mathrm{d}y}{\mathrm{d}x} = \dfrac{y}{x} - \left(\dfrac{y}{x}\right)^3.$

令 $\dfrac{y}{x} = u$，则 $\dfrac{\mathrm{d}y}{\mathrm{d}x} = u + x \dfrac{\mathrm{d}u}{\mathrm{d}x}$，代入上式得

$$u + x \dfrac{\mathrm{d}u}{\mathrm{d}x} = u - u^3.$$

分离变量得 $$-\frac{\mathrm{d}u}{u^3}=\frac{\mathrm{d}x}{x},$$

两边积分得 $$\frac{1}{2}u^{-2}=\ln x-\frac{1}{2}\ln C,$$

即 $$x^2=C\mathrm{e}^{u^{-2}}.$$

将 $u=\dfrac{y}{x}$ 代入得通解为 $\quad x^2=C\mathrm{e}\left(\dfrac{y}{x}\right)^{-2}=C\mathrm{e}^{\left(\frac{x}{y}\right)^2}.$

（3）$\dfrac{\mathrm{d}y}{\mathrm{d}x}=\mathrm{e}^{\frac{y}{x}}+\dfrac{y}{x}$

解 令$\dfrac{y}{x}=u$,则$\dfrac{\mathrm{d}y}{\mathrm{d}x}=u+x\dfrac{\mathrm{d}u}{\mathrm{d}x}$,代入上式得

$$u+x\frac{\mathrm{d}u}{\mathrm{d}x}=\mathrm{e}^u+u,$$

即 $$\frac{\mathrm{d}u}{\mathrm{e}^u}=\frac{\mathrm{d}x}{x}.$$

两边积分得 $$-\mathrm{e}^{-u}=\ln x+C,$$

将 $u=\dfrac{y}{x}$ 代入得通解为 $\quad \ln x+\mathrm{e}^{-\frac{y}{x}}+C=0.$

（4）$x\dfrac{\mathrm{d}y}{\mathrm{d}x}=y\ln\dfrac{y}{x}$

解 将原方程化为 $$\frac{\mathrm{d}y}{\mathrm{d}x}=\frac{y}{x}\ln\frac{y}{x}.$$

令$\dfrac{y}{x}=u$,则$\dfrac{\mathrm{d}y}{\mathrm{d}x}=u+x\dfrac{\mathrm{d}u}{\mathrm{d}x}$,代入上式得

$$u+x\frac{\mathrm{d}u}{\mathrm{d}x}=u\ln u.$$

分离变量得 $$\frac{\mathrm{d}u}{u(\ln u-1)}=\frac{\mathrm{d}x}{x},$$

两边积分得 $$\ln(\ln u-1)=\ln x+\ln C,$$
即 $$u=\mathrm{e}^{Cx+1}.$$

将 $u=\dfrac{y}{x}$ 代入得通解为 $\quad y=x\,\mathrm{e}^{Cx+1}.$

7. 求下列微分方程的通解：

（1）$y'+y=\cos x$

解 将 $P(x)=1,Q(x)=\cos x$ 代入通解公式得
$$y=\mathrm{e}^{-\int\mathrm{d}x}\left[\int\cos x\,\mathrm{e}^{\int\mathrm{d}x}\,\mathrm{d}x+C\right]$$

$$= e^{-x} \left[\int \cos x \, e^x \, dx + C \right]$$

$$= e^{-x} \left[\frac{1}{2} e^x (\cos x + \sin x) + C \right],$$

所以通解为
$$y = \frac{1}{2} (\cos x + \sin x) + Ce^{-x}.$$

(2) $\dfrac{dy}{dx} + \dfrac{x}{1+x^2} y = \dfrac{1}{x(1+x^2)}$

解　将 $P(x) = \dfrac{x}{1+x^2}, Q(x) = \dfrac{1}{x(1+x^2)}$ 代入通解公式得

$$y = e^{-\int \frac{x}{1+x^2} dx} \left[\int \frac{1}{x(1+x^2)} e^{\int \frac{x}{1+x^2} dx} \, dx + C \right]$$

$$= \frac{1}{\sqrt{1+x^2}} \left[\int \frac{1}{x(1+x^2)} \sqrt{1+x^2} \, dx + C \right]$$

$$= \frac{1}{\sqrt{1+x^2}} \left(\ln \left| \frac{\sqrt{1+x^2}}{x} - \frac{1}{x} \right| + C \right),$$

所以通解为
$$y = \frac{1}{\sqrt{1+x^2}} \left(\ln \left| \frac{\sqrt{1+x^2}}{x} - \frac{1}{x} \right| + C \right).$$

(3) $y' \cos x = y \sin x + \cos x$

解　原方程可化为 $y' - y \tan x = 1.$

将 $P(x) = -\tan x, Q(x) = 1$ 代入通解公式得

$$y = e^{\int \tan x \, dx} \left[\int e^{-\int \tan x \, dx} \, dx + C \right]$$

$$= e^{-\ln \cos x} \left[\int e^{\ln \cos x} \, dx + C \right]$$

$$= \frac{1}{\cos x} (\sin x + C),$$

所以通解为
$$y = \tan x + C \sec x.$$

(4) $x \, dy - y \, dx - \dfrac{x}{\ln x} dx = 0$

解　原方程可化为 $\dfrac{dy}{dx} - \dfrac{1}{x} y = \dfrac{1}{\ln x}.$

将 $P(x) = -\dfrac{1}{x}, Q(x) = \dfrac{1}{\ln x}$ 代入通解公式得

$$y = e^{\int \frac{1}{x} dx} \left[\int \frac{1}{\ln x} e^{-\int \frac{1}{x} dx} \, dx + C \right]$$

$$=x\left(\int\frac{1}{x\ln x}\mathrm{d}x+C\right)$$

$$=x\left[\ln(\ln x)+C\right],$$

所以通解为
$$y=x\left[\ln(\ln x)+C\right].$$

（5）$y\ln y\mathrm{d}x+(x-\ln y)\mathrm{d}y=0$

解　原方程可化为$\dfrac{\mathrm{d}x}{\mathrm{d}y}+\dfrac{1}{y\ln y}x=\dfrac{1}{y}$.

将 $P(y)=\dfrac{1}{y\ln y},Q(y)=\dfrac{1}{y}$ 代入通解公式得

$$x=\mathrm{e}^{-\int P(y)\mathrm{d}y}\left[\int Q(y)\mathrm{e}^{\int P(y)\mathrm{d}y}\mathrm{d}y+C\right]$$

$$=\mathrm{e}^{-\int\frac{1}{y\ln y}\mathrm{d}y}\left[\int\frac{1}{y}\mathrm{e}^{\int\frac{1}{y\ln y}\mathrm{d}y}\mathrm{d}y+C\right]$$

$$=\mathrm{e}^{-\ln(\ln y)}\left[\int\frac{1}{y}\mathrm{e}^{\ln(\ln y)}\mathrm{d}y+C\right]$$

$$=\frac{1}{\ln y}\left(\int\frac{1}{y}\ln y\mathrm{d}y+C\right)$$

$$=\frac{1}{\ln y}\left[\int\ln y\mathrm{d}(\ln y)+C\right]$$

$$=\frac{1}{\ln y}\left(\frac{1}{2}\ln^2 y+C\right),$$

所以通解为
$$x=\frac{1}{\ln y}\left(\frac{1}{2}\ln^2 y+C\right).$$

（6）$(y^2-6x)\dfrac{\mathrm{d}y}{\mathrm{d}x}+2y=0$

解　原方程可化为$\dfrac{\mathrm{d}x}{\mathrm{d}y}-\dfrac{3}{y}x=-\dfrac{y}{2}$.

将 $P(y)=-\dfrac{3}{y},Q(y)=-\dfrac{y}{2}$ 代入通解公式得

$$x=\mathrm{e}^{-\int P(y)\mathrm{d}y}\left[\int Q(y)\mathrm{e}^{\int P(y)\mathrm{d}y}\mathrm{d}y+C\right]$$

$$=\mathrm{e}^{-\int-\frac{3}{y}\mathrm{d}y}\left(\int-\frac{y}{2}\mathrm{e}^{\int-\frac{3}{y}\mathrm{d}y}\mathrm{d}y+C\right)$$

$$=\mathrm{e}^{3\ln y}\left(\int-\frac{y}{2}\mathrm{e}^{-3\ln y}\mathrm{d}y+C\right)$$

$$=y^3\left(\int-\frac{y}{2}\cdot y^{-3}\mathrm{d}y+C\right)$$

$$=y^3\left(\int -\frac{1}{2y^2}\mathrm{d}y+C\right)$$

$$=y^3\left(\frac{1}{2y}+C\right),$$

所以通解为
$$x=y^3\left(\frac{1}{2y}+C\right).$$

(7) $\dfrac{\mathrm{d}y}{\mathrm{d}x}=-y+y^2\mathrm{e}^{-x}$

解　这是一个 $n=2$ 的贝努里方程. 令 $z=y^{-1}$,得

$$\frac{\mathrm{d}z}{\mathrm{d}x}-z=-\mathrm{e}^{-x}.$$

将 $P(x)=-1,Q(x)=-\mathrm{e}^{-x}$ 代入一阶线性非齐次方程求解公式,得

$$z=\mathrm{e}^{\int \mathrm{d}x}\left(\int -\mathrm{e}^{-x}\mathrm{e}^{-\int \mathrm{d}x}\mathrm{d}x+C\right)=\mathrm{e}^{x}\left(\frac{1}{2}\mathrm{e}^{-2x}+C\right),$$

所以原方程的通解为

$$\frac{1}{y}=\frac{1}{2\mathrm{e}^x}+C\mathrm{e}^x.$$

(8) $\dfrac{\mathrm{d}y}{\mathrm{d}x}=-xy+x^3y^3$

解　这是一个 $n=3$ 的贝努里方程. 令 $z=y^{-2}$,得

$$\frac{\mathrm{d}z}{\mathrm{d}x}-2xz=-2x^3.$$

将 $P(x)=-2x,Q(x)=-2x^3$ 代入一阶线性非齐次方程求解公式,得

$$z=\mathrm{e}^{\int 2x\mathrm{d}x}\left(\int -2x^3\mathrm{e}^{-\int 2x\mathrm{d}x}\mathrm{d}x+C\right)$$

$$=\mathrm{e}^{x^2}(x^2\mathrm{e}^{-x^2}+\mathrm{e}^{-x^2}+C)$$

$$=(x^2+C\mathrm{e}^{x^2}+1),$$

所以原方程的通解为

$$(x^2+C\mathrm{e}^{x^2}+1)y^2=1.$$

8. 求下列微分方程满足所给初始条件的特解:

(1) $\cos x\dfrac{\mathrm{d}y}{\mathrm{d}x}+y\sin x=1,x=0$ 时 $y=0$

解　原方程化为　$\dfrac{\mathrm{d}y}{\mathrm{d}x}+y\tan x=\sec x,$

故　　　　　　　　　$P(x)=\tan x,Q(x)=\sec x.$

由通解公式可得

$$y = \mathrm{e}^{-\int \tan x \, \mathrm{d}x} \left(\int \sec x \, \mathrm{e}^{\int \tan x \, \mathrm{d}x} \, \mathrm{d}x + C \right)$$

$$= \cos x \, (\tan x + C).$$

将 $x = 0, y = 0$ 代入上式得 $\quad C = 0$,

所以满足所给初始条件的特解为

$$y = \sin x.$$

(2) $xy' + y - \mathrm{e}^x = 0, x = 1$ 时 $y = 3\mathrm{e}$

解 原方程化为 $\quad \dfrac{\mathrm{d}y}{\mathrm{d}x} + \dfrac{1}{x} y = \dfrac{1}{x} \mathrm{e}^x$,

故 $$P(x) = \dfrac{1}{x}, Q(x) = \dfrac{1}{x} \mathrm{e}^x.$$

由通解公式可得

$$y = \mathrm{e}^{-\int \frac{1}{x} \mathrm{d}x} \left(\int \frac{1}{x} \mathrm{e}^x \mathrm{e}^{\int \frac{1}{x} \mathrm{d}x} \, \mathrm{d}x + C \right) = \frac{1}{x} (\mathrm{e}^x + C).$$

将 $x = 1, y = 3\mathrm{e}$ 代入上式得 $\quad C = 2\mathrm{e}$,

所以满足所给初始条件的特解为

$$y = \frac{1}{x} (\mathrm{e}^x + 2\mathrm{e}).$$

(3) $y' + 3xy = x, x = 0$ 时 $y = -\dfrac{1}{2}$

解 将 $P(x) = 3x, Q(x) = x$ 代入通解公式得

$$y = \mathrm{e}^{-\int 3x \, \mathrm{d}x} \left(\int x \, \mathrm{e}^{\int 3x \, \mathrm{d}x} \, \mathrm{d}x + C \right) = \mathrm{e}^{-\frac{3}{2}x^2} \left(\frac{1}{3} \mathrm{e}^{\frac{3}{2}x^2} + C \right).$$

将 $x = 0, y = -\dfrac{1}{2}$ 代入上式得 $\quad C = -\dfrac{5}{6}$,

所以满足所给初始条件的特解为

$$y = \frac{1}{3} - \frac{5}{6} \mathrm{e}^{-\frac{3}{2}x^2}.$$

9. 求下列微分方程的通解:

(1) $y'' = 4\sin 2x$

解 两边同时积分得

$$y' = -2\cos 2x + C_1,$$

再次积分得

$$y = -\sin 2x + C_1 x + C_2,$$

所以通解为 $\qquad y = -\sin 2x + C_1 x + C_2.$

(2) $xy'' + y' = 0$

解 这是不显含 y 的微分方程.

设 $y'=P$，$y''=P'$，则

$$xP'+P=0.$$

分离变量得
$$\frac{\mathrm{d}P}{P}=-\frac{\mathrm{d}x}{x},$$

两边积分得
$$\ln P=-\ln x+\ln C_1,$$

即
$$P=\frac{C_1}{x}.$$

将 $P=y'$ 代入上式得
$$y'=\frac{C_1}{x},$$

两边积分得通解为
$$y=C_1\ln x+C_2.$$

(3) $y''=1+y'^2$

该方程既可看成不显含 x 的方程，又可看成不显含 y 的方程，这里把它看成不显含 y 的方程，比较方便.

解 设 $y'=P$，$y''=P'$，则原方程化为 $P'=1+P^2$，即 $\dfrac{\mathrm{d}P}{1+P^2}=\mathrm{d}x$.

两边积分得
$$\arctan P=x+C_1,$$

即
$$P=\tan(x+C_1).$$

将 $P=y'$ 代入上式得
$$y'=\tan(x+C_1),$$

两边积分得该方程通解为

$$y=\int\tan(x+C_1)\mathrm{d}x=-\ln[\cos(x+C_1)]+C_2.$$

(4) $y''-y'-20y=0$

解 特征方程为 $r^2-r-20=0$，

有相异的实根 $r_1=5$，$r_2=-4$，

所以原方程的通解为 $y=C_1\mathrm{e}^{5x}+C_2\mathrm{e}^{-4x}$.

(5) $y''-8y'+16y=0$

解 特征方程为 $r^2-8r+16=0$，

有重根 $r=4$，

所以原方程的通解为 $y=(C_1+C_2x)\mathrm{e}^{4x}$.

(6) $y''+y=0$

解 特征方程为 $r^2+1=0$，

有共轭复根 $r_1=\mathrm{i}$，$r_2=-\mathrm{i}$，

所以原方程的通解为

$$y = C_1 \cos x + C_2 \sin x.$$

(7) $3y'' + 7y' + 2y = 4x\,\mathrm{e}^{-\frac{1}{3}x}$

解 原方程对应的齐次方程的特征方程为

$$3r^2 + 7r + 2 = 0,$$

有相异的实根

$$r_1 = -\frac{1}{3}, r_2 = -2,$$

因此原方程对应的齐次方程的通解为

$$Y = C_1 \mathrm{e}^{-\frac{1}{3}x} + C_2 \mathrm{e}^{-2x}.$$

由于 $f(x) = 4x\,\mathrm{e}^{-\frac{1}{3}x}$, $-\dfrac{1}{3}$ 是特征根,因此设

$$y^* = x(Ax + B)\mathrm{e}^{-\frac{1}{3}x},$$

则

$$y^{*\prime} = \left[-\frac{1}{3}Ax^2 + \left(2A - \frac{B}{3}\right)x + B\right]\mathrm{e}^{-\frac{1}{3}x},$$

$$y^{*\prime\prime} = \left[\frac{1}{9}Ax^2 + \left(\frac{B}{9} - \frac{4}{3}A\right)x + 2A - \frac{2}{3}B\right]\mathrm{e}^{-\frac{1}{3}x}.$$

代入原方程并化简得

$$10Ax + 6A + 5B = 4x,$$

所以

$$A = \frac{2}{5}, B = -\frac{12}{25},$$

故

$$y^* = x\left(\frac{2}{5}x - \frac{12}{25}\right)\mathrm{e}^{-\frac{1}{3}x},$$

从而原方程的通解为

$$y = C_1 \mathrm{e}^{-\frac{1}{3}x} + C_2 \mathrm{e}^{-2x} + x\left(\frac{2}{5}x - \frac{12}{25}\right)\mathrm{e}^{-\frac{1}{3}x}.$$

(8) $y'' + 3y' + 2y = 3\sin x$

解 原方程对应的齐次方程的特征方程为

$$r^2 + 3r + 2 = 0,$$

有相异的实根 $r_1 = -1, r_2 = -2,$

因此原方程对应的齐次方程的通解为 $Y = C_1 \mathrm{e}^{-x} + C_2 \mathrm{e}^{-2x}.$

由于 $f(x) = 3\sin x$,而 $\pm\mathrm{i}$ 不是特征根,因此设

$$y^* = A\cos x + B\sin x,$$

则

$$y^{*\prime} = -A\sin x + B\cos x,$$

$$y^{*\prime\prime} = -A\cos x - B\sin x.$$

代入原方程并化简得

$$(A+3B)\cos x - (3A-B)\sin x = 3\sin x,$$

于是有
$$\begin{cases} A+3B=0, \\ 3A-B=-3, \end{cases}$$

解得
$$A=-\frac{9}{10}, B=\frac{3}{10},$$

所以
$$y^* = -\frac{9}{10}\cos x + \frac{3}{10}\sin x,$$

从而得原方程的通解为

$$y = C_1 e^{-x} + C_2 e^{-2x} - \frac{9}{10}\cos x + \frac{3}{10}\sin x.$$

（9） $2y'' + 5y' = 5x^2 - 2x - 1$

解 原方程对应的齐次方程的特征方程为
$$2r^2 + 5r = 0,$$

有相异的实根
$$r_1 = 0, r_2 = -\frac{5}{2},$$

因此原方程对应的齐次方程的通解为

$$Y = C_1 + C_2 e^{-\frac{5}{2}x}.$$

因为 $f(x) = 5x^2 - 2x - 1, 0$ 是特征根，所以设
$$y^* = x(Ax^2 + Bx + C),$$

则
$$y^{*\prime} = 3Ax^2 + 2Bx + C,$$
$$y^{*\prime\prime} = 6Ax + 2B.$$

代入原方程并化简得

$$15Ax^2 + (12A+10B)x + (4B+5C) = 5x^2 - 2x - 1,$$

于是有
$$\begin{cases} 15A=5, \\ 12A+10B=-2, \\ 4B+5C=-1, \end{cases}$$

解得
$$A=\frac{1}{3}, B=-\frac{3}{5}, C=\frac{7}{25},$$

故
$$y^* = x\left(\frac{1}{3}x^2 - \frac{3}{5}x + \frac{7}{25}\right),$$

从而得原方程的通解为

$$y = C_1 + C_2 e^{-\frac{5}{2}x} + x\left(\frac{1}{3}x^2 - \frac{3}{5}x + \frac{7}{25}\right).$$

10. 求下列微分方程满足所给初始条件的特解：

（1） $y^3 y'' + 1 = 0, x=1$ 时 $y=1, y'=0$

解　原方程可化为 $y'' = -\dfrac{1}{y^3}$.

令 $y' = P(y)$，则 $y'' = P\dfrac{\mathrm{d}P}{\mathrm{d}y}$，代入上式得

$$P\frac{\mathrm{d}P}{\mathrm{d}y} = -y^{-3},$$

解得
$$P^2 = y^{-2} + C_1,$$

即
$$\frac{\mathrm{d}y}{\mathrm{d}x} = \pm\frac{\sqrt{1 + C_1 y^2}}{y},$$

分离变量后两边积分可得

$$\pm\sqrt{1 + C_1 y^2} = C_1 x + C_2,$$

即
$$(C_1 x + C_2)^2 - 1 = C_1 y^2.$$

将 $x = 1, y = 1, y' = 0$ 代入可得 $C_1 = -1, C_2 = 1$，

所以原方程满足所给初始条件的特解为

$$(1 - x)^2 + y^2 = 1.$$

（2）$y'' + 4y' + 4y - 4 = 0, x = 0$ 时 $y = -2, y' = 6$

解　原方程对应的齐次方程的特征方程为

$$r^2 + 4r + 4 = 0,$$

有二重根
$$r_1 = r_2 = -2,$$

因此原方程对应的齐次方程的通解为

$$Y = (C_1 + C_2 x)\mathrm{e}^{-2x}.$$

由于 $f(x) = 4$ 为零次多项式，故设 $\quad y^* = A,$

则
$$y^{*\prime} = y^{*\prime\prime} = 0,$$

代入原方程得
$$4A = 4,$$

所以
$$A = 1,$$

故
$$y^* = 1.$$

从而原方程的通解为

$$y = (C_1 + C_2 x)\mathrm{e}^{-2x} + 1,$$

故有
$$y' = C_2 \mathrm{e}^{-2x} - 2(C_1 + C_2 x)\mathrm{e}^{-2x}.$$

将 $x = 0, y = -2, y' = 6$ 分别代入上两式，得

$$C_1 = -3, C_2 = 0,$$

所以原方程满足所给初始条件的特解为

$$y = -3\mathrm{e}^{-2x} + 1.$$

(3) $y'' - 6y' + 9y = 4e^{3x}$，$x = 0$ 时 $y = 3$，$y' = -1$

解 原方程对应的齐次方程的特征方程为

$$r^2 - 6r + 9 = 0,$$

有二重根

$$r_1 = r_2 = 3,$$

因此原方程对应的齐次方程的通解为

$$Y = (C_1 + C_2 x)e^{3x}.$$

由于 $f(x) = 4e^{3x}$，而 3 为特征重根，故设 $y^* = Ax^2 e^{3x}$，

则

$$y^{*\prime} = (3Ax^2 + 2Ax)e^{3x},$$

$$y^{*\prime\prime} = (9Ax^2 + 12Ax + 2A)e^{3x},$$

代入原方程并化简得

$$2Ae^{3x} = 4e^{3x},$$

所以

$$A = 2,$$

故

$$y^* = 2x^2 e^{3x}.$$

从而原方程的通解为

$$y = (C_1 + C_2 x + 2x^2)e^{3x},$$

故有

$$y' = [6x^2 + (4 + 3C_2)x + 3C_1 + C_2]e^{3x},$$

将 $x = 0$，$y = 3$，$y' = -1$ 分别代入上两式，得

$$C_1 = 3, \quad C_2 = -10,$$

所以原方程满足所给初始条件的特解为

$$y = (3 - 10x + 2x^2)e^{3x}.$$

(4) $y'' + y = 2\cos x$，$x = \dfrac{\pi}{2}$ 时 $y = \dfrac{\pi}{2}$，$y' = -1$

解 原方程对应的齐次方程的特征方程为

$$r^2 + 1 = 0,$$

有共轭复根

$$r_1 = i, \quad r_2 = -i,$$

因此原方程对应的齐次方程的通解为

$$Y = C_1 \cos x + C_2 \sin x.$$

由于 $f(x) = 2\cos x$，而 $\pm i$ 为特征根，故设

$$y^* = x(A\cos x + B\sin x),$$

则

$$y^{*\prime} = A\cos x + B\sin x - x(A\sin x - B\cos x),$$

$$y^{*\prime\prime} = 2B\cos x - 2A\sin x - x(A\cos x + B\sin x),$$

代入原方程并化简得

$$2B\cos x - 2A\sin x = 2\cos x,$$

所以

$$A = 0, \quad B = 1,$$

故 $$y^* = x\sin x.$$

从而原方程的通解为

$$y = C_1\cos x + C_2\sin x + x\sin x,$$

故有 $$y' = -C_1\sin x + C_2\cos x + \sin x + x\cos x,$$

将 $x = \dfrac{\pi}{2}, y = \dfrac{\pi}{2}, y' = -1$ 分别代入上两式可解得

$$C_1 = 2, C_2 = 0,$$

所以原方程满足所给初始条件的特解为

$$y = 2\cos x + x\sin x.$$

11. 求下列函数的拉氏变换：

(1) $f(x) = x^2 + 3x + 2$

解 $\mathscr{L}[f(x)] = \dfrac{2}{s^3} + \dfrac{3}{s^2} + \dfrac{2}{s}.$

(2) $f(x) = Ax\,\mathrm{e}^{-ax}$

解 $\mathscr{L}[f(x)] = \dfrac{A}{(s+a)^2}.$

(3) $f(x) = \mathrm{e}^{-2x}\sin 6x$

解 因为 $\mathscr{L}[\sin 6x] = \dfrac{6}{s^2 + 6^2}$，所以

$$\mathscr{L}[f(x)] = \dfrac{6}{(s+2)^2 + 6^2}.$$

(4) $f(x) = B(1 - \mathrm{e}^{-ax})$

解 $\mathscr{L}[f(x)] = \dfrac{B}{s} - \dfrac{B}{s+a}.$

(5) $f(x) = \sin x - x\,\mathrm{e}^x$

解 $\mathscr{L}[f(x)] = \dfrac{1}{s^2 + 1} - \dfrac{1}{(s-1)^2}.$

(6) $f(x) = \dfrac{A}{b-a}(\mathrm{e}^{-ax} - \mathrm{e}^{-bx})$

解 $\mathscr{L}[f(x)] = \dfrac{A}{b-a}\left(\dfrac{1}{s+a} - \dfrac{1}{s+b}\right) = \dfrac{A}{(s+a)(s+b)}.$

12. 利用拉氏变换，将下列微分方程转化为代数方程，并解出象函数：

(1) $y'' + 4y = 4x$，当 $x = 0$ 时，$y = 1, y' = 5$

解 设满足初始条件的解为 $y = f(x), \mathscr{L}[f(x)] = F(s)$，方程两边取拉氏变换得

$$s^2 F(s) - s f(0) - f'(0) + 4F(s) = \frac{4}{s^2}.$$

将 $x = 0, y = 1, y' = 5$ 代入上式得

$$(s^2 + 4)F(s) - s - 5 = \frac{4}{s^2},$$

所以

$$F(s) = \frac{s^3 + 5s^2 + 4}{s^2(s^2 + 4)},$$

或

$$F(s) = \frac{s}{s^2 + 4} + 2 \cdot \frac{2}{s^2 + 4} + \frac{1}{s^2}.$$

(2) $y'' + y + \sin 2x = 0$，当 $x = 0$ 时，$y = y' = 1$

解 设满足初始条件的解为 $y = f(x)$，$\mathscr{L}[f(x)] = F(s)$，方程两边取拉氏变换得

$$s^2 F(s) - s f(0) - f'(0) + F(s) + \frac{2}{s^2 + 4} = 0.$$

将 $x = 0, y = y' = 1$ 代入上式得

$$(s^2 + 1)F(s) - s - 1 = -\frac{2}{s^2 + 4},$$

所以

$$F(s) = \frac{s^3 + s^2 + 4s + 2}{(s^2 + 1)(s^2 + 4)},$$

或

$$F(s) = \frac{1}{3(s^2 + 1)} + \frac{s}{s^2 + 1} + \frac{2}{3(s^2 + 4)}.$$

(3) $y'' - 3y' + 2y = 2e^{3x}$，当 $x = 0$ 时，$y = y' = 0$

解 设满足初始条件的解为 $y = f(x)$，$\mathscr{L}[f(x)] = F(s)$，方程两边取拉氏变换得

$$[s^2 F(s) - s f(0) - f'(0)] - 3[s F(s) - f(0)] + 2F(s) = \frac{2}{s - 3}.$$

将 $x = 0, y = y' = 0$ 代入上式得

$$s^2 F(s) - 3s F(s) + 2F(s) = \frac{2}{s - 3},$$

所以

$$F(s) = \frac{2}{(s - 3)(s - 1)(s - 2)},$$

或

$$F(s) = \frac{1}{s - 1} - \frac{2}{s - 2} + \frac{1}{s - 3}.$$

13. 求下列函数的拉普拉斯逆变换：

(1) $F(s) = \frac{s + 1}{s(s + 2)}$

解　$F(s) = \dfrac{s+1}{s(s+2)} = \dfrac{1}{2}\left(\dfrac{1}{s+2} + \dfrac{1}{s}\right)$，

$$\begin{aligned} f(x) &= \mathscr{L}^{-1}\left[F(s)\right] \\ &= \dfrac{1}{2}\left[\mathscr{L}^{-1}\left(\dfrac{1}{s+2}\right) + \mathscr{L}^{-1}\left(\dfrac{1}{s}\right)\right] \\ &= \dfrac{1}{2}(\mathrm{e}^{-2x} + 1). \end{aligned}$$

(2) $F(s) = \dfrac{1}{s(s^2+1)}$

解　$F(s) = \dfrac{1}{s(s^2+1)} = \dfrac{1}{s} - \dfrac{s}{s^2+1}$，

$$\begin{aligned} f(x) &= \mathscr{L}^{-1}\left[F(s)\right] \\ &= \mathscr{L}^{-1}\left[\dfrac{1}{s}\right] - \mathscr{L}^{-1}\left[\dfrac{s}{s^2+1}\right] \\ &= 1 - \cos x. \end{aligned}$$

(3) $F(s) = \dfrac{1}{s^4 + 5s^2 + 4}$

解　$F(s) = \dfrac{1}{s^4 + 5s^2 + 4} = \dfrac{1}{3}\left(\dfrac{1}{s^2+1} - \dfrac{1}{s^2+4}\right)$，

$$\begin{aligned} f(x) &= \mathscr{L}^{-1}\left[F(s)\right] \\ &= \dfrac{1}{3}\mathscr{L}^{-1}\left[\dfrac{1}{s^2+1}\right] - \dfrac{1}{6}\mathscr{L}^{-1}\left[\dfrac{2}{s^2+4}\right] \\ &= \dfrac{1}{3}\sin x - \dfrac{1}{6}\sin 2x. \end{aligned}$$

(4) $F(s) = \dfrac{s+3}{s^2 + 3s + 2}$

解　$F(s) = \dfrac{s+3}{s^2+3s+2} = \dfrac{2}{s+1} - \dfrac{1}{s+2}$，

$$\begin{aligned} f(x) &= \mathscr{L}^{-1}\left[F(s)\right] \\ &= \mathscr{L}^{-1}\left[\dfrac{2}{s+1}\right] - \mathscr{L}^{-1}\left[\dfrac{1}{s+2}\right] \\ &= 2\mathrm{e}^{-x} - \mathrm{e}^{-2x}. \end{aligned}$$

14. 应用拉氏变换，求解下列微分方程：

(1) $y'' + 2y' + y = \mathrm{e}^{-x}$ 满足初始条件：$f(0) = f'(0) = 0$ 的解 $y = f(x)$.

解　记 $\mathscr{L}\left[f(x)\right] = F(s)$，方程两边取拉氏变换得

$$\left[s^2 F(s) - sf(0) - f'(0)\right] + 2\left[sF(s) - f(0)\right] + F(s) = \dfrac{1}{s+1}.$$

将 $f(0)=f'(0)=0$ 代入上式得

$$s^2F(s)+2sF(s)+F(s)=\frac{1}{s+1},$$

所以 $\quad F(s)=\frac{1}{(s+1)^3}=\frac{1}{2}\frac{2!}{(s+1)^3},$

查拉氏变换表,得

$$f(x)=\mathscr{L}^{-1}[F(s)]=\frac{1}{2}x^2\mathrm{e}^{-x}$$

(2) $y''-y=4\sin x+5\cos 2x$ 满足初始条件:$f(0)=-1,f'(0)=-2$ 的解 $y=f(x).$

解 记 $\mathscr{L}[f(x)]=F(s),$ 方程两边取拉氏变换得

$$s^2F(s)-sf(0)-f'(0)-F(s)=\frac{4}{s^2+1}+\frac{5s}{s^2+4}.$$

将 $f(0)=-1,f'(0)=-2$ 代入上式得

$$s^2F(s)+s+2-F(s)=\frac{4}{s^2+1}+\frac{5s}{s^2+4},$$

所以 $\quad F(s)=-\frac{2}{s^2+1}-\frac{s}{s^2+4},$

查拉氏变换表得

$$f(s)=\mathscr{L}^{-1}[F(s)]=-2\sin x-\cos 2x.$$

(3) $y'''+3y''+3y'+y=1$ 满足初始条件:$f(0)=f'(0)=f''(0)=0$ 的解 $y=f(x).$

解 设 $\mathscr{L}[f(x)]=F(s),$ 方程两边取拉氏变换得

$$[s^3F(s)-s^2f(0)-sf'(0)-f''(0)]+$$
$$3[s^2F(s)-sf(0)-f'(0)]+3[sF(s)-f(0)]+F(s)$$
$$=\frac{1}{s}.$$

将 $f(0)=f'(0)=f''(0)=0$ 代入上式得

$$s^3F(s)+3s^2F(s)+3sF(s)+F(s)=\frac{1}{s},$$

所以 $\quad F(s)=\frac{1}{s(s+1)^3}=\frac{1}{s}-\frac{1}{s+1}-\frac{1}{(s+1)^2}-\frac{1}{(s+1)^3},$

查拉氏变换表,得

$$f(x)=\mathscr{L}^{-1}[F(s)]=1-\mathrm{e}^{-x}-x\mathrm{e}^{-x}-\frac{1}{2}x^2\mathrm{e}^{-x}.$$

15. 应用拉氏变换,求解下列微分方程组:

(1) $\begin{cases} 2x' + 2x + y' - y = 3t, \\ x' + x + y' + y = 1 \end{cases}$

满足初始条件:当 $t = 0$ 时,$x = 1, y = 3$ 的解.

解　设 $\mathscr{L}[x(t)] = X(s), \mathscr{L}[y(t)] = Y(s)$,方程组中各方程两边取拉氏变换得

$$\begin{cases} 2sX(s) - 2x(0) + 2X(s) + sY(s) - y(0) - Y(s) = \dfrac{3}{s^2}, \\[3mm] sX(s) - x(0) + X(s) + sY(s) - y(0) + Y(s) = \dfrac{1}{s}. \end{cases}$$

将 $t = 0, x = 1, y = 3$ 代入上式得

$$\begin{cases} 2sX(s) - 2 + 2X(s) + sY(s) - 3 - Y(s) = \dfrac{3}{s^2}, \\[3mm] sX(s) - 1 + X(s) + sY(s) - 3 + Y(s) = \dfrac{1}{s}, \end{cases}$$

解得

$$\begin{cases} X(s) = \dfrac{s^3 + 8s^2 + 4s + 3}{s^2(s+3)(s+1)} = \dfrac{1}{s^2} - \dfrac{2}{s+3} + \dfrac{3}{s+1}, \\[3mm] Y(s) = \dfrac{3s^2 + 2s - 3}{s^2(s+3)} = \dfrac{1}{s} - \dfrac{1}{s^2} + \dfrac{2}{s+3}. \end{cases}$$

查拉氏变换表可得

$$\begin{cases} x(t) = \mathscr{L}^{-1}[X(s)] = t - 2e^{-3t} + 3e^{-t}, \\ y(t) = \mathscr{L}^{-1}[Y(s)] = 1 - t + 2e^{-3t}. \end{cases}$$

(2) $\begin{cases} x'' - 2x' - y' + 2y = 0, \\ x' - 2x + y' = -2e^{-t} \end{cases}$

满足初始条件:当 $t = 0$ 时,$x = 0, x' = 2, y = 0$ 的解.

解　设 $\mathscr{L}[x(t)] = X(s), \mathscr{L}[y(t)] = Y(s)$,方程组中各方程两边取拉氏变换得

$$\begin{cases} s^2X(s) - sx(0) - x'(0) - 2sX(s) + 2x(0) - sY(s) + y(0) + 2Y(s) = 0, \\[3mm] sX(s) - x(0) - 2X(s) + sY(s) - y(0) = -\dfrac{2}{s+1}, \end{cases}$$

将 $t = 0, x = 0, x' = 2, y = 0$ 代入上式得

$$\begin{cases} s^2X(s) - 2 - 2sX(s) - sY(s) + 2Y(s) = 0, \\[3mm] sX(s) - 2X(s) + sY(s) = -\dfrac{2}{s+1}, \end{cases}$$

解得

$$
\begin{cases}
X(s) = \dfrac{2s^2+4}{(s+1)(s-1)(s+2)(s-2)} \\
\qquad = \dfrac{1}{s+1} - \dfrac{1}{s+2} - \dfrac{1}{s-1} + \dfrac{1}{s-2}, \\
Y(s) = \dfrac{-4s-2}{(s+1)(s-1)(s+2)} = \dfrac{2}{s+2} - \dfrac{1}{s-1} - \dfrac{1}{s+1}.
\end{cases}
$$

查拉氏变换表可得

$$
\begin{cases}
x(t) = \mathscr{L}^{-1}[X(s)] = \mathrm{e}^{-t} - \mathrm{e}^{-2t} - \mathrm{e}^{t} + \mathrm{e}^{2t}, \\
y(t) = \mathscr{L}^{-1}[Y(s)] = 2\mathrm{e}^{-2t} - \mathrm{e}^{t} - \mathrm{e}^{-t}.
\end{cases}
$$

习题六

1. 求点 $P(-3,5,-4)$ 到各坐标轴及各坐标平面的距离.

解　点 P 到 x 轴的距离为　$\sqrt{5^2+(-4)^2}=\sqrt{41}$，

　　　　点 P 到 y 轴的距离为　$\sqrt{(-3)^2+(-4)^2}=5$，

　　　　点 P 到 z 轴的距离为　$\sqrt{(-3)^2+5^2}=\sqrt{34}$．

点 P 到 xOy 平面，yOz 平面，zOx 平面的距离即为点 P z 坐标，x 坐标，y 坐标的绝对值，分别为 4，3，5.

2. 在 yOz 平面上求与已知点 $A(3,1,2)$，$B(4,-2,-2)$，$C(0,5,1)$ 等距离的点.

解　设所求的点为 $P(0,y,z)$，根据题意得
$$|PA|=|PB|=|PC|,$$
从而　　$(3-0)^2+(1-y)^2+(2-z)^2$
$$=(4-0)^2+(-2-y)^2+(-2-z)^2$$
$$=(0-0)^2+(5-y)^2+(1-z)^2$$

解上述方程组可得　　$y=1,z=-2$.

3. 确定并画出下列函数的定义域：

(1) $z=\sqrt{xy}$

解　$D=\{(x,y)\mid xy\geqslant 0\}$，图形如图习题 6-1.

(2) $z=\sqrt{x-y+1}$

解　$D=\{(x,y)\mid x-y+1\geqslant 0\}$，图形如图习题 6-2.

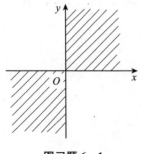

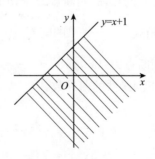

图习题 6-1　　　　　　　　　　　图习题 6-2

(3) $z = \ln(y^2 - 4x + 8)$

解　$D = \{(x,y) \mid y^2 - 4x + 8 > 0\}$，图形如图习题 $6 - 3$.

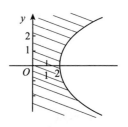

图习题 6 - 3

(4) $u = \sqrt{R^2 - x^2 - y^2 - z^2} + \dfrac{1}{\sqrt{x^2 + y^2 + z^2 - r^2}}$

解　$D = \{(x,y,z) \mid r^2 < x^2 + y^2 + z^2 \leqslant R^2\}$，图形为半径为 R 与 r 的两个球面所围部分，包括半径为 R 的球面，不包括半径为 r 的球面.

4. 求二元函数 $z = \dfrac{x + y}{\sqrt{x^2 + y^2}}$ 当 $(x,y) \rightarrow (3,4)$ 时的极限值.

解　$\lim\limits_{\substack{x \rightarrow 3 \\ y \rightarrow 4}} = \dfrac{x + y}{\sqrt{x^2 + y^2}} = \dfrac{3 + 4}{\sqrt{3^2 + 4^2}} = 1\dfrac{2}{5}$.

5. 设 $f(u,v) = u^v$，求 $f(xy, x + y)$.

解　将 xy 看成 u，$x + y$ 看成 v，代入 $f(u,v) = u^v$，可知
$$f(xy, x + y) = (xy)^{x+y}.$$

6. 设 $f(x,y) = x^2 + y^2 - xy\tan\dfrac{x}{y}$，求 $f(tx, ty)$.

解　$f(tx, ty) = (tx)^2 + (ty)^2 - (tx)(ty)\tan\dfrac{tx}{ty}$

$$= t^2\left(x^2 + y^2 - xy\tan\dfrac{x}{y}\right)$$

$$= t^2 f(x,y).$$

7. 求函数 $u = \ln\dfrac{1}{(x-a)^2 + (y-b)^2 + (z-c)^2}$ 的间断点.

解　函数间断点即为函数定义域不存在的点，即满足 $(x - a)^2 + (y - b)^2 + (z - c)^2 \leqslant 0$ 的点，故间断点为 (a,b,c).

8. 求函数 $z = \dfrac{xy}{x + y}$ 的间断点.

解　间断点为 $\{(x,y) \mid x + y = 0\}$.

9. 求下列函数的偏导数：

(1) $z = x^3 y - y^3 x$

解　$z'_x = 3x^2 y - y^3 = y(3x^2 - y^2)$，

　　　$z'_y = x^3 - 3y^2 x = x(x^2 - 3y^2)$.

(2) $z = \sqrt{xy}$

解 $z'_x = \dfrac{1}{2}(xy)^{\frac{1}{2}-1} \cdot y = \dfrac{y}{2\sqrt{xy}}$,

$\qquad z'_y = \dfrac{1}{2}(xy)^{\frac{1}{2}-1} \cdot x = \dfrac{x}{2\sqrt{xy}}$.

(3) $z = \sin(xy) + \cos^2(xy)$

解 $z'_x = y\cos(xy) + 2\cos(xy)[-\sin(xy)]y$

$\qquad = y[\cos(xy) - \sin(2xy)]$,

$\qquad z'_y = x\cos(xy) + 2\cos(xy)[-\sin(xy)]x$

$\qquad = x[\cos(xy) - \sin(2xy)]$.

(4) $z = x^{-y}$

解 因为 $\qquad\qquad\qquad\qquad \ln z = -y\ln x$,

所以 $\qquad\qquad\qquad\qquad \dfrac{1}{z}z'_x = \dfrac{-y}{x}$,

即 $\qquad\qquad\qquad\qquad z'_x = \dfrac{-yz}{x} = -yx^{-y-1}$.

同时又有 $\qquad\qquad\qquad\qquad \dfrac{1}{z}z'_y = -\ln x$,

即 $\qquad\qquad\qquad\qquad z'_y = -z\ln x = -x^{-y}\ln x$.

(5) $z = \ln\tan\dfrac{x}{y}$

解 $z'_x = \dfrac{1}{\tan\dfrac{x}{y}} \cdot \sec^2\dfrac{x}{y} \cdot \dfrac{1}{y} = \dfrac{2}{y}\csc\dfrac{2x}{y}$,

$\qquad z'_y = \dfrac{1}{\tan\dfrac{x}{y}} \cdot \sec^2\dfrac{x}{y} \cdot \left(-\dfrac{x}{y^2}\right) = -\dfrac{2x}{y^2}\csc\dfrac{2x}{y}$.

(6) $u = x^{yz}$

解 $u'_x = yzx^{yz-1}$,

$\qquad u'_y = x^{yz}(\ln x) \cdot z = zx^{yz}\ln x$,

$\qquad u'_z = x^{yz}(\ln x) \cdot y = yx^{yz}\ln x$.

10. 求下列函数在指定点的偏导数:

(1) $z = -\dfrac{x}{x+y}$ 在点 $(2,1)$

解 因为 $z'_x = -\dfrac{x+y-x}{(x+y)^2} = -\dfrac{y}{(x+y)^2}$,

所以
$$z'_x(2,1) = -\frac{1}{9}.$$

因为
$$z'_y = -\frac{-x}{(x+y)^2} = \frac{x}{(x+y)^2},$$

所以
$$z'_y(2,1) = \frac{2}{9}.$$

(2) $f(x,y) = x\mathrm{e}^y$ 在点 $(2,1)$

解 因为 $f'_x = \mathrm{e}^y$，所以 $f'_x(2,1) = \mathrm{e}$.

因为 $f'_y = x\mathrm{e}^y$，所以 $f'_y(2,1) = 2\mathrm{e}$.

11. 求下列函数的二阶偏导数：

(1) $z = x^4 + y^4 - 4x^2y^2$

解 $z'_x = 4x^3 - 8xy^2$,

$z'_y = 4y^3 - 8x^2y$,

$z''_{xx} = (4x^3 - 8xy^2)'_x = 12x^2 - 8y^2$,

$z''_{yy} = (4y^3 - 8x^2y)'_y = 12y^2 - 8x^2$,

$z''_{xy} = (4x^3 - 8xy^2)'_y = -16xy = z''_{yx}$.

(2) $z = \frac{1}{2}\ln(x^2 + y^2)$

解 $z'_x = \frac{1}{2}\frac{2x}{x^2 + y^2} = \frac{x}{x^2 + y^2}$,

$z'_y = \frac{1}{2}\frac{2y}{x^2 + y^2} = \frac{y}{x^2 + y^2}$,

$z''_{xy} = \frac{-x(2y)}{(x^2 + y^2)^2} = -\frac{2xy}{(x^2 + y^2)^2} = z''_{yx}$,

$z''_{xx} = \frac{x^2 + y^2 - 2x^2}{(x^2 + y^2)^2} = \frac{y^2 - x^2}{(x^2 + y^2)^2}$,

$z''_{yy} = \frac{x^2 + y^2 - 2y^2}{(x^2 + y^2)^2} = \frac{x^2 - y^2}{(x^2 + y^2)^2}$.

(3) $z = \mathrm{e}^{xy} + y\mathrm{e}^x + x\mathrm{e}^y$

解 $z'_x = \mathrm{e}^{xy}y + y\mathrm{e}^x + \mathrm{e}^y$,

$z'_y = \mathrm{e}^{xy}x + \mathrm{e}^x + x\mathrm{e}^y$,

$z''_{xy} = \mathrm{e}^{xy} + xy\mathrm{e}^{xy} + \mathrm{e}^x + \mathrm{e}^y$

$\qquad = (1 + xy)\mathrm{e}^{xy} + \mathrm{e}^x + \mathrm{e}^y = z''_{yx}$,

$z''_{xx} = y^2\mathrm{e}^{xy} + y\mathrm{e}^x$,

$z''_{yy} = x^2\mathrm{e}^{xy} + x\mathrm{e}^y$.

12. 设 $z = \dfrac{y}{x}(x \neq 0)$，验证：$z''_{xy} = z''_{yx}$.

证明　因为
$$z'_x = -\frac{y}{x^2}, \quad z''_{xy} = -\frac{1}{x^2},$$

$$z'_y = \frac{1}{x}, \quad z''_{yx} = -\frac{1}{x^2},$$

所以
$$z''_{xy} = z''_{yx}.$$

13. 验证：$z = \mathrm{e}^x \cos y$ 满足 $z''_{xx} + z''_{yy} = 0$.

证明　因为
$$z'_x = \mathrm{e}^x \cos y, \quad z''_{xx} = \mathrm{e}^x \cos y,$$

$$z'_y = -\mathrm{e}^x \sin y, \quad z''_{yy} = -\mathrm{e}^x \cos y = -z''_{xx},$$

所以
$$z''_{xx} + z''_{yy} = 0.$$

14. 设 $r = \sqrt{x^2 + y^2 + z^2}$，求证：

$$\frac{\partial^2 r}{\partial x^2} + \frac{\partial^2 r}{\partial y^2} + \frac{\partial^2 r}{\partial z^2} = \frac{2}{r}.$$

证明　因为
$$r^2 = x^2 + y^2 + z^2,$$

所以
$$2r \frac{\partial r}{\partial x} = 2x,$$

即
$$\frac{\partial r}{\partial x} = \frac{x}{r},$$

故有
$$\frac{\partial^2 r}{\partial x^2} = \frac{r - x \dfrac{\partial r}{\partial x}}{r^2} = \frac{r^2 - x^2}{r^3}.$$

同理有
$$\frac{\partial^2 r}{\partial y^2} = \frac{r^2 - y^2}{r^3},$$

$$\frac{\partial^2 r}{\partial z^2} = \frac{r^2 - z^2}{r^3},$$

因此
$$\frac{\partial^2 r}{\partial x^2} + \frac{\partial^2 r}{\partial y^2} + \frac{\partial^2 r}{\partial z^2} = \frac{3r^2 - (x^2 + y^2 + z^2)}{r^3} = \frac{2}{r}.$$

15. 求下列函数的全微分：

(1) $z = (x^3 - 2y)^2 + xy$

解　因为 $z'_x = 2(x^3 - 2y)3x^2 + y = 6x^2(x^3 - 2y) + y$，

$$z'_y = 2(x^3 - 2y)(-2) + x = x - 4(x^3 - 2y),$$

所以　$\mathrm{d}z = [6x^2(x^3 - 2y) + y]\mathrm{d}x + [x - 4(x^3 - 2y)]\mathrm{d}y.$

(2) $z = \dfrac{x^2}{y^2 + \sin(xy)}$

解 因为 $z'_x = \dfrac{2x[y^2 + \sin(xy)] - x^2 y\cos(xy)}{[y^2 + \sin(xy)]^2}$,

$$z'_y = \dfrac{-x^2[2y + x\cos(xy)]}{[y^2 + \sin(xy)]^2},$$

所以 $\quad dz = \dfrac{2x[y^2 + \sin(xy)] - x^2 y\cos(xy)}{[y^2 + \sin(xy)]^2}dx - \dfrac{x^2[2y + x\cos(xy)]}{[y^2 + \sin(xy)]^2}dy.$

(3) $u = \sin(x^2 + y^2 + z^2)$

解 因为 $\qquad\qquad u'_x = 2x\cos(x^2 + y^2 + z^2),$

$$u'_y = 2y\cos(x^2 + y^2 + z^2),$$

$$u'_z = 2z\cos(x^2 + y^2 + z^2),$$

所以 $\qquad\qquad dz = 2\cos(x^2 + y^2 + z^2)(x\,dx + y\,dy + z\,dz).$

(4) $u = x^{\frac{y}{z}}$

解 因为 $\qquad\qquad\qquad \ln u = \dfrac{y}{z}\ln x,$

所以 $\qquad\qquad\qquad\qquad \dfrac{1}{u}u'_x = \dfrac{y}{z}\dfrac{1}{x},$

$$\dfrac{1}{u}u'_y = \dfrac{1}{z}\ln x,$$

$$\dfrac{1}{u}u'_z = -\dfrac{y\ln x}{z^2},$$

即 $\qquad\qquad\qquad\qquad\qquad u'_x = \dfrac{y}{z}\dfrac{u}{x},$

$$u'_y = \dfrac{u}{z}\ln x,$$

$$u'_z = -\dfrac{uy\ln x}{z^2},$$

所以 $\qquad\qquad du = x^{\frac{y}{z}}\left(\dfrac{y}{zx}dx + \dfrac{\ln x}{z}dy - \dfrac{y\ln x}{z^2}dz\right)$

$$= \dfrac{1}{z^2}x^{\frac{y}{z}-1}(yz\,dx + xz\ln x\,dy - xy\ln x\,dz).$$

16. 设 $z = x^2 y - xy^2$,而 $x = u\cos v, y = u\sin v$,求 $\dfrac{\partial z}{\partial u}, \dfrac{\partial z}{\partial v}$.

解 因为 $\dfrac{\partial z}{\partial x} = 2xy - y^2,$ $\qquad\qquad \dfrac{\partial z}{\partial y} = x^2 - 2xy,$

$$\frac{\partial x}{\partial u}=\cos v, \qquad\qquad \frac{\partial x}{\partial v}=-u\sin v,$$

$$\frac{\partial y}{\partial u}=\sin v, \qquad\qquad \frac{\partial y}{\partial v}=u\cos v,$$

所以　　$\dfrac{\partial z}{\partial u}=\dfrac{\partial z}{\partial x}\dfrac{\partial x}{\partial u}+\dfrac{\partial z}{\partial y}\dfrac{\partial y}{\partial u}$

$$=(2xy-y^{2})\cos v+(x^{2}-2xy)\sin v$$

$$=(2u^{2}\cos v\sin v-u^{2}\sin^{2}v)\cos v+(u^{2}\cos^{2}v-2u^{2}\cos v\sin v)\sin v$$

$$=3u^{2}\cos v\sin v(\cos v-\sin v),$$

$$\frac{\partial z}{\partial v}=\frac{\partial z}{\partial x}\frac{\partial x}{\partial v}+\frac{\partial z}{\partial y}\frac{\partial y}{\partial v}$$

$$=(2xy-y^{2})(-u\sin v)+(x^{2}-2xy)u\cos v$$

$$=-(2u^{2}\cos v\sin v-u^{2}\sin^{2}v)u\sin v+(u^{2}\cos^{2}v-2u^{2}\cos v\sin v)u\cos v$$

$$=u^{3}\big[\sin^{2}v(\sin v-2\cos v)+\cos^{2}v(\cos v-2\sin v)\big].$$

17. 设 $z=x^{2}\ln y$，而 $x=\dfrac{u}{v}$，$y=3u-2v$，求 $\dfrac{\partial z}{\partial u}$，$\dfrac{\partial z}{\partial v}$.

解　因为 $\dfrac{\partial z}{\partial x}=2x\ln y$, $\qquad\qquad \dfrac{\partial z}{\partial y}=\dfrac{x^{2}}{y}$,

$$\frac{\partial x}{\partial u}=\frac{1}{v}, \qquad\qquad \frac{\partial x}{\partial v}=-\frac{u}{v^{2}},$$

$$\frac{\partial y}{\partial u}=3, \qquad\qquad \frac{\partial y}{\partial v}=-2,$$

所以　　$\dfrac{\partial z}{\partial u}=\dfrac{\partial z}{\partial x}\dfrac{\partial x}{\partial u}+\dfrac{\partial z}{\partial y}\dfrac{\partial y}{\partial u}=2x\ln y\cdot\dfrac{1}{v}+\dfrac{x^{2}}{y}\cdot 3$

$$=\frac{2u}{v^{2}}\ln(3u-2v)+\frac{3u^{2}}{v^{2}(3u-2v)},$$

$$\frac{\partial z}{\partial v}=\frac{\partial z}{\partial x}\frac{\partial x}{\partial v}+\frac{\partial z}{\partial y}\frac{\partial y}{\partial v}$$

$$=2x\ln y\left(-\frac{u}{v^{2}}\right)+\frac{x^{2}}{y}(-2)$$

$$=-\frac{2u^{2}}{v^{2}}\left[\frac{\ln(3u-2v)}{v}+\frac{1}{3u-2v}\right].$$

18. 设 $z=\mathrm{e}^{x-2y}$，而 $x=\sin t$，$y=t^{3}$，求 $\dfrac{\mathrm{d}z}{\mathrm{d}t}$.

解　因为　　$\dfrac{\partial z}{\partial x}=\mathrm{e}^{x-2y}$, $\qquad\qquad \dfrac{\partial z}{\partial y}=-2\mathrm{e}^{x-2y}$,

$$\frac{\mathrm{d}x}{\mathrm{d}t} = \cos t, \qquad \frac{\mathrm{d}y}{\mathrm{d}t} = 3t^2,$$

所以
$$\frac{\mathrm{d}z}{\mathrm{d}t} = \frac{\partial z}{\partial x}\frac{\mathrm{d}x}{\mathrm{d}t} + \frac{\partial z}{\partial y}\frac{\mathrm{d}y}{\mathrm{d}t}$$

$$= \mathrm{e}^{x-2y}(\cos t - 6t^2)$$

$$= \mathrm{e}^{\sin t - 2t^3}(\cos t - 6t^2).$$

19. 设 $z = \arctan(xy)$,而 $y = \mathrm{e}^x$,求 $\dfrac{\mathrm{d}z}{\mathrm{d}x}$.

解 因为 $\dfrac{\partial z}{\partial x} = \dfrac{y}{1+(xy)^2}, \quad \dfrac{\partial z}{\partial y} = \dfrac{x}{1+(xy)^2},$

$$\frac{\mathrm{d}y}{\mathrm{d}x} = \mathrm{e}^x,$$

所以
$$\frac{\mathrm{d}z}{\mathrm{d}x} = \frac{\partial z}{\partial x}\frac{\mathrm{d}x}{\mathrm{d}x} + \frac{\partial z}{\partial y}\frac{\mathrm{d}y}{\mathrm{d}x}$$

$$= \frac{y}{1+(xy)^2} + \frac{x\,\mathrm{e}^x}{1+(xy)^2}$$

$$= \frac{\mathrm{e}^x(1+x)}{1+x^2\mathrm{e}^{2x}}.$$

20. 设 $z = \tan(3t + 2x^2 - y)$,而 $x = \dfrac{1}{t}, y = \sqrt{t}$,求 $\dfrac{\mathrm{d}z}{\mathrm{d}t}$.

解 因为 $\dfrac{\partial z}{\partial x} = 4x\sec^2(3t + 2x^2 - y),$

$$\frac{\partial z}{\partial y} = -\sec^2(3t + 2x^2 - y),$$

$$\frac{\partial z}{\partial t} = 3\sec^2(3t + 2x^2 - y),$$

$$\frac{\mathrm{d}x}{\mathrm{d}t} = -\frac{1}{t^2}, \qquad \frac{\mathrm{d}y}{\mathrm{d}t} = \frac{1}{2\sqrt{t}},$$

所以
$$\frac{\mathrm{d}z}{\mathrm{d}t} = \frac{\partial z}{\partial x}\frac{\mathrm{d}x}{\mathrm{d}t} + \frac{\partial z}{\partial y}\frac{\mathrm{d}y}{\mathrm{d}t} + \frac{\partial z}{\partial t}\frac{\mathrm{d}t}{\mathrm{d}t}$$

$$= \left(3 - \frac{4}{t^3} - \frac{1}{2\sqrt{t}}\right)\sec^2\left(3t + \frac{2}{t^2} - \sqrt{t}\right).$$

21. 设 $\sin y + z\mathrm{e}^x - xy^2 = 0$,求 $\dfrac{\partial z}{\partial x}$ 和 $\dfrac{\partial z}{\partial y}$.

解 由原方程可解出 $z = xy^2\mathrm{e}^{-x} - \mathrm{e}^{-x}\sin y.$

对上式求偏导可得

$$\frac{\partial z}{\partial x} = y^2(e^{-x} - xe^{-x}) + e^{-x}\sin y = e^{-x}(y^2 - xy^2 + \sin y),$$

$$\frac{\partial z}{\partial y} = 2xye^{-x} - \cos y e^{-x} = e^{-x}(2xy - \cos y).$$

22. 验证:函数 $z = \arctan\dfrac{x}{y}, x = u + v, y = u - v$ 满足 $\dfrac{\partial z}{\partial u} + \dfrac{\partial z}{\partial v} = \dfrac{u - v}{u^2 + v^2}.$

证明　因为　　$\dfrac{\partial z}{\partial x} = \dfrac{1}{1 + \left(\dfrac{x}{y}\right)^2} \dfrac{1}{y} = \dfrac{y}{x^2 + y^2},$

$$\frac{\partial z}{\partial y} = \frac{1}{1 + \left(\dfrac{x}{y}\right)^2}\left(-\frac{x}{y^2}\right) = -\frac{x}{x^2 + y^2},$$

$$\frac{\partial x}{\partial u} = 1, \quad \frac{\partial x}{\partial v} = 1, \quad \frac{\partial y}{\partial u} = 1, \quad \frac{\partial y}{\partial v} = -1,$$

所以　　$\dfrac{\partial z}{\partial u} = \dfrac{\partial z}{\partial x}\dfrac{\partial x}{\partial u} + \dfrac{\partial z}{\partial y}\dfrac{\partial y}{\partial u} = \dfrac{y}{x^2 + y^2} - \dfrac{x}{x^2 + y^2},$

$$\frac{\partial z}{\partial v} = \frac{\partial z}{\partial x}\frac{\partial x}{\partial v} + \frac{\partial z}{\partial y}\frac{\partial y}{\partial v} = \frac{y}{x^2 + y^2} + \frac{x}{x^2 + y^2},$$

于是有　　$\dfrac{\partial z}{\partial u} + \dfrac{\partial z}{\partial v} = \dfrac{2y}{x^2 + y^2} = \dfrac{u - v}{u^2 + v^2}.$

23. 求函数 $f(x, y) = x^2 + xy + y^2 + x - y + 1$ 的极值.

解　由 $\begin{cases} f'_x = 2x + y + 1 = 0, \\ f'_y = x + 2y - 1 = 0 \end{cases}$ 可解出驻点 $(-1, 1).$

因为　　　　　$A = f''_{xx} = 2, \quad B = f''_{xy} = 1, \quad C = f''_{yy} = 2,$

所以　　　　　　　　　$B^2 - AC = -3 < 0.$

又因为　　　　　　　　　$A = 2 > 0,$

所以 $f(-1, 1) = 0$ 为极小值.

24. 求函数 $f(x, y) = 4(x - y) - x^2 - y^2$ 的极值.

解　由 $\begin{cases} f'_x = 4 - 2x = 0, \\ f'_y = -4 - 2y = 0 \end{cases}$ 可解出驻点 $(2, -2).$

因为　　　$A = f''_{xx} = -2, \quad B = f''_{xy} = 0, \quad C = f''_{yy} = -2,$

所以　　　　　　　　　$B^2 - AC = -4 < 0.$

又因为　　　　　　　　　$A = -2 < 0,$

所以 $f(2, -2) = 8$ 为极大值.

25. 求本章第一节例 6.1.3 中所述函数

$$E = x^2(a - x)t^2 e^{-t} \qquad (a \text{ 为常数})$$

取得最大值(最大反应)的药量和时间.

解 由
$$\begin{cases} E'_x = x(2a-3x)t^2 e^{-t}=0, \\ E'_t = x^2 t e^{-t}(a-x)(2-t)=0, \end{cases}$$

可解出 $x=0, x=\dfrac{2}{3}a, x=a$ 及 $t=0, t=2$.

由 E 的表达式可知,当 $x=0$ 或 $x=a$ 或 $t=0$ 时,E 的值皆为 0,又 $E\left(\dfrac{2}{3}a, 2\right) > 0$,故由实际问题可知,$E$ 有唯一极大值

$$E\left(\frac{2}{3}a, 2\right)=\frac{16}{27}a^3 e^{-2}.$$

26. 三个正数之和为 12,问:三数为何值时才能使三数之积最大?

解 设三个正数分别为 x, y 和 $12-x-y$,则
$$f(x, y)=xy(12-x-y)=12xy-x^2 y-xy^2.$$

令
$$\begin{cases} f'_x=12y-2xy-y^2=0, \\ f'_y=12x-x^2-2xy=0, \end{cases}$$

可得
$$x=4, y=4.$$

故当 $x=y=4$ 且另一个数为 $12-x-y=4$ 时,即当三个正数相等时,其积最大.

27. 建造一个长方形水池,池底和池壁的总面积为 $108\ \mathrm{m}^2$,问:水池的尺寸如何,能使容积最大?

解 设水池的长、宽和高分别为 x, y 和 z,见图习题6-4.由题意可知

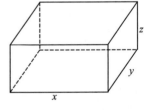

$$xy+2xz+2yz=108,$$

即
$$z=\frac{108-xy}{2(x+y)}.$$

令
$$f(x, y)=x \cdot y \cdot \frac{108-xy}{2(x+y)},$$

于是有
$$\begin{cases} f'_x=\dfrac{y}{2}\dfrac{(108-2xy)(x+y)-x(108-xy)}{(x+y)^2}=0, & (6.1) \\ f'_y=\dfrac{x}{2}\dfrac{(108-2xy)(x+y)-y(108-xy)}{(x+y)^2}=0. & (6.2) \end{cases}$$

将(6.1)和(6.2)化简得
$$\begin{cases} (108-2xy)(x+y)=x(108-xy), & (6.3) \\ (108-2xy)(x+y)=y(108-xy), & (6.4) \end{cases}$$

解之得 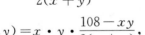 $\qquad x=y.$

将 $x=y$ 代入(6.3)或(6.4)得 $\quad 2x(108-2x^2)=x(108-x^2),$

即
$$x^2 = 36,$$

故可解出 $\quad x = y = 6, \quad z = \dfrac{108 - 36}{2 \times 12} = 3.$

所以当水池的长、宽各为 6 m,高为 3 m 时,水池的容积最大.根据上述例子,能否得出一般结论:长、宽相等且高为长或宽一半时,容积最大?请同学思考.

28. 有一块宽 24 cm 的铁板,把它的两边折起来做成一个断面为等腰梯形的水槽,问:怎样折法才能使断面的面积最大?

解 设折起来的边长为 x cm,倾角为 α(如图习题 6-5),则断面梯形的下底和上底分别为 $(24 - 2x)$ cm 和 $(24 - 2x + 2x\cos\alpha)$ cm,高为 $x\sin\alpha$ cm,从而断面面积为

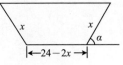

图习题 6-5

$$S(x, \alpha) = \frac{1}{2}(24 - 2x + 24 - 2x + 2x\cos\alpha)x\sin\alpha$$

$$= 24x\sin\alpha - 2x^2\sin\alpha + x^2\sin\alpha\cos\alpha, \tag{6.5}$$

其定义域为 $0 < x < 12$ 和 $0 < \alpha \leqslant \dfrac{\pi}{2}$. 对(6.5)式求偏导得

$$\begin{cases} S'_x = 24\sin\alpha - 4x\sin\alpha + 2x\sin\alpha\cos\alpha = 0, \tag{6.6} \\ S'_\alpha = 24x\cos\alpha - 2x^2\cos\alpha + x^2(\cos^2\alpha - \sin^2\alpha) = 0. \tag{6.7} \end{cases}$$

将(6.6)和(6.7)化简得

$$\begin{cases} 12 - 2x + x\cos\alpha = 0, \tag{6.8} \\ 24\cos\alpha - 2x\cos\alpha + x(\cos^2\alpha - \sin^2\alpha) = 0. \tag{6.9} \end{cases}$$

由(6.8)可得
$$\cos\alpha = \frac{2x - 12}{x},$$

代入(6.9)式得
$$3x^2 - 24x = 0,$$

故得 $x = 0$(舍去),$x = 8$,

从而得 $\quad \alpha = \dfrac{\pi}{3}.$

因此可知,当 $x = 8$ cm,$\alpha = 60°$ 时,水槽断面面积最大,其最大值为 $S = 48\sqrt{3}$ cm^2.

29. 经研究,肺泡气体内氧分压与外界气压有着密切关系,现测得数据如表习题 6-1 所示:

表习题 6-1

外界气压 x/10mmHg	5	6	8	11	13
氧分压 y/mmHg	5	7	10	16	22

试用最小二乘法求外界气压 x 与肺泡气体内氧分压 y 的经验公式.

解 作 x,y 的散点图,可知 x,y 近似为直线分布,列出表答案 6-1:

表答案 6-1

i	x_i	y_i	x_i^2	$x_i y_i$
1	5	5	25	25
2	6	7	36	42
3	8	10	64	80
4	11	16	121	176
5	13	22	169	286
$\sum\limits_{i=1}^{5}$	43	60	415	609

故
$$b = \frac{609 - 43 \times 60/5}{415 - 43 \times 43/5} = \frac{93}{45.2} \approx 2.057\,522,$$

$$a = (60 - 43 \times b)/5 \approx -5.694\,69,$$

因此所求经验公式为 $\qquad y = 2.058x - 5.695.$

30. 在生化检验中,某人为了绘制血清谷丙转氨酶活性测定的工作曲线,测得酶活性单位与光密度之间的数据,如表习题 6-2 所示:

表习题 6-2

$\dfrac{酶活性单位}{100}x$	1	2	3	4
光密度 y	0.102	0.202	0.290	0.385

试用最小二乘法求出经验公式.

解 作 x,y 的散点图,可知 x,y 近似为直线分布,列出表答案 6-2:

表答案 6-2

i	x_i	y_i	x_i^2	$x_i y_i$
1	1	0.102	1	0.102
2	2	0.202	4	0.404
3	3	0.290	9	0.870
4	4	0.385	16	1.540
$\sum\limits_{i=1}^{4}$	10	0.979	30	2.916

故
$$b=\frac{2.916-10\times0.979/4}{30-10\times10/4}=0.093\,7,$$

$$a=(0.979-10\times b)/4=0.010\,5,$$

因此所求经验公式为 $y=0.093\,7x+0.010\,5.$

31. 对某品种小白鼠做中子照射研究,得到小白鼠死亡率的数据如表习题 6-3 所示:

表习题 6-3

照射后的星期数 T	40	50	60	70	80	100	110	120
死亡率 $P/\%$	12	17	22	32	43	76	92	96

作出 $\ln P,\ln T$ 的散点图,并求出 $P=aT^b$ 型经验公式.

解　作出 $\ln T,\ln P$ 的散点图,可知 $\ln T,\ln P$ 近似为直线分布,列出表答案 6-3:

表答案 6-3

i	$\ln T_i$	$\ln P_i$	$(\ln T_i)^2$	$\ln T_i\ln P_i$
1	3.688 879	2.484 907	13.607 83	9.166 521
2	3.912 023	2.833 213	15.303 92	11.083 6
3	4.094 345	3.091 042	16.763 66	12.655 79
4	4.248 495	3.465 736	18.049 71	14.724 16
5	4.382 027	3.761 200	19.202 16	16.481 68
6	4.605 170	4.330 733	21.207 59	19.943 76
7	4.700 480	4.521 789	22.094 52	21.254 58
8	4.787 492	4.564 348	22.920 08	21.851 78
$\sum\limits_{i=1}^{8}$	34.418 91	29.052 97	149.149 5	127.161 9

由于此时的直线方程为　　$\ln P=\ln a+b\ln T,$

故
$$b=\frac{127.161\,9-34.418\,91\times29.052\,97/8}{149.149\,5-34.418\,91^2/8}\approx2.029\,862,$$

$$\ln a=(29.052\,97-34.418\,91\times b)/8\approx-5.102\,18,$$

从而
$$a=\mathrm{e}^{\ln a}\approx0.006\,1,$$

因此所求的经验公式为　　$P=0.006\,1T^{2.029\,9}.$

32. 对一癫痫病人一次静脉注射 300 mg 苯妥英钠,测得血药浓度 C 与时间 t 的数据如表习题 6-4 所示,求 $C=C_0\mathrm{e}^{-kt}$ 型经验公式[参考第五章第六节三].

表习题 6-4

t/h	5	10	15	20	30	40	50
C/$(\mu g/ml)$	4.70	3.65	3.05	2.40	1.45	0.95	0.61

解 由 $C=C_0 e^{-kt}$ 可得 $\ln C=\ln C_0-kt$.

作 t,$\ln C$ 的散点图,可知 t,$\ln C$ 近似为直线分布,列出表答案 6-4:

表习题 6-4

i	t_i	$\ln C_i$	t_i^2	$t_i \ln C_i$
1	5	1.547 563	25	7.737 815
2	10	1.294 727	100	12.947 27
3	15	1.115 142	225	16.727 13
4	20	0.875 469	400	17.509 38
5	30	0.371 564	900	11.146 92
6	40	$-0.051\ 293$	1 600	$-2.051\ 73$
7	50	$-0.494\ 296$	2 500	$-24.714\ 8$
$\sum\limits_{i=1}^{7}$	170	4.658 876	5 750	39.301 99

所以

$$-k=\frac{39.301\ 99-170\times 4.658\ 876/7}{5\ 750-170^2/7}=-0.045\ 54,$$

$$\ln C_0=[4.658\ 876-170\times(-k)]/7=1.771\ 53,$$

从而

$$C_0=e^{\ln C_0}=5.879\ 8$$

故所求经验公式为 $C=5.879\ 8e^{-0.045\ 54t}$.

33. 画出积分区域,并计算下列二重积分:

(1) $\iint\limits_{D} x\,e^{xy}\,dx\,dy$,其中 D 为矩形 $0\leqslant x\leqslant 1$,$-1\leqslant y\leqslant 0$.

解 积分区域如图习题 6-6 所示.

$$
\begin{aligned}
原式&=\int_0^1 dx\int_{-1}^0 x\,e^{xy}\,dy\\
&=\int_0^1 dx\int_{-1}^0 e^{xy}\,d(xy)\\
&=\int_0^1 e^{xy}\Big|_{-1}^0 dx\\
&=\int_0^1 (1-e^{-x})\,dx
\end{aligned}
$$

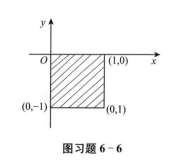

图习题 6-6

$$=(x+\mathrm{e}^{-x})\,\Big|_0^1$$

$$=1+\mathrm{e}^{-1}-1=\mathrm{e}^{-1}.$$

(2) $\iint\limits_D xy^2\mathrm{d}x\,\mathrm{d}y$,其中 D 为 $x^2+y^2=4$ 与 y 轴所围成的右半区域.

解　积分区域如图习题 6-7 所示.

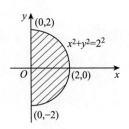

$$原式=\int_{-2}^2\mathrm{d}y\int_0^{\sqrt{4-y^2}}xy^2\mathrm{d}x$$

$$=\int_{-2}^2y^2\mathrm{d}y\int_0^{\sqrt{4-y^2}}x\,\mathrm{d}x$$

$$=\int_{-2}^2y^2\frac{x^2}{2}\,\Big|_0^{\sqrt{4-y^2}}\mathrm{d}y$$

$$=\int_{-2}^2y^2\frac{4-y^2}{2}\mathrm{d}y$$

图习题 **6-7**

$$=\left(\frac{2}{3}y^3-\frac{y^5}{10}\right)\Big|_{-2}^2$$

$$=\frac{64}{15}=4\frac{4}{15}.$$

(3) $\iint\limits_D(x^2-y^2)\mathrm{d}x\,\mathrm{d}y$,其中 D 为 $0\leqslant y\leqslant\sin x$,$0\leqslant x\leqslant\pi$.

解　积分区域如图习题 6-8 所示.

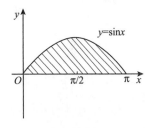

$$原式=\int_0^\pi\mathrm{d}x\int_0^{\sin x}(x^2-y^2)\mathrm{d}y$$

$$=\int_0^\pi(x^2\sin x-\frac{1}{3}\sin^3 x)\mathrm{d}x.$$

图习题 **6-8**

因为

$$\int_0^\pi x^2\sin x\,\mathrm{d}x=-\int_0^\pi x^2\mathrm{d}(\cos x)$$

$$=-\left[x^2\cos x\,\Big|_0^\pi-2\int_0^\pi x\cos x\,\mathrm{d}x\right]$$

$$=\pi^2+2\int_0^\pi x\,\mathrm{d}(\sin x)$$

$$=\pi^2+2\left[x\sin x\,\Big|_0^\pi-\int_0^\pi\sin x\,\mathrm{d}x\right]$$

$$=\pi^2+2\cos x\,\Big|_0^\pi$$

$$=\pi^2-4,$$

$$\int_0^\pi \sin^3 dx = -\int_0^\pi (1-\cos^2 x)d(\cos x)$$

$$= -\left(\cos x - \frac{1}{3}\cos^3 x\right)\Big|_0^\pi$$

$$= 2 + \frac{1}{3}(-2) = \frac{4}{3},$$

所以 $\qquad$ 原式 $= \pi^2 - 4 - \frac{4}{9} = \pi^2 - 4\frac{4}{9}.$

(4) $\iint\limits_D (x^2+y^2-x)dxdy$, 其中 D 是由直线 $y=2, y=x$

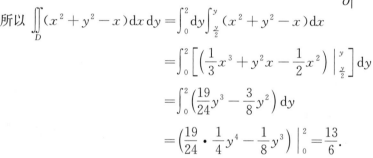

及 $y=2x$ 所围成的闭区域.

解 积分区域如图所示.

因为 $D = \left\{(x,y)\mid \dfrac{y}{2} \leqslant x \leqslant y, 0 \leqslant y \leqslant 2\right\},$

所以 $\iint\limits_D (x^2+y^2-x)dxdy = \int_0^2 dy\int_{\frac{y}{2}}^y (x^2+y^2-x)dx$

$$= \int_0^2\left[\left(\frac{1}{3}x^3 + y^2 x - \frac{1}{2}x^2\right)\Big|_{\frac{y}{2}}^y\right]dy$$

$$= \int_0^2\left(\frac{19}{24}y^3 - \frac{3}{8}y^2\right)dy$$

$$= \left(\frac{19}{24}\cdot\frac{1}{4}y^4 - \frac{1}{8}y^3\right)\Big|_0^2 = \frac{13}{6}.$$

34. 更换下列二次积分的积分次序:

(1) $\int_0^1 dy\int_0^y f(x,y)dx$

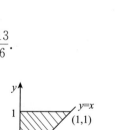

解 积分区域见图习题 6-9.

原式 $= \int_0^1 dx\int_x^1 f(x,y)dy.$

(2) $\int_1^e dx\int_0^{\ln x} f(x,y)dy$

解 积分区域见图习题 6-10.

原式 $= \int_0^1 dy\int_{e^y}^e f(x,y)dx.$

图习题 6-9

(3) $\int_0^2 dx\int_x^{2x} f(x,y)dy$

解 积分区域见图习题 6-11.

原式 $= \int_0^2 dy\int_{\frac{y}{2}}^y f(x,y)dx + \int_2^4 dy\int_{\frac{y}{2}}^2 f(x,y)dx.$

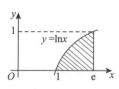

图习题 6-10

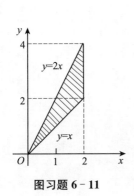

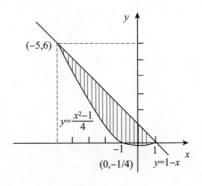

图习题 6－11　　　　　　　　　　　图习题 6－12

(4) $\displaystyle\int_{-5}^{1}\mathrm{d}x\int_{\frac{x^2-1}{4}}^{1-x}f(x,y)\mathrm{d}y$

解　积分区域见图习题 6－12.

原式 $=\displaystyle\int_{-\frac{1}{4}}^{0}\mathrm{d}y\int_{-\sqrt{4y+1}}^{\sqrt{4y+1}}f(x,y)\mathrm{d}x+\int_{0}^{6}\mathrm{d}y\int_{-\sqrt{4y+1}}^{1-y}f(x,y)\mathrm{d}x.$

35. 利用二重积分求下列曲线所围成的图形的面积：

(1) $y=x,y=5x,x=1$

解　积分区域见图习题 6－13.

面积 $S=\displaystyle\iint\limits_{D}1\mathrm{d}x\,\mathrm{d}y=\int_{0}^{1}\mathrm{d}x\int_{x}^{5x}\mathrm{d}y$

$\qquad=\displaystyle\int_{0}^{1}(5x-x)\mathrm{d}x=2x^2\Big|_{0}^{1}=2.$

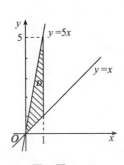

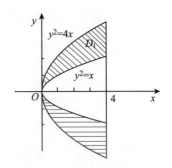

图习题 6－13　　　　　　　　　　　图习题 6－14

(2) $y^2=x,y^2=4x,x=4$

解　积分区域见图习题 6－14.

面积 $S=2\displaystyle\iint\limits_{D_1}1\mathrm{d}x\,\mathrm{d}y=2\int_{0}^{4}\mathrm{d}x\int_{\sqrt{x}}^{2\sqrt{x}}\mathrm{d}y$

$$= 2 \int_0^4 \sqrt{x} \, dx = 10 \frac{2}{3}.$$

（3）$xy = 4, xy = 8, y = x, y = 2x \, (x > 0, y > 0)$

解　积分区域见图习题 6 - 15.

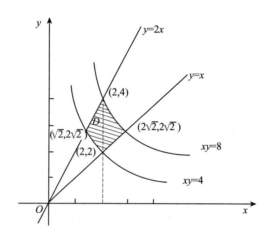

图习题 6 - 15

$$\text{面积 } S = \iint\limits_{D} 1 \, dx \, dy = \int_{\sqrt{2}}^2 dx \int_{\frac{4}{x}}^{2x} dy + \int_2^{2\sqrt{2}} dx \int_x^{\frac{8}{x}} dy$$

$$= \int_{\sqrt{2}}^2 \left(2x - \frac{4}{x} \right) dx + \int_2^{2\sqrt{2}} \left(\frac{8}{x} - x \right) dx$$

$$= (x^2 - 4\ln x) \Big|_{\sqrt{2}}^2 + \left(8\ln x - \frac{x^2}{2} \right) \Big|_2^{2\sqrt{2}}$$

$$= (2 - 2\ln 2) + (4\ln 2 - 2) = 2\ln 2.$$

习题七

1. 盒中装有 5 个球(3 个白球,2 个黑球),从中任取 1 个,问:取到白球的概率是多少?

解 所有的可能结果有 5 个,它们都是基本事件.其中有利于"取得白球"的基本事件有 3 个.由概率的古典定义,所求概率为

$$P = \frac{3}{5}.$$

2. 一批产品共 100 件,其中 5 件是次品,现从中任取 50 件,问:无次品的概率是多少?

解 从 100 件产品中任取 50 件,共有 C_{100}^{50} 种不同的结果,它们都是基本事件.要所取出的 50 件中无次品,必须是从 95 件正品中取出,因而这种无次品的取法共有 C_{95}^{50} 种,这即是有利于事件"任取 50 件其中无次品"的基本事件数.那么

$$P = \frac{C_{95}^{50}}{C_{100}^{50}}$$

$$= \frac{95! \ / (50! \ \times 45! \ )}{100! \ / (50! \ \times 50! \ )}$$

$$= \frac{50 \times 49 \times 48 \times 47 \times 46}{100 \times 99 \times 98 \times 97 \times 96} \approx 2.8\%.$$

3. 甲、乙同时向一架敌机炮击,已知甲击中敌机的概率为 0.6,乙击中敌机的概率为 0.5,求敌机被击中的概率.又设甲、乙都击中时敌机才坠毁,求敌机坠毁的概率.

解 用 A 表示"甲击中敌机",B 表示"乙击中敌机",C 表示"敌机被击中",D 表示"敌机坠毁",则 $C = A + B,D = AB.$

因为 A,B 的相互独立性,所以由独立事件的概率乘法公式得

$$P(D) = P(AB) = P(A)P(B) = 0.6 \times 0.5 = 0.3.$$

再由概率加法公式得

$$P(C) = P(A + B)$$

$$= P(A) + P(B) - P(AB)$$

$$= 0.6 + 0.5 - 0.3 = 0.8.$$

4. 某型号的高射炮,每一门炮(发射一次)击中敌机的概率为 0.6,若干门炮同

时发射(每门发射一发炮弹),欲以 99% 的把握击中来侵犯的一架敌机,至少应配置几门高射炮?

解 设 n 是以 99% 的概率击中敌机所需配置的高炮门数.

用 A_i 表示"第 i 门炮击中敌机"$(i=1,2,\cdots,n)$,A 表示"敌机被击中",则

$$A = A_1 + A_2 + \cdots + A_n$$

$$\overline{A} = \overline{A_1 + A_2 + \cdots + A_n} = \overline{A}_1 \overline{A}_2 \cdots \overline{A}_n$$

且 $\overline{A}_1, \overline{A}_2, \cdots, \overline{A}_n$ 是互相独立的,故

$$P(A) = 1 - P(\overline{A})$$
$$= 1 - P(\overline{A}_1 \overline{A}_2 \cdots \overline{A}_n)$$
$$= 1 - P(\overline{A}_1) P(\overline{A}_2) \cdots P(\overline{A}_n).$$

由 $P(A_i) = 0.6$,得

$$P(\overline{A}_i) = 1 - 0.6 = 0.4 \qquad (i = 1, 2, \cdots, n),$$

则
$$P(A) = 1 - 0.4^n.$$

要求 n,使
$$P(A) = 1 - 0.4^n \geqslant 0.99,$$

即
$$0.4^n \leqslant 0.01,$$

则
$$n \geqslant \frac{\lg 0.01}{\lg 0.4} = \frac{2}{0.397\ 9} \approx 5.026,$$

因而至少需配置 6 门高射炮才能以 99% 的把握击中敌机.

5. 某产品的加工由两道工序组成,第一道工序的废品率为 0.015,第二道工序的废品率为 0.02,假定两道工序出废品是彼此无关的,求产品的合格率.

解 用 A 表示"第一道工序出正品",B 表示"第二道工序出正品",C 表示"产品为正品",则

$$P(A) = 1 - 0.015 = 0.985,$$
$$P(B) = 1 - 0.02 = 0.98.$$

要出正品,必须两道工序都出正品,则 $C = AB$.

由 A, B 的相互独立性,得

$$P(C) = P(AB)$$
$$= P(A)P(B)$$
$$= 0.985 \times 0.98 \approx 96.5\%.$$

6. 甲、乙、丙三人向一飞机射击,甲、乙、丙射中的概率分别为 $0.4, 0.5, 0.7$. 若只有一人射中,飞机坠毁的概率为 0.2;若两人射中,飞机坠毁的概率为 0.6;若三人射中,飞机必坠毁,求飞机坠毁的概率.

解 用 B_i 表示"有 i 人击中飞机"$(i = 0, 1, 2, 3)$,C 表示"飞机被击落",A_1,

A_2,A_3 分别表示甲、乙、丙击中飞机,则
$$C = CB_0 + CB_1 + CB_2 + CB_3.$$
由全概率公式,得
$$P(C) = P(B_0)P(C \mid B_0) + P(B_1)P(C \mid B_1) +$$
$$P(B_2)P(C \mid B_2) + P(B_3)P(C \mid B_3).$$
由题意,得
$$P(C \mid B_0) = 0, P(C \mid B_1) = 0.2,$$
$$P(C \mid B_2) = 0.6, P(C \mid B_3) = 1,$$
因而还需计算 $P(B_1)$,$P(B_2)$,$P(B_3)$ 的值.

由于甲、乙、丙三人是独立进行射击的,故 A_1,A_2,A_3 相互独立. 由 $B_1 = A_1\overline{A}_2\overline{A}_3 + \overline{A}_1 A_2 \overline{A}_3 + \overline{A}_1 \overline{A}_2 A_3$,得

$$P(B_1) = P(A_1\overline{A}_2\overline{A}_3) + P(\overline{A}_1 A_2 \overline{A}_3) + P(\overline{A}_1 \overline{A}_2 A_3)$$
$$= P(A_1)P(\overline{A}_2)P(\overline{A}_3) + P(\overline{A}_1)P(A_2)P(\overline{A}_3) + P(\overline{A}_1)P(\overline{A}_2)P(A_3)$$
$$= 0.4 \times 0.5 \times 0.3 + 0.6 \times 0.5 \times 0.3 + 0.6 \times 0.5 \times 0.7$$
$$= 0.36.$$

由 $B_2 = A_1 A_2 \overline{A}_3 + A_1 \overline{A}_2 A_3 + \overline{A}_1 A_2 A_3$,得

$$P(B_2) = P(A_1 A_2 \overline{A}_3) + P(A_1 \overline{A}_2 A_3) + P(\overline{A}_1 A_2 A_3)$$
$$= P(A_1)P(A_2)P(\overline{A}_3) + P(A_1)P(\overline{A}_2)P(A_3) + P(\overline{A}_1)P(A_2)P(A_3)$$
$$= 0.4 \times 0.5 \times 0.3 + 0.4 \times 0.5 \times 0.7 + 0.6 \times 0.5 \times 0.7$$
$$= 0.41.$$

由 $B_3 = A_1 A_2 A_3$,得
$$P(B_3) = P(A_1)P(A_2)P(A_3)$$
$$= 0.4 \times 0.5 \times 0.7 = 0.14.$$
代入全概率公式,得
$$P(C) = 0.36 \times 0.2 + 0.41 \times 0.6 + 0.14 \times 1 = 0.458.$$

7. 两台机器加工同样的产品,第一台出现废品的概率是 0.03,第二台出现废品的概率是 0.02,加工出来的产品放在一起,并且已知第一台加工的产品比第二台加工的产品多一倍,求任意取出的产品是合格品的概率. 又若任意取出的产品是废品,求它是第二台机器加工的概率.

解 用 A_i 表示"任取一产品,为第 i 台机器加工的产品"$(i=1,2)$,B 表示"任取一产品,为合格品",则
$$\overline{B} = \overline{B}A_1 + \overline{B}A_2.$$
由全概率公式得

$$P(\overline{B}) = P(A_1)P(\overline{B} \mid A_1) + P(A_2)P(\overline{B} \mid A_2)$$

$$= \frac{2}{3} \times 0.03 + \frac{1}{3} \times 0.02$$

$$= \frac{1}{3} \times 0.08 \approx 0.027,$$

则 $\qquad P(B) = 1 - P(\overline{B}) = 1 - 0.027 = 0.973.$

由贝叶斯公式得

$$P(A_2 \mid \overline{B}) = \frac{P(A_2)P(\overline{B} \mid A_2)}{P(\overline{B})} = \frac{\dfrac{1}{3} \times 0.02}{\dfrac{1}{3} \times 0.08} = 0.25.$$

8. 某类产品使用时间在 1 000 小时以上的概率为 0.2,求三个该产品在使用 1 000 小时以后最多只有一个损坏的概率.

解 用 A 表示"产品使用 1 000 小时以上",则 $P(A) = 0.2, P(\overline{A}) = 0.8$.

将对每一产品进行检验看作一次试验,考察三个产品即可看作进行三次重复独立试验.

由二项概率公式可得三个产品在使用 1 000 小时以后没有一个损坏的概率为
$$P_3(3) = C_3^0 (0.2)^3 (0.8)^0 = 0.008,$$

恰有一个损坏的概率为
$$P_3(2) = C_3^1 (0.2)^2 (0.8) = 0.096,$$

因而所求概率为
$$P = P_3(3) + P_3(2) = 0.008 + 0.096 = 0.104.$$

9. 某个人群中患沙眼的概率为 0.04,现抽查 20 人,求其中 2 人患沙眼的概率.

解 用 A 表示"患沙眼",则 $P(A) = 0.04, P(\overline{A}) = 0.96$.

将对每一个人进行检查看作一次试验,则抽查 20 人即可看作进行 20 次重复独立试验,所求概率为其中 A 发生了两次的概率.

由二项概率公式得所求的概率为
$$P_{20}(2) = C_{20}^2 (0.04)^2 (0.96)^{18} \approx 0.146.$$

10. 人的血型为 O,A,B,AB 型的概率分别为 0.46,0.40,0.11,0.03. 现任意挑选 5 人,求下列事件的概率:

(1) 恰有 2 人为 O 型;

(2) 3 人为 O 型,2 人为 A 型;

(3) 没有一人为 AB 型;

(4) 2 人为 O 型,其他 3 人分别为其他 3 种血型.

解 (1) 检验 5 个人的血型,相当于 5 次重复独立试验. 每次试验中血型为 O

型的概率为 0.46,不为 O 型的概率为 0.54.

由二项概率公式得所求概率为

$$P_5(2) = C_5^2(0.46)^2(0.54)^3 \approx 0.333.$$

(2) 5 人中,指定 3 人的血型为 O 型,另 2 人的血型为 A 型,由独立事件的概率乘法公式得该事件的概率为

$$(0.46)^3 \times (0.40)^2 \approx 0.015\ 57.$$

而 5 人中 3 人的血型为 O 型(另 2 人的血型为 A 型)共有 C_5^3 种不同取法,由互斥事件的概率加法公式得所求概率为

$$P = C_5^2 \times (0.46)^3 \times (0.40)^2 \approx 0.156.$$

(3) 每个人的血型不为 AB 型的概率为$(1-0.03)$.

由独立事件的概率乘法公式,5 人的血型都不为 AB 型的概率为

$$P = (1-0.03)^5 \approx 0.859.$$

(4) 5 人中指定 2 人的血型为 O 型,1 人为 A 型,1 人为 B 型,1 人为 AB 型的概率为

$$(0.46)^2 \times 0.40 \times 0.11 \times 0.03 \approx 0.000\ 279.$$

5 人中 2 人的血型为 O 型的有 C_5^2 种不同取法,余下 3 人血型分别为 A,B,AB 型的有 3! 种不同取法. 因而 5 人中 2 人血型为 O 型,其他 3 人分别为 A,B,AB 型的共有 $C_5^2 \times 3!$ 种不同取法.

由互斥事件的概率加法公式得所求概率为

$$P = C_5^2 \times 3! \times (0.46)^2 \times 0.40 \times 0.11 \times 0.33 \approx 0.016\ 8.$$

11. 3 人独立地去破译一个密码,他们单独译出密码的概率分别为 $\frac{1}{5}, \frac{1}{3}, \frac{1}{4}$,问:能将此密码译出的概率是多少?

解 用 A_i 表示"第 i 个人译出密码"$(i=1,2,3)$,则

$$P(A_1) = \frac{1}{5}, P(A_2) = \frac{1}{3}, P(A_3) = \frac{1}{4}.$$

B 表示"密码被译出",则

$$B = A_1 + A_2 + A_3,$$
$$\overline{B} = \overline{A_1 + A_2 + A_3} = \overline{A}_1 \overline{A}_2 \overline{A}_3.$$

由 $\overline{A}_1, \overline{A}_2, \overline{A}_3$ 的相互独立性可得

$$P(B) = 1 - P(\overline{B})$$
$$= 1 - P(\overline{A}_1)P(\overline{A}_2)P(\overline{A}_3)$$
$$= 1 - \left(1 - \frac{1}{5}\right)\left(1 - \frac{1}{3}\right)\left(1 - \frac{1}{4}\right)$$

$$=1-\frac{2}{5}=\frac{3}{5}=0.6.$$

12. 从一副扑克牌中抽出 5 张,求其中黑桃张数的概率分布(无王).

解 设其中的黑桃张数为 X,则 X 的取值为 $0,1,2,3,4,5$. 由概率的古典定义得

$$P\{X=k\}=\frac{C_{13}^k C_{39}^{5-k}}{C_{32}^5} \qquad (k=0,1,2,3,4,5),$$

这即为 X 的概率分布.

13. 抛掷一枚硬币,直到出现"正面向上"为止,求抛掷次数的概率分布.

解 设所求的抛掷次数为 X,则 X 可以取 $1,2,3\cdots$,即可以取一切正整数.

用 $\{X=k\}$ 表示前 $k-1$ 次都是"反面向上",而第 k 次是"正面向上". 在每次试验中,"正面向上"和反面向上"的概率都为 0.5.

由独立事件的概率乘法公式得

$$P\{X=k\}=(0.5)^{k-1}\cdot(0.5)=(0.5)^k \qquad (k=1,2,3,\cdots),$$

这即为 X 的概率分布.

14. 某射手每次射击击中目标的概率是 0.8,现在连续射击 5 次,求击中 3 次的概率.

解 设击中目标的次数为 X,则 X 可取的值为 $0,1,2,3,4,5$.

射击 5 次,相当于进行 5 次重复独立试验,每次试验中"击中目标"的概率是 0.8,则 X 服从 $n=5,p=0.8$ 的二项分布,故得

$$P\{X=k\}=C_5^k\cdot(0.8)^k\cdot(0.2)^{5-k} \qquad (k=0,1,2,3,4,5).$$

故所求概率为

$$P\{X=3\}=C_5^3\times(0.8)^3\times(0.2)^2=0.204\ 8.$$

15. 某产品的次品率是 0.01,从中抽取 4 个,分别求出没有次品,有一个次品,有两个次品,有三个次品,全是次品的概率.

解 设抽取的 4 个产品中的次品数为 X,则 X 可取的值为 $0,1,2,3,4$.

当产品数目很大时,抽取 4 个产品,可认为进行 4 次重复独立试验,每次试验中"抽出的产品是次品"的概率为 0.01,则 X 服从 $n=4,p=0.01$ 的二项分布,故得

$$P\{X=k\}=C_4^k\cdot(0.01)^k\cdot(0.99)^{4-k} \qquad (k=0,1,2,3,4).$$

故所求概率分别为

$$P\{X=0\}=C_4^0\times(0.99)^4\approx0.960\ 6,$$
$$P\{X=1\}=C_4^1\times(0.01)\times(0.99)^3\approx0.038\ 8,$$
$$P\{X=2\}=C_4^2\times(0.01)^2\times(0.99)^2\approx0.000\ 588,$$
$$P\{X=3\}=C_4^3\times(0.01)^3\times0.99=0.000\ 003\ 69,$$
$$P\{X=4\}=C_4^4\times(0.01)^4=10^{-8}.$$

16. 生三胞胎的概率为 10^{-4},求在 10 万次生育中最多有 3 次生三胞胎的概率.

解　设 10 万次生育中生三胞胎的次数为 X.

考察 10 万次生育,看其是否生三胞胎,相当于进行 10 万次重复独立试验,每次生育中生三胞胎的概率为 10^{-4},因而 X 服从 $n=10^5$,$p=10^{-4}$ 的二项分布. 由于 n 很大,p 很小,$\lambda=np=10$ 又是一个较小的常数,故 X 近似服从 $\lambda=10$ 的泊松分布,即

$$P\{X=k\} \approx \frac{10^k}{k!}\mathrm{e}^{-10}.$$

由泊松分布表 $\lambda=10$ 一列查得

$$P\{X=0\}=0.000\,045,$$
$$P\{X=1\}=0.000\,454,$$
$$P\{X=2\}=0.002\,270,$$
$$P\{X=3\}=0.007\,567,$$

则所求概率为

$$P\{X\leqslant 3\}=P\{X=0\}+P\{X=1\}+P\{X=2\}+P\{X=3\}$$
$$=0.010\,336.$$

17. 设随机变量 X 的概率密度为 $p(x)=\begin{cases} Cx, & 0\leqslant x\leqslant 1, \\ 0, & \text{其他}, \end{cases}$

求:(1) 常数 C;(2) X 落在 $(0.3,0.7)$ 内的概率.

解　(1) 由 $\int_{-\infty}^{+\infty}p(x)\mathrm{d}x=\int_0^1 Cx\mathrm{d}x=\frac{C}{2}=1$,得 $C=2$.

(2) $P\{0.3<X<0.7\}=\int_{0.3}^{0.7}p(x)\mathrm{d}x=\int_{0.3}^{0.7}2x\mathrm{d}x=0.4.$

18. 设 $X\sim N(0,1)$,求 $P\{0.5<X<2.4\}$.

解　查标准正态分布表得

$$P\{0.5<X<2.4\}=\Phi(2.4)-\Phi(0.5)$$
$$=0.991\,08-0.691\,5$$
$$=0.299\,58.$$

19. 设 $X\sim N(1,0.6^2)$,求 $P\{X>0\}$ 和 $P\{0.2<X<1.8\}$.

解　$P\{X>0\}=1-\Phi\left(\dfrac{0-1}{0.6}\right)$

$$=1-\Phi\left(-\frac{5}{3}\right)$$
$$=1-\left[1-\Phi\left(\frac{5}{3}\right)\right]=\Phi\left(\frac{5}{3}\right),$$

故查标准正态分布表得

$$P\{X>0\}=\Phi\left(\frac{5}{3}\right)=0.952\ 54.$$

$$P\{0.2<X<1.8\}=\Phi\left(\frac{1.8-1}{0.6}\right)-\Phi\left(\frac{0.2-1}{0.6}\right)$$

$$=\Phi\left(\frac{4}{3}\right)-\Phi\left(-\frac{4}{3}\right)$$

$$=\Phi\left(\frac{4}{3}\right)-\left[1-\Phi\left(\frac{4}{3}\right)\right]$$

$$=2\Phi\left(\frac{4}{3}\right)-1,$$

查标准正态分布表得

$$\Phi\left(\frac{4}{3}\right)=0.903\ 24,$$

故

$$P\{0.2<X<1.8\}=2\times0.903\ 24-1=0.806\ 48.$$

20. 设某射手每次射击击中目标的概率是 0.8,现连续射击 30 次,则"击中目标次数"X 是一个随机变量,求 X 的概率分布.

解 射击 30 次,相当于 30 次重复独立试验,每次试验中,"击中目标"的概率为 0.8,则 X 服从 $n=30$,$p=0.8$ 的二项分布,即

$$P\{X=k\}=C_{30}^{k}\cdot(0.8)^{k}\cdot(0.2)^{30-k}\quad(k=0,1,2,\cdots,30),$$

这即为 X 的概率分布.

习题八

1. 计算下列行列式的值:

$$(1) \begin{vmatrix} 1 & 2 & 3 & 4 \\ -2 & 1 & -4 & 3 \\ 3 & -4 & -1 & 2 \\ 4 & 3 & -2 & -1 \end{vmatrix}$$

解

$$\begin{vmatrix} 1 & 2 & 3 & 4 \\ -2 & 1 & -4 & 3 \\ 3 & -4 & -1 & 2 \\ 4 & 3 & -2 & -1 \end{vmatrix} \xlongequal[\substack{r_3-3r_1 \\ r_4-4r_1}]{r_2+2r_1} \begin{vmatrix} 1 & 2 & 3 & 4 \\ 0 & 5 & 2 & 11 \\ 0 & -10 & -10 & -10 \\ 0 & -5 & -14 & -17 \end{vmatrix}$$

$$= (-10) \times (-1) \begin{vmatrix} 1 & 2 & 3 & 4 \\ 0 & 5 & 2 & 11 \\ 0 & 1 & 1 & 1 \\ 0 & 5 & 14 & 17 \end{vmatrix}$$

$$\xlongequal{r_2 \leftrightarrow r_3} 10 \times (-1) \begin{vmatrix} 1 & 2 & 3 & 4 \\ 0 & 1 & 1 & 1 \\ 0 & 5 & 2 & 11 \\ 0 & 5 & 14 & 17 \end{vmatrix}$$

$$\xlongequal[\substack{r_4-5r_2}]{r_3-5r_2} -10 \begin{vmatrix} 1 & 2 & 3 & 4 \\ 0 & 1 & 1 & 1 \\ 0 & 0 & -3 & 6 \\ 0 & 0 & 9 & 12 \end{vmatrix}$$

$$= (-10) \times (-3) \times 3 \begin{vmatrix} 1 & 2 & 3 & 4 \\ 0 & 1 & 1 & 1 \\ 0 & 0 & 1 & -2 \\ 0 & 0 & 3 & 4 \end{vmatrix}$$

$$\xlongequal{r_4-3r_3} 90 \begin{vmatrix} 1 & 2 & 3 & 4 \\ 0 & 1 & 1 & 1 \\ 0 & 0 & 1 & -2 \\ 0 & 0 & 0 & 10 \end{vmatrix} = 900.$$

$$(2) \quad \begin{vmatrix} 2 & 1 & 4 & 1 \\ 3 & -1 & 2 & 1 \\ 1 & 2 & 3 & 2 \\ 5 & 0 & 6 & 2 \end{vmatrix}$$

解
$$\begin{vmatrix} 2 & 1 & 4 & 1 \\ 3 & -1 & 2 & 1 \\ 1 & 2 & 3 & 2 \\ 5 & 0 & 6 & 2 \end{vmatrix} \xlongequal{r_1 \leftrightarrow r_3} (-1) \begin{vmatrix} 1 & 2 & 3 & 2 \\ 3 & -1 & 2 & 1 \\ 2 & 1 & 4 & 1 \\ 5 & 0 & 6 & 2 \end{vmatrix}$$

$$\xlongequal[\substack{r_2-3r_1 \\ r_3-2r_1 \\ r_4-5r_1}]{} - \begin{vmatrix} 1 & 2 & 3 & 2 \\ 0 & -7 & -7 & -5 \\ 0 & -3 & -2 & -3 \\ 0 & -10 & -9 & -8 \end{vmatrix}$$

$$\xlongequal{r_4-r_2} - \begin{vmatrix} 1 & 2 & 3 & 2 \\ 0 & -7 & -7 & -5 \\ 0 & -3 & -2 & -3 \\ 0 & -3 & -2 & -3 \end{vmatrix}$$

$$\xlongequal{r_4-r_3} - \begin{vmatrix} 1 & 2 & 3 & 2 \\ 0 & -7 & -7 & -5 \\ 0 & -3 & -2 & -3 \\ 0 & 0 & 0 & 0 \end{vmatrix} = 0.$$

$$(3) \quad \begin{vmatrix} 1 & 1 & 1 & 1 \\ 1 & 1+a & 1 & 1 \\ 1 & 1 & 1+b & 1 \\ 1 & 1 & 1 & 1+c \end{vmatrix}$$

解
$$\begin{vmatrix} 1 & 1 & 1 & 1 \\ 1 & 1+a & 1 & 1 \\ 1 & 1 & 1+b & 1 \\ 1 & 1 & 1 & 1+c \end{vmatrix} \xlongequal[\substack{r_2-r_1 \\ r_3-r_1 \\ r_4-r_1}]{} \begin{vmatrix} 1 & 1 & 1 & 1 \\ 0 & a & 0 & 0 \\ 0 & 0 & b & 0 \\ 0 & 0 & 0 & c \end{vmatrix} = abc.$$

$$(4) \quad \begin{vmatrix} x & -1 & 0 & 0 \\ 0 & x & -1 & 0 \\ 0 & 0 & x & -1 \\ a_0 & a_1 & a_2 & x+a_3 \end{vmatrix}$$

解
$$\begin{vmatrix} x & -1 & 0 & 0 \\ 0 & x & -1 & 0 \\ 0 & 0 & x & -1 \\ a_0 & a_1 & a_2 & x+a_3 \end{vmatrix}$$

$$=x \cdot (-1)^{1+1} \begin{vmatrix} x & -1 & 0 \\ 0 & x & -1 \\ a_1 & a_2 & x+a_3 \end{vmatrix} + (-1) \cdot (-1)^{1+2} \begin{vmatrix} 0 & -1 & 0 \\ 0 & x & -1 \\ a_0 & a_2 & x+a_3 \end{vmatrix}$$

$$=x \cdot (x^3 + a_3 x^2 + a_1 + a_2 x) + a_0$$

$$=x^4 + a_3 x^3 + a_2 x^2 + a_1 x + a_0.$$

2. 证明下列等式：

(1) $\begin{vmatrix} -ab & ac & ae \\ bd & -cd & ed \\ bf & cf & -ef \end{vmatrix} = 4abcdef$

证明
$$\begin{vmatrix} -ab & ac & ae \\ bd & -cd & ed \\ bf & cf & -ef \end{vmatrix} = adf \begin{vmatrix} -b & c & e \\ b & -c & e \\ b & c & -e \end{vmatrix}$$

$$= abcdef \begin{vmatrix} -1 & 1 & 1 \\ 1 & -1 & 1 \\ 1 & 1 & -1 \end{vmatrix} = 4abcdef.$$

(2) $\begin{vmatrix} a^2 & (a+1)^2 & (a+2)^2 & (a+3)^2 \\ b^2 & (b+1)^2 & (b+2)^2 & (b+3)^2 \\ c^2 & (c+1)^2 & (c+2)^2 & (c+3)^2 \\ d^2 & (d+1)^2 & (d+2)^2 & (d+3)^2 \end{vmatrix} = 0$

证明
$$\begin{vmatrix} a^2 & (a+1)^2 & (a+2)^2 & (a+3)^2 \\ b^2 & (b+1)^2 & (b+2)^2 & (b+3)^2 \\ c^2 & (c+1)^2 & (c+2)^2 & (c+3)^2 \\ d^2 & (d+1)^2 & (d+2)^2 & (d+3)^2 \end{vmatrix}$$

$$\xtofrom[\substack{c_3 - c_2 \\ c_2 - c_1}]{c_4 - c_3} \begin{vmatrix} a^2 & 2a+1 & 2a+3 & 2a+5 \\ b^2 & 2b+1 & 2b+3 & 2b+5 \\ c^2 & 2c+1 & 2c+3 & 2c+5 \\ d^2 & 2d+1 & 2d+3 & 2d+5 \end{vmatrix}$$

$$\xrightarrow[\substack{c_3-c_2}]{c_4-c_3} \begin{vmatrix} a^2 & 2a+1 & 2 & 2 \\ b^2 & 2b+1 & 2 & 2 \\ c^2 & 2c+1 & 2 & 2 \\ d^2 & 2d+1 & 2 & 2 \end{vmatrix} = 0.$$

3. 解下列线性方程组:

(1) $\begin{cases} 2x_1 - x_2 + 3x_3 = 3, \\ 3x_1 + x_2 - 5x_3 = 0, \\ 4x_1 - x_2 + x_3 = 3 \end{cases}$

解 $D = \begin{vmatrix} 2 & -1 & 3 \\ 3 & 1 & -5 \\ 4 & -1 & 1 \end{vmatrix} = -6 \neq 0,$

$$D_1 = \begin{vmatrix} 3 & -1 & 3 \\ 0 & 1 & -5 \\ 3 & -1 & 1 \end{vmatrix} = -6,$$

$$D_2 = \begin{vmatrix} 2 & 3 & 3 \\ 3 & 0 & -5 \\ 4 & 3 & 1 \end{vmatrix} = -12,$$

$$D_3 = \begin{vmatrix} 2 & -1 & 3 \\ 3 & 1 & 0 \\ 4 & -1 & 3 \end{vmatrix} = -6,$$

所以 $x_1 = \dfrac{D_1}{D} = 1, x_2 = \dfrac{D_2}{D} = 2, x_3 = \dfrac{D_3}{D} = 1.$

(2) $\begin{cases} 3x_1 + 2x_2 & = 1, \\ x_1 + 3x_2 + 2x_3 & = 0, \\ x_2 + 3x_3 + 2x_4 = 0, \\ x_3 + 3x_4 = -2 \end{cases}$

解 $D = \begin{vmatrix} 3 & 2 & 0 & 0 \\ 1 & 3 & 2 & 0 \\ 0 & 1 & 3 & 2 \\ 0 & 0 & 1 & 3 \end{vmatrix} = 31,$

$$D_1 = \begin{vmatrix} 1 & 2 & 0 & 0 \\ 0 & 3 & 2 & 0 \\ 0 & 1 & 3 & 2 \\ -2 & 0 & 1 & 3 \end{vmatrix} = 31,$$

$$D_2 = \begin{vmatrix} 3 & 1 & 0 & 0 \\ 1 & 0 & 2 & 0 \\ 0 & 0 & 3 & 2 \\ 0 & -2 & 1 & 3 \end{vmatrix} = -31,$$

$$D_3 = \begin{vmatrix} 3 & 2 & 1 & 0 \\ 1 & 3 & 0 & 0 \\ 0 & 1 & 0 & 2 \\ 0 & 0 & -2 & 3 \end{vmatrix} = 31,$$

$$D_4 = \begin{vmatrix} 3 & 2 & 0 & 1 \\ 1 & 3 & 2 & 0 \\ 0 & 1 & 3 & 0 \\ 0 & 0 & 1 & -2 \end{vmatrix} = -31,$$

所以 $x_1 = \dfrac{D_1}{D} = 1, x_2 = \dfrac{D_2}{D} = -1, x_3 = \dfrac{D_3}{D} = 1, x_4 = \dfrac{D_4}{D} = -1.$

4. 设 $\boldsymbol{A} = \begin{bmatrix} 1 & 0 & 2 \\ -1 & -2 & 3 \\ 3 & 1 & 2 \end{bmatrix}, \boldsymbol{B} = \begin{bmatrix} 1 & 2 & 0 \\ 2 & -1 & 1 \\ -1 & 2 & 0 \end{bmatrix}$, 求: (1) $3\boldsymbol{A} + 2\boldsymbol{B}$; (2) $\boldsymbol{A}'\boldsymbol{B}$;

(3) $\boldsymbol{B}'\boldsymbol{A}'$.

解　(1) $3\boldsymbol{A} + 2\boldsymbol{B} = 3\begin{bmatrix} 1 & 0 & 2 \\ -1 & -2 & 3 \\ 3 & 1 & 2 \end{bmatrix} + 2\begin{bmatrix} 1 & 2 & 0 \\ 2 & -1 & 1 \\ -1 & 2 & 0 \end{bmatrix}$

$$= \begin{bmatrix} 3 & 0 & 6 \\ -3 & -6 & 9 \\ 9 & 3 & 6 \end{bmatrix} + \begin{bmatrix} 2 & 4 & 0 \\ 4 & -2 & 2 \\ -2 & 4 & 0 \end{bmatrix}$$

$$= \begin{bmatrix} 5 & 4 & 6 \\ 1 & -8 & 11 \\ 7 & 7 & 6 \end{bmatrix}.$$

(2) $\boldsymbol{A}'\boldsymbol{B} = \begin{bmatrix} 1 & -1 & 3 \\ 0 & -2 & 1 \\ 2 & 3 & 2 \end{bmatrix}\begin{bmatrix} 1 & 2 & 0 \\ 2 & -1 & 1 \\ -1 & 2 & 0 \end{bmatrix} = \begin{bmatrix} -4 & 9 & -1 \\ -5 & 4 & -2 \\ 6 & 5 & 3 \end{bmatrix}.$

(3) $\boldsymbol{B}'\boldsymbol{A}' = \begin{bmatrix} 1 & 2 & -1 \\ 2 & -1 & 2 \\ 0 & 1 & 0 \end{bmatrix}\begin{bmatrix} 1 & -1 & 3 \\ 0 & -2 & 1 \\ 2 & 3 & 2 \end{bmatrix} = \begin{bmatrix} -1 & -8 & 3 \\ 6 & 6 & 9 \\ 0 & -2 & 1 \end{bmatrix}.$

5. 计算下列矩阵的乘积：

(1) $\begin{bmatrix} 1 & 2 \\ 3 & 4 \end{bmatrix} \begin{bmatrix} 1 & -1 \\ 1 & 2 \end{bmatrix}$

解 $\begin{bmatrix} 1 & 2 \\ 3 & 4 \end{bmatrix} \begin{bmatrix} 1 & -1 \\ 1 & 2 \end{bmatrix} = \begin{bmatrix} 3 & 3 \\ 7 & 5 \end{bmatrix}$.

(2) $\begin{bmatrix} 4 & 3 & 1 \\ 1 & -2 & 3 \\ 5 & 7 & 0 \end{bmatrix} \begin{bmatrix} 7 \\ 2 \\ 1 \end{bmatrix}$

解 $\begin{bmatrix} 4 & 3 & 1 \\ 1 & -2 & 3 \\ 5 & 7 & 0 \end{bmatrix} \begin{bmatrix} 7 \\ 2 \\ 1 \end{bmatrix} = \begin{bmatrix} 35 \\ 6 \\ 49 \end{bmatrix}$.

(3) $\begin{bmatrix} 1 & -1 & 1 \\ 2 & 0 & 1 \\ 3 & 1 & -2 \\ -1 & 2 & 1 \end{bmatrix} \begin{bmatrix} 1 & 1 \\ 0 & 1 \\ 1 & 0 \end{bmatrix}$

解 $\begin{bmatrix} 1 & -1 & 1 \\ 2 & 0 & 1 \\ 3 & 1 & -2 \\ -1 & 2 & 1 \end{bmatrix} \begin{bmatrix} 1 & 1 \\ 0 & 1 \\ 1 & 0 \end{bmatrix} = \begin{bmatrix} 2 & 0 \\ 3 & 2 \\ 1 & 4 \\ 0 & 1 \end{bmatrix}$.

(4) $\begin{bmatrix} x_1 & x_2 & x_3 \end{bmatrix} \begin{bmatrix} a_{11} & a_{12} & a_{13} \\ a_{21} & a_{22} & a_{23} \\ a_{31} & a_{32} & a_{33} \end{bmatrix} \begin{bmatrix} x_1 \\ x_2 \\ x_3 \end{bmatrix}$，其中 $a_{ij} = a_{ji}(i,j=1,2,3)$

解 $\begin{bmatrix} x_1 & x_2 & x_3 \end{bmatrix} \begin{bmatrix} a_{11} & a_{12} & a_{13} \\ a_{21} & a_{22} & a_{23} \\ a_{31} & a_{32} & a_{33} \end{bmatrix} \begin{bmatrix} x_1 \\ x_2 \\ x_3 \end{bmatrix}$

$= \begin{bmatrix} a_{11}x_1 + a_{21}x_2 + a_{31}x_3 \\ a_{12}x_1 + a_{22}x_2 + a_{32}x_3 \\ a_{13}x_1 + a_{23}x_2 + a_{33}x_3 \end{bmatrix}^{\mathrm{T}} \begin{bmatrix} x_1 \\ x_2 \\ x_3 \end{bmatrix}$

$= a_{11}x_1^2 + a_{22}x_2^2 + a_{33}x_3^2 + 2a_{12}x_1x_2 + 2a_{13}x_1x_3 + 2a_{23}x_2x_3$.

6. 根据矩阵乘法性质，说明下列矩阵恒等式是否成立，若不成立，指出成立的条件.

(1) $(A+B)^2 = A^2 + 2AB + B^2$；

答 不成立，当且仅当 A,B 为同阶方阵且 $AB=BA$ 时成立.

(2) $A^2 - B^2 = (A+B)(A-B)$.

答 不成立,当且仅当 A,B 为同阶方阵且 $AB=BA$ 时成立.

7. 计算下列矩阵乘积:

(1) $\begin{bmatrix} 1 & 1 & 0 \\ 0 & 1 & 0 \\ 0 & 0 & 1 \end{bmatrix}^n$

解 当 $n=1$ 时,$A = \begin{bmatrix} 1 & 1 & 0 \\ 0 & 1 & 0 \\ 0 & 0 & 1 \end{bmatrix}$.

设当 $n=k$ 时,$A = \begin{bmatrix} 1 & k & 0 \\ 0 & 1 & 0 \\ 0 & 0 & 1 \end{bmatrix}$.

当 $n=k+1$ 时,

$$A = \begin{bmatrix} 1 & 1 & 0 \\ 0 & 1 & 0 \\ 0 & 0 & 1 \end{bmatrix}^{k+1}$$

$$= \begin{bmatrix} 1 & 1 & 0 \\ 0 & 1 & 0 \\ 0 & 0 & 1 \end{bmatrix}^k \begin{bmatrix} 1 & 1 & 0 \\ 0 & 1 & 0 \\ 0 & 0 & 1 \end{bmatrix}$$

$$= \begin{bmatrix} 1 & k & 0 \\ 0 & 1 & 0 \\ 0 & 0 & 1 \end{bmatrix} \begin{bmatrix} 1 & 1 & 0 \\ 0 & 1 & 0 \\ 0 & 0 & 1 \end{bmatrix}$$

$$= \begin{bmatrix} 1 & k+1 & 0 \\ 0 & 1 & 0 \\ 0 & 0 & 1 \end{bmatrix},$$

所以 $\begin{bmatrix} 1 & 1 & 0 \\ 0 & 1 & 0 \\ 0 & 0 & 1 \end{bmatrix}^n = \begin{bmatrix} 1 & n & 0 \\ 0 & 1 & 0 \\ 0 & 0 & 1 \end{bmatrix}$.

(2) $\begin{bmatrix} \lambda & 1 & 0 \\ 0 & \lambda & 1 \\ 0 & 0 & \lambda \end{bmatrix}^n$ (n 为正整数,λ 为常数)

解 当 $n=1$ 时,$A = \begin{bmatrix} \lambda & 1 & 0 \\ 0 & \lambda & 1 \\ 0 & 0 & \lambda \end{bmatrix}$.

设当 $n=k$ 时, $\boldsymbol{A}=\begin{bmatrix} \lambda^k & k\lambda^{k-1} & \dfrac{k(k-1)}{2}\lambda^{k-2} \\ 0 & \lambda^k & k\lambda^{k-1} \\ 0 & 0 & \lambda^k \end{bmatrix}.$

当 $n=k+1$ 时,

$$A=\begin{bmatrix} \lambda & 1 & 0 \\ 0 & \lambda & 1 \\ 0 & 0 & \lambda \end{bmatrix}^{k+1}$$

$$=\begin{bmatrix} \lambda^k & k\lambda^{k-1} & \dfrac{k(k-1)}{2}\lambda^{k-2} \\ 0 & \lambda^k & k\lambda^{k-1} \\ 0 & 0 & \lambda^k \end{bmatrix}\begin{bmatrix} \lambda & 1 & 0 \\ 0 & \lambda & 1 \\ 0 & 0 & \lambda \end{bmatrix}$$

$$=\begin{bmatrix} \lambda^{k+1} & (k+1)\lambda^k & \dfrac{(k+1)k}{2}\lambda^{k-1} \\ 0 & \lambda^{k+1} & (k+1)\lambda^k \\ 0 & 0 & \lambda^{k+1} \end{bmatrix},$$

所以 $\begin{bmatrix} \lambda & 1 & 0 \\ 0 & \lambda & 1 \\ 0 & 0 & \lambda \end{bmatrix}^n = \begin{bmatrix} \lambda^n & n\lambda^{n-1} & \dfrac{n(n-1)}{2}\lambda^{n-2} \\ 0 & \lambda^n & n\lambda^{n-1} \\ 0 & 0 & \lambda^n \end{bmatrix}.$

8. 求下列矩阵的秩:

(1) $\begin{bmatrix} 3 & 2 & -1 \\ 6 & 4 & -2 \\ 1 & 1 & 2 \end{bmatrix}$

解 $\begin{bmatrix} 3 & 2 & -1 \\ 6 & 4 & -2 \\ 1 & 1 & 2 \end{bmatrix} \xrightarrow[r_2 \leftrightarrow r_3]{r_1 \leftrightarrow r_3} \begin{bmatrix} 1 & 1 & 2 \\ 3 & 2 & -1 \\ 6 & 4 & -2 \end{bmatrix}$

$\xrightarrow{r_3 - 2r_2} \begin{bmatrix} 1 & 1 & 2 \\ 3 & 2 & -1 \\ 0 & 0 & 0 \end{bmatrix}$

$\xrightarrow{r_2 - 3r_1} \begin{bmatrix} 1 & 1 & 2 \\ 0 & -1 & -7 \\ 0 & 0 & 0 \end{bmatrix},$

所以 $\qquad R(\boldsymbol{A})=2.$

$$(2)\begin{bmatrix} 1 & 1 & 1 & 1 & 1 \\ 3 & 2 & 1 & 0 & -3 \\ 0 & 1 & 2 & 3 & 6 \\ 5 & 4 & 3 & 2 & 6 \end{bmatrix}$$

解 $\begin{bmatrix} 1 & 1 & 1 & 1 & 1 \\ 3 & 2 & 1 & 0 & -3 \\ 0 & 1 & 2 & 3 & 6 \\ 5 & 4 & 3 & 2 & 6 \end{bmatrix} \xrightarrow[r_4-5r_1]{r_2-3r_1} \begin{bmatrix} 1 & 1 & 1 & 1 & 1 \\ 0 & -1 & -2 & -3 & -6 \\ 0 & 1 & 2 & 3 & 6 \\ 0 & -1 & -2 & -3 & 1 \end{bmatrix}$

$\xrightarrow[r_4-r_2]{r_3+r_2} \begin{bmatrix} 1 & 1 & 1 & 1 & 1 \\ 0 & -1 & -2 & -3 & -6 \\ 0 & 0 & 0 & 0 & 0 \\ 0 & 0 & 0 & 0 & 7 \end{bmatrix}$

$\xrightarrow{r_3\leftrightarrow r_4} \begin{bmatrix} 1 & 1 & 1 & 1 & 1 \\ 0 & -1 & -2 & -3 & -6 \\ 0 & 0 & 0 & 0 & 7 \\ 0 & 0 & 0 & 0 & 0 \end{bmatrix},$

所以 $\qquad R(\boldsymbol{A})=3.$

9. 利用初等变换求下列矩阵的逆矩阵：

$$(1)\begin{bmatrix} 2 & 1 & 7 \\ 5 & 3 & -1 \\ -4 & -3 & 2 \end{bmatrix}$$

解 $\left[\begin{array}{ccc:ccc} 2 & 1 & 7 & 1 & 0 & 0 \\ 5 & 3 & -1 & 0 & 1 & 0 \\ -4 & -3 & 2 & 0 & 0 & 1 \end{array}\right] \xrightarrow{\frac{1}{2}r_1} \left[\begin{array}{ccc:ccc} 1 & \frac{1}{2} & \frac{7}{2} & \frac{1}{2} & 0 & 0 \\ 5 & 3 & -1 & 0 & 1 & 0 \\ -4 & -3 & 2 & 0 & 0 & 1 \end{array}\right]$

$\xrightarrow[r_3+4r_1]{r_2-5r_1} \left[\begin{array}{ccc:ccc} 1 & \frac{1}{2} & \frac{7}{2} & \frac{1}{2} & 0 & 0 \\ 0 & \frac{1}{2} & -\frac{37}{2} & -\frac{5}{2} & 1 & 0 \\ 0 & -1 & 16 & 2 & 0 & 1 \end{array}\right]$

$\xrightarrow{2r_2} \left[\begin{array}{ccc:ccc} 1 & \frac{1}{2} & \frac{7}{2} & \frac{1}{2} & 0 & 0 \\ 0 & 1 & -37 & -5 & 2 & 0 \\ 0 & -1 & 16 & 2 & 0 & 1 \end{array}\right]$

$$\xrightarrow[\begin{subarray}{c} r_3 + r_2 \end{subarray}]{r_1 - \frac{1}{2}r_2} \begin{bmatrix} 1 & 0 & 22 & \vdots & 3 & -1 & 0 \\ 0 & 1 & -37 & \vdots & -5 & 2 & 0 \\ 0 & 0 & -21 & \vdots & -3 & 2 & 1 \end{bmatrix}$$

$$\xrightarrow{-\frac{1}{21}r_3} \begin{bmatrix} 1 & 0 & 22 & \vdots & 3 & -1 & 0 \\ 0 & 1 & -37 & \vdots & -5 & 2 & 0 \\ 0 & 0 & 1 & \vdots & \dfrac{1}{7} & -\dfrac{2}{21} & -\dfrac{1}{21} \end{bmatrix}$$

$$\xrightarrow[\begin{subarray}{c} r_2 + 37r_3 \end{subarray}]{r_1 - 22r_3} \begin{bmatrix} 1 & 0 & 0 & \vdots & -\dfrac{1}{7} & \dfrac{23}{21} & \dfrac{22}{21} \\ 0 & 1 & 0 & \vdots & \dfrac{2}{7} & -\dfrac{32}{21} & -\dfrac{37}{21} \\ 0 & 0 & 1 & \vdots & \dfrac{1}{7} & -\dfrac{2}{21} & -\dfrac{1}{21} \end{bmatrix},$$

所以
$$\boldsymbol{A}^{-1} = \begin{bmatrix} -\dfrac{1}{7} & \dfrac{23}{21} & \dfrac{22}{21} \\ \dfrac{2}{7} & -\dfrac{32}{21} & -\dfrac{37}{21} \\ \dfrac{1}{7} & -\dfrac{2}{21} & -\dfrac{1}{21} \end{bmatrix}.$$

(2) $\begin{bmatrix} 2 & 1 & 0 & 0 \\ 3 & 2 & 0 & 0 \\ 5 & 7 & 1 & 8 \\ -1 & -3 & -1 & -6 \end{bmatrix}$

解 $\begin{bmatrix} 2 & 1 & 0 & 0 & \vdots & 1 & 0 & 0 & 0 \\ 3 & 2 & 0 & 0 & \vdots & 0 & 1 & 0 & 0 \\ 5 & 7 & 1 & 8 & \vdots & 0 & 0 & 1 & 0 \\ -1 & -3 & -1 & -6 & \vdots & 0 & 0 & 0 & 1 \end{bmatrix}$

$$\xrightarrow{\frac{1}{2}r_1} \begin{bmatrix} 1 & \dfrac{1}{2} & 0 & 0 & \vdots & \dfrac{1}{2} & 0 & 0 & 0 \\ 3 & 2 & 0 & 0 & \vdots & 0 & 1 & 0 & 0 \\ 5 & 7 & 1 & 8 & \vdots & 0 & 0 & 1 & 0 \\ -1 & -3 & -1 & -6 & \vdots & 0 & 0 & 0 & 1 \end{bmatrix}$$

$$
\xrightarrow[\substack{r_2-3r_1 \\ r_3-5r_1 \\ r_4+r_1}]{}
\begin{bmatrix}
1 & \dfrac{1}{2} & 0 & 0 & \vdots & \dfrac{1}{2} & 0 & 0 & 0 \\
0 & \dfrac{1}{2} & 0 & 0 & \vdots & -\dfrac{3}{2} & 1 & 0 & 0 \\
0 & \dfrac{9}{2} & 1 & 8 & \vdots & -\dfrac{5}{2} & 0 & 1 & 0 \\
0 & -\dfrac{5}{2} & -1 & -6 & \vdots & \dfrac{1}{2} & 0 & 0 & 1
\end{bmatrix}
$$

$$
\xrightarrow[\substack{r_1-r_2 \\ r_3-9r_2 \\ r_4+5r_2}]{}
\begin{bmatrix}
1 & 0 & 0 & 0 & \vdots & 2 & -1 & 0 & 0 \\
0 & \dfrac{1}{2} & 0 & 0 & \vdots & -\dfrac{3}{2} & 1 & 0 & 0 \\
0 & 0 & 1 & 8 & \vdots & 11 & -9 & 1 & 0 \\
0 & 0 & -1 & -6 & \vdots & -7 & 5 & 0 & 1
\end{bmatrix}
$$

$$
\xrightarrow[\substack{2r_2 \\ r_4+r_3}]{}
\begin{bmatrix}
1 & 0 & 0 & 0 & \vdots & 2 & -1 & 0 & 0 \\
0 & 1 & 0 & 0 & \vdots & -3 & 2 & 0 & 0 \\
0 & 0 & 1 & 8 & \vdots & 11 & -9 & 1 & 0 \\
0 & 0 & 0 & 2 & \vdots & 4 & -4 & 1 & 1
\end{bmatrix}
$$

$$
\xrightarrow[\frac{1}{2}r_4]{}
\begin{bmatrix}
1 & 0 & 0 & 0 & \vdots & 2 & -1 & 0 & 0 \\
0 & 1 & 0 & 0 & \vdots & -3 & 2 & 0 & 0 \\
0 & 0 & 1 & 8 & \vdots & 11 & -9 & 1 & 0 \\
0 & 0 & 0 & 1 & \vdots & 2 & -2 & \dfrac{1}{2} & \dfrac{1}{2}
\end{bmatrix}
$$

$$
\xrightarrow[r_3-8r_4]{}
\begin{bmatrix}
1 & 0 & 0 & 0 & \vdots & 2 & -1 & 0 & 0 \\
0 & 1 & 0 & 0 & \vdots & -3 & 2 & 0 & 0 \\
0 & 0 & 1 & 0 & \vdots & -5 & 7 & -3 & -4 \\
0 & 0 & 0 & 1 & \vdots & 2 & -2 & \dfrac{1}{2} & \dfrac{1}{2}
\end{bmatrix},
$$

所以
$$
\boldsymbol{A}^{-1}=
\begin{bmatrix}
2 & -1 & 0 & 0 \\
-3 & 2 & 0 & 0 \\
-5 & 7 & -3 & -4 \\
2 & -2 & \dfrac{1}{2} & \dfrac{1}{2}
\end{bmatrix}.
$$

10. 利用初等变换,求下列方程组的解:

$$(1)\begin{cases} 2x_1 + 3x_2 + 11x_3 + 5x_4 = 2, \\ x_1 + x_2 + 5x_3 + 2x_4 = 1, \\ 2x_1 + x_2 + 3x_3 + 2x_4 = -3, \\ x_1 + x_2 + 3x_3 + 4x_4 = -3 \end{cases}$$

解
$$\begin{bmatrix} 2 & 3 & 11 & 5 & 2 \\ 1 & 1 & 5 & 2 & 1 \\ 2 & 1 & 3 & 2 & -3 \\ 1 & 1 & 3 & 4 & -3 \end{bmatrix} \xrightarrow{r_1 - r_2} \begin{bmatrix} 1 & 2 & 6 & 3 & 1 \\ 1 & 1 & 5 & 2 & 1 \\ 2 & 1 & 3 & 2 & -3 \\ 1 & 1 & 3 & 4 & -3 \end{bmatrix}$$

$$\xrightarrow[\substack{r_2 - r_1 \\ r_3 - 2r_1 \\ r_4 - r_1}]{} \begin{bmatrix} 1 & 2 & 6 & 3 & 1 \\ 0 & -1 & -1 & -1 & 0 \\ 0 & -3 & -9 & -4 & -5 \\ 0 & -1 & -3 & 1 & -4 \end{bmatrix}$$

$$\xrightarrow[\substack{-r_2 \\ -r_3 \\ -r_4}]{} \begin{bmatrix} 1 & 2 & 6 & 3 & 1 \\ 0 & 1 & 1 & 1 & 0 \\ 0 & 3 & 9 & 4 & 5 \\ 0 & 1 & 3 & -1 & 4 \end{bmatrix}$$

$$\xrightarrow[\substack{r_1 - 2r_2 \\ r_3 - 3r_2 \\ r_4 - r_2}]{} \begin{bmatrix} 1 & 0 & 4 & 1 & 1 \\ 0 & 1 & 1 & 1 & 0 \\ 0 & 0 & 6 & 1 & 5 \\ 0 & 0 & 2 & -2 & 4 \end{bmatrix}$$

$$\xrightarrow{\frac{1}{6}r_3} \begin{bmatrix} 1 & 0 & 4 & 1 & 1 \\ 0 & 1 & 1 & 1 & 0 \\ 0 & 0 & 1 & \frac{1}{6} & \frac{5}{6} \\ 0 & 0 & 2 & -2 & 4 \end{bmatrix}$$

$$\xrightarrow[\substack{r_1 - 4r_3 \\ r_2 - r_3 \\ r_4 - 2r_3}]{} \begin{bmatrix} 1 & 0 & 0 & \frac{1}{3} & -\frac{7}{3} \\ 0 & 1 & 0 & \frac{5}{6} & -\frac{5}{6} \\ 0 & 0 & 1 & \frac{1}{6} & \frac{5}{6} \\ 0 & 0 & 0 & -\frac{7}{3} & \frac{7}{3} \end{bmatrix}$$

$$\xrightarrow{-\frac{3}{7}r_4}
\begin{bmatrix}
1 & 0 & 0 & \dfrac{1}{3} & -\dfrac{7}{3} \\[2mm]
0 & 1 & 0 & \dfrac{5}{6} & -\dfrac{5}{6} \\[2mm]
0 & 0 & 1 & \dfrac{1}{6} & \dfrac{5}{6} \\[2mm]
0 & 0 & 0 & 1 & -1
\end{bmatrix}$$

$$\xrightarrow[\substack{r_2-\frac{5}{6}r_4 \\ r_3-\frac{1}{6}r_4}]{r_1-\frac{1}{3}r_4}
\begin{bmatrix}
1 & 0 & 0 & 0 & -2 \\
0 & 1 & 0 & 0 & 0 \\
0 & 0 & 1 & 0 & 1 \\
0 & 0 & 0 & 1 & -1
\end{bmatrix},$$

所以 $x_1=-2, x_2=0, x_3=1, x_4=-1.$

(2) $\begin{cases} 2x_1- 4x_2+3x_3+4x_4=-3, \\ 3x_1- 2x_2+6x_3+5x_4=-1, \\ 5x_1+ 8x_2+9x_3+3x_4= 9, \\ x_1-10x_2-3x_3-7x_4= 2 \end{cases}$

解
$$\begin{bmatrix}
2 & -4 & 3 & 4 & -3 \\
3 & -2 & 6 & 5 & -1 \\
5 & 8 & 9 & 3 & 9 \\
1 & -10 & -3 & -7 & 2
\end{bmatrix}
\xrightarrow{r_1-r_4}
\begin{bmatrix}
1 & 6 & 6 & 11 & -5 \\
3 & -2 & 6 & 5 & -1 \\
5 & 8 & 9 & 3 & 9 \\
1 & -10 & -3 & -7 & 2
\end{bmatrix}$$

$$\xrightarrow[\substack{r_3-5r_1 \\ r_4-r_1}]{r_2-3r_1}
\begin{bmatrix}
1 & 6 & 6 & 11 & -5 \\
0 & -20 & -12 & -28 & 14 \\
0 & -22 & -21 & -52 & 34 \\
0 & -16 & -9 & -18 & 7
\end{bmatrix}$$

$$\xrightarrow{r_2-r_3}
\begin{bmatrix}
1 & 6 & 6 & 11 & -5 \\
0 & 2 & 9 & 24 & -20 \\
0 & -22 & -21 & -52 & 34 \\
0 & -16 & -9 & -18 & 7
\end{bmatrix}$$

$$\xrightarrow{r_3-r_4}
\begin{bmatrix}
1 & 6 & 6 & 11 & -5 \\
0 & 2 & 9 & 24 & -20 \\
0 & -6 & -12 & -34 & 27 \\
0 & -16 & -9 & -18 & 7
\end{bmatrix}$$

$$\xrightarrow{r_4-3r_3}
\begin{bmatrix}
1 & 6 & 6 & 11 & -5 \\
0 & 2 & 9 & 24 & -20 \\
0 & -6 & -12 & -34 & 27 \\
0 & 2 & 27 & 84 & -74
\end{bmatrix}$$

$$\xrightarrow[r_4-r_2]{r_3+3r_2}
\begin{bmatrix}
1 & 6 & 6 & 11 & -5 \\
0 & 2 & 9 & 24 & -20 \\
0 & 0 & 15 & 38 & -33 \\
0 & 0 & 18 & 60 & -54
\end{bmatrix}$$

$$\xrightarrow{r_1-3r_2}
\begin{bmatrix}
1 & 0 & -21 & -61 & 55 \\
0 & 2 & 9 & 24 & -20 \\
0 & 0 & 15 & 38 & -33 \\
0 & 0 & 18 & 60 & -54
\end{bmatrix}$$

$$\xrightarrow{r_3-r_4}
\begin{bmatrix}
1 & 0 & -21 & -61 & 55 \\
0 & 2 & 9 & 24 & -20 \\
0 & 0 & -3 & -22 & 21 \\
0 & 0 & 18 & 60 & -54
\end{bmatrix}$$

$$\xrightarrow[r_4+6r_3]{\substack{r_1-7r_3 \\ r_2+3r_3}}
\begin{bmatrix}
1 & 0 & 0 & 93 & -92 \\
0 & 2 & 0 & -42 & 43 \\
0 & 0 & -3 & -22 & 21 \\
0 & 0 & 0 & -72 & 72
\end{bmatrix}$$

$$\xrightarrow[\substack{r_2+42r_4 \\ r_3+22r_4}]{-\frac{1}{72}r_4}
\begin{bmatrix}
1 & 0 & 0 & 93 & -92 \\
0 & 2 & 0 & 0 & 1 \\
0 & 0 & -3 & 0 & -1 \\
0 & 0 & 0 & 1 & -1
\end{bmatrix}$$

$$\xrightarrow{r_1-93r_4}
\begin{bmatrix}
1 & 0 & 0 & 0 & 1 \\
0 & 1 & 0 & 0 & \dfrac{1}{2} \\
0 & 0 & 1 & 0 & \dfrac{1}{3} \\
0 & 0 & 0 & 1 & -1
\end{bmatrix},$$

所以 $x_1=1, x_2=\dfrac{1}{2}, x_3=\dfrac{1}{3}, x_4=-1.$

11. **按下列要求解线性方程组**

$$\begin{cases} x_1 + 2x_2 + 3x_3 = 2, \\ x_1 + x_2 + x_3 = 0, \\ -3x_1 + x_2 + x_3 = 4. \end{cases}$$

（1）用克莱姆法则；

（2）用逆矩阵；

（3）用初等变换.

解 （1）$D = \begin{vmatrix} 1 & 2 & 3 \\ 1 & 1 & 1 \\ -3 & 1 & 1 \end{vmatrix} = 4 \neq 0,$

$$D_1 = \begin{vmatrix} 2 & 2 & 3 \\ 0 & 1 & 1 \\ 4 & 1 & 1 \end{vmatrix} = -4,$$

$$D_2 = \begin{vmatrix} 1 & 2 & 3 \\ 1 & 0 & 1 \\ -3 & 4 & 1 \end{vmatrix} = 0,$$

$$D_3 = \begin{vmatrix} 1 & 2 & 2 \\ 1 & 1 & 0 \\ -3 & 1 & 4 \end{vmatrix} = 4,$$

所以 $x_1 = \dfrac{D_1}{D} = -1, x_2 = \dfrac{D_2}{D} = 0, x_3 = \dfrac{D_3}{D} = 1.$

（2）$\begin{bmatrix} 1 & 2 & 3 & \vdots & 1 & 0 & 0 \\ 1 & 1 & 1 & \vdots & 0 & 1 & 0 \\ -3 & 1 & 1 & \vdots & 0 & 0 & 1 \end{bmatrix} \xrightarrow[r_3 + 3r_1]{r_2 - r_1} \begin{bmatrix} 1 & 2 & 3 & \vdots & 1 & 0 & 0 \\ 0 & -1 & -2 & \vdots & -1 & 1 & 0 \\ 0 & 7 & 10 & \vdots & 3 & 0 & 1 \end{bmatrix}$

$\xrightarrow{-r_2} \begin{bmatrix} 1 & 2 & 3 & \vdots & 1 & 0 & 0 \\ 0 & 1 & 2 & \vdots & 1 & -1 & 0 \\ 0 & 7 & 10 & \vdots & 3 & 0 & 1 \end{bmatrix}$

$\xrightarrow[r_3 - 7r_2]{r_1 - 2r_2} \begin{bmatrix} 1 & 0 & -1 & \vdots & -1 & 2 & 0 \\ 0 & 1 & 2 & \vdots & 1 & -1 & 0 \\ 0 & 0 & -4 & \vdots & -4 & 7 & 1 \end{bmatrix}$

$\xrightarrow{-\frac{1}{4}r_3} \begin{bmatrix} 1 & 0 & -1 & \vdots & -1 & 2 & 0 \\ 0 & 1 & 2 & \vdots & 1 & -1 & 0 \\ 0 & 0 & 1 & \vdots & 1 & -\dfrac{7}{4} & -\dfrac{1}{4} \end{bmatrix}$

$$\xrightarrow[r_2-2r_3]{r_1+r_3}
\begin{bmatrix}
1 & 0 & 0 & \vdots & 0 & \dfrac{1}{4} & -\dfrac{1}{4} \\
0 & 1 & 0 & \vdots & -1 & \dfrac{5}{2} & \dfrac{1}{2} \\
0 & 0 & 1 & \vdots & 1 & -\dfrac{7}{4} & -\dfrac{1}{4}
\end{bmatrix},$$

所以
$$\boldsymbol{A}^{-1}=
\begin{bmatrix}
0 & \dfrac{1}{4} & -\dfrac{1}{4} \\
-1 & \dfrac{5}{2} & \dfrac{1}{2} \\
1 & -\dfrac{7}{4} & -\dfrac{1}{4}
\end{bmatrix},$$

因而 $\boldsymbol{X}=\boldsymbol{A}^{-1}\boldsymbol{b}=
\begin{bmatrix}
0 & \dfrac{1}{4} & -\dfrac{1}{4} \\
-1 & \dfrac{5}{2} & \dfrac{1}{2} \\
1 & -\dfrac{7}{4} & -\dfrac{1}{4}
\end{bmatrix}
\begin{bmatrix} 2 \\ 0 \\ 4 \end{bmatrix}=
\begin{bmatrix} -1 \\ 0 \\ 1 \end{bmatrix}.$

$$(3)\ \begin{bmatrix}
1 & 2 & 3 & 2 \\
1 & 1 & 1 & 0 \\
-3 & 1 & 1 & 4
\end{bmatrix}
\xrightarrow[r_3+3r_1]{r_2-r_1}
\begin{bmatrix}
1 & 2 & 3 & 2 \\
0 & -1 & -2 & -2 \\
0 & 7 & 10 & 10
\end{bmatrix}$$

$$\xrightarrow{-r_2}
\begin{bmatrix}
1 & 2 & 3 & 2 \\
0 & 1 & 2 & 2 \\
0 & 7 & 10 & 10
\end{bmatrix}$$

$$\xrightarrow[r_3-7r_2]{r_1-2r_2}
\begin{bmatrix}
1 & 0 & -1 & -2 \\
0 & 1 & 2 & 2 \\
0 & 0 & -4 & -4
\end{bmatrix}$$

$$\xrightarrow{-\frac{1}{4}r_3}
\begin{bmatrix}
1 & 0 & -1 & -2 \\
0 & 1 & 2 & 2 \\
0 & 0 & 1 & 1
\end{bmatrix}$$

$$\xrightarrow[r_2-2r_3]{r_1+r_3}
\begin{bmatrix}
1 & 0 & 0 & -1 \\
0 & 1 & 0 & 0 \\
0 & 0 & 1 & 1
\end{bmatrix},$$

所以 $\boldsymbol{X}=[-1,0,1]^{\mathrm{T}}.$

12. 解线性方程组：

$$(1)\begin{cases}3x_1+\ \ x_2-8x_3+\ 2x_4+\ \ x_5=0,\\ 2x_1-2x_2-3x_3-\ 7x_4-2x_5=0,\\ \ x_1+11x_2-12x_3+34x_4-5x_5=0,\\ \ x_1-\ 5x_2+\ 2x_3-16x_4+3x_5=0\end{cases}$$

解
$$\begin{bmatrix}3 & 1 & -8 & 2 & 1\\ 2 & -2 & -3 & -7 & -2\\ 1 & 11 & -12 & 34 & -5\\ 1 & -5 & 2 & -16 & 3\end{bmatrix}$$

$$\xrightarrow{r_1\leftrightarrow r_4}\begin{bmatrix}1 & -5 & 2 & -16 & 3\\ 2 & -2 & -3 & -7 & -2\\ 1 & 11 & -12 & 34 & -5\\ 3 & 1 & -8 & 2 & 1\end{bmatrix}$$

$$\xrightarrow[\substack{r_3-r_1\\ r_4-3r_1}]{r_2-2r_1}\begin{bmatrix}1 & -5 & 2 & -16 & 3\\ 0 & 8 & -7 & 25 & -8\\ 0 & 16 & -14 & 50 & -8\\ 0 & 16 & -14 & 50 & -8\end{bmatrix}$$

$$\xrightarrow[r_4-2r_2]{r_3-2r_2}\begin{bmatrix}1 & -5 & 2 & -16 & 3\\ 0 & 8 & -7 & 25 & -8\\ 0 & 0 & 0 & 0 & 8\\ 0 & 0 & 0 & 0 & 8\end{bmatrix}$$

$$\xrightarrow{r_4-r_3}\begin{bmatrix}1 & -5 & 2 & -16 & 3\\ 0 & 8 & -7 & 25 & -8\\ 0 & 0 & 0 & 0 & 1\\ 0 & 0 & 0 & 0 & 0\end{bmatrix}$$

$$\xrightarrow{\frac{1}{8}r_2}\begin{bmatrix}1 & -5 & 2 & -16 & 3\\ 0 & 1 & -\dfrac{7}{8} & \dfrac{25}{8} & -1\\ 0 & 0 & 0 & 0 & 1\\ 0 & 0 & 0 & 0 & 0\end{bmatrix}$$

$$\xrightarrow[r_2+r_3]{r_1-3r_3}\begin{bmatrix}1 & -5 & 2 & -16 & 0\\ 0 & 1 & -\dfrac{7}{8} & \dfrac{25}{8} & 0\\ 0 & 0 & 0 & 0 & 1\\ 0 & 0 & 0 & 0 & 0\end{bmatrix}$$

$$\xrightarrow{r_1+5r_2}\begin{bmatrix}1 & 0 & -\dfrac{19}{8} & -\dfrac{3}{8} & 0\\[2mm] 0 & 1 & -\dfrac{7}{8} & \dfrac{25}{8} & 0\\[2mm] 0 & 0 & 0 & 0 & 1\\[2mm] 0 & 0 & 0 & 0 & 0\end{bmatrix},$$

选取 x_3,x_4 作为自由未知量,则方程组的解为

$$\begin{cases}x_1=\dfrac{19}{8}C_1+\dfrac{3}{8}C_2,\\[2mm] x_2=\dfrac{7}{8}C_1-\dfrac{25}{8}C_2,\\[2mm] x_3=C_1,\\[1mm] x_4=C_2,\\[1mm] x_5=0,\end{cases}$$

其中 C_1,C_2 为任意常数.

(2) $\begin{cases}x_1+\ x_2-3x_3-\ x_4=1,\\ 3x_1-\ x_2-3x_3+4x_4=4,\\ x_1+5x_2-9x_3-8x_4=0\end{cases}$

解 $\begin{bmatrix}1 & 1 & -3 & -1 & 1\\ 3 & -1 & -3 & 4 & 4\\ 1 & 5 & -9 & -8 & 0\end{bmatrix}\xrightarrow[r_3-r_1]{r_2-3r_1}\begin{bmatrix}1 & 1 & -3 & -1 & 1\\ 0 & -4 & 6 & 7 & 1\\ 0 & 4 & -6 & -7 & -1\end{bmatrix}$

$$\xrightarrow{r_3+r_2}\begin{bmatrix}1 & 1 & -3 & -1 & 1\\ 0 & -4 & 6 & 7 & 1\\ 0 & 0 & 0 & 0 & 0\end{bmatrix}$$

$$\xrightarrow{-\frac{1}{4}r_2}\begin{bmatrix}1 & 1 & -3 & -1 & 1\\[2mm] 0 & 1 & -\dfrac{3}{2} & -\dfrac{7}{4} & -\dfrac{1}{4}\\[2mm] 0 & 0 & 0 & 0 & 0\end{bmatrix}$$

$$\xrightarrow{r_1-r_2}\begin{bmatrix}1 & 0 & -\dfrac{3}{2} & \dfrac{3}{4} & \dfrac{5}{4}\\[2mm] 0 & 1 & -\dfrac{3}{2} & -\dfrac{7}{4} & -\dfrac{1}{4}\\[2mm] 0 & 0 & 0 & 0 & 0\end{bmatrix},$$

选取 x_3,x_4 作为自由未知量,则方程组的解为

$$
\begin{cases}
x_1 = \dfrac{3}{2}C_1 - \dfrac{3}{4}C_2 + \dfrac{5}{4}, \\[2mm]
x_2 = \dfrac{3}{2}C_1 + \dfrac{7}{4}C_2 - \dfrac{1}{4}, \\[2mm]
x_3 = C_1, \\[2mm]
x_4 = C_2,
\end{cases}
$$

其中 C_1, C_2 为任意常数.

13. λ 为何值时,齐次线性方程组

$$
\begin{cases}
\lambda x_1 + x_2 + x_3 = 0, \\
x_1 + \lambda x_2 - x_3 = 0, \\
2x_1 - x_2 + x_3 = 0
\end{cases}
$$

有非零解.

【分析】　根据本书定理 8.11,当 $R(\boldsymbol{A}) < n$ 时,有无穷多个非零解,又 $R(\boldsymbol{A}) = n$ 的充要条件为 $|\boldsymbol{A}| \neq 0$,所以本题只需求出能使 $|\boldsymbol{A}| = 0$ 的 λ 即可.

解　$|\boldsymbol{A}| = \begin{vmatrix} \lambda & 1 & 1 \\ 1 & \lambda & -1 \\ 2 & -1 & 1 \end{vmatrix} = \lambda^2 - 3\lambda - 4.$

令 $\lambda^2 - 3\lambda - 4 = 0$,解得 $\lambda_1 = -1, \lambda_2 = 4$.

当 $\lambda = -1$ 时,其中一组非零解为 $x_1 = 2, x_2 = 3, x_3 = -1$.

当 $\lambda = 4$ 时,其中一组非零解为 $x_1 = -1, x_2 = 1, x_3 = 3$.

14. l, m 取何值,方程组

$$
\begin{cases}
x_1 + 2x_2 + 3x_3 = 6, \\
2x_1 + 3x_2 + x_3 = -1, \\
x_1 + x_2 + lx_3 = -7, \\
3x_1 + 5x_2 + 4x_3 = m
\end{cases}
$$

(1) 无解;

(2) 有无穷多组解;

(3) 有唯一解.

解　$\begin{bmatrix} 1 & 2 & 3 & 6 \\ 2 & 3 & 1 & -1 \\ 1 & 1 & l & -7 \\ 3 & 5 & 4 & m \end{bmatrix} \xrightarrow[\substack{r_3 - r_1 \\ r_4 - 3r_1}]{r_2 - 2r_1} \begin{bmatrix} 1 & 2 & 3 & 6 \\ 0 & -1 & -5 & -13 \\ 0 & -1 & l-3 & -13 \\ 0 & -1 & -5 & m-18 \end{bmatrix}$

$$\xrightarrow[\substack{-r_2 \\ -r_3 \\ -r_4}]{} \begin{bmatrix} 1 & 2 & 3 & 6 \\ 0 & 1 & 5 & 13 \\ 0 & 1 & 3-l & 13 \\ 0 & 1 & 5 & 18-m \end{bmatrix} \xrightarrow[\substack{r_1-2r_2 \\ r_3-r_2 \\ r_4-r_2}]{} \begin{bmatrix} 1 & 0 & -7 & -20 \\ 0 & 1 & 5 & 13 \\ 0 & 0 & -l-2 & 0 \\ 0 & 0 & 0 & 5-m \end{bmatrix},$$

(1) 当 $m \neq 5$ 时,原方程组无解.

(2) 当 $m = 5$ 时且 $l = -2$ 时,原方程组有无穷多组解.

(3) 当 $m = 5$ 且 $l \neq -2$ 时,原方程组有唯一解.

习题九

1. 设 A,B 是 $X=\{x_1,x_2,x_3\}$ 上的两个模糊集，

$$A=\frac{0.2}{x_1}+\frac{0.6}{x_2}+\frac{0.1}{x_3},B=\frac{0.6}{x_1}+\frac{0.3}{x_2}+\frac{0.8}{x_3},$$

求 $A\bigcap B,A\bigcup B$.

解　$A\bigcap B=\dfrac{0.2\wedge0.6}{x_1}+\dfrac{0.6\wedge0.3}{x_2}+\dfrac{0.1\wedge0.8}{x_3}$

$$=\frac{0.2}{x_1}+\frac{0.3}{x_2}+\frac{0.1}{x_3},$$

$A\bigcup B=\dfrac{0.2\vee0.6}{x_1}+\dfrac{0.6\vee0.3}{x_2}+\dfrac{0.1\vee0.8}{x_3}$

$$=\frac{0.6}{x_1}+\frac{0.6}{x_2}+\frac{0.8}{x_3}.$$

2. 设 $X=\{x_1,x_2,x_3,x_4,x_5\}$,

$$A=\frac{0.5}{x_1}+\frac{0.3}{x_2}+\frac{0.4}{x_3}+\frac{0.2}{x_4},$$

$$B=\frac{0.2}{x_1}+\frac{0.6}{x_2}+\frac{1}{x_5},$$

求 $\bar{A},\bar{B}$.

解　$\bar{A}=\dfrac{1-0.5}{x_1}+\dfrac{1-0.3}{x_2}+\dfrac{1-0.4}{x_3}+\dfrac{1-0.2}{x_4}+\dfrac{1-0}{x_5}$

$$=\frac{0.5}{x_1}+\frac{0.7}{x_2}+\frac{0.6}{x_3}+\frac{0.8}{x_4}+\frac{1}{x_5},$$

$\bar{B}=\dfrac{1-0.2}{x_1}+\dfrac{1-0.6}{x_2}+\dfrac{1-0}{x_3}+\dfrac{1-0}{x_4}+\dfrac{1-1}{x_5}$

$$=\frac{0.8}{x_1}+\frac{0.4}{x_2}+\frac{1}{x_3}+\frac{1}{x_4}.$$

3. 设　$X=\{a,b,c,d,e\}$,

$$A=\frac{1}{a}+\frac{0.9}{b}+\frac{0.4}{c}+\frac{0.2}{d}+\frac{0}{e},$$

求 $A_1,A_{0.8},A_{0.6},A_{0.4},A_{0.2},A_0$.

解　$A_1=\{a\}$,

$$A_{0.8} = \{a, b\},$$
$$A_{0.6} = \{a, b\},$$
$$A_{0.4} = \{a, b, c\},$$
$$A_{0.2} = \{a, b, c, d\},$$
$$A_0 = \{a, b, c, d, e\}.$$

4. 设 $A = \begin{bmatrix} 0.8 & 1 \\ 0.4 & 0.6 \end{bmatrix}$, $B = \begin{bmatrix} 0.4 & 0 \\ 0.7 & 0.5 \end{bmatrix}$, 求 $A \bigcup B, A \bigcap B, \bar{A}, \bar{B}, A \circ B, B \circ A.$

解 $A \bigcup B = \begin{bmatrix} 0.8 \vee 0.4 & 1 \vee 0 \\ 0.4 \vee 0.7 & 0.6 \vee 0.5 \end{bmatrix} = \begin{bmatrix} 0.8 & 1 \\ 0.7 & 0.6 \end{bmatrix},$

$A \bigcap B = \begin{bmatrix} 0.8 \wedge 0.4 & 1 \wedge 0 \\ 0.4 \wedge 0.7 & 0.6 \wedge 0.5 \end{bmatrix} = \begin{bmatrix} 0.4 & 0 \\ 0.4 & 0.5 \end{bmatrix},$

$\bar{A} = \begin{bmatrix} 1-0.8 & 1-1 \\ 1-0.4 & 1-0.6 \end{bmatrix} = \begin{bmatrix} 0.2 & 0 \\ 0.6 & 0.4 \end{bmatrix},$

$\bar{B} = \begin{bmatrix} 1-0.4 & 1-0 \\ 1-0.7 & 1-0.5 \end{bmatrix} = \begin{bmatrix} 0.6 & 1 \\ 0.3 & 0.5 \end{bmatrix},$

$A \circ B = \begin{bmatrix} 0.8 & 1 \\ 0.4 & 0.6 \end{bmatrix} \circ \begin{bmatrix} 0.4 & 0 \\ 0.7 & 0.5 \end{bmatrix}$

$\quad = \begin{bmatrix} (0.8 \wedge 0.4) \vee (1 \wedge 0.7) & (0.8 \wedge 0) \vee (1 \wedge 0.5) \\ (0.4 \wedge 0.4) \vee (0.6 \wedge 0.7) & (0.4 \wedge 0) \vee (0.6 \wedge 0.5) \end{bmatrix}$

$\quad = \begin{bmatrix} 0.4 \vee 0.7 & 0 \vee 0.5 \\ 0.4 \vee 0.6 & 0 \vee 0.5 \end{bmatrix}$

$\quad = \begin{bmatrix} 0.7 & 0.5 \\ 0.6 & 0.5 \end{bmatrix},$

$B \circ A = \begin{bmatrix} 0.4 & 0 \\ 0.7 & 0.5 \end{bmatrix} \circ \begin{bmatrix} 0.8 & 1 \\ 0.4 & 0.6 \end{bmatrix}$

$\quad = \begin{bmatrix} (0.4 \wedge 0.8) \vee (0 \wedge 0.4) & (0.4 \wedge 1) \vee (0 \wedge 0.6) \\ (0.7 \wedge 0.8) \vee (0.5 \wedge 0.4) & (0.7 \wedge 1) \vee (0.5 \wedge 0.6) \end{bmatrix}$

$\quad = \begin{bmatrix} 0.4 \vee 0 & 0.4 \vee 0 \\ 0.7 \vee 0.4 & 0.7 \vee 0.5 \end{bmatrix}$

$\quad = \begin{bmatrix} 0.4 & 0.4 \\ 0.7 & 0.7 \end{bmatrix}.$

5. 求 $(0.2, 0.4, 0.6) \circ \begin{bmatrix} 0.3 \\ 0 \\ 0.7 \end{bmatrix}$, $\begin{bmatrix} 0.3 \\ 0 \\ 0.7 \end{bmatrix} \circ (0.2, 0.4, 0.6).$

解 $(0.2 \quad 0.4 \quad 0.6) \circ \begin{bmatrix} 0.3 \\ 0 \\ 0.7 \end{bmatrix}$

$= ((0.2 \wedge 0.3) \vee (0.4 \wedge 0) \vee (0.6 \wedge 0.7))$

$= (0.2 \vee 0 \vee 0.6) = 0.6,$

$\begin{bmatrix} 0.3 \\ 0 \\ 0.7 \end{bmatrix} \circ (0.2, 0.4, 0.6)$

$= \begin{bmatrix} 0.3 \wedge 0.2 & 0.3 \wedge 0.4 & 0.3 \wedge 0.6 \\ 0 \wedge 0.2 & 0 \wedge 0.4 & 0 \wedge 0.6 \\ 0.7 \wedge 0.2 & 0.7 \wedge 0.4 & 0.7 \wedge 0.6 \end{bmatrix}$

$= \begin{bmatrix} 0.2 & 0.3 & 0.3 \\ 0 & 0 & 0 \\ 0.2 & 0.4 & 0.6 \end{bmatrix}.$

6. 设 $\boldsymbol{R} = \begin{bmatrix} 0.1 & 0.7 & 0 \\ 0.3 & 0.9 & 0.5 \\ 0.5 & 1 & 0.2 \end{bmatrix}$，求 $\boldsymbol{R}_1, \boldsymbol{R}_{0.5}, \boldsymbol{R}_{0.2}$.

解 $\boldsymbol{R}_1 = \begin{bmatrix} 0 & 0 & 0 \\ 0 & 0 & 0 \\ 0 & 1 & 0 \end{bmatrix}$, $\boldsymbol{R}_{0.5} = \begin{bmatrix} 0 & 1 & 0 \\ 0 & 1 & 1 \\ 1 & 1 & 0 \end{bmatrix}$,

$\boldsymbol{R}_{0.2} = \begin{bmatrix} 0 & 1 & 0 \\ 1 & 1 & 1 \\ 1 & 1 & 1 \end{bmatrix}.$

7. 设 $\boldsymbol{A} = \begin{bmatrix} 0.2 & 0.5 \\ 0.4 & 1 \end{bmatrix}$，验证 $\boldsymbol{A}^2 = \boldsymbol{A}^3$.

证明 因为

$\boldsymbol{A}^2 = \boldsymbol{A} \circ \boldsymbol{A}$

$= \begin{bmatrix} 0.2 & 0.5 \\ 0.4 & 1 \end{bmatrix} \circ \begin{bmatrix} 0.2 & 0.5 \\ 0.4 & 1 \end{bmatrix}$

$= \begin{bmatrix} (0.2 \wedge 0.2) \vee (0.5 \wedge 0.4) & (0.2 \wedge 0.5) \vee (0.5 \wedge 1) \\ (0.4 \wedge 0.2) \vee (1 \wedge 0.4) & (0.4 \wedge 0.5) \vee (1 \wedge 1) \end{bmatrix}$

$= \begin{bmatrix} 0.2 \vee 0.4 & 0.2 \vee 0.5 \\ 0.2 \vee 0.4 & 0.4 \vee 1 \end{bmatrix}$

$$= \begin{bmatrix} 0.4 & 0.5 \\ 0.4 & 1 \end{bmatrix},$$

$$\boldsymbol{A}^3 = \boldsymbol{A}^2 \circ \boldsymbol{A}$$

$$= \begin{bmatrix} 0.4 & 0.5 \\ 0.4 & 1 \end{bmatrix} \circ \begin{bmatrix} 0.2 & 0.5 \\ 0.4 & 1 \end{bmatrix}$$

$$= \begin{bmatrix} (0.4 \wedge 0.2) \vee (0.5 \wedge 0.4) & (0.4 \wedge 0.5) \vee (0.5 \wedge 1) \\ (0.4 \wedge 0.2) \vee (1 \wedge 0.4) & (0.4 \wedge 0.5) \vee (1 \wedge 1) \end{bmatrix}$$

$$= \begin{bmatrix} 0.2 \vee 0.4 & 0.4 \vee 0.5 \\ 0.2 \vee 0.4 & 0.4 \vee 1 \end{bmatrix}$$

$$= \begin{bmatrix} 0.4 & 0.5 \\ 0.4 & 1 \end{bmatrix},$$

所以 $\boldsymbol{A}^2 = \boldsymbol{A}^3$.

8. 判断下列矩阵的自反性、对称性和传递性：

(1) $\begin{bmatrix} 1 & 0.3 & 0 & 0.3 \\ 0.4 & 1 & 0.9 & 1 \\ 0 & 0.4 & 1 & 0 \\ 0.7 & 0.9 & 0.7 & 1 \end{bmatrix}$

解 $\boldsymbol{R}$ 的主对角线元素都为 1，因而 $\boldsymbol{R}$ 具有自反性；$\boldsymbol{R}$ 不是对称矩阵，因而 $\boldsymbol{R}$ 不具有对称性；

$$\boldsymbol{R}^2 = \boldsymbol{R} \circ \boldsymbol{R} = \begin{bmatrix} 1 & 0.3 & 0.3 & 0.3 \\ 0.7 & 1 & 0.9 & 1 \\ 0.4 & 0.4 & 1 & 0.4 \\ 0.7 & 0.9 & 0.9 & 1 \end{bmatrix},$$

不具有 $\boldsymbol{R}^2 \subseteq \boldsymbol{R}$ 这种关系，因而 $\boldsymbol{R}$ 不具传递性.

(2) $\begin{bmatrix} 0.5 & 0.3 & 1 & 0.6 \\ 0.3 & 0.1 & 0.8 & 0.7 \\ 1 & 0.8 & 1 & 0.6 \\ 0.6 & 0.7 & 0.6 & 1 \end{bmatrix}$

解 $\boldsymbol{R}$ 的主对角线元素不全为 1，因而 $\boldsymbol{R}$ 不具有自反性；$\boldsymbol{R}$ 是对称矩阵，因而 $\boldsymbol{R}$ 具有对称性；

$$\boldsymbol{R}^2 = \boldsymbol{R} \circ \boldsymbol{R} = \begin{bmatrix} 1 & 0.8 & 1 & 0.6 \\ 0.8 & 0.8 & 0.8 & 0.7 \\ 1 & 0.8 & 1 & 0.7 \\ 0.6 & 0.7 & 0.7 & 1 \end{bmatrix},$$

不具有 $R^2 \subseteq R$ 这种关系,因而 R 不具有传递性.

9. 设在对某教师教学情况进行综合评判中,考虑四个因素:清楚易懂,熟悉教材,生动有趣,板书整洁.评判结果分为优,良,中,差四个等级.单因素评判矩阵为

$$R = \begin{bmatrix} 0.4 & 0.5 & 0.1 & 0 \\ 0.6 & 0.3 & 0.1 & 0 \\ 0.1 & 0.2 & 0.6 & 0.1 \\ 0.1 & 0.2 & 0.5 & 0.2 \end{bmatrix},$$

权重分配为 $A = (0.5, 0.2, 0.2, 0.1)$.求对该教师的综合评判结果.

解　$B = A \circ R = (0.5, 0.2, 0.2, 0.1) \circ \begin{bmatrix} 0.4 & 0.5 & 0.1 & 0 \\ 0.6 & 0.3 & 0.1 & 0 \\ 0.1 & 0.2 & 0.6 & 0.1 \\ 0.1 & 0.2 & 0.5 & 0.2 \end{bmatrix}$

$$= (0.4, 0.5, 0.2, 0.1),$$

根据最大隶属度原则,这位教师的教学情况为"良".

10. 设 $R = \begin{bmatrix} 1 & 0.1 & 0.2 & 0.3 \\ 0.1 & 1 & 0.4 & 1 \\ 0.2 & 0.4 & 1 & 0 \\ 0.3 & 1 & 0 & 1 \end{bmatrix}$ 表示 X 中的模糊相似关系,请将 $X = \{x_1,$

$x_2, x_3, x_4\}$ 进行分类.

解　$R^2 = R \circ R = \begin{bmatrix} 1 & 0.3 & 0.2 & 0.3 \\ 0.3 & 1 & 0.4 & 1 \\ 0.2 & 0.4 & 1 & 0.4 \\ 0.3 & 1 & 0.4 & 1 \end{bmatrix},$

$$R^4 = R^2 \circ R^2 = \begin{bmatrix} 1 & 0.3 & 0.3 & 0.3 \\ 0.3 & 1 & 0.4 & 1 \\ 0.3 & 0.4 & 1 & 0.4 \\ 0.3 & 1 & 0.4 & 1 \end{bmatrix},$$

因为 $R^4 \cdot R^4 = R^4$,所以 R^4 即为模糊等价矩阵 R^*.

当 $0.4 < \lambda \leqslant 1$ 时,$x = \{x_1\} \bigcup \{x_2, x_4\} \bigcup \{x_3\}$,分为三类;

当 $0.3 < \lambda \leqslant 0.4$ 时,$x = \{x_1\} \bigcup \{x_2, x_3, x_4\}$,分为两类;

当 $0 \leqslant \lambda \leqslant 0.3$ 时,$x = \{x_1, x_2, x_3, x_4\}$,分为一类.

聚类图如图习题 9-1 所示.

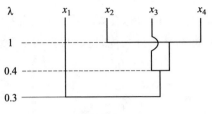

图习题 9 - 1

11. 用最大树法对上题进行分类.

解 最大树如图习题 9 - 2 所示.

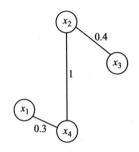

图习题 9 - 2

分类和聚类图如同上题.